AF341944

ÉTUDES

SUR LES

MALADIES DU FOIE

ÉTUDES

SUR LES

MALADIES DU FOIE

PAR MM.

V. HANOT	**A. GILBERT**
PROFESSEUR AGRÉGÉ A LA FACULTÉ	MÉDECIN DES HOPITAUX
MÉDECIN DE L'HOPITAL SAINT-ANTOINE	LAURÉAT DE L'ACADÉMIE DE MÉDECINE

CANCER (ÉPITHÉLIOME)
SARCOME — MÉLANOMES — KYSTES NON PARASITAIRES
ANGIOMES

Avec 30 figures en chromotypographie

ET 7 FIGURES EN NOIR

PARIS

ASSELIN ET HOUZEAU

LIBRAIRES DE LA FACULTÉ DE MÉDECINE

PLACE DE L'ÉCOLE-DE-MÉDECINE

1888

Ce livre doit ouvrir une série d'études sur les principales questions de la pathologie hépatique. Il est exclusivement consacré à l'histoire des néoplasies du foie.

Le cancer y occupe le premier rang et la plus large place.

Ce n'est pas que son étude ait été négligée par les auteurs classiques, mais il nous a paru qu'il était permis de l'envisager sous un jour plus nouveau et que ce sujet qui pouvait passer pour banal et rebattu prêtait encore à des considérations, soit d'ordre purement scientifique, soit d'ordre pratique, qui ne sont pas dénuées d'intérêt.

Tout d'abord, sur la question essentielle de la fréquence ou même de l'existence du carcinome hépatique primitif, nous avons répondu d'une façon péremptoire, en apportant plus de vingt observations inédites et indiscutables qui, jointes aux faits déjà publiés, terminent définitivement le débat. Une première conclusion se dégage ainsi de nos recherches, c'est que le cancer primitif du foie réclame et mérite une place à part, un chapitre distinct et autonome dans le cadre nosologique.

Cette conclusion est d'autant plus fermement justifiée que la séparation du cancer hépatique primitif et du cancer secondaire, à peine ébauchée jusqu'ici, va s'accusant depuis les détails les plus délicats de l'histologie et de l'histogénie jusqu'aux apparences plus frappantes de l'anatomie pathologique macroscopique et de la symptomatologie.

Sur le terrain histogénique se dessine une première et fondamentale opposition : tandis que les carcinomes secondaires, véritables greffes, résultent de l'insertion et du développement dans la glande hépatique de parcelles néoplasiques, de formules histologiques les plus diverses — ainsi voit-on, par exemple, l'épithéliome pavimenteux et l'épithéliome cylindrique repulluler, identiques à eux-mêmes dans le foie — au contraire, le carcinome primitif est une émanation directe, autochtone, de la cellule hépatique elle-même, viciée par des influences encore incomplètement déterminées. En d'autres termes, alors que, dans les carcinomes secondaires, le foie remplit un rôle uniquement passif, dans le cancer primitif l'initiative lui appartient, et alors la lésion consiste en des transformations morphologiques et micro-chimiques dont l'énergie et l'imprévu, la variété et la profondeur peuvent être facilement appréciés en raison de la haute différenciation du protoplasma de la cellule hépatique.

La nécropsie révèle d'autres dissemblances : si les carcinomes secondaires affectent la forme traditionnelle de nodosités distinctes, le cancer primitif offre une morphologie plus complexe; dans certains cas, nodulaire comme le cancer secondaire, il se présente le plus souvent sous deux aspects qui lui appartiennent en propre : ou bien il s'agit de cette forme que nous avons été les premiers à individualiser sous la désignation de cancer massif, ou bien de cette autre modalité appelée adénome, que nous n'avons pas hésité à rattacher au cancer primitif sous la désignation de cancer avec cirrhose.

Enfin, cliniquement, l'opposition persiste aussi formelle : sans doute, dans le cancer primitif comme dans le cancer secondaire il peut se faire que la symptomatologie se réduise, pour ne s'en tenir qu'aux lignes principales, à un gros foie marronné avec coexistence d'ictère, d'ascite, de cachexie rapide, etc., mais habituellement tout trait commun disparaît, et en ce qui concerne la symptomatologie du cancer massif, nous pensons avoir établi un type clinique véritablement spécial.

Ce volume est complété par la description des néoplasmes rares du foie : le sarcome, les mélanomes, les kystes non parasitaires et les angiomes. On nous saura peut-être quelque gré d'avoir abordé l'étude de ces questions qui pour la plupart ont été presque complètement délaissées par les auteurs.

Nous nous permettrons de faire remarquer ici que les documents sur lesquels nous avons établi notre travail sont en grande partie personnels ou inédits. Nous avons pensé qu'à côté des manuels et des traités classiques il y avait place pour des livres tels que celui-ci.

Il serait injuste toutefois de méconnaître ce que nous devons aux savants médecins qui ont inauguré la phase nouvelle où se transforme la pathologie hépatique, à MM. Charcot, Cornil et Ranvier, Lancereaux, Kelsch- et Kiener, Gombault et Sabourin, qui nous ont fourni les meilleurs exemples de méthode scientifique.

Nos dessins ont été exécutés par M. Karmanski et reproduits par MM. Michelet et Gillot avec une habileté à laquelle nous ne saurions trop rendre hommage.

Nous sommes heureux aussi de pouvoir remercier nos éditeurs, MM. Asselin et Houzeau, et notre imprimeur, M. Crété, de leur concours éclairé et dévoué. Leur aide précieuse nous a grandement facilité la tâche.

TABLE DES MATIÈRES

FIN DE LA TABLE DES MATIÈRES.

ÉTUDES

SUR LES

MALADIES DU FOIE

DU CANCER DU FOIE

Avant le commencement du dix-neuvième siècle, le cancer du foie avait été signalé par Van Swieten (1), Morgagni (2), Ruysch (3), Stoll (4) et différents médecins; mais, désigné par les termes vagues et ambigus de « squirre », de « stéatome », de « corps blanc », de

(1) Van Swieten, *Commentarii in Herman. Boerhavii Aphorismos*, 1753. On lit, t. III, p. 117 : « Atque rursum, si post inflammationem jecinoris adsunt conditiones, scirrhus ibi nascitur, qui tumore, duritie, incremento et suam sedem, et vicina lædit, hinc iterum eadem fere mala, sed lenta producit; mollibus non auscultat, acribus in cancrum horrendum vertitur, cujus dein, etc... »

(2) Morgagni, *De sedibus et causis morborum*, 9ᵉ édit., 1821. On lit, t. IV, l. iii, épist. xxx, p. 109 : « Abdomine diducto, jecur longe maximum inventum est, steatomatibus plenum, et substantia his interjecta, thymi excocti instar, alba et lobulosa, sed dura. In fellis vesicula cum livida bile novem calculi, alii alia forma, qui omnes primum ad viridem colorem vergentes, postquam siccati sunt, flavescebant... Ventriculus intus fuit nigris maculis distinctus : flaccidus alibi, sed in pyloro callosus, ut cedere opportune, et satis dilatari non posset. Thoracis quoque viscera flaccida et laxa; etc. »; et epist. xxxviii, p. 589 : « Venter, ubi exhausta fuit effusa aqua, jecur ostendit multis albis, nec tamen perduris, tumoribus intus extraque obsessum; in pancreate autem similem unum, sed duriorem multoque majorem, ut quod totam illam hujus visceris occupabat partem qua ad duodenum intestinum se annectit. Renis alterius, nam alterum non inspexi, membrana propria crassior facta, trahentem facillime sequebatur, etc... »

(3) Ruysch, *Observat. anat. chirurg.*, 1686, p. 60, obs. xlv; p. 111, obs. lxxxvi; p. 112, obs. lxxxvii.

(4) Stoll, *Ration. medendi*, Paris, 1777. On lit, p. 157 : « Ad diem quintam augusti, periit in scirrho hepatis admirando, cum ingenti tumore cystico, etc... ». p. 158, 161, 164.

« tubercule », de « nodosité » et de « tumeur », considéré tour à tour comme l'effet d'une « dégénérescence », comme une conséquence de l' « hépatite » et comme une variété d' « engorgement » ou d' « obstruction », il n'avait pas été nettement séparé des cirrhoses, des gommes, des abcès et des autres maladies du foie.

C'est en 1812 que Bayle et Cayol (1), les premiers, surent dégager le cancer du chaos des affections hépatiques. Si leur description clinique est peu satisfaisante et si, entre autres, elle renferme cette erreur propagée jusqu'à nos jours, que constamment le foie atteint de cancer présente une surface bosselée, leur description anatomique, par contre, est fort remarquable. Elle fut bientôt corroborée et complétée dans une certaine mesure par un grand nombre d'observateurs. Il faut citer entre tous, Cruveilhier (2), Andral (3) et Heyfelder (4), ainsi que M. Durand-Fardel (5), à qui l'on doit la connaissance du cancer de la vésicule biliaire.

Monneret (6), en 1855, s'efforça de combler une des lacunes laissées par ses devanciers. Non seulement il aborda l'étude des symptômes qui appartiennent en propre au cancer hépatique et qui permettent de le distinguer des autres états morbides, mais encore, séparant les cancers « primitifs » des cancers « consécutifs », il s'attacha à en tracer les caractères différentiels.

Les travaux de Virchow (7) sur la thrombose et l'embolie étaient alors de fraîche date. Ils devaient jeter une vive lumière sur le rôle du système vasculaire dans la dissémination des germes néoplasiques, et permettre de reconstituer à l'autopsie la chronologie des lésions carcinomateuses rencontrées au sein de différents viscères. La fré-

---

(1) Bayle et Cayol, *Diction. des sc. médic., par une Soc. de médec. et de chirurg.*, t. III, 1812, p. 633.

(2) Cruveilhier, *Trait. d'Anat. pathol. génér.*, t. V, 1864, p. 158.

(3) Andral, *Cliniq. médic.*, t. IV, 1827, p. 20 et 266. — Du même, *Anat. pathol.*, t. II, 1829, p. 603.

(4) Heyfelder, Mémoire sur plusieurs altérations du foie, *Archiv. gén. de médec.*, 1839, 2ᵉ vol., p. 442.

(5) Durand-Fardel, Cancer de la vésicule biliaire et du canal cholédoque, *Archiv. gén. de médec.*, 1840, 2ᵉ vol., p. 167.

(6) Monneret, Du cancer du foie, *Archiv. gén. de méd.*, 1855, 1ᵉʳ vol., p. 513.

(7) Virchow, *Handb. der speciell. Patholog. und Therapie*, Erlangen, 1854, Bd I, S. 156.

quence du cancer hépatique secondaire allait être reconnue, la rareté du cancer primitif proclamée.

Les recherches microscopiques venues tardivement se sont multipliées de toutes parts dans ces dernières années. Les mémoires de Naunyn (1) et de Schüppel (2), les thèses de Fetzer (3) et de Wulff (4), les observations de M. Laveran (5) et de M. Letulle (6), les traités de MM. Cornil et Ranvier (7), de Rindfleisch (8) et de Ziegler (9), ont surtout contribué à élucider la genèse et la structure du cancer du foie.

Sous la désignation d' « adénome », Rindfleisch (10), puis MM. Kelsch et Kiener (11) et M. Sabourin (12), ont étudié avec soin l'une des formes du cancer hépatique primitif dont ils se sont attachés à faire une espèce néoplasique distincte. Leurs idées, combattues par M. Lancereaux (13), par M. Derignac et par l'un de nous (14), ont été généralement acceptées et ont trouvé un appui dans un récent travail de M. Brissaud (15) sur la transformation de l'adénome en cancer.

Dans d'excellents articles, M. Rendu en France (16), Schüppel et Leichtenstern en Allemagne (17), ont résumé l'état de nos connais-

(1) Naunyn, Ueber die Entwikelung der Leberkrebse. *Reichert u. Dubois-Reymond,* *Archiv,* 1866, S. 717.

(2) Schüppel, Zur Lehre von der Histogenese des Leberkrebses, *Archiv d. Heilkunde,* Bd IX, 1868, S. 387.

(3) Fetzer, Beiträge zur Histogenese des Leberkrebses, *Inaugur. Abhandl.,* Tübingen, 1868.

(4) Wulff, Der primäre Leberkrebs, *Inaugur. Abhandl.,* Tübingen, 1876.

(5) Laveran, Observat. d'épithéliome à cellules cylind. primit. du foie, *Archiv. de phy-siolog.,* 1880, p. 661.

(6) Letulle, Cancer primit. du foie, *Bull. Soc. anat.,* 1878, p. 303.

(7) Cornil et Ranvier, *Manuel d'hist. path.,* 2ᵉ édit., t. II, 1884, p. 459.

(8) Rindfleisch, *Traité d'histolog. pathologiq.* Édit. franç., traduct. Gross., 1873, p. 487.

(9) Ziegler, *Lehrbuch der speciellen path. Anat.,* 1886, S. 296.

(10) Rindfleisch, Mikroskopische Studien über das Leberadenoid., *Archiv d. Heilkunde,* 1864, S. 395.

(11) Kelsch et Kiener, Contribut. à l'hist. de l'adénome du foie, *Archiv d. Physiolog.,* 1876, p. 622.

(12) Sabourin, Contribut. à l'étude des lésions du parenchyme hépatique dans la cirrhose. Essai sur l'adénome du foie, *Th. doct.,* Paris, 1881.

(13) Lancereaux, *Traité d'anat. path.,* t. I, 1875, p. 410 et 455.

(14) Derignac et Gilbert, Cancer adénoïde du foie, *Gaz. méd. de Paris,* 1884, p. 28.

(15) Brissaud, Adénome et cancer hépatique, *Archiv. gén. de médec.,* 1885, 2ᵉ vol. p. 129.

(16) Rendu, Cancer du foie, *Dict. encycl. des sc. médic.,* 4ᵉ s., t. III, 1879, p. 182. — Du même, Tumeurs adénoïdes du foie, *Ibid.,* p. 199.

(17) Schüppel u. Leichtenstern, Leberkrebs, *Handb. v. Ziemssen.,* Bd VIII, erste Hälfte, 1880, S. 281.

sances sur le carcinome hépatique. Nous serions trop heureux si, après avoir parcouru les chapitres qui suivent, le lecteur estimait que nous n'avons pas abandonné ce sujet au point où ils l'ont laissé.

Nous séparerons complètement l'étude du cancer primitif de celle du cancer secondaire.

DU CANCER PRIMITIF DU FOIE

La malignité du cancer, ses caractères anatomiques grossiers, le suc laiteux qu'il fournit par le raclage, pouvaient être utilisés pour le différencier des autres productions morbides; ils ne permettaient aucune hypothèse plausible sur sa nature intime.

Lorsque Lebert (1) annonça l'existence dans le cancer d'un élément spécifique, la cellule cancéreuse, l'on espéra que le mystère jusqu'alors répandu sur les origines de cette néoplasie allait être dévoilé. Cette espérance fut promptement déçue : il fut démontré que, d'une part, certains tissus normaux sont revêtus de cellules qui possèdent les attributs dont Lebert avait doté son élément spécifique, et que, d'autre part, cet élément spécifique fait défaut dans un grand nombre de tumeurs qui offrent toutes les apparences du cancer.

A la théorie de l'élément spécifique, Virchow (2) substitua celle du tissu spécifique : l'alvéole devint la caractéristique du cancer. Des néoplasmes de provenance variée furent groupés sous le même chef et séparés d'autres néoplasmes de provenance et d'évolution identiques, mais privés du stroma alvéolaire. La théorie de Virchow devait subir le même sort que celle de Lebert.

Une théorie nouvelle, la théorie de l'épithélioma, était alors en germe dans les travaux de Robin (3); Thiersch (4) et Waldeyer (5) s'en

---

(1) Lebert, *Physiologie pathologique*. Paris, 1845, t. II, p. 254.

(2) Virchow, *Archiv. f. path. Anat.*, 1847, Bd I, S. 94. — Du même, Trois observat. de tumeurs épithél. généralisées, *Gaz. méd. de Paris*, 1855, p. 208. — Du même, *Traité des tumeurs*. Édit. franç., traduct. Aronssohn, t. I, 1867, t, II, 1869.

(3) Robin, Note sur quelques hypertrophies glandulaires, *Gaz. des hôp.*, 1852, p. 40. — Du même, Production accidentelle d'un tissu ayant la struct. glandul. dans des points du corps dépourvus de glandes, *Comptes rendus de l'Acad. des sc.*, t. XL, 1855, p. 1365. — Du même, Mémoire sur le tissu hétéradénique, *Gaz. hebdomad.*, 1856, p. 35. — Du même, Sur les div. modes de naissance de la substance organisée en général et des éléments anatomiques en particulier, *Journ. de l'Anat.*, 1864, t. I, p. 26.

(4) Thiersch, Der Epithelialkrebs, namentlich der Haut. Leipzig, 1865.

(5) Waldeyer, Die Entwicklung der Carcinome, *Virch. Archiv*, Bd XLI, 1867, S. 470; Bd LV, 1872, S. 67.

saisirent et la développèrent. Ils établirent que les cellules du cancer ne sont point d'une espèce à part, mais qu'elles procèdent des éléments épithéliaux de l'organe primitivement atteint. Le cancer alvéolaire devint l'épithéliome alvéolaire et put être rapproché des épithéliomes cylindriques et pavimenteux.

Ces vues ont été confirmées par la grande majorité des anatomopathologistes, et pour notre part, nous les croyons entièrement justifiées. A notre sens, le cancer primitif du foie prend naissance dans une activité morbide particulière du protoplasma des épithéliums hépatiques, activité morbide qui pour se manifester a besoin de certaines conditions que nous nous efforcerons de préciser.

ANATOMIE PATHOLOGIQUE

ÉTUDE MACROSCOPIQUE

Le cancer primitif du foie se montre sous divers aspects : tantôt il est constitué par une masse néoplasique uniforme, c'est le *cancer massif;* tantôt il est disséminé sous la forme de nodosités distinctes, c'est le *cancer nodulaire;* tantôt enfin, il coexiste avec une hépatite scléreuse annulaire ou insulaire, c'est le *cancer avec cirrhose.* Nous décrirons successivement ces modalités différentes de la carcinose primitive du foie.

DU CANCER MASSIF (1).

Le cancer massif constitue l'une des formes caractéristiques du carcinome hépatique primitif. Dans aucun cas le cancer secondaire ne revêt exactement l'apparence qui lui est propre séparées. Lorsqu'on le découvre à l'autopsie, il est donc inutile de scruter tous les viscères pour y chercher la localisation cancéreuse initiale. C'est dans le foie qu'elle gît, et si, par exception, les autres organes contiennent des nodosités carcinomateuses, celles-ci doivent être considérées, non comme antérieures, mais comme postérieures au cancer hépatique.

A l'examen extérieur, le foie qui est le siège du cancer massif n'offre ni la déformation ni les bosselures que l'on a l'habitude d'assigner au carcinome de ce viscère. Il apparaît hypertrophié dans ses différentes parties constituantes, ou plus particulièrement dans un de ses lobes, au point d'atteindre les poids de dix, seize (2), ou même dix-neuf

(1) A. GILBERT, Contribution à l'étude du cancer primitif du foie. Du cancer massif du foie. *Th. doct.* Paris, 1886.

(2) COTTING, Malignant disease of the liver; weight 16 pounds. *Boston medic. and surg. Journ.*, 1862, p. 19.

1***

livres (1). Sa surface reste lisse (2) et sa forme reproduit celle de la glande hépatique normale. Sa coloration ne se modifie point, ou bien devient par places jaunâtre ou marbrée.

Ainsi — nous le répétons à dessein — le cancer massif laisse au foie sa forme, sa surface lisse et souvent aussi sa teinte habituelle, pour ne se traduire extérieurement que par l'augmentation de son volume et de son poids.

Il faut sectionner l'organe malade selon son grand axe pour bien juger de la nature et de l'étendue des lésions qui l'occupent.

Il apparaît alors, dans sa presque totalité, transformé en une masse néoplasique de consistance molle ou lardacée fournissant par le raclage une quantité variable de suc cancéreux.

Le lobe hépatique droit est le lieu d'élection de cette masse, qui y reste limitée ou qui simultanément s'étend au lobe carré, au lobe de Spigel et au lobe gauche.

Dans la majorité des cas, la masse cancéreuse s'avance jusqu'à la capsule de Glisson. Parfois elle en reste uniformément séparée par une mince bande de tissu sain qui lui forme une sorte d'enveloppe ou d'écorce. Nous donnons à cette variété du cancer massif la désignation de *cancer en amande*.

La néoplasie présente une teinte uniformément blanchâtre, grisâtre ou jaunâtre, et plus rarement un aspect marbré dû à l'alternance d'îlots irréguliers blancs et foncés. Son centre n'est presque jamais ramolli, comme le centre des nodosités cancéreuses de grande dimension primitives ou secondaires; il semble, le plus souvent, que ses différentes parties constituantes soient de même âge, aient apparu simultanément, et non qu'elles aient subi un développement successif et centrifuge. Sa périphérie se continue d'ordinaire brusquement avec le parenchyme du foie, qui paraît plus ou moins tassé et peut contenir quelques nodosités aberrantes. Lorsqu'elles existent, celles-ci enlèvent au type que nous étudions quelque chose de sa pureté, mais elles ne suffisent point à effacer ses traits distinctifs. Il est au contraire des faits qui relient le cancer nodulaire au cancer massif,

---

(1) CAYLA, Cancer primitif du foie, *Gaz. hebd. des sc. médicales de Bordeaux,* 1883, p. 231.
(2) Exceptionnellement, la surface du foie peut être légèrement ondulée.

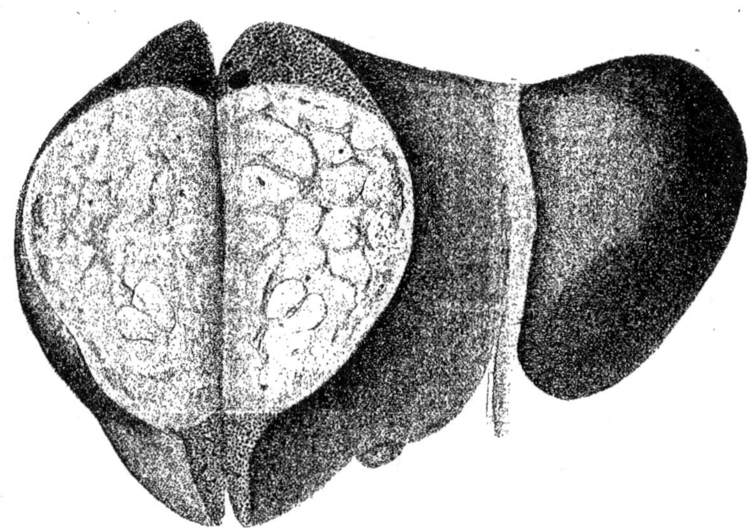

Fig. 1. — Cancer massif. (Demi-grandeur naturelle.)

où l'on voit, autour d'une masse relativement peu étendue, graviter des nodosités nombreuses et bien développées ; ces faits constituent à proprement parler une *variété intermédiaire*.

Les voies biliaires et les ramifications vasculaires intra-hépatiques subissent constamment, dans le cancer massif, un certain nombre de modifications dont l'étude est inséparable de celle des lésions histologiques du foie. Les conduits biliaires extra-hépatiques demeurent inaltérés, ainsi que les gros troncs artériels et veineux qui abordent le foie. La vésicule peut contenir une bile décolorée.

Les ganglions lymphatiques du hile, les ganglions gastro-hépatiques, péripancréatiques, prévertébraux et médiastinaux, aboutissants des lymphatiques descendants et ascendants du foie, subissent fréquemment la dégénérescence cancéreuse.

Les nodosités secondaires font défaut dans la majorité des cas. Cependant le cancer massif peut envahir par contiguïté la vésicule biliaire et le rein droit, s'ensemencer sur la séreuse péritonéale et lancer dans les veines sus-hépatiques des embolies spécifiques susceptibles de se greffer dans les poumons et de s'y développer (1).

La périhépatite, si commune dans le cancer nodulaire, à cause de la situation superficielle et immédiatement sous-péritonéale d'un certain nombre de nodosités cancéreuses, est rare au contraire dans le cancer massif. Il en est de même de l'ascite. La rate est habituellement augmentée de volume.

La thrombose veineuse, les œdèmes et les hydropisies, dont le dernier terme est l'anasarque, ainsi que toutes les altérations organiques et humorales qui sont l'expression de la cachexie cancéreuse, peuvent enfin accompagner le cancer massif comme les autres modalités du cancer en général et du cancer hépatique en particulier.

DU CANCER NODULAIRE.

Lorsque le foie est atteint de cancer nodulaire, il apparaît hé-

____

(1) Le développement des noyaux cancéreux secondaires dans les poumons s'observe dans le cinquième des cas environ.

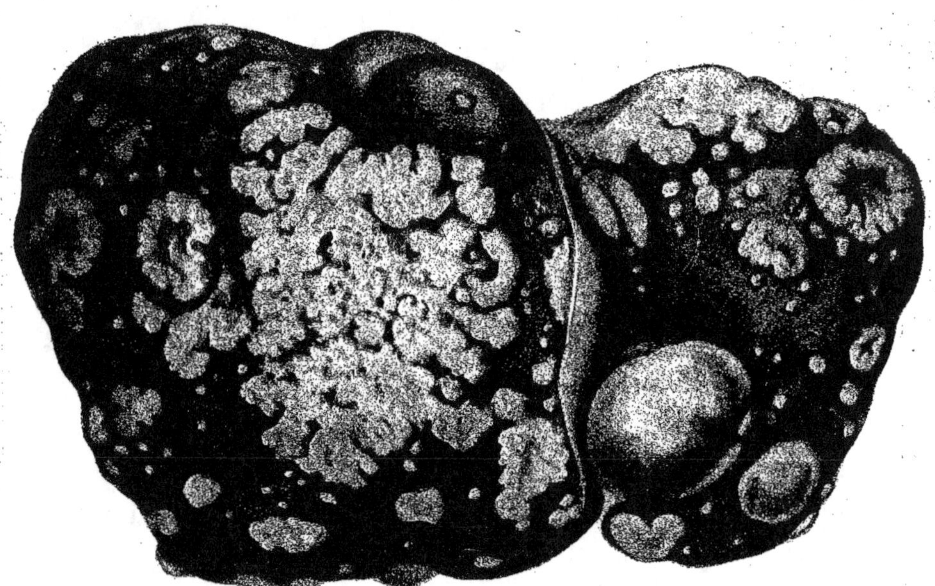

Fig. 2. — Cancer nodulaire (secondaire). (Demi-grandeur naturelle.)

rissé de nodosités néoplasiques de forme hémisphérique, rares ou innombrables, ordinairement déprimées en cupules à leur partie centrale.

D'un volume égal ou inégal, ces nodosités offrent des dimensions qui varient de celles d'une tête d'épingle à celles d'une grosse orange. Elles sont séparées par de larges espaces de tissu sain, ou bien se rapprochent, et se touchent même par leurs contours. Elles ont une teinte blanchâtre ou jaunâtre, et présentent souvent à leur centre un piqueté hémorrhagique. Elles sont tantôt molles au toucher, tantôt et plus rarement fermes et résistantes. Dans leur intervalle, le parenchyme hépatique se montre d'une coloration brun-violet, vert-olive, ou jaunâtre, selon qu'il est congestionné, imprégné par la bile ou infiltré de graisse.

Ainsi donc, le cancer nodulaire a pour effet immédiat de transformer la surface lisse du foie en une surface inégale et mamelonnée.

Il faut bien savoir néanmoins que, par exception, les nodosités cancéreuses superficielles peuvent ne soulever en aucune façon la capsule de Glisson, ne former aucun relief, et se présenter simplement sous l'aspect de taches circulaires qui laissent au foie sa surface lisse habituelle.

Quoi qu'il en soit, le foie est constamment augmenté de volume ; il est également augmenté de poids, atteignant communément de 3 à 4 kilogrammes, et pouvant atteindre 17 (1), et 18 livres (2).

Sur une surface de section, le parenchyme hépatique apparaît farci de nodosités carcinomateuses arrondies, souvent ramollies au centre, fournissant par le raclage du suc cancéreux en plus ou moins grande abondance.

Les rapports quantitatifs du tissu sain au tissu morbide varient avec chaque cas particulier. Ici les nodosités sont discrètes, et séparées par d'épaisses bandes parenchymateuses, là, au contraire, elles deviennent cohérentes, constituent d'énormes nodosités composées, et forment la moitié, les deux tiers ou même plus des trois quarts de la totalité du foie.

(1) CRIVELLI, Cancer primitif du foie, *Bull. de la Soc. anat.*, 1881, p. 276.
(2) AUSSILLOUX, Un cas de cancer du foie, *Montpellier médical*, 1877, p. 290.

Nous avons spécifié que la transformation massive du foie en tissu néoplasique appartient en propre au carcinome primitif; nous devons reconnaître ici que la dissémination du néoplasme sous la forme de nodosités distinctes est commune au cancer primitif et au cancer secondaire.

Ainsi que nous l'avons indiqué déjà, la péri-hépatite est fréquente dans le cancer nodulaire, et elle paraît reconnaître pour cause la situation superficielle et juxta-péritonéale d'un certain nombre de nodosités néoplasiques. Cette périhépatite est sans doute la source habituelle de l'ascite qui accompagne la moitié des cas de cancer nodulaire. Parfois l'inflammation périhépatique franchit la barrière diaphragmatique et se complique d'une pleurésie droite. De même que l'ascite, l'hypertrophie de la rate se montre une fois sur deux cas environ de cancer nodulaire. Il n'existe d'ailleurs aucune relation entre ces deux états pathologiques : ils peuvent apparaître isolément ou simultanément.

Les voies biliaires, les vaisseaux sanguins et les ganglions lymphatiques subissent dans le cancer nodulaire les mêmes modifications que dans le cancer massif. Les nodosités secondaires se développent dans les mêmes organes et avec le même degré de fréquence.

DU CANCER AVEC CIRRHOSE.

Il n'est pas irrationnel d'admettre qu'un foie cirrhotique puisse devenir le siège de nodosités cancéreuses secondaires, mais il faut reconnaître que la rareté ou même l'existence hypothétique de ce fait ne permettent point de le faire entrer en ligne de compte. En réalité la coïncidence de lésions cirrhotiques et de lésions cancéreuses appartient en propre à la carcinose hépatique primitive.

Rarement le cancer avec cirrhose résulte de la juxtaposition de lésions cirrhotiques et de lésions cancéreuses massives ou nodulaires telles qu'elles ont été précédemment décrites. Dans la grande majorité des cas — et nous nous occuperons de ces cas seulement, — c'est un néoplasme qui, en raison de conditions histologiques que nous préciserons, revêt des caractères particuliers. La désignation d'*adénome* lui est généralement appliquée en France depuis les travaux de M. Sabourin (1). Celle d'*adéno-carcinome* est préférée par un certain nombre d'auteurs étrangers.

Le cancer avec cirrhose prend en général un développement peu considérable ; il amène d'ordinaire l'augmentation de volume du foie et l'augmentation de son poids (2), mais dans des limites assez restreintes. Les nodosités néoplasiques qui le caractérisent restent parfois cachées dans la profondeur de la glande hépatique et demeurent inappréciables à l'examen extérieur de celle-ci. Le plus souvent, ou bien elles hérissent la surface du foie tout entier, ou bien elles ne la soulèvent que sur une partie de son étendue, de telle sorte qu'à côté de mamelons cancéreux, l'on peut reconnaître par places, et particulièrement au niveau du lobe gauche, les granulations de la cirrhose. Habituellement hémisphériques, sans dépression cupuliforme, les nodosités ont une consistance ferme et une coloration blanchâtre ou jaunâtre lorsqu'elles sont récentes ; elles sont ramollies et transformées en une bouillie de coloration jaune d'or (3) lorsqu'elles sont anciennes et dégénérées. Leur volume est le plus souvent très inégal, si bien qu'à côté de nodosités petites se rangent des tumeurs volumineuses ; mais il n'en est pas toujours ainsi, et dans certains cas elles conservent toutes des dimensions qui oscillent entre celles d'un grain de mil et celles d'une lentille, celles d'un pois et celles d'une noisette. Dans ces conditions le cancer avec cirrhose offre une certaine ressemblance avec le *foie clouté* des Anglais, et il n'est pas impossible que plus d'une fois il ait été confondu avec lui (4).

A la section, le foie atteint de cancer avec cirrhose montre des nodosités néoplasiques qui offrent les mêmes variétés de volume,

---

(1) Sabourin, *l. c.*

(2) Les chiffres de 2 kilog., 2 k. 500, 3 kilog. représentent le poids ordinaire du cancer avec cirrhose.

(3) Sabourin, *l. c.*, p. 69.

(4) Fetzer rapporte qu'il trouva les lésions du cancer à l'examen microscopique d'une pièce conservée au musée de Tübingen avec l'inscription suivante : « Vésicule remplie de calculs biliaires ; forme spéciale de foie à gros clous », Fetzer, *l. c.*, p. 18.

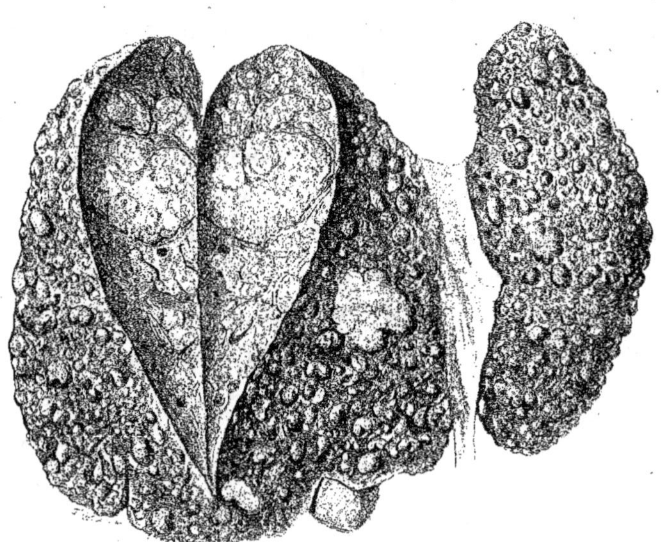

Fig. 3. — Cancer avec cirrhose. (Demi-grandeur naturelle.)

de consistance et de coloration que les nodosités superficielles. Elles sont disséminées dans le parenchyme hépatique tout entier, ou bien, réduites à un petit nombre, elles en respectent une partie qui ne laisse voir que les seules lésions de la cirrhose. Dans la majorité des cas, elles sont enkystées par des capsules fibreuses. Par le raclage, elles fournissent un suc cancéreux d'autant plus abondant qu'elles sont plus anciennes et plus dégénérées.

Le cancer avec cirrhose n'envahit qu'exceptionnellement les vaisseaux et les ganglions lymphatiques ; il envahit au contraire habituellement le système veineux avec une activité particulière. Non seulement ses éléments constituants pénètrent dans les fines ramifications veineuses intrahépatiques, mais encore ils s'y multiplient avec une telle rapidité que dans plus de la moitié des cas ils remplissent et distendent les grosses veines afférentes et efférentes du foie. Le plus souvent le sinus de la veine-porte, son tronc et jusqu'à ses branches d'origine sont seuls oblurés par des bouchons cancéreux d'une coloration blanchâtre, gris rosée, jaunâtre ou jaune d'or. Quelquefois les veines sus-hépatiques seulement renferment des bourgeons néoplasiques qui peuvent s'avancer jusque dans la veine-cave inférieure. Enfin l'envahissement de la veine-porte peut coexister avec celui des veines sus-hépatiques. Si donc l'adénopathie cancéreuse vient témoigner de l'infectiosité du cancer massif et du cancer nodulaire, la thrombose cancéreuse des veines fournit dans le cancer avec cirrhose le même témoignage.

Les nodosités secondaires sont aussi communes dans le cancer avec cirrhose que dans les autres formes de la carcinose hépatique primitive. Elles occupent généralement les poumons, où elles se montrent sous la forme de petites tumeurs sous-pleurales, de coloration blanchâtre, jaunâtre, ou jaune d'or. Par exception, les nodosités secondaires peuvent siéger dans le péritoine et la vésicule biliaire.

L'ascite est constante dans le cancer avec cirrhose. Elle paraît liée soit à la périhépatite qui est habituelle, soit à l'obturation de la veine-porte ou des veines sus-hépatiques. Dans cette dernière alternative, l'ascite peut s'accompagner du développement de la circulation collatérale, de la congestion, de l'œdème et de l'ecchymose de la muqueuse gastro-intestinale. Quant à la rate, elle est, dans la moitié des cas environ, congestionnée et hypertrophiée ; dans les autres cas, elle est d'un volume normal ou petite et sclérosée.

ÉTUDE MICROSCOPIQUE

Dans tous les cas où elles nous ont conduits à un résultat positif, nos recherches nous ont montré que les éléments néoplasiques du carcinome hépatique primitif procèdent des cellules hépatiques. Dans une étude microscopique, le terme cancer doit donc céder la place au terme épithéliome.

D'après la disposition des éléments épithéliomateux et du stroma conjonctif, on peut reconnaître au cancer hépatique primitif deux formes : la forme *alvéolaire* et la forme *trabéculaire*. Il convient d'ajouter, d'ailleurs, que ces deux formes peuvent se combiner pour réaliser une forme mixte, la forme *trabéculo-alvéolaire*.

Les épithéliomes alvéolaire et trabéculaire appartiennent, bien qu'avec une inégale fréquence, au cancer massif, au cancer nodulaire et au cancer avec cirrhose. Il n'est donc point de forme anatomo-microscopique correspondant exclusivement à l'une des formes anatomo-macroscopiques du carcinome primitif du foie. Toutefois, il faut savoir que d'une façon presque absolue les cancers massif et nodulaire ressortissent à l'épithéliome alvéolaire, et que le cancer avec cirrhose ressortit à l'épithéliome trabéculaire.

DE L'ÉPITHÉLIOME ALVÉOLAIRE.

Ce serait une erreur de croire que l'épithéliome alvéolaire hépatique primitif se montre constamment avec les mêmes caractères. Si le stroma conserve dans tous les cas une disposition assez uniforme, les éléments néoplasiques contenus dans ses logettes sont susceptibles de variations notables dans leurs dimensions, leur forme et leurs réactions micro-chimiques. D'ordinaire inégaux et irréguliers ou petits et polyédriques, ils peuvent parfois se faire remarquer par leurs grandes proportions ou par leur forme cylindrique et leur implanta-tion perpendiculaire au stroma : il y a donc lieu de décrire, à côté des *épithéliomes alvéolaires à cellules polymorphes* et *à petites cellules polyédriques*, qui sont les variétés communes, l'*épithéliome alvéolaire à cellules gigantesques* et l'*épithéliome alvéolaire à cellules cylindri-ques*, qui sont les variétés rarement observées.

Épithéliome alvéolaire à cellules polymorphes. — Dans l'épithéliome alvéolaire du foie à cellules polymorphes, la disposi-tion du stroma conjonctif diffère sensiblement de celle que l'on observe dans le cancer alvéolaire des autres organes.

Des îlots fibreux plus ou moins larges, arrondis ou irréguliers, don-nent insertion sur leurs bords à de fines bandes de tissu conjonctif qui s'entre-croisent et limitent des cavités alvéolaires. En d'autres termes, le stroma est représenté par des îlots fibreux disséminés au sein de la néoplasie et reliés les uns aux autres par de fins tractus conjonctifs entre-croisés.

Les îlots fibreux ne sont autre chose que la coupe des espaces-portes qui subsistent en se modifiant au milieu des éléments du foie détruits ou transformés. Ils diffèrent des espaces-portes normaux par leurs dimensions souvent plus considérables, par la densité du tissu fibreux qui les constitue, ainsi que par les altérations que subissent les vaisseaux et les canaux biliaires qu'ils renferment. Les ramifica-tions de l'artère hépatique y ont tantôt disparu sans laisser de traces et tantôt se montrent encore perméables. Les ramifications de la veine-porte y font défaut ou bien apparaissent remplies de bouchons épithéliomateux. Les canaux biliaires n'y persistent qu'exceptionnel-lement. Enfin on y trouve parfois, remplies d'éléments cancéreux, des lacunes arrondies ou allongées qu'il serait peut-être légitime de considérer comme dépendant du système lymphatique.

La série des modifications que subissent les espaces qui doivent constituer des îlots fibreux du stroma a pour premier terme leur infiltration par une infinité de cellules rondes qui paraissent destinées non seulement à s'organiser en tissu scléreux, mais encore à pénétrer la tunique des vaisseaux et des canaux biliaires, à en amener la désorganisation et enfin à en faire disparaître les éléments constituants. La disparition des vaisseaux et des canaux biliaires ne paraît donc pas résulter de leur compression par le tissu conjonctif néoformé, mais semble procéder de l'action destructive exercée sur leurs tuniques par les cellules rondes qui apparaissent dans les espaces.

Les îlots fibreux du stroma permettent sur quelques points de décomposer la néoplasie en départements qui répondent aux lobules hépatiques normaux. Il est tout à fait exceptionnel de rencontrer au centre de ces départements des orifices vasculaires répondant à la coupe des veines intralobulaires. Il est vraisemblable que le plus communément ces vaisseaux s'obturent avant même que les lobules hépatiques aient subi complètement la transformation carcinomateuse.

Le tissu conjonctif délié qui relie les uns aux autres les îlots fibreux résulte, ainsi que nous le montrerons ultérieurement, de la prolifération du tissu conjonctif péricapillaire. Il est formé de bandes fibreuses plus ou moins délicates, pouvant contenir des éléments fusiformes et de petites cellules rondes (fig. 4, *a*). Il circonscrit des alvéoles arrondis, ovalaires ou irréguliers, dans lesquels sont placés les éléments néoplasiques (fig. 4, *b*).

Ceux-ci sont de forme variable avec chaque cas particulier et suivant les points que l'on considère. Ils sont tour à tour cubiques, cylindriques, cunéens, fusiformes, ovalaires, globuleux ou d'une irrégularité indescriptible. Il n'est point rare de voir les cellules qui confinent aux îlots fibreux du stroma se disposer perpendiculairement au tissu conjonctif, en prenant une forme cubique, alors que les cellules qui n'avoisinent point ces mêmes îlots et qui sont contenues dans les mailles plus fines du stroma sont entassées sans ordre et prennent une forme polyédrique ou cunéenne. Le diamètre des éléments cancéreux est en général peu considérable et reste presque toujours inférieur à 20 μ. Leurs dimensions sont d'ailleurs inégales et susceptibles de variations étendues. Par intervalles, on peut rencontrer un élément volumineux dont le diamètre dépasse 30, 40 ou 50 μ.

Le protoplasma cellulaire est souvent peu abondant. Il est tantôt fortement granuleux, à la façon du protoplasma des cellules hépatiques, et tantôt à peine grenu. Il est coloré par le picro-carmin en jaune faiblement brunâtre, en jaune franc, en jaune clair ou en rose. La coloration qu'il prend sous l'influence des réactifs varie d'ailleurs non seulement avec chaque cas, mais encore avec les points examinés.

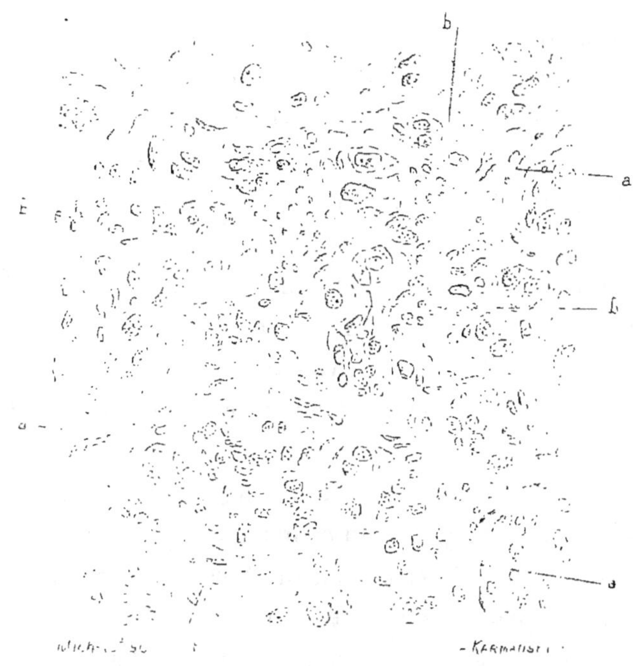

Fig. 4. — Épithéliome alvéolaire à cellules polymorphes (400 grossissements).

a, a, a. — Stroma de l'épithéliome.
b, b, b, b. — Cavités alvéolaires contenant des éléments épithéliomateux polymorphes.

A la périphérie de la néoplasie particulièrement, on peut observer des éléments qui, par l'état plus ou moins granuleux de leur protoplasma et par sa coloration variable, marquent toutes les étapes parcourues par la cellule hépatique pour devenir élément néoplasique.

Le noyau, le plus souvent unique, assez fréquemment double, quelquefois triple ou quadruple, central ou périphérique, ordinairement arrondi, quelquefois ovalaire, présente un diamètre qui oscille entre 6 et 18 µ, mais qui presque toujours est compris entre 7 et 9 µ. Par le carmin, il se colore tantôt en rose tendre, avec ou sans nucléoles, tantôt et le plus souvent en rouge éclatant.

En somme, le cancer alvéolaire à cellules polymorphes comprend des faits dissemblables par la disposition, la forme, les dimensions et les réactions micro-chimiques des éléments constituants. Il n'y a donc pas un cancer à cellules polymorphes, mais des cancers à cellules polymorphes. Tantôt la forme cubique et la forme cunéenne sont prédominantes ; tantôt la forme cylindrique et la forme polyédrique existent presque exclusivement ; tantôt enfin, toutes les formes sont simultanément réalisées. Ici le protoplasma cellulaire est fortement granuleux et coloré par le picro-carmin en jaune faiblement brunâtre, si bien qu'il diffère peu du protoplasma des cellules hépatiques ; là, au contraire, il est clair, à peine teinté par l'acide picrique, de telle sorte qu'il ne vient nullement à l'esprit l'idée qu'il puisse dériver du protoplasma des cellules normales du foie.

Les confins de l'épithéliome alvéolaire à cellules polymorphes se continuent d'habitude insensiblement avec le parenchyme hépatique contigu.

Celui-ci présente souvent des altérations notables : la disposition trabéculaire des lobules y est moins marquée qu'à l'état normal ; les cellules hépatiques, si elles ne sont infiltrées de pigment biliaire ou de gouttelettes adipeuses, peuvent montrer des lésions irritatives de leurs noyaux hypertrophiés, segmentés et vivement colorés par le carmin. Les espaces-portes sont criblés de cellules rondes qui infiltrent la paroi des canaux biliaires et des vaisseaux sanguins. Les capillaires radiés sont parfois dilatés et remplis d'hématies.

Dans un cas, nous avons pu, par un examen attentif du contour de la néoplasie, nous assurer de la continuité des blocs néoplasiques avec les travées hépatiques et de la transformation des cellules du foie en éléments cancéreux.

Ce cas avait trait à un cancer nodulaire avec cirrhose. A la périphérie de la néoplasie les cellules cancéreuses étaient par places disposées dans la continuité des travées hépatiques, et l'on était porté à en induire qu'elles résultaient de la transformation de leurs éléments constituants, mais il était malaisé de saisir le mécanisme

intime de cette métamorphose. Les travées hépatiques se changeaient brusquement en travées épithéliomateuses, la dernière cellule
hépatique se montrant généralement excavée pour recevoir dans sa
concavité les premières cellules cancéreuses ; mais on pénétrait difficilement le secret de la genèse des éléments néoplasiques aux

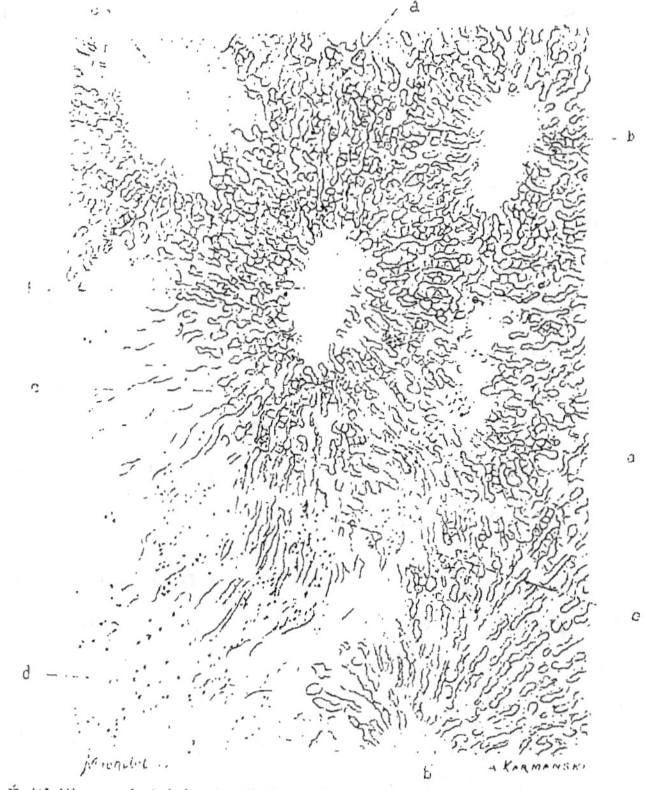

Fig. 5. — Épithéliome alvéolaire à cellules polymorphes. — Coupe pratiquée sur la bordure
de la néoplasie (80 grossissements).

a, a. — Parenchyme hépatique contigu à la néoplasie.
b, b, b. — Veines lobulaires centrales.
c. — Espace-porte.
d. — Confins de la néoplasie : l'épithéliome à cellules polymorphes perd la disposition alvéolaire et prend la disposition trabéculaire.
En *e, e,* les trabécules néoplasiques se continuent avec les trabécules hépatiques.

dépens des éléments hépatiques normaux. Cependant, par une étude
attentive, l'on arrivait à se convaincre que le premier phénomène
qui trahissait la souffrance de la cellule hépatique se passait du côté
du noyau, qui se divisait et se subdivisait. La scission du corps protoplasmique ne se produisait que plus tard, et elle s'effectuait sui-

vant un mode tel que dès leur origine les éléments cancéreux présentaient pour la plupart une forme cunéenne. Les modifications cellulaires entraînaient l'irritation du tissu conjonctif péricapillaire avoisinant, qui entrait en prolifération. La sclérose péricapillaire n'amenait point, d'ailleurs, immédiatement la segmentation des travées épithéliales, si bien que, sur toute la bordure de la néoplasie, dans une zone étroite, les cellules cancéreuses offraient une disposition trabéculaire d'autant plus nette qu'elle était accentuée par l'épaississement du tissu conjonctif péricapillaire. Ce n'était que plus loin, vers le centre de la néoplasie, que la sclérose péricapillaire changeait de caractère, et que les fibres conjonctives néoformées passaient d'un côté à l'autre des travées épithéliomateuses qu'elles segmentaient, pour en renfermer les tronçons dans leurs alvéoles.

Dans un second fait — fait de cancer nodulaire sans cirrhose — que nous avons pu étudier, grâce à l'obligeance de M. Netter, l'on voyait également bien en quelques points les travées hépatiques se changer en travées néoplasiques (fig. 5, *e*), puis en blocs alvéolaires.

Épithéliome alvéolaire à petites cellules polyédriques. — Entre l'épithéliome alvéolaire à cellules polymorphes et l'épithéliome alvéolaire à petites cellules polyédriques, il existe seulement des dissemblances de second ordre que les désignations appliquées à chacune de ces variétés indiquent nettement et que la comparaison des figures 4 et 6 fait clairement apparaître.

Le stroma de l'épithéliome alvéolaire à petites cellules polyédriques présente dans sa disposition générale les caractères que nous avons assignés au stroma de l'épithéliome alvéolaire à cellules polymorphes.

Il est composé d'îlots fibreux et de bandes scléreuses épaisses, parfois annulaires, le plus souvent irrégulières et sinueuses, desquels partent des tractus conjonctifs fins et délicats qui circonscrivent des alvéoles d'un diamètre en général peu considérable. Formé d'un tissu conjonctif adulte, le stroma ne renferme qu'un petit nombre de cellules embryonnaires (fig. 6 et 7). Ses plus grosses travées peuvent contenir par places du pigment biliaire libre ou des éléments cellulaires arrondis ou allongés, remplis de pigment biliaire.

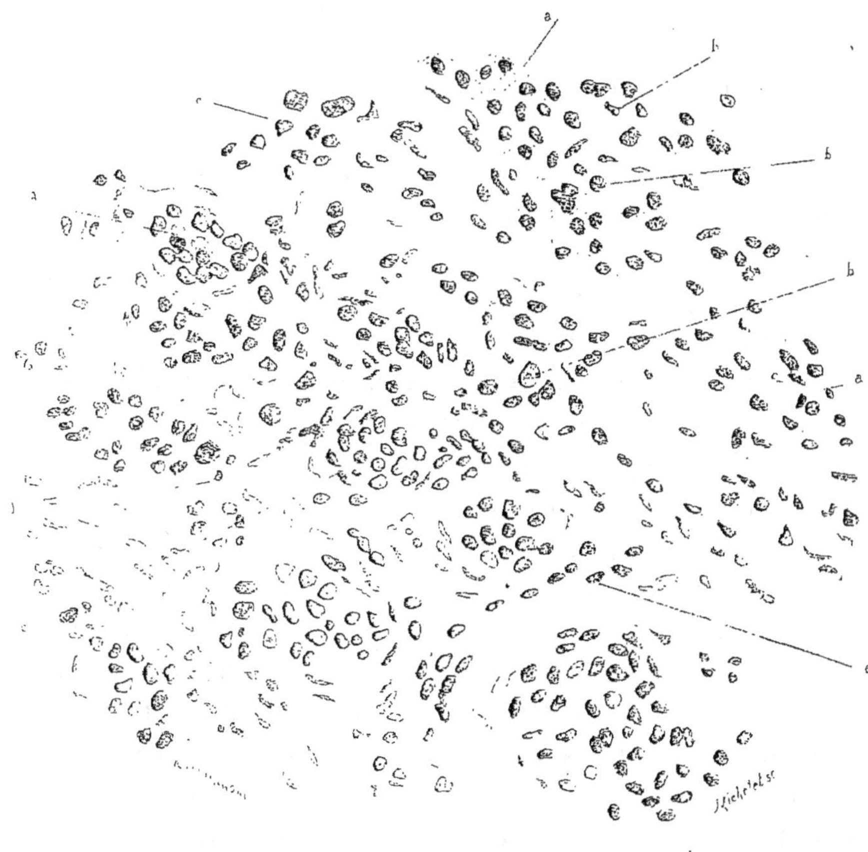

Fig. 6. — Épithéliome alvéolaire à petites cellules polyédriques. — Coupe pratiquée sur la bordure de la néoplasie (400 grossissements).

a,a,a. Tronçons de travées hépatiques. Les éléments constituants diffèrent des cellules hépatiques normales par leurs faibles dimensions, par leur multiplication et par la coloration vive de leurs noyaux. Il suffit que leur protoplasma perde ses réactions micro-chimiques spéciales, pour que la mutation des cellules hépatiques en cellules cancéreuses soit achevée.

b, b, b, b. — Divers points où l'on voit s'opérer la transformation des cellules des tronçons trabéculaires en éléments cancéreux.

c, c. — *d, d, d.* — Éléments cancéreux. — Pris individuellement, ils diffèrent des cellules hépatiques par leurs faibles dimensions, par la coloration presque toujours intense de leurs noyaux, par la faible quantité de leur protoplasma, par l'état moins granuleux de celui-ci, et enfin par ses réactions micro-chimiques. — Il existe d'ailleurs des intermédiaires entre les cellules hépatiques et les cellules cancéreuses : en *c*, se voient des éléments dont le protoplasma diffère peu de celui des cellules hépatiques; en *c'*, les cellules néoplasiques sont déjà moins imprégnées par l'acide picrique; enfin, en *d*, leur protoplasma est à peine teinté de jaune.

Il est assez commun de reconnaître parmi les îlots fibreux du stroma la coupe d'un certain nombre d'espaces-portes, de sorte que sur quelques points il est possible de décomposer la néoplasie en lobules correspondant aux lobules hépatiques normaux.

Dans les alvéoles du tissu conjonctif les éléments cancéreux sont entassés sans ordre; ceux qui répondent à la périphérie des alvéoles et qui sont en contact avec le stroma ne se disposent jamais perpendiculairement à lui (fig. 6 et 7).

Pris individuellement, si l'on fait abstraction de quelques cellules en voie de prolifération et par suite hypertrophiées et pourvues de noyaux volumineux ou multiples, ils se rapportent au type suivant : leur forme est polyédrique par pression réciproque ou globuleuse à l'état d'isolement (fig. 6. c, c', d). Leurs dimensions sont faibles et bien inférieures à celles des cellules hépatiques, leur diamètre oscillant autour de 12, 13 ou 14 μ. Leur protoplasma est fortement ou faiblement granuleux; il se colore par le picro-carmin en jaune verdâtre, en jaune franc, en jaune clair, ou se teinte à peine. Il n'est pas rare de voir en différents points d'une même préparation le protoplasma prendre des teintes variées (fig. 6). Le noyau de cellules cancéreuses, arrondi ou ovalaire, atteignant 8 à 9 μ de diamètre, se teinte en violet vif par l'hématoxyline, et par le picro-carmin en rose ou en rouge éclatant. Lorsqu'il se colore en rose, il peut laisser paraître un ou plusieurs nucléoles de 1 à 2 μ,5 de diamètre, vivement imprégnés par le carmin.

Ces éléments envisagés isolément se distinguent donc des cellules hépatiques par leurs dimensions moins considérables, par le rapport différent du diamètre de leur noyau au diamètre de la totalité de leur corps cellulaire, par l'état souvent moins granuleux de leur protoplasma ainsi que par les réactions micro-chimiques souvent différentes de leurs noyaux. Néanmoins ils présentent avec les cellules hépatiques un air de parenté indiscutable, que l'on retrouve constamment dans leur forme, dans la forme et les dimensions de leurs noyaux, ainsi que parfois dans l'état granuleux de leur protoplasma, dans sa coloration et dans la coloration de leurs noyaux.

Dans toute l'étendue du néoplasme, les éléments primordiaux du foie, les cellules hépatiques ont disparu, en donnant naissance, ainsi que nous le montrerons bientôt, aux éléments cancéreux que nous venons de décrire; les espaces-portes se sont transformés en îlots scléreux qui donnent insertion aux travées délicates du stroma; les canaux biliaires et les vaisseaux sanguins ont subi des modifications considérables. Les canaux biliaires n'ont généralement laissé aucune trace ; quelques-uns seulement subsistent et apparaissent, dans les îlots scléreux du stroma, pourvus d'une lumière rétrécie et d'un épithélium granuleux. Les ramifications de l'artère hépatique offrent des parois épaissies aux dépens de leur cavité devenue plus étroite ; souvent même elles sont complètement oblitérées, et ne marquent plus leur place que par un petit agglomérat de fibres élastiques (1). Les ramifications de la veine-porte sont partout obturées par des éléments cancéreux possédant les mêmes caractères que ceux que nous avons décrits dans les alvéoles du stroma. Les veines dépendant du système sus-hépatique sont peu visibles; lorsque par exception on peut les distinguer, elles se montrent presque toujours remplies d'éléments épithéliomateux.

Au voisinage immédiat du néoplasme, le parenchyme hépatique se comporte différemment suivant les différents cas. Lorsque la pullulation des éléments cancéreux est excessive, les travées hépatiques contiguës, refoulées, se tassent en décrivant des cercles concentriques ; les cellules constituantes s'aplatissent, s'allongent en fuseau, et finissent par disparaître sur quelques points, permettant ainsi l'adossement de la paroi des capillaires intermédiaires normale ou épaissie; il existe alors entre le parenchyme hépatique et les noyaux néoplasiques une ligne de démarcation aussi nettement marquée que dans le cancer secondaire du foie. Lorsque la multiplication épithéliomateuse est modérée, au contraire, la compression des lobules hépatiques juxtanéoplasiques est minime ou nulle ; les contours du néoplasme ne sont point brusquement arrêtés et se fondent insensiblement avec les parties adjacentes. Dans ces conditions, si les parties demeurées saines en apparence du parenchyme hépatique ne sont

---

(1) Ces lésions artérielles doivent être rapprochées de celles que MM. Quénu et Mayor ont décrites dans leur mémoire intitulé : De l'artérite chronique dans le cancer, et de l'hypergenèse du tissu élastique qui l'accompagne (*Revue mensuelle de chirurgie*, 1881, p. 986).

point infiltrées de pigment biliaire ou de graisse, si les capillaires intralobulaires ne sont point dilatés, gorgés de globules sanguins et n'ont point amené la compression, l'aplatissement et la destruction des travées hépatiques, l'on peut, sur des coupes heureuses faites à l'union du néoplasme et du parenchyme hépatique, assister à la transformation des cellules du foie en cellules cancéreuses.

Il en était ainsi dans l'observation que nous devons à l'obligeance de M. Lebreton. Le lobe droit du foie était occupé par une masse cancéreuse unique qui s'avançait jusqu'au voisinage de la capsule de Glisson. Sur des coupes pratiquées à la bordure de la masse cancéreuse, l'on pouvait distinguer trois zones : une zone interne répondant à la périphérie de la néoplasie ; une zone externe comprenant la mince bande de tissu hépatique interposée à la masse cancéreuse et à la capsule de Glisson ; une zone moyenne ou zone de transition intermédiaire aux deux précédentes (fig. 6 et 7).

La zone interne offrait la structure parfaite du cancer alvéolaire à petites cellules polyédriques (fig. 6, *c*, *c'*, *d* et fig. 7, *b*).

La zone externe qui, à l'œil nu, semblait formée de tissu sain, montrait déjà des altérations notables du tissu conjonctif et des travées hépatiques. Le tissu conjonctif périportal et péricapillaire était en prolifération active ; il était considérablement épaissi et rempli de cellules rondes et fusiformes. La sclérose péricapillaire avait amené la segmentation des travées hépatiques en un certain nombre de tronçons distincts (fig. 6 et 7, *a*). Chacun de ces tronçons était formé d'éléments qui n'offraient plus les caractères des cellules hépatiques normales. Ils étaient nombreux, petits, serrés, pourvus de noyaux vivement colorés par le carmin et d'un protoplasma teint en jaune-brun. N'eût été leur disposition trabéculaire encore reconnaissable et la coloration jaune-brun de leur protoplasma, l'on n'eût pu les distinguer des éléments cancéreux, desquels ils se rapprochaient par leur nombre, leurs dimensions et la coloration de leurs noyaux. En étudiant attentivement les préparations, l'on pouvait reconnaître que l'augmentation du nombre des cellules hépatiques, la diminution de leur diamètre et la coloration anormale de leurs noyaux étaient l'effet d'un travail hypergénétique qui, commençant par la coloration anormale des noyaux et leur segmentation, aboutissait à la division du corps protoplasmique, c'est-à-dire à la multiplication cellulaire.

La zone moyenne ou zone de transition participait à la fois de la

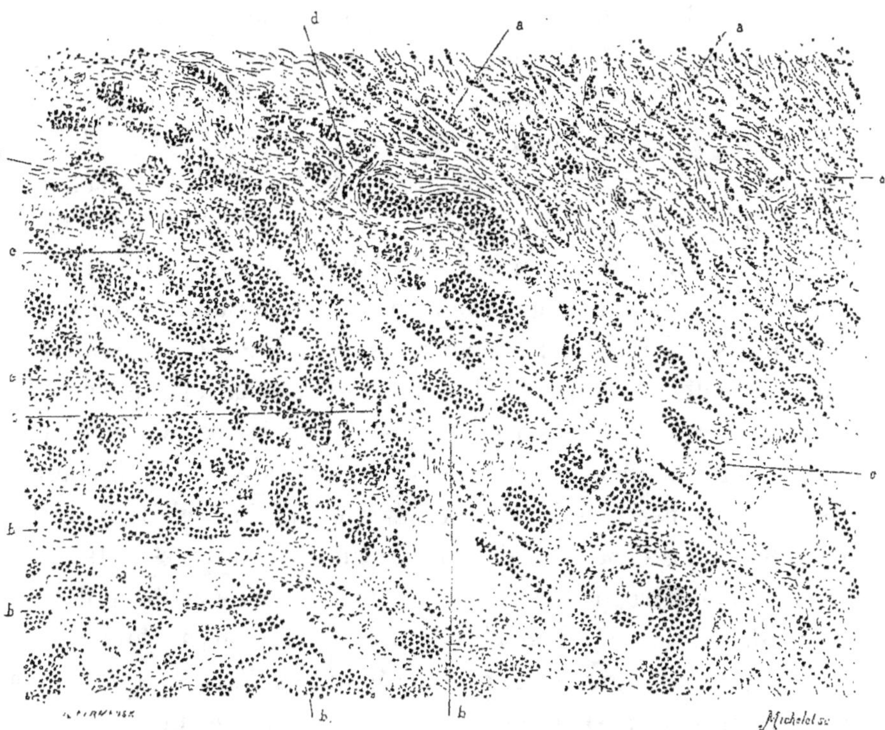

Fig. 7. — Epithéliome alvéolaire à petites cellules polyédriques. — Coupe pratiquée sur les bordures de la néoplasie (60 grossissements).

a. a, a. — Travées hépatiques segmentées par une sclérose péricapillaire très marquée. Les tronçons trabéculaires résultant de cette segmentation sont formés d'éléments qui diffèrent des cellules hépatiques normales par leurs faibles dimensions, et la vive coloration de leurs noyaux.

b, b, b, b. — Alvéoles cancéreux.

c, c, c, c, c. — Divers points où l'on voit les tronçons trabéculaires se changer en alvéoles cancéreux.

structure de la zone interne et de la structure de la zone externe, c'est-à-dire que, dans les mailles d'un stroma conjonctif, elle contenait des blocs de cellules cancéreuses et des tronçons de travées hépatiques modifiées. Elle renfermait tous les stades intermédiaires entre l'état de cellule hépatique modifiée que présentaient les éléments de la zone externe et l'état de cellule cancéreuse qu'offraient les éléments de la zone interne. On y remarquait, dans des cavités arrondies ou ovalaires ressemblant aux alvéoles cancéreux de la zone interne, des blocs cellulaires formés d'éléments identiques à ceux de la zone externe et, d'autre part, dans des cavités allongées semblables à celles qui, dans la zone externe, contenaient des tronçons trabéculaires, des éléments cancéreux possédant les mêmes caractères que ceux de la zone interne. Enfin on voyait la transformation des cellules hépatiques modifiées en cellules cancéreuses s'y faire dans la continuité même des tronçons trabéculaires, si bien que tel groupe cellulaire qui, à une de ses extrémités, possédait les caractères des éléments de la zone externe, à l'autre apparaissait avec les caractères des éléments de la zone interne, et que tel groupe cellulaire qui commençait comme un tronçon trabéculaire finissait comme un alvéole cancéreux (fig. 6, *b*, et fig. 7, *c*).

Comme toutes les variétés de cancer, le cancer à petites cellules polyédriques ne tarde pas à subir des modifications nécrobiotiques plus ou moins étendues qui sont liées au rétrécissement ou à l'oblitération des ramifications de l'artère hépatique, ainsi qu'à l'obturation par des bouchons cancéreux des ramifications de la veine-porte. Dans le cancer nodulaire, la nécrobiose frappe la partie centrale des nodosités; dans le cancer massif, elle atteint et respecte tour à tour des zones plus ou moins étroites et irrégulières de la masse néoplasique, qui prend un aspect marbré dû à l'alternance d'îlots successivement blancs et foncés. A l'examen microscopique, les parties mortifiées montrent dans les alvéoles du stroma conjonctif des éléments peu distincts, privés de noyaux et colorés uniformément en jaune-brun clair ou en jaune-brun sale.

A la nécrobiose des éléments néoplasiques peut se joindre, par places, l'épaississement des mailles du stroma ; ainsi se forment des blocs fibreux en général peu étendus, sillonnés de capillaires dilatés, blocs au sein desquels les cellules cancéreuses comprimées ont en grande partie disparu. Cette transformation fibreuse du cancer constitue un véritable processus de guérison partielle.

Épithéliome alvéolaire à cellules gigantesques. — L'épithéliome alvéolaire à cellules gigantesques se présente avec des caraclères singuliers qui nous ont engagés à en faire une variété distincte de l'épithéliome alvéolaire à cellules polymorphes vulgaires.

Nous en donnons d'ailleurs la description d'après l'unique fait que nous avons observé.

Dans cette variété, le stroma conjonctif n'offre aucune particularité digne d'être relevée. Les blocs cellulaires qui comblent les alvéoles sont formés d'un très petit nombre d'éléments; parfois même une cellule unique remplit la totalité d'une cavité alvéolaire.

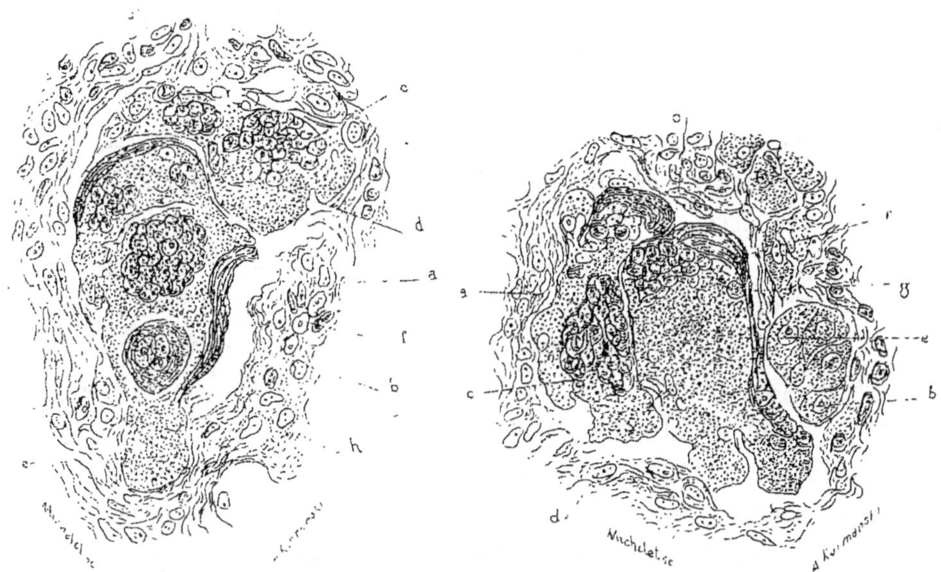

Fig. 8. — Épithéliome alvéolaire à cellules gigantesques. — Deux alvéoles cancéreux (400 grossissements).

a, a. — Stroma conjonctif.
b, b. — Cavités alvéolaires.
c, c, c, c. — Blocs nucléaires formés de plusieurs centaines de noyaux.
d, d. — Noyaux aberrants disséminés dans le protoplasma.
e, e. — Surface de section des cellules montrant leur protoplasma peu différent de celui des cellules hépatiques normales.
f, f, f. — Surface extérieure des cellules néoplasiques.
g. — Boule protoplasmique séparée du protoplasma cellulaire par une zone incolore.
h. — Cellule endogène.

Ces éléments sont remarquables par leurs dimensions gigantesques, par l'irrégularité de leur forme, par les caractères de leurs noyaux et de leur protoplasma.

Leur diamètre, très inégal, peut dépasser 60, 80 et même 100 μ, c'est-à-dire qu'il peut égaler deux, trois et quatre fois celui d'une cellule hépatique normale (fig. 8 et 10). Leur forme, très capricieuse, très bizarre, très variable, ne se prête à aucune description. Leur noyau atteint souvent 30 à 40 μ. de diamètre et peut atteindre le diamètre monstrueux de 80 μ. Il se colore le plus souvent par le picro-carmin en un rouge vermillon éclatant et prend, comme la cellule qui le contient, une forme très irrégulière. Si, à un faible grossissement, les noyaux cellulaires apparaissent au sein des cellules comme des blocs énormes (fig. 10), à un fort grossissement il est généralement aisé de reconnaître qu'ils sont formés en réalité d'un certain nombre de noyaux petits ou gros, pourvus ou non de nucléoles, encore confondus en une masse commune ou déjà nettement distincts. Dans certains blocs nucléaires, on peut compter jusqu'à vingt et trente noyaux, et l'on peut supputer que certains d'entre eux en contiennent plusieurs centaines (fig. 8, c). A côté des blocs nucléaires monstrueux, irréguliers et vivement colorés, on distingue souvent dans le protoplasma cellulaire de petits noyaux aberrants, à peine teintés de rose, disséminés au hasard (fig. 8, d).

Le protoplasma des éléments néoplasiques est très granuleux et se colore en jaune-brun clair par le picro-carmin (fig. 8, e); il diffère donc légèrement du protoplasma des cellules hépatiques qui, sous l'influence du picro-carmin, prend une teinte jaune-brun nettement marquée. Dans quelques cellules, le protoplasma, au lieu de former une masse homogène, est décomposé totalement en une infinité de petites boules protoplasmiques dépourvues de noyaux, qui sont maintenues dans les limites du corps cellulaire par sa périphérie transformée en une sorte de cuticule, de sac ou de membrane enveloppante. Ailleurs, quelques boules protoplasmiques seulement s'isolent du protoplasma de la cellule mère, dont elles sont séparées par une zone incolore (fig. 8, g). Ailleurs enfin, les boules protoplasmiques montrent un ou plusieurs noyaux et possèdent ainsi les qualités des cellules endogènes (fig. 8, h). Il est impossible, croyons-nous, de décider la question importante de savoir si le protoplasma des cellules que nous venons de décrire possède les mêmes propriétés physiologiques que le protoplasma des cellules hépatiques normales. Nous avons bien rencontré dans la cavité de quelques alvéoles de petits calculs jaunâtres dont l'existence pourrait être invoquée à l'appui de la survivance des fonctions biliaires; mais qui pourrait dire si ces fonctions ne sont pas amoindries, exagérées ou perverties?

Les vaisseaux qui sont inclus dans les nodosités cancéreuses ou qui leur sont contigus semblent demeurer plus longtemps inaltérés que dans les autres formes de cancer alvéolaire; mais leur paroi finit par céder, et leur cavité par se remplir de bouchons épithéliomateux dont les éléments constituants présentent les mêmes caractères que ceux des blocs alvéolaires.

Au voisinage immédiat des nodus cancéreux, le parenchyme hépatique n'est pas comprimé (fig. 10, *b*).

Dans l'intervalle des nodus cancéreux, les lobules du foie qui semblent sains à l'œil nu sont déjà notablement modifiés, non pas dans leurs parties accessoires, mais dans leur élément principal, la cellule hépatique. Le tissu conjonctif des espaces-portes n'est nullement élargi et ne montre qu'un excès de cellules rondes autour des canaux biliaires. Ceux-ci paraissent d'ailleurs inaltérés, et il en est de même des vaisseaux, à l'exception des capillaires qui, sur certains points, sont dilatés et gorgés de globules sanguins. Le protoplasma des cellules hépatiques prend, sous l'influence du picro-carmin, sa coloration habituelle, mais il n'en est pas de même du noyau qui, au lieu de se teindre en rose, se colore le plus souvent en rouge éclatant (fig. 10, *b*).

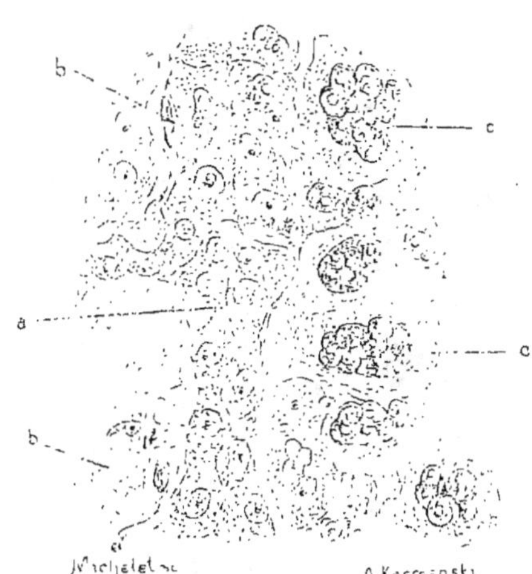

Fig. 9. — Épithéliome alvéolaire à cellules gigantesques. — Figure destinée à montrer les modifications progressives que subissent les cellules hépatiques pour devenir éléments néoplasiques (350 grossissements).

a. — Travée hépatique.
b, b. — Capillaires sanguins.
c, c. — Cellules hépatiques en voie de transformation; elles sont hypertrophiées et leurs noyaux sont multipliés.

Parmi les noyaux colorés par le carmin d'une façon excessive, les uns ont gardé leurs dimensions normales, tandis que les autres se

sont hypertrophiés au point de dépasser communément 12 à 14 μ
de diamètre et d'atteindre parfois 18, 20 et 22 μ. Les noyaux qui
s'hypertrophient de la sorte (fig. 10, *b*) gardent leur forme arrondie
ou bien s'allongent en ovale, puis en bâtonnet et se segmentent. Il en

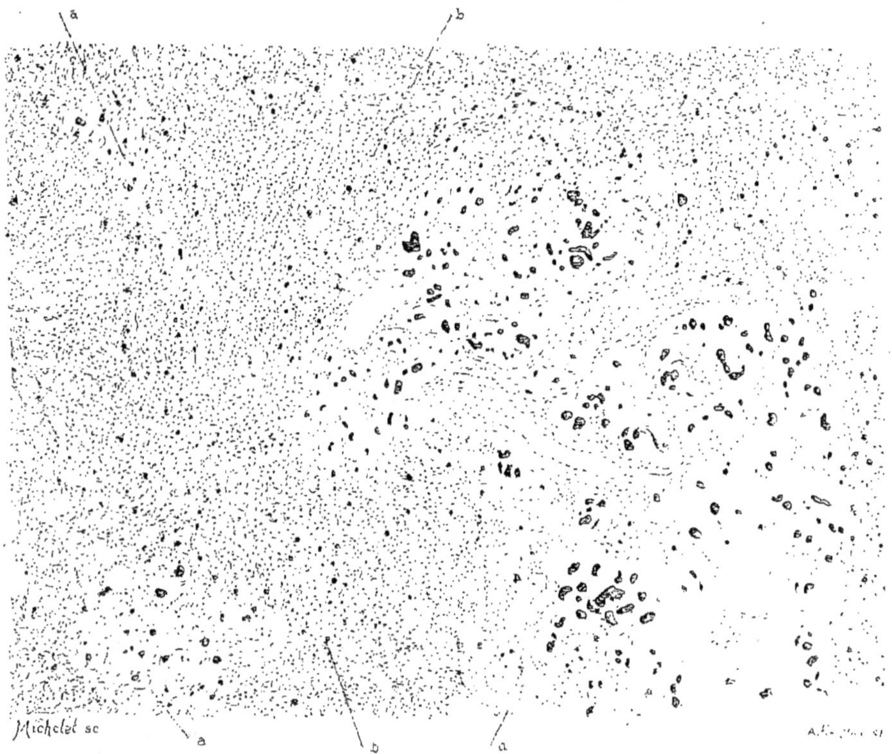

Fig. 10. — Épithéliome alvéolaire à cellules gigantesques. — Coupe comprenant quelques
nodosités cancéreuses et le parenchyme hépatique intermédiaire. (40 grossissements.)

a, a, a. — Nodosités cancéreuses de différentes dimensions. — Elles sont formées d'un stroma conjonctif creusé d'alvéoles remplis d'éléments cancéreux gigantesques possédant des noyaux monstrueux.

b, b, b. — Tissu hépatique intermédiaire aux nodosités néoplasiques. — Les noyaux des cellules hépatiques qui y sont placées se colorent le plus souvent en rouge éclatant. —

Parmi les noyaux colorés par le carmin d'une façon excessive, les uns ont gardé leurs dimensions normales, tandis que les autres se sont hypertrophiés au point de dépasser communément 12 à 14 μ de diamètre, et d'atteindre parfois 18, 20 et 22 μ. — En somme, le foie tout entier est altéré, et les nodus cancéreux ne répondent qu'à des maxima de lésion.

résulte qu'un assez grand nombre de cellules hépatiques possèdent
deux ou plusieurs noyaux déjà séparés ou encore contigus (fig. 9, *c*).

La coloration anormalement intense des noyaux, leur hypertrophie
et leur division, sont bientôt suivies de modifications plus profondes

d'un certain nombre de groupes cellulaires. Par places, en effet, l'hypertrophie et la multiplication des noyaux deviennent excessives, en même temps que le protoplasma acquiert des proportions considérables, se déforme, pâlit et parfois se résout en boules (fig. 10, *a*).

L'hypertrophie que subissent ces éléments a pour conséquence la compression, l'atrophie et la destruction des cellules hépatiques voisines non atteintes par un processus irritatif aussi intense. Parmi les cellules hépatiques comprimées, l'on en peut voir qui s'aplatissent et s'effilent entre les éléments hypertrophiés pendant que leur noyau s'allonge; elles deviennent aussi *conjonctiformes*, si elles ne sont transformées en tissu conjonctif véritable. Cependant le tissu conjonctif péri-capillaire contigu, irrité, prolifère, segmente les travées et complète le stroma du nodus.

En somme, on peut saisir sur les coupes tous les anneaux de la chaîne morbide qui relie la cellule hépatique normale à la cellule cancéreuse parfaite. Le foie tout entier est altéré et les nodosités néoplasiques ne répondent qu'à des maxima de lésion.

Nous connaissons le mode d'origine des nodus cancéreux et leur structure à la phase d'activité. Ils ne tardent pas à subir des altérations régressives : leur centre, privé de tout apport sanguin, se nécrobiose et les blocs cellulaires qui l'occupent se confondent en une masse commune indistincte, privée de noyaux et colorée en jaune sale par le picro-carmin.

Épithéliome alvéolaire à cellules cylindriques. — A notre connaissance, il n'existe dans les annales médicales que quatre cas d'épithéliome primitif du foie à cellules cylindriques.

Le premier est rapporté par Greenfield (1), le second par Nebykow (2), le troisième par M. Laveran (3), et le quatrième par l'un de nous (4). Encore faut-il faire des réserves pour ce dernier, à cause de la

(1) Greenfield, cité p. Murchison, Leçons cliniq. s. les maladies du foie, Traduct. franç., J. Cyr, 1878, p. 247.

(2) Nebykow, Primäres Cylind. Epithel. Cancroïd. d. Leber, *Petersbürger medicin. Wochensch.*, 1877, s. 28.

(3) A. Laveran, *l. c.*

(4) Hanot, Epithéliome cylindriq. du foie. Sarcome utérin, *Bull. Soc. anat.*, 1881, p. 72.

coexistence avec la néoplasie hépatique d'une petite végétation intra-utérine, qui, examinée au microscope par M. Brissaud, « ne parut point construite sur le même type que la tumeur hépatique », et fut considérée, sous toutes réserves, comme de nature sarcomateuse.

Dans le fait de M. Laveran, les nodosités carcinomateuses offraient la structure suivante :

Elles étaient formées d'un stroma creusé d'alvéoles. L'espace occupé par les alvéoles était à peu près égal à celui qu'occupait le stroma. Celui-ci était constitué par des faisceaux de fibres longues et fines qui s'entre-croisaient dans tous les sens. Il était épaissi sur certains points, présentait des vaisseaux sanguins en petit nombre et contenait des cellules embryonnaires plus ou moins abondantes suivant les points observés.

Les alvéoles étaient irréguliers, arrondis ou allongés et garnis à leur face interne d'une seule rangée de cellules épithéliales cubiques ou cylindriques. Chaque cellule épithéliale présentait vers sa base un gros noyau qui se colorait vivement par le carmin. A l'intérieur des alvéoles, surtout des plus grands, on distinguait des éléments arrondis qui se coloraient mal par le carmin.

Il n'y avait pas de membrane kystique autour des tumeurs. Le tissu fibreux des nodosités paraissait se continuer directement avec celui des lobules voisins. Autour des nodosités il existait une légère condensation du tissu hépatique. Sur quelques points les cellules hépatiques avaient subi la dégénérescence graisseuse; ailleurs les capillaires étaient congestionnés. Les espaces triangulaires les plus voisins du néoplasme étaient plus développés qu'à l'état normal et montraient des cellules embryonnaires en assez grand nombre.

En s'éloignant des bords des nodosités, on trouvait le parenchyme sain, présentant seulement çà et là des traces de dégénérescence graisseuse à la périphérie des lobules. Il n'y avait point de cirrhose du foie.

Les cellules hépatiques paraissaient jouer un rôle actif dans la production des alvéoles et de leur épithélium cylindrique. Si l'on examinait la zone périphérique des nodosités et le parenchyme hépatique adjacent, on distinguait facilement des cellules hépatiques, « encore adhérentes aux trabécules voisines ou déjà isolées au milieu du tissu fibreux, qui montraient une multiplication de leurs noyaux, voire même une lumière centrale et un épithélium plus ou moins parfait ». La genèse des alvéoles et de leur épithélium paraissait être la suivante : les noyaux des cellules hépatiques proliféraient, puis se disposaient régulièrement à la face interne de la paroi alvéolaire et par l'adjonction d'un protoplasma, se changeaient en cellules cylindriques ; une cavité centrale se formait bientôt ; enfin les cellules ainsi modifiées se séparaient des trabécules du tissu hépatique et constituaient un petit alvéole dont la lumière s'élargissait peu à peu.

Dans le cas de Nebykow, l'épithéliome cylindrique primitif du foie avait été le point de départ de nodosités pulmonaires secondaires, formées d'éléments qui tendaient à conserver la forme cylindrique propre aux éléments de la néoplasie initiale. L'auteur place l'origine des lésions dans l'épithélium cylindrique des voies biliaires. Les cellules hépatiques étaient en voie de métamorphose pigmentaire ou graisseuse ; elles se comportaient donc d'une manière passive.

Nous n'avons, pour notre part, observé qu'un seul fait d'epithéliome primitif du foie à cellules cylindriques.

Les nodosités carcinomateuses qui constituaient la néoplasie hépatique étaient formées d'éléments épithéliaux plongés au sein d'un tissu conjonctif plus ou moins abondant suivant les points considérés.

Pour étudier la disposition du tissu conjonctif, il fallait se servir successivement d'un faible et d'un fort·grossissement. A un faible grossissement, l'on pouvait suivre la distribution irrégulière et serpigineuse des travées fibreuses principales et s'assurer de la persistance, au milieu de la néoplasie, du tissu conjonctif des espaces-porte appartenant aux lobules détruits et transformés. Celui-ci se présentait le plus souvent sous la forme de petits noyaux scléreux arrondis, complètement privés de vaisseaux sanguins et biliaires ou contenant encore des traces de canaux biliaires, des artérioles perméables et des veinules béantes ou obturées par des cellules cancéreuses.

A un fort grossissement, il était possible de reconnaître que des travées fibreuses principales et que des noyaux scléreux partaient des cloisons extrêmement minces, formées d'un seul plan de cellules connectives, qui limitaient une infinité d'alvéoles remplis d'éléments épithéliomateux.

Ceux-ci offraient par places la disposition d'un épithélium cylindrique simple (fig. 11, *b*) et par places celle d'un épithélium cylindrique stratifié (fig. 11, *c*). Dans la première alternative, ils revêtaient tous une forme cylindrique ou cubique et s'implantaient perpendiculairement sur le stroma, limitant une cavité centrale qui était vide ou remplie d'éléments cellulaires mortifiés; dans la seconde, les éléments qui reposaient sur le stroma avaient une forme polyédrique et ils étaient recouverts par une couche de cellules cubiques ou cylindriques limitant comme précédemment une cavité alvéolaire centrale.

Examinées individuellement, après dissociation et coloration avec le picro-carmin, les cellules cancéreuses présentaient les caractères suivants : elles étaient toutes cylindriques, cubiques et polyédriques. Leurs dimensions oscillaient entre 8 et 50 μ, mais en général elles restaient inférieures à 20 μ, les cellules polyédriques n'ayant que 8 à 12 μ de diamètre, et les cellules cylindriques 14 à 18 μ de longueur. Leur protoplasma, coloré en jaune ou en jaune-brunâtre par le picro-carmin, était tantôt clair, tantôt finement grenu et tantôt fortement granuleux, à la façon du protoplasma des cellules hépatiques; il était tantôt abondant (cellules cylindriques) et tantôt peu développé (cellules polyédriques), contenant assez fréquemment une grosse gouttelette graisseuse.

Le noyau le plus souvent unique, assez fréquemment double, était quelquefois triple ou quadruple. Il était ovalaire ou arrondi. Son diamètre allait de 6 à 18 μ; presque toujours il était compris entre 6 et 9 μ. Dans les cellules de forme polyédrique, il était central ou périphérique et il occupait d'ordinaire le pied des éléments de forme cylindrique (fig. 11). Il se colorait habituellement en rose éclatant par le carmin, ne montrant pas de nucléole distinct; quelquefois il se colorait en rose tendre, laissant alors apparaître un ou deux nucléoles vivement imprégnés par le carmin (fig. 11).

Au centre, les nodosités cancéreuses étaient fréquemment caséifiées. A la périphérie, elles ne comprimaient sur aucun point les lobules hépatiques qui leur confinaient.

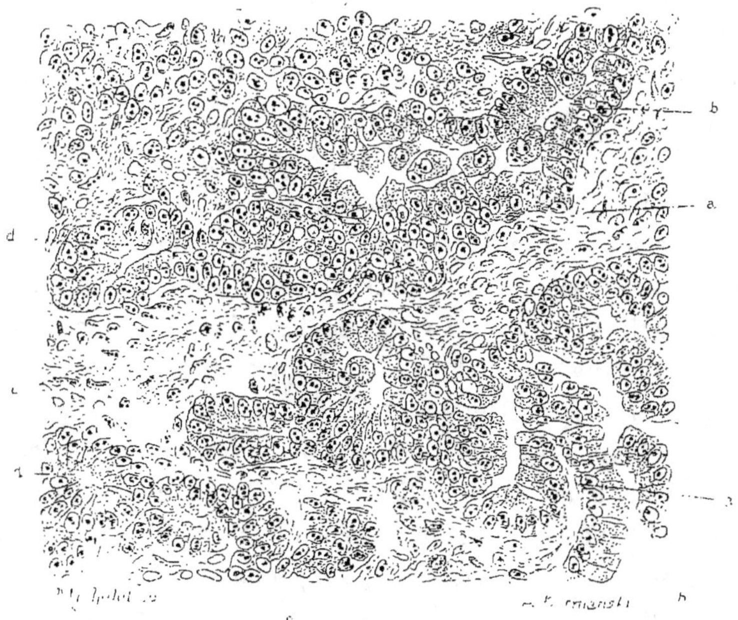

Fig. 11. — Épithéliome alvéolaire à cellules cylindriques. (350 grossissements.)

a, a. — Stroma du cancer.
b, b. — Épithélium cylindrique simple.
c, c. — Épithélium cylindrique stratifié. — Les éléments qui reposent sur le stroma ont une forme polyédrique. Ils sont recouverts par une couche de cellules cubiques ou cylindriques limitant une cavité alvéolaire centrale. — Les cellules polyédriques ont de 8 à 12 μ de diamètre et les cellules cylindriques de 14 à 18 μ de longueur. Leur protoplasma, coloré en jaune par le picro-carmin, est assez forte-ment grenu. Il est abondant dans les cellules cylindriques et peu développé dans les cellules polyédriques. Leur noyau le plus souvent unique est ovalaire ou arrondi. Son diamètre est compris entre 6 et 7 μ. Il occupe d'ordinaire le pied des éléments de forme cylindrique. Il se colore en rose tendre, par le picro-carmin, laissant apparaître un ou plusieurs nucléoles vivement imprégnés par le carmin.
d, d. — Cavités alvéolaires.

En dehors des nodosités cancéreuses, les lobules hépatiques offraient une disposition trabéculaire moins marquée qu'à l'état normal. Les cellules constituantes avaient perdu toute affinité à se juxtaposer bout à bout et se montraient sous la forme de blocs distincts souvent irréguliers. Elles étaient remplies de grains pigmentaires et ne laissaient apparaître aucun noyau après coloration par le picro-carmin (fig. 12, *a*). Le tissu conjonctif des espaces était criblé de petites cellules rondes qui pénétraient la paroi des vaisseaux artériels et veineux, ainsi que la paroi des canaux biliaires. Les veines centrales des lobules apparaissaient souvent au voisinage immédiat des nodosités cancéreuses sous la forme de petits blocs fibreux imperforés (fig. 12, *b*).

A l'union des parties saines et des parties malades, il existait une zone de transition au niveau de laquelle les cellules hépatiques se modifiaient progressivement pour devenir cellules cancéreuses. Ainsi que nous l'avons spécifié, les cellules hépatiques qui constituaient les lobules non encore transformés en carcinome se présentaient sous la forme de blocs remplis de grains pigmentaires et après coloration par le picro-carmin, ne montraient aucun noyau distinct (fig. 12, *a*). Au contact des nodosités cancéreuses, les cellules hépatiques commençaient à montrer des noyaux vaguement dessinés et à peine imprégnés par le carmin (fig. 12, *c*). Puis elles montraient des noyaux plus distincts et plus vivement teintés; enfin, devenues cellules cancéreuses, des noyaux colorés en rouge éclatant (fig. 12, *d*). Le protoplasma cellulaire subissait des modifications parallèles à celles du noyau. Il perdait peu à peu son pigment, demeurait granuleux et se colorait définitivement par le picro-carmin en jaune ou en jaune-brunâtre. Ainsi engendrées, les cellules cancéreuses pullulaient activement, leurs noyaux s'hypertrophiaient et se multipliaient, leur protoplasma se divisait et changeait de forme. Elles devenaient alors, à quelque distance de la bordure du néoplasme, cylindriques ou cubiques et s'implantaient perpendiculairement sur les mailles du tissu conjonctif (fig. 12, *e*).

Les cellules cancéreuses ne restaient point longtemps dans la continuité des travées. Les modifications que subissaient les cellules hépatiques s'accompagnaient en effet d'une inflammation du tissu conjonctif qui leur était contigu, c'est-à-dire du tissu conjonctif péricapillaire, inflammation qui aboutissait à la segmentation des masses épithéliomateuses et à la formation de cavités alvéolaires. La carcinose des cellules hépatiques et la sclérose péri-capillaire n'avaient point du reste une marche absolument parallèle. Ici, le processus épithéliomateux était en pleine activité et cependant le tissu conjonctif était

à peine accentué; là, au contraire, la sclérose était très marquée et
paraissait devancer les modifications épithéliales. Quoi qu'il en soit,

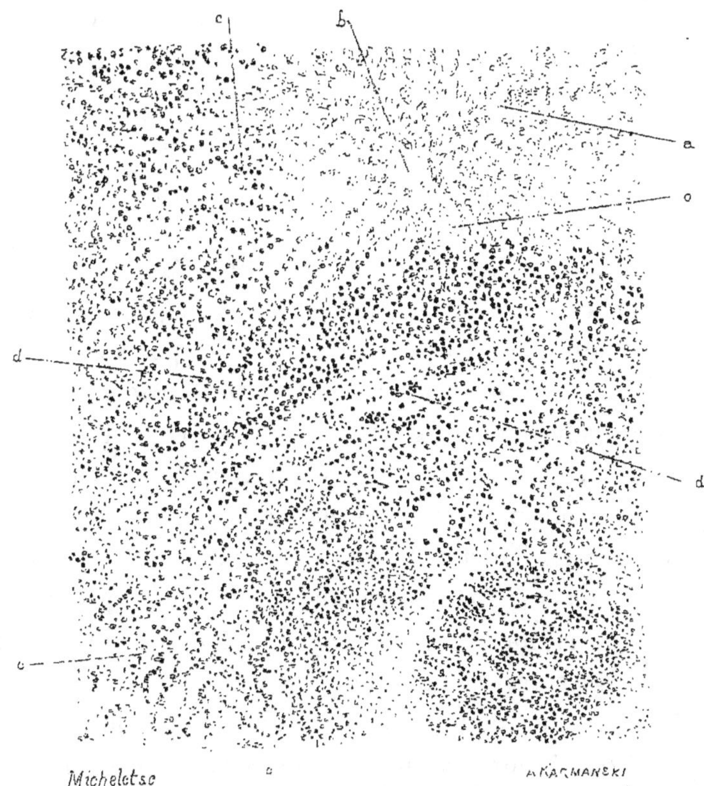

Fig. 12. — Épithéliome alvéolaire à cellules cylindriques. — Coupe pratiquée sur la bordure
de la néoplasie. (60 grossissements.)

a. — Lobule hépatique placé au contact immédiat de la néoplasie. — Ses travées constituantes sont formées d'éléments pigmentés qui ne laissent point apparaître de noyaux après coloration par le picro-carmin. — Sa veine centrale *b* est transformée en un petit bloc fibreux imperforé.

c, c, d, d. — Zone de transition placée à l'union du néoplasme et du parenchyme hépatique. — En *c, c*, les cellules hépatiques commencent à montrer des noyaux vaguement dessinés et à peine imprégnés par le carmin; puis elles montrent des noyaux plus distincts et plus vivement teintés; en *d, d*, devenues cellules cancéreuses, elles présentent des noyaux colorés en rouge éclatant. — Le protoplasma cellulaire subit des modifications parallèles à celles du noyau. Il perd peu à peu son pigment, demeure granuleux et se colore par le picro-carmin en jaune ou en jaune brunâtre. — Ainsi engendrées, les cellules cancéreuses pullulent activement; leurs noyaux s'hypertrophient et se multiplient; leur protoplasma se divise et change de forme. — Elles deviennent définitivement cylindriques ou cubiques en *e, e*, à quelque distance de la bordure du néoplasme et s'implantent perpendiculairement sur les mailles du stroma.

cette sclérose avait pour effet de détruire la disposition trabéculaire
des cellules hépatiques devenues cellules cancéreuses. Les éléments
connectifs qui se multipliaient le long des capillaires ne restaient

point en effet parallèles à l'axe des travées. Ils s'entre-croisaient d'un côté à l'autre de celles-ci, en les segmentant et les réduisant en blocs, en même temps qu'ils se réunissaient pour constituer des alvéoles dans lesquels ces blocs formés de cellules cylindriques demeuraient inclus.

DE L'ÉPITHÉLIOME TRABÉCULAIRE.

L'*épithéliome trabéculaire* a été décrit par MM. Kelsch et Kiener (1) et par M. Sabourin (2) sous le nom d'*adénome*. Quelques histologistes lui donnent l'appellation d'*adéno-carcinome*. L'on pourrait encore le dénommer *cylindrome, épithéliome tubulé* ou *épithéliome acineux*.

L'épithéliome trabeculaire est formé d'un stroma et de travées néoplasiques (fig. 13, *a, b*). Celles-ci se divisent et s'anastomosent comme les travées normales du foie desquelles elles dérivent. Vues avec un faible grossissement, elles se différencient immédiatement des travées hépatiques par leur diamètre considérable, par les ondulations qu'elles décrivent et par la coloration rose qu'elles prennent sous l'influence du picro-carmin (fig. 14). Elles sont séparées les unes des autres par une double rangée de cellules endothéliales ou par un tissu scléreux creusé ou non de lacunes vasculaires (fig. 13, *b*). Le stroma de l'épithéliome trabéculaire est donc représenté soit uniquement par la paroi des capillaires radiés, soit par un tissu conjonctif néoformé résultant d'un certain degré de sclérose péri-capillaire. D'ordinaire, à l'état adulte, l'épithéliome trabéculaire ne possède point d'autre stroma que la paroi des capillaires. Il en résulte une grande mollesse de cette variété de néoplasie. Presque exclusivement formée d'éléments épithéliaux, elle a la consistance dite de l'encéphaloïde, fournit par le raclage un suc cancéreux abondant et, quel que soit le procédé de durcissement employé, se désagrège presque fatalement lorsqu'on veut la débiter en coupes minces (3).

(1) Kelsch et Kiener, *l. c.*
(2) Sabourin, *l. c.*
(3) Nous montrerons ultérieurement que c'est à l'épaississement du stroma et à la

Les travées épithéliomateuses sont pleines (fig. 13, *a*) ou canaliculées. Dans certains cas, les travées canaliculées manquent complètement ou au contraire se montrent en nombre prédominant ; dans d'autres cas, les travées pleines et les travées canaliculées existent les unes et les autres en nombre considérable.

Les canalicules trabéculaires sont tantôt largement ouverts, tantôt

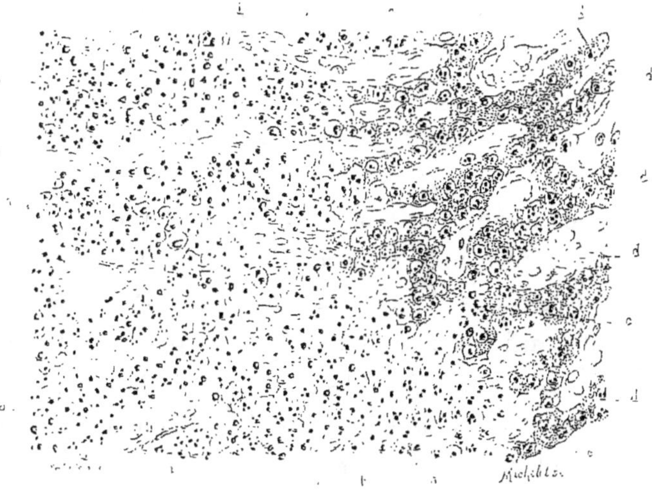

Fig. 13. — Épithéliome trabéculaire. — Coupe pratiquée à la bordure de la néoplasie.
(300 grossissements.)

a, a, a, a, a. — Travées néoplasiques pleines. — Elles sont formées de petits éléments polyédriques dont le protoplasma peu abondant et faiblement granuleux est à peine teinté en jaune rose par le picro-carmin et dont le noyau arrondi, coloré en rose, possède un ou plusieurs nucléoles vivement imprégnés.

b, b, b, b. — Stroma de la néoplasie. — Il est peu épais ; il est formé par la paroi des capillaires inter-trabéculaires renforcée par un léger degré de sclérose péri-capillaire.

c, c, c, c. — Divers points où s'opère brusquement la transformation des travées hépatiques en travées néoplasiques.

d, d, d, d, d. — Travées hépatiques.

à peine ébauchés et réduits à l'état de simples fissures ; ils peuvent offrir de distance en distance de petites dilatations qui leur donnent un aspect moniliforme. Ils sont vides ou contiennent des éléments épithéliomateux mortifiés, des blocs colloïdes ou des concrétions biliaires.

Les éléments constituants des travées néoplasiques sont de forme

rétraction de ses fibres qu'il faut attribuer la formation de la dépression cupuliforme des nodosités carcinomateuses superficielles dont la structure est alvéolaire ; l'épithéliome trabéculaire n'ayant d'autre stroma que la paroi des capillaires, l'on conçoit aisément pourquoi, dans le cancer avec cirrhose, la dépression cupuliforme fait défaut.

variable. Dans les travées pleines, la forme polyédrique est habituelle (fig. 13, *a*). Dans les travées canaliculées, les formes polyédriques, lamellaires, cubiques et cylindriques, se rencontrent également. Par places, certains néoplasmes fournissent l'apparence d'un véritable épithéliome à cellules cylindriques (1).

Les dimensions de ces éléments ne sont pas moins sujettes à varier que leur forme. Elles sont presque toujours inférieures à celles des cellules hépatiques (fig. 13, *a*); parfois elles leur sont égales ou supérieures; enfin, dans un même fait, les éléments trabéculaires possèdent quelquefois un diamètre très inégal, tour à tour énorme et minuscule.

Les noyaux cellulaires arrondis, ovalaires ou irréguliers, nettement délimités ou insensiblement confondus sur leurs contours avec le corps protoplasmique, sont petits ou volumineux. Certaines cellules de grande taille sont pourvues de noyaux gigantesques atteignant le diamètre de 40 et 50 μ. Les noyaux sont uniques ou multiples; quelques éléments en contiennent 20, 30 ou même plusieurs centaines; ils sont colorés par le carmin en rose tendre ou en rouge vif; presque toujours ils renferment un ou deux nucléoles assez gros (fig. 13), et parfois ils en possèdent plus de cinquante.

Le protoplasma, peu abondant, est en général fortement granuleux. Suivant les cas, il est coloré par le picro-carmin en jaune-brun, en jaune-brunâtre, en jaune-rosé (fig. 13), en jaune clair ou à peine teinté. L'on peut constater dans certains faits que les éléments néoplasiques récemment développés ont un protoplasma qui, par ses caractères micro-chimiques, se rapproche de celui des cellules hépatiques, tandis que les cellules anciennes présentent un protoplasma beaucoup plus clair.

En somme, par la disposition et le groupement de ses éléments constituants, aussi bien que par leurs caractères individuels, l'épithé-

---

(1) Il en était ainsi dans le cas rapporté par M. Sevestre à la Société médicale des hôpitaux, comme l'indique l'examen histologique pratiqué par M. Sabourin. Nous avons pu vérifier le fait sur des préparations relatives à cette observation, qui nous ont été communiquées par M. Brault. — SEVESTRE, Cirrhose avec adénome hépatique, *Union médicale*, 1882, p. 1049.

liome trabéculaire décèle nettement son origine glandulaire. C'est là un fait que d'ailleurs il ne faut point s'exagérer.

Si, d'une part, dans certains cancers avec cirrhose le groupement trabéculaire des cellules épithéliomateuses est évident dans presque toute l'étendue du néoplasme, il faut reconnaître que, dans un bon nombre de cas, ce mode de groupement n'est parfaitement visible que sur des coupes comprenant des nodosités naissantes. Dans les nodosités plus anciennes, les travées néoplasiques sont déformées et sont devenues méconnaissables : ou bien elles ont éclaté en donnant naissance à un véritable *épithéliome diffus*, ou bien elles ont été envahies et segmentées par le tissu conjonctif qui a transformé l'épithéliome trabéculaire en un *épithéliome trabéculo-alvéolaire*. Si, d'autre part, les éléments épithéliomateux pris individuellement offrent généralement des caractères micro-chimiques voisins de ceux des cellules hépatiques normales, il ne faut pas méconnaître qu'ils en diffèrent dans une mesure variable selon les faits et selon les points du néoplasme examinés par leurs dimensions, par leur forme, par l'état de leurs noyaux, par la faible quantité de leur protoplasma et même par son aspect moins granuleux et par ses réactions colorantes.

Il ne semble pas seulement que les éléments constituants de l'épithéliome trabéculaire puissent varier dans leurs caractères morphologiques et micro-chimiques ; il est à supposer également que leurs propriétés physiologiques diffèrent suivant les différents cas. Tantôt, en effet, l'on est fondé à croire, en s'appuyant sur l'existence de calculs biliaires dans les canalicules trabéculaires, que les fonctions biliaires ne sont point éteintes au sein de la néoplasie, bien qu'il soit impossible de déterminer si elles sont exagérées, diminuées ou perverties. Tantôt, au contraire, il est légitime de supposer, d'après l'absence de blocs calculeux dans la continuité des travées d'ailleurs non canalisées et d'après la coloration du protoplasma cellulaire, que les fonctions biliaires, de même que vraisemblablement les autres fonctions de la cellule hépatique, ne se sont point transmises aux éléments qui en descendent.

L'épithéliome trabéculaire apparaît presque toujours sous la forme de nodosités distinctes dont les limites sont nettement dessinées.

Dans les nodosités petites et de formation récente, il est aisé de voir les travées néoplasiques se continuer avec les travées normales du foie (fig. 13, *c*, et fig. 14). Pour constituer les travées épithélioma-

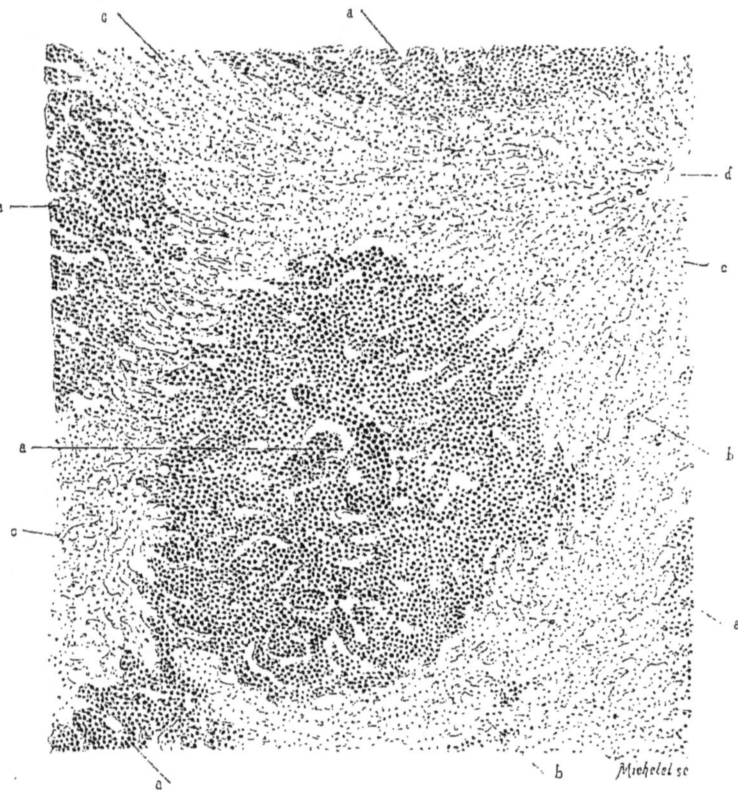

Fig. 14. — Épithéliome trabéculaire. — Coupe comprenant quelques nodosités cancéreuses et le parenchyme hépatique intermédiaire. (60 grossissements.)

a, a, a, a, a. — Nodosités néoplasiques. — Elles sont formées d'un stroma et de travées néoplasiques. Celles-ci se divisent et s'anastomosent comme les travées normales du foie desquelles elles dérivent et avec lesquelles elles se continuent à la périphérie des nodosités. Elles se différencient des travées hépatiques par leur diamètre considérable, par les ondulations qu'elles décrivent et par la coloration rose qu'elles prennent sous l'influence du picro-carmin. Leur stroma est uniquement représenté par la paroi des capillaires radiés.

b, b. — Travées hépatiques se transformant isolément en travées néoplasiques.

c, c, c. — Parenchyme hépatique intermédiaire aux nodosités néoplasiques.

d. — Veine intra-lobulaire.

teuses, les travées hépatiques augmentent de diamètre, soit brusquement, soit progressivement, en même temps que leurs éléments constituants se multiplient et prennent les caractères que nous avons assignés aux éléments néoplasiques.

Dans les nodosités volumineuses et de formation ancienne, il est généralement impossible de constater la continuité des travées hépatiques et des travées épithéliomateuses. Refoulées et comprimées, les travées du foie qui avoisinent les nodosités néoplasiques s'aplatissent en décrivant autour de celles-ci des cercles concentriques. Leurs éléments finissent souvent par s'atrophier et disparaître, permettant l'adossement des capillaires radiés inter-trabéculaires dont les parois sont doublées par un tissu conjonctif plus ou moins épais dû à un certain degré de cirrhose péri-capillaire. L'enkystement de l'épithéliome trabéculaire résulte ainsi fréquemment des progrès de son développement.

L'épithéliome trabéculaire ne se présente pas, d'ailleurs, constamment sous la forme de nodosités jeunes et vivaces, enkystées ou non enkystées. Il peut subir à la longue, en totalité ou en partie, différentes modifications dont les principales sont : la nécrobiose, la dégénérescence graisseuse, la transformation scléreuse et l'infiltration hématique.

La nécrobiose et la dégénérescence graisseuse ne diffèrent point, dans leur mécanisme pathogénique, des altérations régressives de même ordre que l'on peut observer dans le cancer alvéolaire.

La transformation scléreuse résulte de l'intensité et de la continuité de la sclérose péri-capillaire, qui amène l'épaississement progressif du stroma et l'atrophie parallèle des travées néoplasiques. Il s'agit là d'un processus de guérison partielle commun au cancer alvéolaire et au cancer trabéculaire.

L'infiltration hématique est la conséquence de la minceur habituelle du stroma et de la friabilité des nodosités épithéliomateuses, dont les capillaires s'ectasient, puis se rompent, laissant échapper une quantité de sang variable, qui en amène l'inondation ou même la destruction.

En dehors des limites de l'épithéliome trabéculaire, les lobules hépatiques ne se montrent pas inaltérés. Le parenchyme, le tissu interstitiel et les vaisseaux offrent des modifications qu'il nous reste à passer en revue.

Les cellules hépatiques, voisines ou distantes de la néoplasie, montrent des signes manifestes d'irritation, qui prouvent que le foie est atteint tout entier et que les nodosités ou masses néoplasiques ne répondent qu'à un maximum des lésions. Les noyaux cellulaires sont souvent volumineux, multipliés, vivement colorés par le carmin et pourvus de nucléoles plus visibles qu'à l'état normal. Les travées hépatiques peuvent être canaliculées et remplies de calculs biliaires. Par places, elles s'hypertrophient, s'imbriquent d'une façon anormale, repoussent les travées avoisinantes et forment de petits foyers d'hépatite parenchymateuse nodulaire du type décrit par MM. Kelsch et Kiener (1).

Le tissu interstitiel est le siège de lésions inflammatoires étendues à la totalité du foie.

La coexistence fréquente du cancer hépatique et de la cirrhose n'avait point échappé à Weigert (2), à Perls (3) et à d'autres auteurs. Tandis que dans l'épithéliome alvéolaire il existe presque toujours une simple infiltration des espaces par de petites cellules rondes, dans le cancer trabéculaire l'on constate presque toujours, au contraire, l'existence d'une cirrhose véritable. Celle-ci, parfois insulaire, presque toujours annulaire, se fait fréquemment remarquer par le grand nombre de canalicules biliaires, disséminés ou agminés en plaques, qui criblent ses jetées ou ses anneaux.

Les relations de l'épithéliome trabéculaire et de la cirrhose ont été différemment comprises par les auteurs. M. Lancereaux (4) suppose que la cirrhose est la conséquence du développement dans le foie des nodosités néoplasiques ; M. Sabourin (5), par contre, place la cirrhose la première par ordre chronologique et considère l' « adénome » comme une complication de la cirrhose ou comme un accident au cours de la cirrhose.

Nous ne pouvons accepter ni l'une ni l'autre de ces explications : celle de M. Lancereaux, qui serait soutenable s'il s'agissait toujours de la coexistence avec la cirrhose de nodosités néoplasiques dissémi-

---

(1) KELSCH et KIENER, Affections paludéennes du foie, *Arch. de physiolog.*, 1879, p. 354.

(2) WEIGERT, Ueber primares Leber-carcinome, *Arch. f. path. Anat. und Phys.*, Bd LXVII, 1876, s. 500.

(3) PERLS, *Jahrb. d. allegemeinen path. Anat. und Pathogenesis*, 1877, Bd I, S. 482.

(4) LANCEREAUX, Les cirrhoses secondaires, *Union médic.*, 1886, 2e vol., p. 817.

(5) SABOURIN, *l. c.*, p. 72.

nées dans la totalité du foie, ne saurait rendre compte des faits dans lesquels avec la cirrhose coexistent seulement quelques nodosités néoplasiques; celle de M. Sabourin tombe devant ce fait que l' « adénome » peut exister sans cirrhose.

Avec MM. Kelsch et Kiener (1), nous admettons le développement simultané de la cirrhose et de l' « adénome »; nous croyons que ces deux processus résultent de l'action du même agent irritatif sur le tissu conjonctif et sur l'épithélium hépatique et que, de même que la cirrhose peut évoluer seule, de même aussi — par exception, sans doute — l'épithéliome trabéculaire peut se développer isolément.

Dans l'épithéliome alvéolaire l'envahissement des vaisseaux et des ganglions lymphatiques s'effectue rapidement; il est rare, au contraire, dans l'épithéliome trabéculaire. Ce fait montre que, contrairement aux néoplasies à stroma alvéolaire en général et à l'épithéliome alvéolaire hépatique en particulier, l'épithéliome trabéculaire n'affecte point de connexions intimes avec les lymphatiques. Il ne prouve point un degré d'infectiosité moindre des éléments de l'épithéliome trabéculaire. Le sarcome n'est pas moins infectieux que le cancer alvéolaire parce que le cancer alvéolaire envahit les lymphatiques tandis qu'il envahit les veines. Cette différence dans la voie suivie par l'infection n'établit point autre chose qu'une différence dans les connexions des néoplasies.

Privé de stroma alvéolaire ou même, à proprement parler, entièrement privé de stroma, l'épithéliome trabéculaire se comporte comme le sarcome par rapport aux lymphatiques et aux veines. Il respecte les premiers, il envahit les secondes.

Pris individuellement, les éléments cancéreux qui pénètrent dans les veines reproduisent trait pour trait les caractères des éléments constituants des travées carcinomateuses. Ils se disposent différemment suivant les différents cas : dans un fait, nous avons pu les voir prendre une forme régulièrement cylindrique et s'implanter perpendiculairement sur la paroi vasculaire à la façon de l'épithéliome cylindrique parfait ; parfois ils prennent l'apparence de boyaux ou

____

(1) Kelsch et Kiener, Contribut. à l'hist. de l'adénome du foie, *Archiv. de physiolog.,* 1876, p. 637.

cylindres cellulaires qui rappellent assez exactement les travées des nodosités épithéliomateuses; enfin, le plus souvent, ils n'affectent aucun ordre régulier et entament par places plus ou moins profondément les tuniques des veines.

La pullulation des éléments néoplasiques intra-vasculaires est excessive. Ils remplissent bientôt, comme si elles avaient été injectées, les ramifications veineuses de petit calibre, refluent fréquemment jusque dans le tronc de la veine porte et même jusque dans ses branches d'origine, ou bien, lorsque les veines sus-hépatiques sont envahies, pénètrent dans la veine cave et s'avancent jusque dans l'oreillette droite du cœur.

Les bourgeons cancéreux que contient la veine porte peuvent donner naissance dans le foie lui-même à des nodosités secondaires (1). Ceux que renferment les veines sus-hépatiques peuvent se fragmenter et envoyer dans la veine cave, le cœur et les veines pulmonaires, des embolies spécifiques capables d'amener le développement de nouvelles tumeurs dans les poumons et dans les plèvres. Enfin, les nodosités intra-hépatiques superficielles s'ensemencent parfois sur la séreuse péritonéale.

Les nodosités secondaires sont formées d'éléments dont l'arrangement semble varier avec le siège de leur implantation. Il ne faut point s'attendre à les trouver groupés en cylindres ou boyaux, ainsi que les éléments des nodosités primitives ; ils peuvent revêtir une disposition alvéolaire parfaite. Ce fait montre clairement la parenté des néoplasies trabéculaires et alvéolaires et fait ressortir le rôle important joué par le squelette conjonctif du foie dans la disposition trabéculaire des néoplasies dont il est le siège. Examinés individuellement, les éléments des nodosités secondaires offrent les mêmes caractères que ceux des nodosités primitives.

A côté des faits qui rentraient rigoureusement dans la description que nous venons de donner de l'épithéliome trabéculaire, nous avons observé un cas de cancer massif qui, tout en se rapprochant de ceux-

____

(1) Sabourin, *l. c.*, p. 84.

ci par ses traits fondamentaux, en différait par certains points secondaires. Nous lui appliquerions volontiers la désignation d'*épithéliome trabéculaire radié*.

Nous allons successivement relater les résultats que fournissait l'examen histologique des parties saines en apparence du tissu hépatique, ainsi que l'examen des parties périphériques et du centre de la masse néoplasique.

Sur des coupes pratiquées au niveau des parties saines en apparence du parenchyme hépatique, les cellules du foie présentaient un protoplasma fortement granuleux qui, sous l'influence du picro-carmin, prenait la coloration jaune brun habituelle (fig. 16, *a*). Leurs noyaux, de taille très inégale, ici hypertrophiés, là multipliés, étaient colorés par le carmin d'une façon intense. Le tissu conjonctif des espaces-porte contenait un grand nombre de petites cellules rondes, plus spécialement disposées autour des canaux biliaires. Les ramifications de l'artère hépatique montraient des parois épaissies, par suite de l'hypergenèse de leurs éléments élastiques; quelques-unes d'entre elles étaient même complètement oblitérées et apparaissaient sous la forme de blocs élastiques arrondis. Les ramifications de la veine porte, presque partout perméables, étaient sur quelques points obturées par des éléments épithéliomateux.

Sur des coupes faites à la périphérie de la masse néoplasique, l'on reconnaissait aisément que la continuité du néoplasme et du tissu hépatique sain en apparence se faisait brusquement (fig. 16, *b*). Au contact de la masse néoplasique, les lobules hépatiques n'étaient point d'ailleurs comprimés ou ne l'étaient par places qu'à un très faible degré.

La néoplasie conservait la disposition lobulaire et la disposition trabéculaire qui appartiennent au parenchyme hépatique normal, de telle sorte que l'on pouvait dire qu'à chaque lobule hépatique s'était substitué un lobule cancéreux et à chaque travée hépatique une travée cancéreuse. La périphérie des lobules cancéreux était marquée comme celle des lobules hépatiques, par des îlots conjonctifs qui représentaient la coupe d'autant d'espaces-portes. Ces îlots conjonctifs, de forme était irrégulièrement arrondie ou triangulaire, étaient en général plus larges que les espaces normaux du foie. Ils étaient constitués par un tissu conjonctif scléreux ne renfermant pas de cellules rondes, ou n'en contenant que quelques-unes. Les canaux biliaires n'y existaient plus ou indiquaient encore leur place par de petites traînées de cellules rondes ou fusiformes. Les artérioles y étaient béantes lorsqu'elles avaient un gros calibre, sinon elles montraient une lumière rétrécie ou oblitérée et des parois épaissies par la multiplication de leurs fibres élastiques. Les veinules en avaient disparu sans laisser de traces ou étaient obturées par des bouchons épithéliomateux composés d'éléments placés sans ordre ou implantés perpendiculairement à la paroi vasculaire.

Le centre des lobules cancéreux était occupé par la veine intralobulaire, habituellement transformée en un petit noyau scléreux imperforé ; parfois elle restait perméable, contenant ou non des éléments néoplasiques.

De la veine centrale du lobule cancéreux partaient en rayonnant, en se divisant et se subdivisant, les travées épithéliomateuses, dont le diamètre était égal ou un peu supérieur à celui des travées hépatiques normales.

A l'examen avec un fort grossissement, l'on reconnaissait que les travées néoplasiques étaient entourées d'une gaine tantôt extrêmement mince et formée d'une seule rangée de cellules plates pourvues de noyaux allongés, tantôt épaisse et constituée par un tissu conjonctif scléreux (fig. 15, *b*). Elles étaient donc limitées soit par la paroi simple des capillaires radiés, soit par un tissu résultant d'une sclérose péri-capillaire plus ou moins intense.

Elles étaient essentiellement formées d'éléments de petite taille dont le diamètre, d'ailleurs très inégal, était notablement inférieur à celui des cellules hépatiques (fig. 15, *a*). D'ordinaire polyédriques par pression réciproque, ces éléments s'aplatissaient sur certains points et ailleurs devenaient cubiques ou même cylindriques. Leur noyau, unique ou multiple, arrondi, ovalaire ou allongé, se colorait en rouge vif par le carmin ou se teintait en rose tendre, laissant alors apparaître un ou plusieurs petits nucléoles. Leur protoplasma, peu abondant, fortement granuleux, prenait par le picro-carmin une

coloration jaune faiblement brunâtre; il offrait donc assez exactement les mêmes caractères micro-chimiques que le protoplasma des
cellules hépatiques; il était seulement moins brun et plus vitreux que
celui-ci.

L'agencement des éléments constitutifs des trabécules cancéreuses

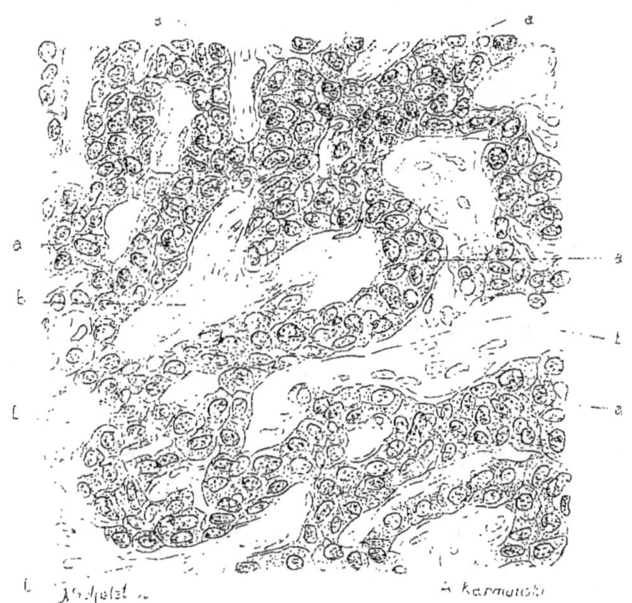

Fig. 15. — Épithélioma trabéculaire radié. (350 grossissements.)

a. a, a, a. a. — Travées néoplasiques pleines. — Les éléments constituants sont nombreux, petits, serrés, de forme polyédrique.
Leur protoplasma est faiblement granuleux, peu
coloré par le picro-carmin. Leur noyau, unique
ou multiple, arrondi, ovalaire ou allongé se colore généralement en rouge vif par le carmin.
b, b, b, b. — Stroma de la néoplasie. — Il
est formé par la paroi des capillaires inter-trabéculaires renforcée par un tissu conjonctif
abondant résultant d'une sclérose péri-capillaire très intense.

présentait diverses variétés. Il n'était pas de règle qu'ils fussent entassés sans ordre, formant des cylindres pleins; le plus souvent, ils
s'écartaient, limitant une cavité centrale largement béante ou étroite
et fissurale; les trabécules prenaient alors l'aspect de tubes glandulaires. Les cellules bordant les cavités trabéculaires étaient
cylindriques, cubiques ou aplaties; parfois on les voyait prendre la
forme des cellules sécrétoires des tubes du rein ou des acini des
glandes salivaires et contenir comme ces dernières des noyaux
ovalaires réfugiés au contact de l'enveloppe conjonctive des trabé-

cules. La cavité trabéculaire était tantôt libre et tantôt occupée par des éléments mortifiés ou par de petits blocs colloïdes. Malgré l'apparence adénomateuse fournie par les trabécules cancéreuses et malgré les caractères micro-chimiques offerts par les éléments constituants, la fonction biliaire de même que vraisemblablement les autres fonctions hépatiques étaient certainement annihilées dans toute l'étendue du néoplasme. Les conduits excréteurs de la bile étant en effet détruits et oblitérés, si la sécrétion biliaire n'avait point été tarie, les tubes trabéculaires, ainsi que le protoplasma des éléments constituants eussent été remplis de blocs et grains pigmentaires liés à la rétention de la bile.

Examinées avec un faible grossissement, les travées pseudo-adénomateuses montraient une coloration plus rose que les travées hépatiques normales, à cause de la multiplicité et de la petitesse des éléments, de la faible quantité de leur protoplasma et du rapprochement de leurs noyaux.

Un certain nombre de lobules étaient à cheval sur les parties saines et sur la masse épithéliomateuse, offrant dans un de leurs segments la structure du tissu sain et dans l'autre la structure du tissu morbide (fig. 16, *a* et *c*). Dans ces lobules, on pouvait voir un grand nombre de travées qui commençaient comme des travées hépatiques et finissaient comme des travées pseudo-adénomateuses (fig. 16, *b*). Avec un fort grossissement, il était possible d'étudier le détail de cette métamorphose. En somme, les cellules hépatiques pourvues de noyaux hypertrophiés, multipliés et vivement teintés, se résolvaient subitement, par division de leur protoplasma, en un grand nombre d'éléments qui possédaient les caractères que nous avons décrits aux éléments néoplasiques.

La description que nous venons de donner de la néoplasie n'était applicable qu'à une zone très étroite répondant à sa bordure. En dedans de cette zone, elle présentait la structure suivante : elle était décomposable en lobules (fig. 17, *b*) au centre desquels l'on voyait souvent un petit noyau fibreux vestige de la veine intra-lobulaire (fig. 17, *a*) et dont les limites étaient marquées par de petits îlots scléreux (fig. 17, *d*) complètement privés de vaisseaux et de canaux biliaires

4**

ou contenant encore quelques artérioles perméables (fig. 17, *f*) quel-

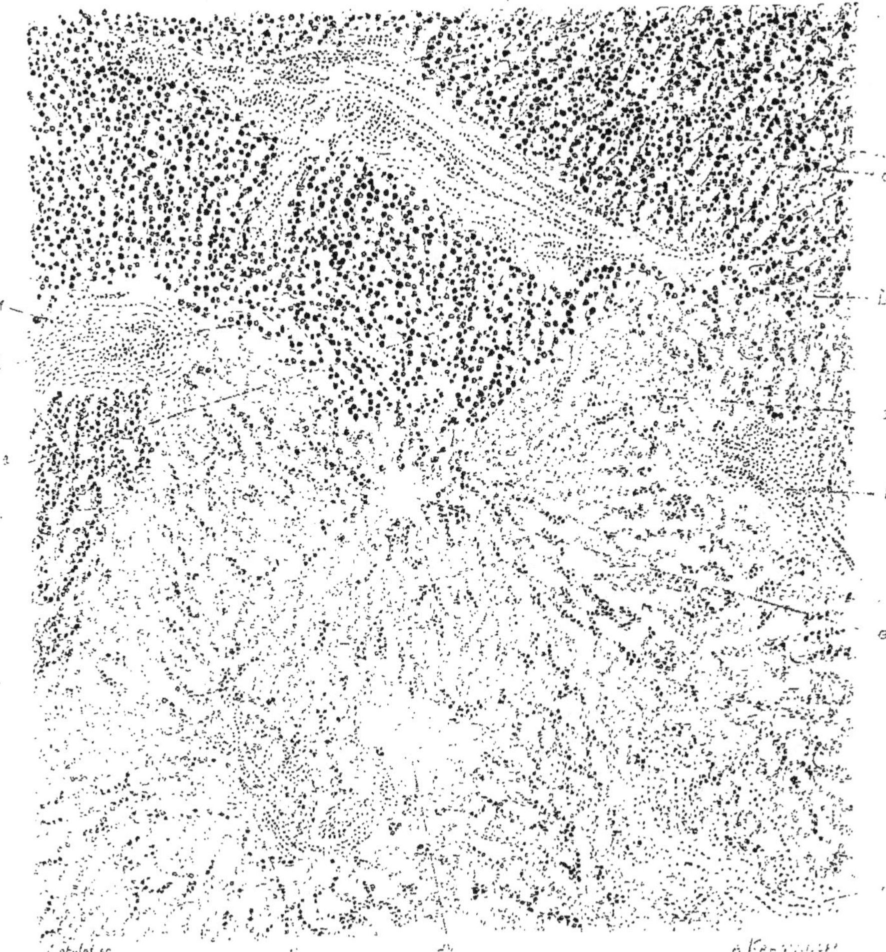

Fig. 16. — Épithéliome trabéculaire radié. — Coupe pratiquée sur les confins du néoplasme.
(60 grossissements.)

a, a, a. — Parties saines en apparence du parenchyme hépatique. — Le protoplasma des cellules hépatiques prend sous l'influence du picro-carmin la coloration jaune brun habituelle. Les noyaux de ces cellules, de taille très inégale, ici hypertrophiés, là multipliés, sont colorés par le carmin d'une façon intense.

b, b, b. — Jonction des parties saines et de la néoplasie. — Un grand nombre de travées commencent comme des travées hépatiques et finissent comme des travées épithéliomateuses.

c, c. — Travées néoplasiques. — Elles sont radiées comme les travées hépatiques.

d. — Petit foyer de nécrobiose.

e. — Veine centrale d'un lobule qui est à cheval sur les parties saines et sur la masse épithéliomateuse, offrant dans un de ses segments *a, a,* la structure du tissu sain et dans l'autre *c, c, d,* la structure du tissu morbide.

f, f, f. — Espaces-portes remplis de cellules rondes. — *f' f'.* Espaces-portes sclérosés, privés de vaisseaux et de canaux biliaires.

ques veinules remplies de cellules cancéreuses (fig. 17, *e*) et des vestiges de canaux biliaires (fig. 17, *g*). Dans chaque lobule, les éléments

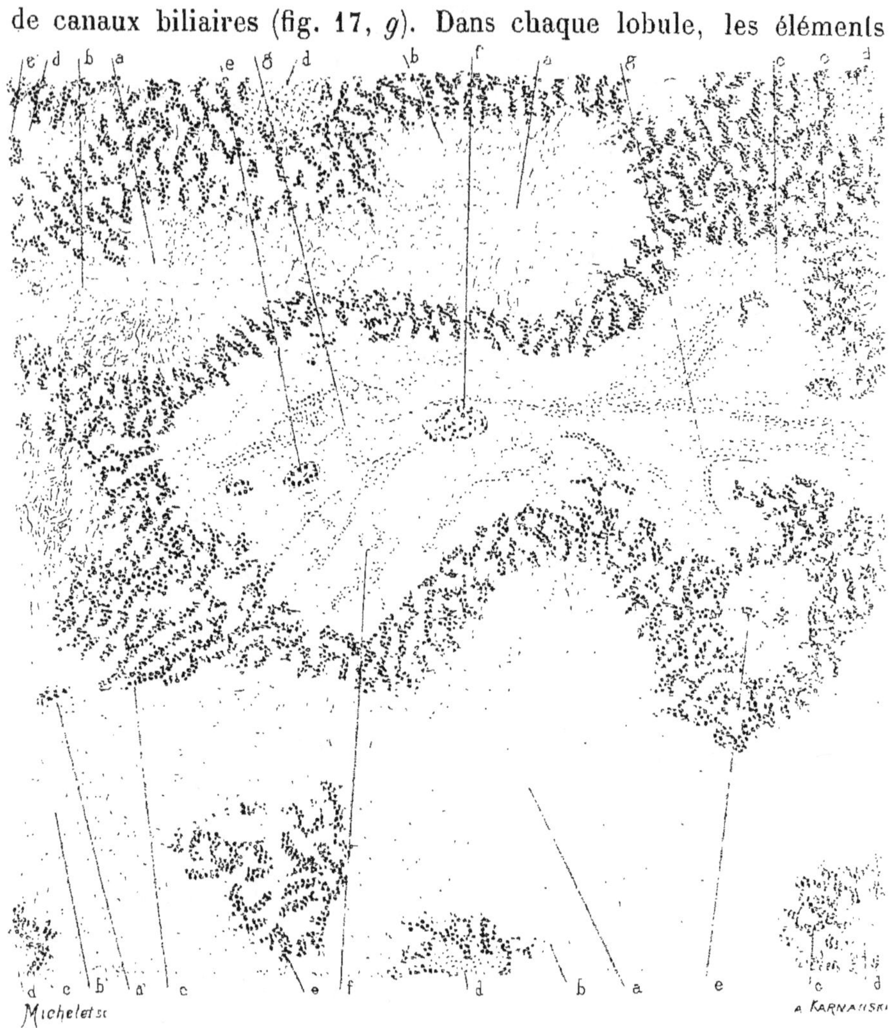

Fig. 17. — Épithéliome trabéculaire radié. — Coupe pratiquée au centre du néoplasme.
(40 grossissements.)

a, a, a. — Veines centrales des lobules cancéreux transformées en autant de petits noyaux scléreux imperforés. — *a'.* Veine centrale non oblitérée et remplie d'éléments cancéreux.

b, b, b, b. — Lobules cancéreux nécrobiosés dans la presque totalité de leur étendue. — Ils sont formés de travées néoplasiques radiées dont la partie centrale est nécrobiosée et dont la partie périphérique, *c, c, c, c,* qui reçoit des sucs nutritifs par l'intermédiaire du tissu conjonctif des espaces est encore en pleine activité.

d, d, d, d, d, d, d. — Espaces-porte. — Ils sont pour la plupart élargis, sclérosés, et privés de vaisseaux et de canaux biliaires.

e, e, e, e. — Ramifications péri-lobulaires de la veine porte remplies d'éléments cancéreux.

f, f. — Artérioles montrant une lumière rétrécie et des parois épaissies par la multiplication de leurs éléments élastiques.

g, g. — Canaux biliaires marquant leur place par de petites trainées de cellules rondes et fusiformes.

néoplasiques avaient la disposition de travées radiées, séparées les unes des autres par un tissu conjonctif plus ou moins abondant. Privés de sucs nutritifs, par suite du rétrécissement ou de l'oblitération des artérioles et par suite de l'obturation des veines par des bouchons néoplasiques, les lobules cancéreux étaient nécrobiosés dans leur partie centrale (fig. 17, *b*). Seule, leur partie périphérique (fig. 17, *c. c*) recevant encore par l'intermédiaire des îlots scléreux quelque apport nourricier, restait souvent vivace. Lorsqu'il en était ainsi, les travées néoplasiques radiées, formées dans leur segment interne d'éléments privés de noyaux, indistincts, et confondus en une masse commune d'une coloration jaune sale, étaient, dans leur segment périphérique, plein ou canaliculé, formées d'éléments extrêmement nombreux, pourvus de noyaux vivement colorés, et d'un protoplasma, qui, très peu abondant, était habituellement faiblement granuleux et beaucoup moins teinté par l'acide picrique que le protoplasma des cellules hépatiques (fig. 15, *a*).

ÉTIOLOGIE.

Dans ce chapitre, après avoir indiqué la fréquence du carcinome hépatique par rapport aux autres maladies et en particulier par rapport au cancer des différents organes, nous déterminerons la fréquence comparative du cancer secondaire et du cancer primitif; nous étudierons enfin les causes de cette dernière espèce.

Il serait d'un médiocre intérêt d'aller à la recherche du chiffre qui exprime d'une façon précise le degré de fréquence du cancer du foie comparativement à la somme de toutes les maladies. Aussi nous dispenserons-nous de rapporter ici les diverses statistiques qui pourraient nous éclairer sur ce point et nous contenterons-nous des indications que nous fournissent, d'après Leichtenstern (1), les comptes rendus de l'hôpital général de Vienne.

De 1858 à 1874 — en excluant l'année 1871 — 368,548 malades ont été traités à l'hôpital général de Vienne; parmi ceux-ci 205 étaient atteints de cancer du foie, ce qui donne une moyenne de 1 cancer du foie sur 1,798 malades atteints des affections les plus variées et, en tenant seulement compte des maladies internes, la proportion de 1 cancer du foie sur 322 cas.

Le cancer du foie occupe, par ordre de fréquence, le troisième rang dans l'échelle des cancers. Avant lui se placent le cancer de l'estomac qui sur 100 cas de cancer est noté 45 fois par Marc d'Espine (2), 39,9 fois par Virchow (3), et le cancer de l'utérus que l'on observe sur le même nombre de cas 18,5 fois selon Virchow, 15 fois selon M. d'Espine. Quelques auteurs rangent également avant le

---

(1) LEICHTENSTERN, *l. c.*, p. 325.

(2) MARC D'ESPINE, Statistique mortuaire du canton de Genève pendant les années 1838 à 1855. *Echo médic.* 1858, t. II, p. 305.

(3) VIRCHOW, *Pathologie des tumeurs.* Édit. franç., t. I, 1867, p. 79.

cancer du foie le cancer de la mamelle (1) et le cancer de l'intestin (2).

Les statistiques diffèrent considérablement d'ailleurs sur le nombre de cancers hépatiques que l'on observe sur 100 cas de cancers, ainsi que le montre le tableau suivant :

D'après Rokitansky (3), le cancer du foie existe   20 fois sur 100 cas de cancer.
—   d'Espine (4)   —   —   12   —   —
—   Virchow (5)   —   —   7,5   —   —
—   Tanchou (6)   —   —   6,25   —   —
—   les compt. rendus de l'hôpit. gén. de Vienne (7) 3,8   —   —

Chacun s'accorde à reconnaître que le cancer secondaire du foie est d'une excessive fréquence et qu'il tient le premier rang parmi les cancers secondaires, laissant derrière lui le cancer secondaire des séreuses, du poumon, de la rate, des reins et du cerveau.

Relativement à la fréquence du cancer primitif, les avis sont au contraire partagés. D'après les recherches d'Oppolzer (8), de Frérichs (9), de Niemeyer (10) et d'un grand nombre d'auteurs, le cancer primitif du foie serait très commun ; d'après celles de Sibley (11) et de Meissner (12), il serait, par contre, d'une grande rareté. Enfin, pour certains médecins, son existence elle-même serait douteuse ;

(1) De ce nombre est Leichtenstern, *l. c.*, p. 326, qui range les cancers dans l'ordre suivant : 1° cancer de l'utérus, 31 p. 100 ; 2° cancer de l'estomac, 27 p. 100 ; 3° cancer de la mamelle, 12 p. 100 ; 4° cancer du foie, 6 p. 100 ; cancers réunis des différents organes, 23 p. 100.

(2) De ce nombre est Virchow, *l. c.*, qui a dressé des cancers le tableau suivant : 1° estomac, 34,9 p. 100 ; 2° utérus et vagin, 18,5 p. 100 ; 3° gros intestin et intestin grêle, 8,1 p. 100 ; 4° foie 7,5 p. 100 ; 5° face et lèvres, 4,9 p. 100 ; 6° seins, 4,3 p. 100. De son côté, M. d'Espine, *l. c.*, est arrivé aux résultats suivants : 1° estomac, 45 p. 100 ; 2° utérus, 15 p. 100 ; 3° foie, 12 p. 100 ; 4° mamelle, 8,5 p. 100 ; 5° intestin, 8,3 p. 100 ; 6° rectum, 3 p. 100.

(3) ROKITANSKY, cité par NIEMEYER, *Traité de pathologie interne*, édit. franç., 1872, t. I, p. 791.

(4) M. d'ESPINE, *l. c.*

(5) VIRCHOW, *l. c.*

(6) TANCHOU, *Recherches sur le traitement médic. des tumeurs cancéreuses du sein*. Paris, 1844, p. 258.

(7) D'après Leichtenstern, *l. c.*, p. 326.

(8) OPPOLZER, cité par Leichtenstern, *l. c.*, p. 324.

(9) FRERICHS, *Traité pratique des maladies du foie*, édit. franç., Traduct. Dumesnil, 1877, p. 666.

(10) NIEMEYER, *l. c.*

(11) SIBLEY, cité par HÉNOCQUE, *Dict. encyclop. des sciences médic.*, 1re série, t. XII, 1871, art. Carcinome, p. 377.

(12) MEISSNER, cité par Leichtenstern, *l. c.*, p. 324.

cette dernière opinion est celle que M. Vulpian (1) a défendue dans sa clinique médicale de la Charité : « Toutes les fois, dit cet observateur, et cela est bien rare, que l'on ne trouve pas de cancer dans d'autres organes, on doit conserver cependant quelques doutes et n'admettre le cancer primitif du foie que sous toutes réserves. »

Ces divergences d'opinion s'appuient pour la plupart sur des statistiques qui nous permettent de dresser un tableau exprimant les rapports de fréquence du cancer primitif au cancer secondaire d'après les différents auteurs :

D'après la statistique d'Oppolzer (2) le cancer primitif est au second, comme				1	est à	2
—	—	Pembertôn (3)	—		—	1	—	2
—	—	Frerichs (4)	—		—	1	—	2
—	—	Biermer (5)	—		—	1	—	3
—	—	Murchison (6)	—		—	1	—	3
—	—	Budd (7)	—		—	1	—	6
—	—	Riesenfeld (8)	—		—	1	—	6
—	—	Van der Byl (9)	—		—	1	—	9
—	—	Sibley (10)	—		—	1	—	20
—	—	Meissner (11)	—		—	1	—	21

Pour nous, en nous fondant sur notre expérience personnelle, nous sommes amenés à proclamer hautement que le cancer primitif du foie est loin de constituer une rareté pathologique (12). Nous n'en donnerons pour preuve que les nombreuses observations que depuis quelques années nous avons pu recueillir avec le concours de nos collègues et de nos amis. Nous sommes loin cependant de souscrire à l'opinion d'Oppolzer, de Pemberton et de Frerichs, qui ont manifestement exagéré la fréquence du cancer primitif. L'erreur de

(1) Vulpian, *Cliniq. médicale de l'hôpital de la Charité*, 1877, p. 192.
(2) Oppolzer, *l. c.*
(3) Pemberton, cité par Leichtenstern, *l. c.*, p. 324.
(4) Frerichs, *l. c.*, p. 666 à 702. ·
(5) Biermer, cité par Leichtenstern, *l. c.*, p. 324.
(6) Murchison, *l. c.*, p. 217.
(7) Budd, Cancer of the Liver, *Med.*, *Times and Gaz.*, 1857, p. 60.
(8) Riesenfeld, Ueber 69 Fälle von Krebs der Leber, *Inaug. Dissert.* Berlin, 1868.
(9) Van der Byl, cité par Leichtenstern, *l. c.*, p. 324.
(10) Sibley, cité par Leichtenstern, *l. c.*, p. 324.
(11) Meissner, cité par Leichtenstern, *l. c.*, p. 324.
(12) Telle est également l'opinion exprimée par M. Rendu dans son article du *Dictionnaire de Dechambre, l. c.*

ces auteurs gît dans la confusion qu'ils n'ont pas cessé de faire entre le cancer primitif et le cancer secondaire. Ainsi, pour ne prendre qu'un exemple, sur les treize observations rapportées par Frerichs (1) sous la désignation de « cancers primitifs de la substance du foie », il n'en est que trois, la LXXXIV°, la LXXXV° et la LXXXVI° qui puissent être considérées comme telles. Les autres sont des observations de cancers secondaires consécutifs au cancer de l'estomac (2) ou des voies biliaires (3), auxquelles s'ajoute un cas de sarcome mélanique (4).

La proportion de 1 cancer primitif pour 2 cancers secondaires se transforme ainsi en celle de 1 cancer primitif pour 8 cancers secondaires, proportion que nous acceptons comme se rapprochant sensiblement de la vérité.

Le cancer primitif du foie peut apparaître à toutes les époques de la vie. Qu'il soit massif, nodulaire ou associé à la cirrhose, il présente son maximum de fréquence de quarante à quatre-vingts ans ; de trente à quarante ans, il est rare ; avant trente ans, il est exceptionnel. Nous avons pu toutefois en recueillir un exemple chez une femme de vingt-huit ans ; M. Deschamps (5) en a observé un cas chez un enfant de onze ans, et Wulff (6) un autre cas chez un enfant de trois ans (7).

La femme est moins souvent atteinte que l'homme, et c'est à l'apparition presque exclusive du cancer avec cirrhose chez l'homme qu'est due la prédominance marquée du sexe masculin dans l'étiologie du carcinome hépatique primitif. Si, en effet, on fait abstraction du cancer avec cirrhose, l'on voit que le cancer primitif sous

(1) Frerichs, *l. c.*
(2) Observat. LXXXIX, XC, XCI, XCII, XCIII, XCIV, XCV.
(3) Observat. LXXXIII et LXXXV.
(4) Observat. LXXXVIII.
(5) Deschamps, Cancer primitif du foie chez un enfant de onze ans; mort; autopsie. *France médic.*, 1885, p. 809.
(6) Wulff, *l. c.*, S. 19.
(7) Parmi les exemples de cancers primitifs du foie développés chez des enfants, on cite encore les faits de Kottmann (fille de neuf ans), de Roberts (fille de douze ans), de Crouse (enfant de cinq mois), etc.

ses deux formes massive et nodulaire est également fréquent dans les deux sexes.

L'on sait de quelle obscurité sont entourées les causes efficientes du cancer, quel que soit l'organe au sein duquel il apparaisse. Est-il l'expression d'une diathèse spéciale, la diathèse cancéreuse? Constitue-t-il l'une des manifestations d'une diathèse plus large, l'arthritisme, dont la diathèse néoplasique ne serait qu'une dépendance? Ou bien enfin est-il en relation avec quelque cause accidentelle? Ce sont là autant de questions qui se posent à l'occasion de chacune des localisations du cancer et qu'il nous faut envisager successivement.

L'hérédité du cancer, depuis longtemps constatée, a servi de fondement à l'hypothèse d'une diathèse cancéreuse. Mais d'une part, l'on n'ignore point aujourd'hui qu'un grand nombre de maladies — la tuberculose et la syphilis, par exemple — sont héréditaires sans être diathésiques, et, d'autre part, l'hérédité du cancer est moindre qu'on ne le croit communément : ce n'est que 17 fois sur 100 d'après Paget (1), et West (2), 14 fois sur 100 selon Lebert (3), 11 fois sur 100 selon Sibley (4), qu'il est possible de retrouver chez les ascendants des cancéreux des antécédents néoplasiques ; ce qui revient à dire que 23 fois, 86 fois ou 89 fois sur 100, il faut chercher ailleurs que dans l'hérédité les causes du cancer.

Des faits que nous avons rassemblés, nous ne pouvons tirer aucune conclusion relative à la fréquence de l'hérédité du cancer hépatique, car si l'existence de carcinomes chez les ascendants n'est indiquée dans aucun d'eux, leur absence n'est spécifiée que dans quelques-uns.

L'opinion de Bazin (5) et de M. Hardy (6), suivant laquelle le cancer constituerait une des manifestations de l'arthritisme, d'abord abandonnée, a été reprise par M. Verneuil (7) et ses élèves (8), en qui

(1) PAGET, cité par Hénocque, *l. c.*, p. 378.
(2) WEST, *ibid.*
(3) LEBERT, *ibid.*
(4) SIBLEY, *ibid.*
(5) BAZIN, *ibid.*
(6) HARDY, *ibid.*
(7) VERNEUIL, cité par RICARD, *Contribution à l'étude de la diathèse néoplasiq. De la pluralité des néoplasmes.* Th. doct. Paris, 1885.
(8) SAUCE, *Essai sur la pluralité des néoplasmes.* Th. doct. Paris, 1880. — RICARD, *l. c.*

elle a trouvé de chauds partisans. D'après la doctrine de M. Verneuil, les différentes variétés de néoplasie relèveraient d'une diathèse néoplasique, qui elle-même serait une dépendance de l'arthritisme. Dans la conception de M. Bouchard (1), par contre, le cancer ne trouve point sa place à côté de l'obésité, de la goutte, de la gravelle, de la lithiase biliaire et des autres maladies par ralentissement de la nutrition. De même, l'herpétisme de M. Lancéreaux (2) ne compte point le cancer parmi ses manifestations.

Les observations que nous avons recueillies ou compulsées sont pour la plupart trop peu explicites sur les antécédents personnels et héréditaires des malades, sur leur constitution et les accidents collatéraux du cancer hépatique pour que nous puissions préciser ses rapports avec la diathèse arthritique. Dans divers cas toutefois, la carcinose du foie avait été précédée ou était accompagnée de troubles morbides qui, d'après la nomenclature de M. Bouchard, dépendent du ralentissement de la nutrition, tels que la lithiase biliaire, les hémorrhoïdes, l'asthme, l'obésité, la migraine ou l'eczéma.

Parmi ces manifestations diathésiques, la lithiase biliaire est celle que l'on retrouve le plus fréquemment. Cette particularité mérite d'être notée en raison de la place importante que l'on a faite à l'affection calculeuse du foie dans l'étiologie du cancer des voies biliaires.

Il nous reste maintenant à envisager le rôle qu'il faut attribuer dans le développement du cancer hépatique à quelques causes accidentelles ou occasionnelles externes et internes (3).

Afin de laisser quelque netteté à cette question, nous séparerons les cas simples de ceux qui peuvent être regardés comme complexes et, mettant de côté le cancer avec cirrhose, nous examinerons

(1) Bouchard, *Maladies par ralentissement de la nutrition*, 1882.
(2) Lancereaux, *Traité de l'herpétisme*. Paris, 1883.
(3) Habran, *Bull. Soc. Anat.*, 1868, p. 437. — Longuet, *Gaz. hebdomad.* 1874, p. 774. — Florand, *Communicat. à la Soc. Anat.*, 1886, ont rapporté des observations qui montrent la coexistence possible dans le foie du carcinome et des kystes hydatiques. M. Duguet, selon Jouin, aurait également noté plusieurs fois cette coexistence. — Jouin, *Du Traitement des kystes hydatiques*. Th. Doct., Paris, 1880, p. 24.

uniquement l'influence des causes que nous avons en vue sur la production du cancer massif et du cancer nodulaire.

Le traumatisme, si souvent incriminé par les malades affectées de cancer du sein, ne se montre qu'exceptionnellement à l'origine du carcinome hépatique.

Il n'en est pas de même d'une maladie infectieuse, l'impaludisme, et d'une intoxication, l'alcoolisme.

L'ingestion réitérée et longtemps prolongée de boissons alcooliques paraît spécialement avoir une action efficace sur l'apparition des néoplasmes épithéliaux du foie.

Si l'on songe, d'une part, que l'impaludisme n'est pas seulement capable d'amener la prolifération du tissu conjonctif du foie, mais qu'encore, il frappe souvent d'hypergenèse et d'hypertrophie les cellules hépatiques elles-mêmes, ainsi qu'en témoignent les lésions de l'hépatite parenchymateuse nodulaire, si, d'autre part, l'on reconnaît que certaines gastrites alcooliques dégénèrent finalement en cancer et que le foie est comme l'estomac un des organes sur lesquels l'alcool épuise principalement son action, l'on sera peut-être moins disposé à refuser à l'alcoolisme et à l'impaludisme le rôle que nous leur concédons.

Par quel mécanisme intime les causes du cancer hépatique en amènent-elles l'éclosion?

Exercent-elles directement leur action sur les cellules hépatiques(1), ou bien en modifient-elles indirectement les propriétés en altérant la composition du milieu dans lequel elles vivent?

La solution de ces questions ne peut être cherchée dans l'état actuel de nos connaissances.

Quoi qu'il en soit, il découle de ce qui précède que l'étiologie du cancer du foie présente avec celle de la cirrhose une certaine similitude et, dès lors, il est aisé de concevoir la raison de la fréquence du cancer avec cirrhose(2). Cette variété de la carcinose hépatique résulte,

---

(1) L'on sait que diverses variétés de cancer sont généralement considérées comme le résultat direct d'une *irritation* épithéliale. Il en est ainsi, entre autres, du cancer des fumeurs et du cancer des ramoneurs.

(2) Le cancer avec cirrhose représente plus du tiers des cas de cancer primitif du foie.

selon nous, de la juxtaposition de deux processus indépendants dominés par les mêmes conditions étiologiques et non de deux évolutions morbides, l'une commandant l'autre, ainsi que l'ont admis M. Lancereaux (1) et M. Sabourin (2).

(1) LANCEREAUX, *l. c.*
(2) SABOURIN, *l. c.*

HISTOGÉNIE ET PATHOGÉNIE.

Les opinions les plus diverses ont été émises sur la genèse du cancer primitif du foie.

E. Wagner (1) et O. Weber (2) en placent le siège initial dans le tissu conjonctif.

Waldeyer (3) et Ziegler (4) le font naître de l'épithélium des conduits biliaires; Perls (5) considère cette origine comme ordinaire; Nebykow (6), Brissaud (7) et Bouveret (8) la signalent chacun dans un cas.

Lancereaux (9) et Rindfleisch (10) admettent que le cancer primitif procède des cellules hépatiques. Schüppel (11) déclare avoir à peu près exclusivement observé cette filiation, que les observations de Wulff (12), de Letulle (13), de Laveran (14) et d'Harris (15) établissent expressément. Dreschfeld (16) indique également dans un fait la transformation des cellules hépatiques en cellules cancéreuses, tout en faisant observer que cette transformation n'est pas habituelle.

(1) E. WAGNER, Struktur des Leberkrebses. *Arch. d. Heilkunde*, Bd II, 1861, S. 209.

(2) O. WEBER, Ueber die Entwickelung des Epithelialkrebses in inneren Organen nebst Bemerkungen über die Struktur der Leber und Lunge, *Virchow's Archiv*, Bd XXIX, 1864, VII, S. 163.

(3) WALDEYER, *l. c.*

(4) ZIEGLER, *l. c.*

(5) PERLS, *l. c.*

(6) NEBYKOW, *l. c.*

(7) BRISSAUD, voy. Observat. d'Hanot, *l. c.*

(8) BOUVERET, Note sur le développement du cancer primitif du foie, *Rev. mens. de méd.*, 1884, p. 525.

(9) LANCEREAUX, *Traité d'anatom. patholog.*, t. I, 1875, p. 455.

(10) RINDFLEISCH, *Traité d'histolog. patholog.*, édit. franç., 1873, p. 490.

(11) SCHUPPEL, *l. c.*, S. 289.

(12) WULFF, *l. c.*

(13) LETULLE, *l. c.*

(14) LAVERAN, *l. c.*

(15) HARRIS, Ueber die Entwickelung des primären Leberkrebses, *Virchow's Arch.*, 1885, S. 139.

(16) DRESCHFELD, On a peculiar form of liver tumour. *Journ. of anat. and phys.* Lond. 1879-1880, p. 329.

Klebs (1) accepte que le cancer primitif prend naissance tantôt aux dépens des cellules hépatiques et tantôt aux dépens des cellules des conduits biliaires.

Naunyn (2), Weigert (3) et Fetzer (4) enfin lui donnent comme point de départ simultané les cellules des conduits biliaires et les cellules hépatiques.

Pour nous, nous pensons que les néoplasies malignes primitives du foie doivent être aujourd'hui distinguées en deux catégories, d'après leur origine conjonctive ou épithéliale.

Les néoplasies d'origine conjonctive, les sarcomes, sont d'une extrême rareté, ainsi que nous le montrerons plus loin.

Les néoplasies d'origine épithéliale, les épithéliomes ou carcinomes, sont au contraire d'une fréquence telle que les termes « néoplasie maligne du foie » et « épithéliome » ou « cancer » peuvent être considérés comme synonymes.

A propos de chacune des formes histologiques de la carcinose primitive du foie, nous avons montré comment on en pouvait concevoir la genèse. D'après notre observation, c'est la cellule hépatique, c'est-à-dire l'élément noble du foie, qui fait tous les frais de la métamorphose. Les autres éléments ou bien disparaissent par atrophie, ou bien concourent seulement à la formation du stroma.

Ce n'est pas à dire que nous dénions à l'épithélium des conduits biliaires la faculté de prendre une part active, prépondérante ou même exclusive à la genèse des éléments néoplasiques. Le fait a été constaté par des observateurs dignes de foi et nous n'avons pas le droit d'y contredire; mais le nombre des cas que nous avons étudiés nous autorise au moins à déclarer que la transformation de l'épithélium biliaire en éléments néoplasiques doit être exceptionnelle.

La question de savoir si la carcinose du foie a pour point de départ

(1) Klebs, *Path. Anat.* Bd I, S. 495 u. 497.
(2) Naunyn, *l. c.*
(3) Weigert, *l. c.*
(4) Fetzer, *l. c.*

la cellule hépatique ou l'épithélium biliaire n'a pas d'ailleurs l'importance que certains auteurs lui ont attribuée. Histogéniquement, la cellule hépatique et la cellule des conduits biliaires sont d'égale valeur et l'on sait, depuis les recherches de MM. Charcot et Gombault (1), Kelsch et Kiener (2), avec quelle facilité les travées hépatiques se changent en conduits biliaires et les cellules hépatiques en épithéliums biliaires.

L'essentiel est de savoir si, conformément à la loi générale édictée par Virchow (3), le cancer du foie naît dans le tissu conjonctif, ou si, selon la doctrine de Robin (4), Thiersch (5) et Waldeyer (6), il procède d'un épithélium. Or, sur ce point, l'accord est bien près de se faire, car les histologistes sont rares, qui depuis O. Weber (7) et E. Wagner (8) soutiennent encore l'origine intra-conjonctive du cancer.

Les recherches que nous avons poursuivies établissent que non seulement le cancer primitif du foie est un épithéliome, mais encore que c'est un *épithéliome parenchymateux*.

En décrivant les différentes formes histologiques que revêt le cancer primitif du foie, nous avons pris soin de montrer les phases successives que parcourt la cellule hépatique pour arriver à l'état d'élément cancéreux.

Nous avons indiqué que, dans un grand nombre de cas, quelle que soit l'étendue des nodosités ou des masses néoplasiques, le parenchyme hépatique tout entier est atteint, comme le tissu conjonctif tout entier est lésé dans la cirrhose et que les nodosités ou masses néoplasiques ne répondent qu'à un maximum des altérations. Dans les faits de cet

---

(1) Charcot et Gombault, Note sur les altérat. du foie consécut. à la ligature du canal cholédoque, *Arch. de physiologie*, 1876, p. 272.

(2) Kelsch et Kiener, Note sur la néoformat. des canalicul. biliaires dans l'hépatite, *Arch. phys.*, 1876, p. 771.

(3) Virchow, *Traité des tumeurs*, trad. franç., t. I, 1867 et II, 1869.

(4) Robin, *l. c.*

(5) Thiersch, *l. c.*

(6) Waldeyer, *l. c.*

(7) O. Weber, *l. c.*

(8) E. Wagner, *l. c.*

ordre, il est facile d'observer les premiers indices de la souffrance des cellules du foie, en étudiant les régions du parenchyme hépatique qui sont intermédiaires aux nodosités cancéreuses ou qui entourent les masses néoplasiques. L'on peut souvent y reconnaître que la première modification de ces cellules consiste en leur division et leur multiplication, ou bien en l'hypertrophie, la segmentation et la coloration anormalement vive de leurs noyaux. Elles deviennent gigantesques, se résolvent en une infinité d'éléments de petite taille, ou subissent à la fois les effets de l'hypergenèse et de l'hypertrophie. Elles adoptent un type uniforme, polyédrique ou cylindrique, ou bien prennent les configurations les plus variées. Elles perdent ou conservent plus ou moins complètement leurs caractères micro-chimiques et les propriétés biologiques de leur protoplasma et de leurs noyaux.

Ces faits montrent combien est grande la malléabilité des cellules hépatiques, combien sont nombreuses les transformations inattendues qu'elles peuvent subir et, d'une façon générale, quelle enquête minutieuse il faut poursuivre avant de placer dans tel ou tel épithélium le point de départ des lésions.

Selon que la multiplication des cellules hépatiques atteint en bloc un lobe entier du foie, ou qu'elle frappe la glande hépatique par points disséminés, le cancer prend la forme massive ou la forme nodulaire.

La disposition trabéculaire ou alvéolaire de la néoplasie est réglée par les modifications que subit le tissu conjonctif péri-capillaire consécutivement à la pullulation de l'épithélium. Si la sclérose péri-capillaire fait défaut, ou bien si elle respecte la continuité des travées épithéliomateuses, celles-ci conservent assez exactement la disposition normale et le cancer demeure trabéculaire. Si au contraire le tissu conjonctif auquel donne naissance la sclérose péri-capillaire s'entre-croise d'un côté à l'autre des travées, amenant la formation de logettes dans lesquelles les tronçons trabéculaires modifiés par le processus morbide demeurent inclus, le cancer alvéolaire est réalisé.

En dehors de la cirrhose carcinomateuse, laquelle est subordonnée aux lésions de l'épithélium, on observe dans la plupart des cas de cancer trabéculaire une cirrhose parfois insulaire, presque toujours annulaire, qu'il ne faut point, selon nous, considérer comme antérieure ou postérieure au développement du cancer, mais comme contemporaine.

Alvéolaire ou trabéculaire, le cancer hépatique subit bientôt, en totalité ou en partie, diverses régressions et modifications sur la nature et le mode pathogénique desquelles nous nous sommes expliqués.

Bientôt aussi il envahit les vaisseaux sanguins et lymphatiques.

Comme toutes les néoplasies alvéolaires, le cancer alvéolaire du foie présente avec le système lymphatique des connexions étroites. La carcinose des ganglions du hile, aboutissants des lymphatiques descendants et la carcinose des ganglions intra-thoraciques, aboutissants des lymphatiques ascendants, en sont la conséquence. Dans le cancer trabéculaire, la carcinose ganglionnaire est au contraire exceptionnelle.

L'envahissement du système veineux est commun au cancer alvéolaire et au cancer trabéculaire ; toutefois, dans celui-ci il est bien plus marqué que dans celui-là. Le mécanisme suivant lequel il s'effectue est entouré d'une certaine obscurité. Il est probable que la pullulation des éléments cancéreux amène mécaniquement la rupture de la paroi ténue des capillaires intra-néoplasiques et que, par la brèche ainsi faite, les cellules épithéliomateuses font irruption dans le système circulatoire. Elles s'y multiplient, refluent dans les ramifications de la veine-porte où la pression est moindre que dans les divisions de l'artère hépatique et s'avancent dans les veines sus-hépatiques lorsque l'accès de celles-ci ne leur est point fermé par l'oblitération des veines intra-lobulaires. Dans aucun cas nous n'avons pu observer l'envahissement direct des veines et des artères du foie par les éléments néoplasiques. Dans l'estomac, où plusieurs fois nous avons assisté à cet envahissement, nous avons constaté que les parois artérielles ou veineuses qui en sont le siège ne subissent point, ainsi que l'admettent la plupart des anatomo-pathologistes, la transformation carcinomateuse. Elles s'enflamment, ou disparaissent étouffées par les éléments néoplasiques, qui pénètrent d'une façon mécanique dans leur cavité, de telle sorte que l'on ne peut mieux comparer le mode de pénétration des cellules carcinomateuses dans les vaisseaux qu'à celui des organismes inférieurs.

De même que l'infection des lymphatiques conduit à la carcinose ganglionnaire, de même l'infection de la veine-porte amène le développement de nodosités secondaires dans le foie lui-même et l'infection des veines sus-hépatiques est le point de départ de nodosités pulmonaires métastatiques.

Dans les vaisseaux et ganglions lymphatiques, dans les veines et les nodosités secondaires, les éléments cancéreux prennent une disposition variable avec la forme des cavités qui les reçoivent. Individuellement, ils présentent les mêmes caractères que ceux des nodosités primitives. C'est dire que lorsque la métatypie de ceux-ci est peu marquée, ils diffèrent peu des cellules hépatiques normales.

Le degré de malignité d'une néoplasie ne peut donc être mesuré à la métatypie des éléments qui la composent. Que ceux-ci soient plus ou moins typiques, métatypiques ou atypiques, ils peuvent infecter le système vasculaire et donner naissance à des dépôts métastatiques.

Les nodosités néoplasiques secondaires sont vouées au même destin que le néoplasme primitif. Elles deviendraient sans aucun doute l'occasion d'un nouvel envahissement vasculaire et de la genèse de nodosités tertiaires, si la mort n'était la conséquence rapide des lésions hépatiques initiales.

Telle est la genèse et telle est l'évolution du cancer primitif du foie.

Par la nature des causes qui président à son apparition, par sa coexistence fréquente avec la cirrhose, par le caractère des lésions épithéliales qui le constituent essentiellement, par le retentissement qu'il a sur le tissu conjonctif, il se range dans la série des états morbides que l'on est accoutumé de dénommer inflammatoires.

Les désignations d'*hépatite carcinomateuse*, d'*hépatite parenchymateuse infectante* ou d'*hépatite infectante* lui conviendraient donc également.

Les recherches que Nedopil (1) a poursuivies sur le cancer de la langue l'ont également conduit à cette conclusion qu'il ressortit au processus inflammatoire. L'opinion de Portal (2) et de Broussais (3), suivant laquelle le cancer serait le résultat d'une inflammation, ne mérite donc point l'oubli où on l'a laissée.

Sous l'influence d'agents divers, le tissu conjonctif du foie s'enflamme, prolifère et continuue d'ordinaire à proliférer jusqu'à la mort, alors même que la cause d'irritation est supprimée, en donnant naissance aux lésions de la cirrhose. Sous l'influence d'agents analogues, les cellules hépatiques préparées par certaines conditions, d'âge, de constitution, et peut-être d'hérédité, se modifient dans leur protoplasma, se multiplient, forcent mécaniquement la barrière vasculaire et, alors même que l'agent irritatif a cessé son action, conservent indéfiniment l'activité morbide que celui-ci leur a imprimée.

Un certain nombre d'auteurs et entre autres Harrison Cripps (4), Nedopil (5) et M. Ledoux-Lebard (6), se sont attachés à établir la nature parasitaire du cancer.

Il faut reconnaître, à la vérité, qu'entre le cancer et certaines maladies parasitaires, naguère encore considérées comme des néoplasies, telles que la tuberculose et l'actinomycose, il existe une analogie d'évolution remarquable ; mais entre l'un et les autres il existe aussi des dissemblances histologiques dont on ne peut faire table rase. L'étude rigoureuse des faits, qui, dans le cancer, montre la cellule cancéreuse avec des caractères variables selon le siège initial des lésions, partout où dans la tuberculose apparaît le bacille de Koch et

(1) NEDOPIL, Ueber die Psoriasis der Zungen, und Mundschleimhaut, und deren Verhältniss zum Carcinom, analysé par M. Berger in *Rev. Hayem*, t. X, 1877, p. 224.

(2) PORTAL, *Observations sur la nature et le traitement des maladies du foie.* Paris, 1813. On lit p. 267 : « On a vu par ces observations, que la suppuration, l'induration ou le squirrhe, la suppuration, l'ulcération, le cancer, la gangrène ou le sphacèle étaient des terminaisons fréquentes de l'inflammation du foie. »

(3) BROUSSAIS, Cours de pathologie et de thérapeutique générales, édit. M. Delaunay, t. II, p. 195.

(4) HARRISON CRIPPS, Adenoid disease of the rectum, *Tr. Path. Soc. Lond.* 1881, p. 87.

(5) NEDOPIL, Carcinom und Infection. *Med. Jahr.*, Wien, 1883, S. 123.

(6) LEDOUX-LEBARD, Le cancer, maladie parasit., *Archives gén. de méd.*, 1885, 1er vol., p. 413.

partout où dans l'actinomycose apparaît l'organisme de Bollinger, conduit à considérer celle-là comme l'équivalent de ceux-ci.

Si cette équivalence est réelle, l'on peut dire que de même qu'à côté des intoxications de cause externe se rangent des intoxications autogènes, de même, en face des maladies infectieuses occasionnées par des éléments étrangers à l'organisme se placent des infections, — l'infection canséreuse par exemple, — dont les éléments de l'organisme font tous les frais.

C'est à cette formule que nous devons nous arrêter actuellement, d'une part en présence du rôle que joue le transport des éléments cellulaires dans le phénomène de l'infection cancéreuse, d'autre part en l'absence de toute donnée positive sur la bactérie du cancer. Devra-t-on la modifier un jour et considérer l'activité protoplasmique spéciale des éléments épithéliaux qui caractérise le cancer comme un fait subordonné à l'action d'un agent parasitaire?

SYMPTOMATOLOGIE.

L'étude anatomo-pathologique que nous avons consacrée au cancer primitif du foie a fait suffisamment ressortir, si nous ne nous abusons, la nécessité de distinguer dans cette affection trois formes dissemblables par leurs caractères macroscopiques. La division que nous avons établie serait d'une minime importance, si par leurs traits symptomatiques ces trois formes s'identifiaient. Mais il n'en est rien : distinctes anatomo-pathologiquement, elles demeurent distinctes cliniquement, ainsi que nous l'établirons dans le cours de ce chapitre.

DU CANCER MASSIF (1).

La carcinose massive du foie se traduit par un ensemble symptomatique véritablement saisissant.

Son développement s'annonce par la suppression de l'appétit, l'apparition de troubles dyspeptiques et parfois de phénomènes douloureux, en même temps que par la diminution des forces, l'amaigrissement et la décoloration des téguments.

Le foie augmente de volume, soulève les fausses côtes dont il dépasse le rebord et présente à la palpation une surface lisse et résistante. L'ascite apparaît rarement, ainsi que la dilatation des veines abdominales sous-cutanées. Les vomissements et l'ictère font presque constamment défaut.

La peau et les muqueuses deviennent d'une extrême pâleur, l'émaciation et la faiblesse atteignent les dernières limites, les malléoles s'œdématient et la mort survient d'un à sept mois après le début des accidents.

Dans ce tableau rapide, nous ne voyons pas signalé l'état mar-

(1) A. Gilbert, *l. c.*, p. 68.

ronné de la surface du foie, sans lequel, d'après les traditions classiques, il semble que le carcinome du foie ne puisse exister et nous ne voyons indiqués qu'à titre d'exception l'ictère, la teinte jaune paille, les vomissements, les douleurs, l'ascite et la dilatation des veines sous-cutanées.

Mais étudions les choses de plus près, et procédons méthodiquement à l'examen détaillé des divers symptômes que nous venons d'énumérer.

Le foie ne peut être lésé sans que bientôt les fonctions digestives ne soient troublées profondément. Dans le cancer, plus encore que dans la cirrhose, les troubles digestifs sont précoces et accentués. Dès le début de l'affection, l'appétit diminue et se supprime complètement. Les aliments deviennent insipides et la viande inspire une répulsion particulière. Après les repas se montre de la pesanteur stomacale et du météorisme, qui sont, dans quelques cas, accompagnés de nausées et de vomissements.

Les douleurs sont rares au commencement de la maladie, aussi bien que pendant toute la durée de son évolution. Lorsqu'elles apparaissent, elles occupent l'épigastre et l'hypochondre droit d'où elles s'irradient vers l'épaule correspondante.

A la phase d'état du cancer massif, l'habitus général du malade, les signes physiques fournis par l'examen du ventre et les troubles des diverses fonctions forment un ensemble caractéristique.

Les joues sont amaigries, les membres sont grêles et contrastent avec le développement progressif du ventre. La faiblesse est grande. Les téguments n'ont point d'ordinaire la coloration jaune paille du cancer, mais une teinte pâle qui rappelle assez exactement celle de la leucémie ou celle des anémies graves. En fait, à en juger par la seule observation où la numération des globules soit consignée, l'aglobulie n'est pas seulement extrême en apparence, puisque le chiffre des hématies peut descendre à 600,000.

L'abdomen est augmenté de volume dans des proportions qui varient avec chaque cas particulier. Comme dans la cirrhose hypertrophique, il est bombé dans sa partie supérieure ou sus-ombilicale et normal dans ses parties déclives. La déformation tient essentiellement à l'hypertrophie du foie, à laquelle peut se joindre l'hypertrophie de la rate. Souvent l'augmentation de volume du ventre s'accompagne de l'évasement de la base du thorax, dont les fausses côtes sont, particulièrement du côté droit, fortement déjetées en dehors.

Par la palpation, l'on reconnaît que le foie dépasse le rebord costal d'un ou plusieurs travers de doigt, ou même qu'il descend jusqu'aux approches de l'épine iliaque antérieure et supérieure. Il envahit la région épigastrique, s'avance vers l'ombilic qu'il peut atteindre ou déborder et remplit une partie de l'hypocondre gauche. Son bord antérieur, obliquement dirigé, demeure tranchant ou prend une forme arrondie. Sa surface reste lisse et offre une dureté ligneuse ou pierreuse. Sa limite supérieure, indiquée par la percussion, conserve avec la cage thoracique ses rapports habituels ou remonte légèrement. Sur la ligne mamelonnaire droite, l'étendue de la matité hépatique oscille entre les limites normales et quinze, vingt ou même trente centimètres; sur la ligne médiane antérieure ou xyphoïdienne elle peut atteindre dix, quinze et vingt centimètres; sur la ligne axillaire droite, elle peut dépasser quinze centimètres; enfin, sur la ligne dorsale droite ou scapulaire droite, la matité hépatique peut s'étendre depuis l'angle de l'omoplate jusqu'à la base de la poitrine.

L'ascite, accompagnée de la dilatation des veines abdominales sous-cutanées, ne vient que rarement masquer en partie l'état du foie.

En tête des troubles fonctionnels qui accompagnent la phase de floraison du cancer massif, il faut placer l'hypocholie ou l'acholie. Transformée presque totalement en une masse néoplasique et profondément altérée déjà, ainsi que le montre l'examen histologique, dans ses parties demeurées saines à l'œil nu, la glande hépatique est devenue complètement ou incomplètement inapte à remplir ses diverses fonctions et en particulier à fabriquer de la bile. De là, la décoloration des matières fécales, leur putréfaction, leur fétidité et la distension des anses intestinales par des gaz.

L'ictère dans ces conditions est presque irréalisable, alors même que les conduits excréteurs de la bile seraient comprimées et obturés.

Caractérisée par l'absence d'ictère et par la décoloration des matières fécales, l'acholie marque le développement d'une affection hépatique grave, et si elle est loin d'appartenir en propre au cancer massif, elle permet au moins de le différencier du premier coup d'un certain nombre d'affections hépatiques et spécialement de la cirrhose hypertrophique décrite par l'un de nous (1).

Outre les perturbations intestinales qui résultent de la diminution ou de la suppression de la fonction biliaire, le cancer massif détermine, dès son apparition, un certain nombre de troubles digestifs qui s'accentuent à sa période d'état. L'anorexie devient complète ; la langue se charge d'un épais enduit blanchâtre ; les digestions sont lentes, accompagnées de pesanteur stomacale et de flatulence. La constipation est habituelle. Les vomissements sont rares et peuvent être alimentaires, bilieux, ou même exceptionnellement sanglants.

Les douleurs se réduisent souvent à une simple sensibilité à la pression de l'épigastre et de l'hypochondre droit. Parfois, elles acquièrent une vive intensité et se présentent sous la forme de crises spontanées ou provoquées par la palpation, occupant les régions stomacale et hépatique, d'où elles s'irradient vers l'épaule droite. Il nous semble naturel d'établir une corrélation entre la rareté de la péri-hépatite d'une part, la rareté de l'ascite et des crises douloureuses d'autre part. Dans le cancer nodulaire, où la péri-hépatite est commune, à cause de la superficialité d'un certain nombre de nodosités cancéreuses, l'ascite et la douleur sont plus fréquentes que dans le cancer massif.

Les urines sont diminuées de quantité et descendent au chiffre de 5 à 600 grammes par jour. Aux approches de la mort, leur émission devient plus rare encore et leur chiffre peut tomber à 200, 100 et 50 grammes. Elles ne contiennent jamais d'albumine. L'urée était

_____

(1) V. Hanot, Étude sur la cirrhose hypertrophique avec ictère chronique. *Th. doct.* Paris, 1875. — Hanot et Schachmann, Contribut. à l'anat. pathologique de la cirrhose hypertrophique avec ictère chronique, *Archiv. de physiol.*, 1er vol., p. 1.

considérablement diminuée dans l'unique fait où elle a été dosée : son taux, après avoir été de 4 grammes puis de 2 grammes par vingt-quatre heures, s'est abaissé à 1 gramme et même à 50 centigrammes. Il est indubitable, depuis les recherches de M. Albert Robin (1), que l'inanition à laquelle les cancéreux sont voués habituellement est la cause essentielle de l'abaissement du chiffre de l'urée urinaire dans le cancer. En raison de la chute excessive du taux de l'urée dans le cas auquel nous faisons allusion, on pourrait peut-être supposer cependant, en s'appuyant sur les travaux de Murchison (2), de M. Charcot (3) et de M. Brouardel (4), que la destruction du foie, source importante de l'urée, a pu contribuer pour une certaine part à sa disparition presque absolue des urines.

La respiration, dans le cancer massif, est tantôt normale et tantôt gênée par suite de l'hypertrophie du foie. L'examen méthodique du thorax révèle au niveau de la base droite un certain nombre de modifications précédemment signalées qui pourraient faire croire à l'existence d'un épanchement pleurétique.

La température demeure physiologique, ou parfois atteint le soir 38°, 39°, ou 39°,5. Le pouls reste normal le plus souvent; dans quelques cas il s'accélère un peu et devient irrégulier. Le cœur, par exception, peut offrir un léger souffle systolique à la pointe.

L'évolution du cancer massif est toujours rapide et progressive.

Dans certains cas foudroyants, il amène la mort en un mois ou un mois et demi; le plus souvent, sa durée est comprise entre trois et cinq mois; parfois, il se prolonge pendant six ou sept mois.

Le foie augmente de volume jusqu'à la fin, tout en conservant sa surface lisse et sa dureté ligneuse (5). L'ictère n'apparaît point. Les troubles digestifs restent stationnaires, ou se prononcent davantage

(1) A. Robin, L'urée et le cancer, *Gaz. méd. de Paris*, 1884, p. 385.

(2) Murchison, *l. c.*, p. 542.

(3) Charcot, Leçons, *Progrès médic.*, 1876, p. 409.

(4) Brouardel, L'urée et le foie ; variations de la quantité de l'urée éliminée dans les maladies, *Archives de physiologie*, 1876, p. 373.

(5) Quelques auteurs ont insisté sur l'apparition, à la phase terminale du cancer hépatique, d'adénopathies cancéreuses, cervicales et inguinales. Dans une seule de nos observations l'engorgement cancéreux des ganglions sus-claviculaires droits est noté.

sans changer de caractère. Les urines diminuent de quantité. La pâleur, l'amaigrissement, la faiblesse font des progrès rapides. L'œdème cachectique se montre aux malléoles et parfois envahit les jambes, les cuisses et le scrotum. La diarrhée et la phlegmatia alba dolens peuvent alors faire leur apparition.

La mort survient dans la cachexie, après une longue agonie, pendant laquelle le malade conserve toutes ses facultés intellectuelles. Dans les derniers jours, parfois, la fièvre s'allume, ou bien le délire apparaît bruyant et agité (1), ou bien enfin, l'intelligence et le sentiment s'éteignent pour faire place à la prostration et au coma, précurseurs de la mort.

DU CANCER NODULAIRE.

Les signes qui trahissent le développement du cancer primitif nodulaire sont à la fois plus complexes et moins significatifs que ceux qui marquent l'apparition du cancer massif et si, dans la majorité des cas, ils permettent d'affirmer la carcinose hépatique, ils peuvent rester insuffisants à déterminer si celle-ci est primitive ou secondaire.

Des troubles digestifs, des symptômes douloureux, des modifications de la santé générale, isolés ou associés, sont constamment accusés par les malades au début de l'affection.

L'appétit devient irrégulier, capricieux et tend à disparaître complètement. Les aliments azotés, la viande, et parfois le pain ne sont ingérés qu'avec dégoût. Les digestions sont lentes et pénibles, accompagnées de flatulence, de nausées et exceptionnellement de vomissements.

Les douleurs occupent l'hypochondre droit, d'où elles peuvent s'irradier vers l'épaule et vers l'épigastre. Elles sont continues ou intermittentes, sourdes ou violentes.

Un malaise vague et indéterminé se manifeste. Souvent, pendant

---

(1) Lépine, Cancer primitif du foie, *Bull. Soc. anat.*, 1873, p. 524.

un temps assez long, l'habitus extérieur n'est point modifié; puis les téguments pâlissent, les forces et l'embonpoint diminuent progressivement.

Par exception, l'ictère peut se montrer à cette période et constituer un des premiers symptômes de l'affection organique du foie.

Au bout de quelques semaines, le ventre augmente sensiblement de volume, les troubles fonctionnels et généraux se prononcent davantage, un certain nombre de symptômes nouveaux, parmi lesquels l'ictère et l'ascite occupent le premier rang, viennent compliquer le tableau clinique : la maladie est entrée dans sa deuxième phase.

Augmenté de volume, le foie repousse le diaphragme, soulève les fausses côtes droites et envahit l'abdomen dans une étendue plus ou moins considérable. A l'inspection du tronc, on peut donc reconnaître, au moins dans les cas simples, que la base du thorax est évasée à droite et que la partie supérieure du ventre est bombée. S'il n'existe ni ascite considérable, ni tympanisme stomacal ou intestinal exagéré, la palpation permet de préciser les modifications de forme et de consistance du foie, aussi bien que les limites nouvelles de son bord antérieur. Comme dans le cancer massif, le foie dépasse le rebord costal, descend vers l'épine iliaque antérieure et supérieure droite, s'étend vers l'ombilic qu'il peut atteindre ou déborder et se perd par son extrémité gauche sous les fausses côtes correspondantes. Sa surface ne reste point lisse, au moins dans la grande majorité des cas, et son bord antérieur ne demeure point tranchant. Ces parties apparaissent, au palper et quelquefois même à la vue — quand l'hypertrophie du foie est considérable et la paroi abdominale peu épaisse — inégales et déformées par des tumeurs qui peuvent se ramener à deux types : ou bien elles sont petites, nombreuses, hémisphériques, dures ou molles, et donnent immédiatement l'idée de mamelons ou de marrons cancéreux; ou bien elles sont volumineuses, arrondies, fermes, peu nombreuses ou même confondues en une tumeur unique, et en imposent pour un kyste hydatique du foie. Dans quelques cas, par un examen attentif, on peut reconnaître que ces nodosités ou tumeurs hépatiques se déplacent en même temps que la totalité du foie à chaque mouvement respiratoire et qu'elles s'abaissent à chaque inspiration pour remonter à chaque expiration. Par un examen souvent répété, on peut reconnaître aussi que leurs dimensions augmentent très rapidement avec les progrès de la maladie, en même temps que leur consistance se modifie.

Par la percussion, il est aisé de déterminer les limites supérieures du foie : le plus souvent, elles ne sont pas notablement modifiées ; cependant, en avant, le foie peut dépasser le mamelon de 1 ou 2 centimètres, et en arrière, s'approcher de la pointe de l'omoplate. Du fait de l'ascension des limites supérieures du foie et surtout du fait de la descente de ses limites inférieures, la matité hépatique est accrue sur les lignes xyphoïdienne, mammaire, axillaire et scapulaire ; sur la ligne xyphoïdienne elle peut mesurer jusqu'à 17 centimètres et sur la ligne mammaire jusqu'à 22 et 23 centimètres.

L'état de la rate n'est que rarement relaté dans les observations ; d'après les comptes rendus nécropsiques, elle serait rarement atrophiée et avec une égale fréquence, soit normale, soit hypertrophiée.

L'ascite existe dans les trois cinquièmes des cas et apparaît souvent à une période avancée de la maladie. Si parfois, elle est assez abondante pour nécessiter la ponction, le plus souvent elle reste légère et permet aisément l'examen du foie. Quelquefois, elle s'accompagne de la dilatation des veines abdominales sous-cutanées.

La péri-hépatite, l'oblitération par des bouchons cancéreux des fines ramifications de la veine porte, la compression de la veine porte par les ganglions du hile dégénérés, la péritonite carcinomateuse, la dyscrasie sanguine et l'asthénie cardiaque inséparables de la cachexie cancéreuse, sont autant de facteurs qui, dissociés ou combinés, peuvent amener l'exhalation d'un liquide séreux, séro-fibrineux et parfois hémorrhagique dans la cavité péritonéale.

Dans un grand nombre de cas, c'est de la péri-hépatite, et non d'une gêne dans la circulation porte ou d'une autre cause que relève l'ascite, ainsi que l'attestent la nature de l'épanchement, l'absence de congestion splénique et de circulation collatérale. Ainsi s'explique la fréquence de l'ascite au cours du cancer nodulaire dans lequel la péri-hépatite est commune et sa rareté au cours du cancer massif dans lequel la péri-hépatite est rare.

La douleur est presque constante à la période d'état du cancer nodulaire ; mais le degré qu'elle présente est très variable. Tantôt elle est sourde, pesante, profonde, limitée à l'étendue du foie, continue ou intermittente et provoquée par la palpation, la marche et les efforts brusques ; tantôt elle offre une violence remarquable et rappelle par l'ensemble de ses caractères la névrite du phrénique liée à la péricardite ou à la pleurésie diaphragmatique.

De l'hypochondre droit et de l'épigastre, où elle a son siège d'élection, elle s'irradie sous la forme d'élancements vers l'épaule droite, le cou et le membre supérieur. Le moindre mouvement, la palpation la plus légère et surtout la pression des insertions costales du diaphragme la ravivent et deviennent l'occasion de paroxysmes intolérables qui arrachent des cris aux malades. Comme dans la pleurésie diaphragmatique, la douleur s'accompagne d'une dyspnée extrême, caractérisée par l'accélération et la brièveté des mouvements respiratoires.

La pathogénie des symptômes douloureux liés au cancer nodulaire est complexe : les douleurs sourdes peuvent résulter soit de la compression des nerfs du foie par les nodosités cancéreuses, soit d'une péri-hépatite qui parfois est reconnue aisément à l'existence de frottements péritonéaux perceptibles à la palpation pendant les mouvements respiratoires de grande amplitude. Quant aux douleurs violentes irradiées vers l'épaule, le cou et le bras, et accompagnées de dyspnée, elles sont liées évidemment à la congestion ou à l'inflammation du nerf phrénique droit dont les terminaisons intra-diaphragmatiques peuvent être aussi facilement atteintes au cours d'une péri-hépatite intense, qu'au cours d'une pleurésie diaphragmatique.

Dans un tiers des cas, l'ictère fait absolument défaut pendant toute la durée de la maladie ; dans le second tiers, une légère teinte subictérique apparaît quelques jours avant la mort ; enfin, dans le dernier tiers se montre une jaunisse véritable qui s'étend des conjonctives à la totalité des téguments, augmente progressivement d'intensité, puis reste stationnaire et persiste jusqu'à la fin. Ce n'est

que tout à fait exceptionnellement qu'elle diminue puis disparaît
après avoir atteint son maximum d'intensité. L'apparition de l'ictère
au cours du cancer nodulaire doit avoir pour cause la compression
d'un certain nombre de canaux biliaires intra-hépatiques par les
nodosités cancéreuses et peut-être aussi la compression des voies
biliaires extra-hépatiques par les ganglions lymphatiques du hile,
par les ganglions gastro-hépatiques ou péri-pancréatiques. Sa diminution et sa disparition possibles sont liées vraisemblablement à la
transformation progressive de la glande hépatique en nodosités cancéreuses, à la diminution et à la suppression de la sécrétion biliaire
qui en résulte, à l'hypocholie et à l'acholie en un mot.

Si, dans la majorité des cas, les nodosités cancéreuses étant disséminées, il subsiste des départements glandulaires suffisamment étendus pour sécréter une bile assez abondante, ainsi qu'en témoignent
l'ictère lorsque les conduits biliaires sont obstrués et la coloration
des matières fécales lorsqu'ils sont perméables, dans quelques cas, les
nodosités cancéreuses devenant cohérentes produisent les mêmes
effets que le cancer massif et causent l'acholie (1). On voit alors,
avec l'absence d'ictère, coïncider la décoloration des matières
fécales (2), ou encore, ainsi que nous l'avons indiqué précédemment,
un ictère intense diminuer puis disparaître complètement.

La cachexie cancéreuse, qui amène une diminution de la sécrétion
urinaire, aussi bien dans le cancer massif que dans le cancer nodulaire, doit vraisemblablement causer de même un ralentissement sensible de la sécrétion biliaire. Mais cette hypocholie marastique
demeure insuffisante à prévenir l'ictère et à déterminer la décoloration des matières fécales ; elle est donc négligeable dans l'espèce. Ce
n'est point aux états cachectiques prononcés que sont liés les signes
de l'acholie. Ils dépendent, ainsi que l'établissent nos observations,
de la destruction du foie par une masse cancéreuse ou par des nodosités cohérentes.

(1) Le régime lacté, par l'entrave qu'il apporte à la formation des pigments biliaires,
peut engendrer un certain degré d'acholie pigmentaire qui n'empêche point le développement de l'ictère et qui se traduit par la décoloration très imparfaite des matières fécales.

(2) RALFE, A case of primary cancer of the liver. Ueder the care of Dr Headland
(*The Lancet*, 1871, vol. I, p. 268).

La diminution et l'irrégularité de l'appétit qui se manifestent dès le début du cancer nodulaire aboutissent bientôt à l'anorexie complète. Les aliments perdent toute saveur et inspirent une répulsion invincible ; certains malades finissent par se soumettre à une diète presque absolue. Les digestions sont pénibles, souvent accompagnées de nausées et, dans les derniers jours de la maladie, de vomituritions, de vomissements glaireux, bilieux et parfois sanglants. La constipation et le météorisme intestinal sont habituels. Les selles sont assez souvent décolorées et fétides, soit à cause de l'acholie, soit à cause de la rétention biliaire résultant de la compression des canaux excréteurs de la bile.

Les urines sont le plus souvent diminuées de quantité. Elles ne renferment pas d'albumine. Lorsqu'il existe un ictère bien caractérisé, elles sont toujours chargées de pigments biliaires ; lorsque l'ictère est léger ou douteux, elles contiennent tantôt de la biliphéine et tantôt de l'hémaphéine.

L'urée des vingt-quatre heures reste à son taux normal (1) ou diminue considérablement de quantité (2), au point de descendre aux chiffres de 2 grammes, 1^{gr},5, 1 gramme. L'assertion de M. Rommelaere (3), suivant laquelle le cancer serait le résultat de la viciation de la nutrition intime, viciation dont la réalité serait établie par une diminution de l'urée urinaire, ne trouve donc nullement ici sa justification. Au contraire, l'opinion de M. A. Robin (4), qui veut que

(1) Voici les chiffres relevés chez un malade par M. Letulle. — LETULLE, *l. c.*

20 oct.	Urée.	21^{gr},77	26 oct.	Urée.	14^{gr},53	1er nov.	Urée.	20^{gr},49	7 nov.	Urée.	33^{gr},81
21	—	18 ,44	27	—	10 ,24	2	—	»	8	—	33 ,81
22	—	25 ,55	28	—	23 ,12	3	—	31 ,12	9	—	23 ,05
23	—	24 ,33	29	—	16 ,32	4	—	21 ,77	10	—	25 ,62
24	—	22 ,48	30	—	26 ,77	5	—	24 ,59	11	—	23 .82
25	—	22 ,19	31	—	30 ,74	6	—	24 ,97			

Dans un autre fait, M. Aussilloux a trouvé pour un jour les chiffres de 36^{gr},10, et pour un autre jour ceux de 22^{gr},80. — AUSSILLOUX, *l. c.*

(2) Dans un deuxième fait par lui observé, M. Letulle a noté les chiffres de 5^{gr}, 3^{gr},6, 1^{gr},05 ; M. Deschamps, ceux de 1^{gr},25, 3^{gr},5, 1^{gr},50, 2^{gr}, 1^{gr} ; enfin, M. Mossé, celui de 6^{gr}. — LETULLE, Alcoolisme chronique. Cancer primit. du foie (*Gaz. médic. de Paris*, 1878, p. 493). — DESCHAMPS, *l. c.* — Mossé, Carcinome primit. du foie. Thrombose par végétations cancéreuses de la veine porte (*Bullet. de la Société anat.*, 1878, p. 328).

(3) ROMMELAERE, cité par A. Robin, *l. c.*

(4) A. ROBIN, *l. c.*

l'alimentation règle avant toute autre considération la quantité de l'urée, est ici pleinement confirmée. Les malades qui continuent à se nourrir éliminent une quantité d'urée aussi considérable qu'à l'état normal et ceux qui se condamnent à l'inanition aboutissent rapidement à une hypo-azoturie extrême.

Un grand nombre de causes concourent à l'apparition d'une gêne respiratoire plus ou moins grande : outre l'aglobulie, l'asthénie cardiaque et diaphragmatique, dont le rôle est mal défini, peuvent entrer en jeu l'hypertrophie du foie, le météorisme abdominal, l'ascite, qui entravent le jeu du diaphragme, la congestion ou la névrite du phrénique droit, la carcinose secondaire des poumons et la pleurésie droite. Suivant que la dyspnée reconnaît pour agent telle ou telle des causes que nous venons d'énumérer, elle présente tel ou tel caractère et s'accompagne, à l'examen de la poitrine, de tel ou tel signe physique. Quelquefois, aux approches de la mort, la dyspnée augmente sensiblement et à l'auscultation de la poitrine on trouve, au niveau des deux bases, des râles sous-crépitants fins.

L'état de la température est variable dans le cancer nodulaire : le plus souvent elle reste normale ; parfois elle subit une ascension légère quelques jours avant la mort ou dès les premiers jours de l'affection et oscille pendant toute sa durée entre 38° et 39° ; enfin, dans quelques cas, la fièvre revêt, soit dès le début du cancer, soit après une phase prodromique plus ou moins longue et en dehors de toute complication, une intensité inusitée qui imprime à la maladie un aspect tout particulier. Elle offre du reste deux types distincts : elle est continue ou rémittente.

Continue, elle débute avec fracas, par des frissons, du malaise, de la courbature et acquiert d'emblée une grande intensité. Elle s'accompagne de rougeur de la face, de sécheresse de la langue, de fétidité de l'haleine et persiste avec ces caractères jusqu'à la mort du malade.

Rémittente, elle est légère dans la matinée et présente dans l'après-midi ou dans la nuit des exacerbations qui sont bien décrites dans une observation de Monneret (1). Celles-ci sont marquées par un frisson

(1) MONNERET, *l. c.*, p. 664.

suivi de chaleur, puis de sueurs ou de moiteur. La langue est blanche, la soif vive, l'appétit nul, les urines sédimenteuses.

Qu'elle soit continue, ou qu'elle soit rémittente, la fièvre est dans le cancer du foie l'indice d'une pullulation active des éléments cancéreux. Elle annonce une marche suraiguë du néoplasme et présage une mort prochaine. Il est certain que dans cette forme de la carcinose hépatique un thermomètre appliqué selon la méthode de M. Peter (1) sur l'hypochondre droit indiquerait une température notablement supérieure à la température normale et qu'il pourrait fournir d'utiles indications pour le diagnostic.

Le pouls subit des modifications parallèles à celles de la température. Le cœur n'offre aucun bruit morbide à l'auscultation. Le sang, pauvre en hématies et profondément altéré, s'extravase parfois pour donner naissance à du purpura et à des épistaxis.

Ainsi que nous l'avons indiqué au début, l'embonpoint peut être conservé. Parfois même, à la période d'état, la santé générale demeure satisfaisante. Il faut être prévenu de cette particularité qui est capable d'égarer le diagnostic. Tôt ou tard, les forces déclinent, l'émaciation se montre et les téguments prennent une teinte anémique, terreuse ou jaune paille.

La durée totale du cancer nodulaire est comprise entre 18 jours et 1 an; elle est en moyenne de 3 à 6 mois. La fièvre et les vomissements incessants annoncent presque toujours un cancer à évolution rapide. L'on peut ajouter que, d'une façon générale, la durée du cancer est proportionnelle à l'âge du malade : au-dessous de 40 ans, le cancer nodulaire a une marche suraiguë et tue en moins de 2 mois; entre 40 et 70 ans, sa durée moyenne est comprise entre 3 et 6 mois; enfin, après 70 ans, il n'amène souvent la mort qu'après 5, 8 et 12 mois.

Le foie ne cesse de s'hypertrophier et parfois, d'un jour à l'autre, on peut s'assurer de l'augmentation de volume des nodosités qui hérissent sa surface.

(1) PETER, Recherches sur les températures morbides locales (*France médic.*, 1878, p. 281).

L'ascite manque jusqu'au bout ou augmente progressivement. Si l'ictère fait défaut, une teinte subictérique peut apparaître aux conjonctives. Assez souvent quelques vomissements terminaux se produisent. La sécrétion urinaire se tarit presque complètement. Les malléoles et parfois les mains s'œdématient. La diarrhée succède à la constipation. La température s'élève fréquemment de 1° ou 2° pendant les derniers jours, ou au contraire s'abaisse de 1° à 3° (1).

La mort survient au milieu de circonstances variables suivant les cas : elle est rarement subite ; rarement aussi, elle est précédée d'angoisse, de dyspnée et de phénomènes asphyxiques ; presque toujours, le malade s'éteint peu à peu en conservant son intelligence jusqu'au bout, ou bien meurt dans le coma après quelques jours d'un délire tranquille ou furieux.

Oppolzer et Hénoch (2) qui, tout d'abord, avaient regardé comme possible la guérison du cancer hépatique, sont revenus ultérieurement sur leur première opinion. Quant à Bochdalek (3) qui croyait également à la curabilité du cancer du foie, il avait confondu, ainsi que Dietrich (4) l'a établi, la syphilis hépatique avec le cancer (5).

Formes cliniques du cancer nodulaire. — On pourrait multiplier à l'infini les formes cliniques du cancer nodulaire, en tenant compte de son mode de début, de son évolution, de ses signes concomitants, etc. ; mais ce serait compliquer son étude au lieu de l'éclairer, sans profit véritable.

Il faut bien reconnaître cependant que si le plus grand nombre des

---

(1) Joffroy, Abaissement de la température dans un cas de cancer du foie (*Bull. Soc. biolog.*, 1869, p. 225).

(2) Oppolzer et Hénoch, cités par Leichtenstern, *loc. cit.*, s. 356.

(3) Bochdalek, *ibid.*

(4) Dietrich, *ibid.*

(5) Si l'on en croit un fait rapporté par Schwing, le cancer du foie pourrait n'entraver point la grossesse et l'accouchement. Cet auteur relate en effet l'observation d'une femme de 42 ans, ayant eu cinq accouchements et un avortement, qui accoucha normalement d'un sixième enfant vivant et bien portant. L'accouchée succomba huit jours plus tard. A l'autopsie, Klebs trouva un cancer primitif du foie ; le foie pesait 14 kilogr. — Schwing, Ein Fall von Schwangerschaft und Geburt complicirt mit einem enorm grossen primären Lebercarcinom (*Centralb. l. f. Gynæk.*, 1881, s. 308). Analyse dans la *Rev. de Hayem*, t. XX, 1882, p. 213.

cas rentre dans la description d'ensemble que nous avons donnée, il en est qui se montrent sous un aspect symptomatique tellement particulier, qu'ils nécessitent une mention spéciale. Nous distinguerons dans le cancer nodulaire, à côté de la *forme commune* dont le chapitre précédent a pu donner une idée, cinq formes qui présentent une originalité propre et une allure personnelle. Ce sont les *formes fébrile, marastique, douloureuse, dyspeptique* et *ictérique*. Nous allons les passer successivement en revue.

Le cancer nodulaire peut s'accompagner, pendant toute la durée de son évolution ou pendant les derniers jours de la vie du malade, d'une hyperthermie plus ou moins marquée, sans que le tableau symptomatique auquel il donne lieu soit sensiblement modifié. De semblables faits ne rentrent point dans le cadre de notre description actuelle. Le cancer nodulaire à *forme fébrile* est celui dans lequel la fièvre est si violente qu'elle prime tous les autres symptômes et masque la lésion du foie. Il offre une apparence si particulière, que ce n'est avec aucune autre affection hépatique qu'il peut être confondu, mais avec une pyrexie telle que la variole ou la fièvre typhoïde.

La fièvre que l'on observe dans ces conditions est continue ou rémittente.

M. Aussourd (1) a recueilli dans le service de M. Grancher un bel exemple de cancer nodulaire avec élévation thermique continue. Il s'agissait d'une femme âgée de quarante-neuf ans, qui souffrait depuis trois mois de troubles gastriques peu accusés, lorsqu'elle fut prise brusquement de frissons, de malaise, de courbature et de fièvre intense ; la face était rouge, la langue sèche, l'haleine fétide. Elle mourut au bout de douze jours. Pendant la vie, on avait porté d'abord le diagnostic de variole (2), puis celui de fièvre typhoïde. A l'autopsie on trouva exclusivement un cancer primitif du foie en nodosités.

(1) AUSSOURD, De l'élévation de la température dans les néoplasmes, *Th. doct.* Paris, 1882, p. 24.
(2) En raison de la coexistence d'une fièvre vive, de douleurs lombaires et de vomissements.

Monneret (1), d'autre part, a rapporté une observation de cancer nodulaire avec élévation thermique rémittente. Elle a trait à une femme âgée de trente-six ans, d'une constitution robuste et athlétique, qui fut prise d'une fièvre, laquelle, légère dans la matinée, présentait dans l'après-midi des exacerbations marquées par un frisson suivi de chaleur, puis de sueurs ou de moiteur. La langue était blanche, la soif vive, l'appétit nul, la bouche mauvaise, les urines sédimenteuses. Le foie, volumineux puis bosselé, était le siège de douleurs irradiées dans l'épaule et le bras du côté droit. La mort survint après dix-huit jours de maladie et l'autopsie révéla l'existence d'un cancer nodulaire primitif.

Nous verrons ultérieurement que le cancer secondaire du foie engendre parfois aussi une élévation thermique qui a pu revêtir le type franchement intermittent et éveiller l'idée d'une infection purulente.

Le cancer nodulaire à forme fébrile évolue à la façon d'une véritable maladie aiguë et conduit à la mort avec une extrême rapidité.

La malade de Monneret fut emportée en dix-huit jours et celle de M. Grancher fut enlevée en douze jours après trois mois de prodromes mal accusés et ne ressortissant peut-être pas au carcinome hépatique.

En raison de cette prompte évolution du cancer nodulaire à forme fébrile, il est naturel de supposer que la fièvre qui le caractérise est le résultat de la division et de la multiplication exceptionnellement rapide des éléments néoplasiques. « En pathologie comme en mécanique, dit M. Peter, partout où il y a un travail accompli, il y a calorique dégagé. »

Tôt ou tard la cachexie se montre au cours du cancer nodulaire. Mais elle est d'habitude précédée ou accompagnée de troubles gastrohépatiques qui attirent l'attention sur l'appareil digestif ou ses annexes et guident le diagnostic.

Parfois ces troubles sont réduits à leur minimum. Ce qui domine la scène morbide, c'est une altération progressive de la santé générale

____

(1) MONNERET, _l. c._

caractérisée par la perte des forces, l'amaigrissement, la décoloration des tissus, la souffrance des diverses fonctions et l'apparition d'œdèmes cachectiques.

L'idée d'un cancer vient immédiatement à l'esprit; mais les réactions locales déterminées par la lésion hépatique sont tellement atténuées, que l'attention n'est pas plus dirigée vers le foie que vers les autres organes. Seul l'examen complet du malade permet de fixer le siège véritable de la néoplasie. C'est à des faits de cet ordre que doit être réservée la désignation de cancer nodulaire à *forme marastique*.

L'on sait d'ailleurs que, comme le cancer du foie, le cancer de l'estomac, de l'utérus ou d'un autre organe peut évoluer sans causer aucun désordre fonctionnel notable et ne trahir son développement que par l'apparition d'une cachexie progressive.

L'observation XII (1) peut servir de base à la description du cancer nodulaire à *forme douloureuse*. Cette observation peut être ainsi résumée :

Une femme âgée de vingt-huit ans est reçue à l'hôpital pour de violentes douleurs dont elle souffre par intervalles depuis quelques semaines. Ces douleurs occupent principalement les insertions diaphragmatiques antérieures, d'où elles s'irradient vers la région latérale droite du cou et l'épaule correspondante; la pression la plus légère les exagère et arrache des cris à la malade; en même temps, la dyspnée est intense, les inspirations sont courtes et précipitées. La réunion de ces symptômes fait songer de prime abord à une névralgie du phrénique. A l'examen de l'abdomen l'on reconnaît que le foie est notablement tuméfié. L'état général est d'ailleurs florissant : il n'y a ni troubles digestifs, ni hémorrhagies, ni ictère. En présence de ces signes, il est impossible de penser à un cancer du foie et l'on se rattache au diagnostic de kyste hydatique.

Une ponction exploratrice faite avec l'appareil Dieulafoy reste sans résultat. Les douleurs augmentent d'acuité et deviennent véritable-

(1) Voy. p. 129.

ment intolérables ; elles résistent au chloral et à la morphine à hautes doses. Puis, au bout de plusieurs semaines, de nouveaux symptômes se montrent : des vomissements se produisent, l'ictère apparaît aux conjonctives et s'étend à la totalité du corps ; l'amaigrissement et la cachexie succèdent à l'embonpoint, si bien que quelques jours avant la mort le diagnostic de cancer du foie s'impose.

Ainsi, pendant longtemps, le cancer hépatique peut ne déterminer aucun autre trouble fonctionnel qu'une douleur paroxystique excessivement vive, irradiée de la base du thorax au cou et à l'épaule et accompagnée d'une dyspnée caractérisée par la brièveté et la multiplicité des actes respiratoires.

N'étaient les signes fournis par l'examen du foie, l'on croirait à une névralgie simple du phrénique droit.

En raison de la conservation du bon état général, de l'absence d'ictère et de troubles digestifs, le diagnostic de cancer du foie n'est même point agité et ce n'est que beaucoup plus tard, quand la cachexie et les désordres fonctionnels apparaissent, que l'affection organique est soupçonnée puis affirmée.

Cette forme de carcinose nodulaire du foie est donc véritablement spéciale ; elle est aussi distincte de la forme commune que la forme fébrile elle-même. Ici, la fièvre paraît constituer toute la maladie ; là, c'est la névralgie ou la névrite du phrénique droit.

Les fonctions digestives sont presque toujours gravement compromises dans le cancer hépatique à ses diverses périodes. Parfois, les vomissements se répètent avec une telle fréquence, que, si l'on ignorait l'existence de la *forme dyspeptique* du cancer nodulaire primitif, l'on serait porté à croire à une lésion organique primitive de l'estomac et à considérer l'hypertrophie mamelonnée du foie comme due à une atteinte secondaire de cet organe.

L'ictère qui, le plus souvent, est un symptôme tardif du cancer nodulaire, peut, par exception, marquer le début de l'affection, ainsi que le montrent les trois exemples suivants :

Un malade, dont l'observation a été communiquée par M. Rou

lier à la Société anatomique (1), après avoir eu une pleurésie à droite dont il guérit complètement, fut pris de douleurs dans le côté droit et d'ictère accompagné de décoloration des matières fécales. Un médecin appelé fit appliquer six sangsues sur l'hypochondre droit. A son entrée à l'hôpital, le malade présentait une teinte ictérique marquée et se plaignait de douleurs dans la région hépatique. Il n'était pas amaigri et, au premier abord, l'on eût pu croire à un ictère simple. Le foie était considérablement hypertrophié. Plus tard, l'ictère diminua puis disparut et les signes d'une cachexie à marche rapide précédèrent de quelques jours la terminaison fatale.

Un vieillard, dont l'histoire est rapportée par M. Dussaussay (2), fut atteint brusquement de jaunisse, à la suite d'une émotion morale. Cette jaunisse persista, sans douleur spontanée, sans trouble digestif et s'accompagna bientôt d'affaiblissement et d'émaciation. Quand le malade entra à l'hôpital, quatre mois après le début de son affection, l'ictère était très foncé, les matières fécales étaient décolorées, la cachexie était profonde, le foie volumineux et marronné. Ces symptômes persistèrent jusqu'à la mort du malade, qui fut précédée pendant quelques jours d'anorexie et de diarrhée.

· On trouvera plus loin l'observation (3) d'une malade atteinte depuis vingt-cinq ans de lithiase biliaire, qui, trois semaines après une attaque de colique hépatique, eut un ictère qu'il était logique de rattacher à l'oblitération du canal cholédoque par un calcul. L'embonpoint était conservé, les forces diminuées, l'appétit perdu, le foie volumineux. Bientôt, des phénomènes d'algidité et de collapsus survinrent qui furent rapidement suivis de mort. L'autopsie montra, outre la présence de calculs dans les voies biliaires intra-hépatiques et outre la dilatation et l'inflammation des conduits biliaires, l'existence d'un cancer primitif du foie.

Ainsi, tel ictère qui s'annonce comme un ictère simple, spasmodique ou lithiasique, peut être suivi tôt ou tard de signes physiques,

---

(1) ROUTIER, Cancer primitif du foie (*Bull. Soc. anat.*, 1878, p. 168).
(2) DUSSAUSSAY, Cancer primitif du foie (*Bull. Soc. anat.*, 1876, p. 345).
(3) Voy. p. 127.

de désordres fonctionnels et généraux qui marquent le développement de la carcinose du foie. Cette évolution particulière caractérise
la *forme ictérique* du cancer nodulaire.

DU CANCER AVEC CIRRHOSE.

Lorsque la cirrhose et le cancer évoluent simultanément dans
le foie, ils engendrent un complexus symptomatique formé d'éléments qui les uns appartiennent à la lésion du tissu conjonctif et les
autres à la néoplasie épithéliale. Dans ces conditions le clinicien
hésite entre le diagnostic de cirrhose et celui de cancer, l'un et
l'autre vérifiés à l'autopsie.

Ce sont habituellement des troubles digestifs imputables à la
cirrhose ou au cancer qui marquent le développement de l'affection.
L'appétit diminue ou se perd complètement ; la viande et les matières
grasses deviennent dans quelques cas un objet de dégoût invincible.
Les digestions sont laborieuses, accompagnées de pesanteur stomacale, de flatulence, de régurgitations et parfois suivies de vomituritions et de vomissements.

A ces signes se joignent souvent des douleurs sourdes occupant la
région épigastrique ou l'hypochondre droit et des modifications de
la santé générale ; les forces déclinent, l'embonpoint diminue, les
téguments prennent une teinte anémique.

Quelquefois, ainsi qu'au début de la cirrhose isolée, surviennent
des épistaxis légères ou abondantes.

Le ventre ne tarde pas à augmenter de volume. Il n'est même
point rare de voir le météorisme abdominal et l'ascite signaler pour
ainsi dire l'invasion de la maladie.

Quoi qu'il en soit, lorsque l'ascite apparaît, l'on peut dire que la
phase d'état commence.

A cette période, le tableau clinique est fait de signes qui dépendent
les uns du cancer, les autres de la cirrhose.

Les premières manifestations morbides remontent à quelques

semaines à peine et déjà, comme dans le cancer, la faiblesse est grande, l'émaciation est évidente, la cachexie est imminente.

Comme dans la cirrhose, l'ascite est constante et s'accompagne du développement des veines tégumenteuses abdominales.

L'état du foie est variable avec le degré de la cirrhose d'une part, avec le nombre et les dimensions des nodosités cancéreuses d'autre part. Tantôt il est diminué de volume, si bien que, réfugié derrière les fausses côtes, il est inaccessible à la palpation et fournit à la percussion une matité moins étendue qu'à l'état normal ; tantôt, au contraire, il est hypertrophié, soulève le rebord costal qu'il dépasse d'un ou plusieurs travers de doigt, donne à la percussion une matité considérable et à la palpation une surface dure, inégale et bosselée.

La rate est aussi souvent petite qu'hypertrophiée.

L'ictère existe dans presque tous les cas ; il est précoce ou tardif, léger ou accentué, limité aux conjonctives ou étendu à la totalité des téguments.

Des douleurs sourdes siègent à l'épigastre et à l'hypochondre droit, d'où elles s'irradient vers l'épaule correspondante.

Les troubles gastriques offrent les mêmes caractères qu'à la phase de début. Il y a soit de la diarrhée, soit de la constipation ; les matières fécales sont quelquefois décolorées. L'hématémèse et le melœna (1) sont rares. Les urines sont exceptionnellement albumineuses. Le cœur présente parfois à la base ou à la pointe un souffle anémique (2).

L'état général s'aggrave progressivement ; des œdèmes et des hydropisies cachectiques font leur apparition. L'ascite augmente et nécessite assez souvent la ponction. L'ictère se prononce et la mort survient dans le coma ou le marasme, après quelques phénomènes terminaux tels que l'abaissement de la température

---

(1) Delaunay, Tumeur du foie. Épithéliome adénoïde enkysté (*Bull. Soc. anat.*, 1876, p. 241).

(2) Lancereaux, Contribut. à l'étude de l'hépato-adénome. Observat. IV (*Gaz. médic. Paris*, 1868, p. 706).

(36°,5, 36°) (1), le refroidissement des extrémités, l'état syncopal, la dyspnée, les vomissements.

La durée totale de la maladie est comprise entre 5 semaines et 16 mois; elle est en moyenne de 2 à 4 mois.

(1) Sevestre, *l. c.*, p. 1050.

DIAGNOSTIC.

Le diagnostic du cancer hépatique ne peut être établi avec certitude pendant la première phase de l'affection. Les modifications de la santé générale, les troubles digestifs et les symptômes douloureux que les malades éprouvent à cette période appartiennent en effet aux lésions les plus diverses des viscères abdominaux et ne sont nullement caractéristiques de l'atteinte organique du foie. Tout au plus pourra-t-on fonder quelques présomptions sur l'âge des malades, sur la précocité de l'anémie, sur la ténacité des troubles digestifs et sur le siège des sensations douloureuses.

A la période d'état, les probabilités se changeront le plus souvent en certitude, si l'abondance de l'ascite, si la tension et l'épaisseur des parois abdominales ne viennent point masquer l'état de la glande hépatique.

DU CANCER MASSIF.

Le diagnostic du cancer massif arrivé à la période d'état reposera sur la réunion des symptômes suivants : anémie rapide et profonde, hypertrophie lisse du foie, absence d'ictère et le plus souvent d'ascite, perturbation des fonctions digestives, sensibilité ou endolorissement de la région hépatique.

Le cancer primitif nodulaire, outre qu'il s'accompagne le plus souvent d'ascite et d'ictère, détermine presque toujours l'hypertrophie noueuse et marronnée du foie.

Dans le cancer avec cirrhose il y a de l'ascite, de l'ictère et le foie se montre diminué de volume comme dans la cirrhose, ou bien augmenté de volume et noueux comme dans le cancer nodulaire.

Le cancer secondaire engendre l'hypertrophie noueuse du foie, et peut être surtout confondu, non avec le cancer massif, mais avec le cancer nodulaire primitif.

Le cancer des voies biliaires occupe la vésicule ou les conduits : si la vésicule est atteinte, la région hypochondriaque apparaît soulevée par une tumeur circonscrite qui ne peut donner l'idée d'un cancer massif; si les conduits sont le siège de la néoplasie, l'ictère ne tarde pas à se manifester et aucune tumeur ne devient généralement appréciable à l'examen du ventre.

Le sarcome primitif du foie est trop rare pour que l'on puisse songer à sa possibilité.

Le sarcome secondaire, comme le cancer secondaire, transforme la surface du foie en une surface inégale et mamelonnée.

Les mélanomes occasionnent ordinairement l'hypertrophie lisse du foie; mais ils succèdent à des néoplasmes oculaires ou cutanés dont la nature a été établie antérieurement; ils peuvent s'accompagner de mélanurie et de déterminations néoplasiques cutanées ou ganglionnaires dont la constatation éclaire le diagnostic.

La cirrhose hypertrophique avec ictère et le cancer massif ont plusieurs signes communs, l'hypertrophie lisse du foie et l'absence d'ascite leur appartiennent également. Mais outre que la cirrhose, décrite par l'un de nous (1), a une évolution lente et qu'elle est longtemps compatible avec un état général satisfaisant, elle s'accompagne toujours de polycholie et d'ictère.

La cirrhose hypertrophique graisseuse, par son début insidieux, puis sa marche rapide, par l'hypertrophie lisse du foie et l'absence d'ascite qui la caractérisent, se rapproche cliniquement du cancer massif; mais la maladie d'Hutinel-Sabourin (2) survient dans des conditions étiologiques spéciales, elle s'accompagne bientôt d'un sub-ictère qui manque absolument dans le cancer massif et se termine souvent par des phénomènes semblables ou identiques à ceux de l'ictère grave.

____

(1) HANOT, *l. c.*

(2) HUTINEL, Étude sur quelques cas de cirrhose avec stéatose du foie (*France médic.*, 1881, 1 vol., p. 352). — SABOURIN, Sur une variété de cirrhose hypertrophiée du foie. Cirrhose hypertrophiée, graisseuse (*Archiv. de physiolog.*, 1881, p. 584).

L'intoxication paludéenne, la syphilis, le diabète, la lithiase biliaire peuvent engendrer diverses formes de cirrhose hypertrophique que leur marche lente, unie à la connaissance des antécédents et des symptômes concomitants, ne permettra pas de confondre avec le cancer massif.

Dans la leucocythémie, on peut voir survenir une hépatomégalie lisse sans ictère et sans ascite, marchant de pair avec une décoloration progressive des tissus, comme dans le cancer massif. Mais l'apparition de ces accidents est lente, l'hépatomégalie s'accompagne d'une splénomégalie considérable et de troubles divers dont l'examen du sang pourra seul donner la clef.

La dégénérescence amyloïde du foie occasionne l'hypertrophie lisse de cet organe, sans ictère et sans ascite, et se montre inséparable d'un état anémo-cachectique. Mais à l'origine de la dégénérescence amyloïde se trouve toujours une carie, une nécrose, une suppuration intarissable ; la marche de la maladie est lente ; la douleur fait défaut ; les troubles digestifs sont peu marqués ; la rate est augmentée de volume ; l'albuminurie est constante.

Les kystes hydatiques n'amènent point une tuméfaction générale du foie, mais une saillie plus ou moins limitée ; ils n'offrent point une dureté ligneuse ou pierreuse, mais donnent une sensation de résistance et parfois de fluctuation ; les troubles digestifs qu'ils causent sont moins accentués que ceux du cancer massif ; ils ne produisent qu'au bout d'un temps très long des modifications sérieuses de la santé générale.

En résumé, le cancer massif revêt une physionomie particulière qui doit en permettre le diagnostic, et s'il a fréquemment été méconnu pendant toute la durée de son évolution, c'est que les signes qui trahissent son développement sont inconnus du plus grand nombre des médecins.

DU CANCER NODULAIRE.

En décrivant les formes anormales du cancer nodulaire, nous avons montré que celles-ci pouvaient en imposer pour les maladies les plus dissemblables. Nous avons indiqué que la forme douloureuse pouvait être prise au premier abord pour une névralgie diaphragmatique, que la forme ictérique pouvait être confondue pendant un certain temps avec un ictère simple, lithiasique ou spasmodique, et enfin, que la forme fébrile pouvait revêtir l'allure symptomatique d'une pyrexie telle que la variole ou la fièvre typhoïde.

Nous ne reviendrons pas sur ces faits exceptionnels pour nous attacher simplement au diagnostic de la forme commune.

Le cancer secondaire du foie est, de tous les états morbides, celui qui est le plus aisément confondu avec le cancer nodulaire primitif; nous reviendrons ultérieurement sur ce point.

Le sarcome nodulaire primitif pent simuler absolument le développement du cancer nodulaire primitif; mais il est d'une telle rareté qu'il ne doit point entrer en ligne de compte.

Le cancer de la vésicule biliaire donne le plus souvent naissance à une tumeur dure, immobile, ovoïde ou sphérique, lisse ou bosselée, petite ou volumineuse, située dans l'hypochondre droit à la partie moyenne du rebord costal. Il sera donc possible de le distinguer du cancer nodulaire dont les bosselures sont réparties sur une large surface.

Le carcinome stomacal peut engendrer par exception des tumeurs volumineuses, susceptibles d'être prises pour des nodosités hépatiques. La palpation reste alors souvent insuffisante à trancher le diagnostic, mais la percussion fournit un son tympanique si les nodosités ont une origine gastrique et un son mat si elles se rattachent au foie.

S'il est généralement facile de différencier le cancer nodulaire du foie des néoplasies péritonéales malignes, cette règle souffre des exceptions, ainsi que Frerichs (1) l'a montré. Il y a en effet des néoplasies du petit épiploon qui représentent rigoureusement la forme du foie et dont il est impossible de reconnaître le siège précis. Il y a en outre des cancers du foie qui remplissent si complètement

____

(1) Frerichs, *l. c.*, p. 664.

la cavité abdominale, qu'on ne saurait déterminer le point de départ
de la tumeur.

Le cancer du rein droit a souvent été confondu avec le cancer du
foie (1). Frerichs (2) rapporte que dans un cas « où l'on ne pouvait
distinguer les deux organes par la percussion, l'on ne parvint à
déterminer le siège de la tumeur que par d'autres moyens tels que
l'absence de déplacement dans l'inspiration. »

La syphilis hépatique peut à l'examen physique offrir une grande
analogie avec le cancer et l'on conçoit que le diagnostic soit parfois
très hésitant. Néanmoins, les antécédents du malade, la longue durée
de l'affection, l'absence de véritable cachexie cancéreuse, l'existence
d'autres signes de syphilis fixent le jugement dans la grande majorité des cas. La congestion hépatique liée aux maladies du cœur
parvenues à la phase de cachexie simule quelquefois à s'y méprendre
le carcinome nodulaire. Seuls l'examen approfondi des malades et
l'étude des commémoratifs permettront d'éviter l'erreur.

Le diagnostic de l'abcès du foie et du cancer ne se pose point habituellement. Cependant, comme d'une part l'abcès peut évoluer
sourdement, et comme d'autre part le cancer peut offrir une marche
aiguë et s'accompagner de fièvre, l'on comprend que, dans des cas
exceptionnels, la confusion puisse être faite.

Après le cancer secondaire, l'hydatide du foie est l'affection qui le
plus souvent a été confondue avec le cancer nodulaire. C'est que, ainsi
que nous avons pris soin de l'indiquer, il est des cas dans lesquels
les nodosités carcinomateuses se fusionnent en une ou plusieurs
tumeurs volumineuses, qui, si elles n'ont la consistance des kystes
hydatiques, en ont pour le moins la forme et le volume. En se fondant
sur l'évolution lente de l'affection, sur l'absence de désordres généraux graves, on arrivera dans la majorité des cas au diagnostic. Si
le doute subsiste, l'on devra recourir à une ponction exploratrice.

Les kystes hydatiques multiloculaires présentent le plus souvent
tous les caractères cliniques du cancer; mais ils sont si rares, au

(1) Voir par exemple : Alling, Cancer du rein. Généralisation cancéreuse consécutive,
Bull. Soc. anat., 1869, p. 278.
(2) Frerichs, *l. c.*, p. 665.

7*

moins en France, qu'il ne faut pas s'en embarrasser au point de vue du diagnostic.

DU CANCER AVEC CIRRHOSE.

Dans le cancer avec cirrhose, les signes fournis par l'examen du foie sont variables avec le degré de la cirrhose d'une part, et d'autre part avec le nombre et le volume des nodosités cancéreuses. Tantôt le foie, hypertrophié, soulève le rebord costal qu'il dépasse d'un ou plusieurs travers de doigt, donne à la percussion une matité considérable et montre à la palpation une surface inégale et bosselée. Tantôt il est atrophié, si bien que, réfugié derrière les fausses côtes, il est inaccessible à la palpation et fournit à la percussion une matité moindre qu'à l'état normal.

Dans la première alternative, c'est-à-dire lorsque le foie offre les signes d'une hypertrophie marronnée, le diagnostic de carcinome hépatique primitif ou secondaire vient immédiatement à l'esprit. Et de fait, l'ascite pouvant exister dans le cancer du foie isolé, l'on ne songe point à en rattacher l'existence à une cirrhose concomitante. Nous pensons néanmoins qu'il sera bon de faire des réserves en faveur de la possibilité de l'existence du cancer avec cirrhose, chaque fois qu'avec une hypertrophie noueuse du foie on verra coïncider une ascite considérable accompagnée de la dilatation des veines abdominales sous-cutanées, la rate étant petite ou volumineuse.

Dans la seconde alternative, c'est-à-dire lorsque le foie est atrophié, le diagnostic de cirrhose atrophique rallie tous les suffrages. Et cependant, bien des dissemblances séparent la cirrhose vulgaire du cancer avec cirrhose. L'évolution rapide de ce dernier, l'anémie, puis le marasme qu'il occasionne, l'ictère dont il s'accompagne, sont autant de phénomènes qui, pour ne citer que les principaux, permettent de le distinguer de la cirrhose isolée.

L'on conçoit aisément toutefois que dans les cas exceptionnels où l'ictère fait défaut, le cancer avec cirrhose soit aisément confondu avec la cirrhose atrophique à marche rapide (1).

(1) Hanot, Sur la cirrhose atrophiq. à marche rapide, *Archiv. gén. de méd.*, 1882, 1er vol., p. 641, 2e vol., p. 33.

Ainsi donc, l'association du cancer avec la cirrhose peut être soupçonnée, et quelquefois même affirmée. Le diagnostic en pourra être porté, le jour où la fréquence en sera connue, et où par suite, à côté de la cirrhose et du cancer, l'affection mixte résultant de leur évolution parallèle trouvera place dans l'esprit du clinicien.

TRAITEMENT.

Le cancer du foie est au-dessus des ressources de la médecine. Les saignées locales et générales employées par Monneret (1) et ses contemporains, les sangsues à l'anus, les vésicatoires et cautères à la cuisse préconisés antérieurement par Bayle et Cayol (2) sont d'une inutilité depuis longtemps reconnue. L'arsenic, le mercure, l'iode, l'extrait de ciguë, les alcalins, administrés à l'intérieur, n'entravent en rien l'évolution du cancer; souvent même ils en précipitent manifestement le cours; Frerichs (3) l'affirme expressément et nous partageons complètement ses vues à cet égard. Plusieurs fois nous avons pu constater les effets déplorables des eaux alcalines chez des malades atteints de carcinome hépatique. Nous nous souvenons entre autres d'un malade qui fut envoyé à Vichy pour des accidents qui relevaient d'un cancer du foie et qui avaient été rattachés par plusieurs médecins à toute autre cause. Il quitta Paris en assez bonne santé apparente, et y revint quelque temps après, n'ayant pu finir sa saison, dans l'état le plus lamentable que l'on puisse voir. De même, dans un cas, nous avons vu, sous l'influence de l'iodure de potassium, l'état général d'un malade atteint de cancer du foie s'aggraver avec une rapidité extrême et, par contre, s'améliorer notablement quoique d'une façon passagère après la suppression du médicament. Nous accordons, pour notre part, une certaine valeur diagnostique à cette influence nocive de quelques agents thérapeutiques sur l'évolution du cancer hépatique. Il y a là comme une paraphrase de l'ancien adage : « naturam morborum curationes ostendunt. »

A défaut de traitement curateur, le médecin ne pourra s'adresser

(1) Monneret, *l. c.*, p. 673.
(2) Bayle et Cayol, *l. c.*, p. 637.
(3) Frerichs, *l. c.*, p. 665.

qu'à une médication palliative ou symptomatique. Combattre la douleur et les troubles digestifs, la cachexie, la fièvre et l'ascite, telles seront les indications habituelles.

Lorsqu'elle est peu vive, la douleur pourra être calmée par des cataplasmes laudanisés, les compresses d'eau chloroformée, et des applications de baumes divers ; lorsqu'elle est intense, ainsi que dans la forme douloureuse du cancer nodulaire, elle sera combattue soit par des injections sous-cutanées de chlorhydrate de morphine, soit par des vésicatoires morphinés, soit par l'administration à l'intérieur d'une dose convenable d'opium ou de chloral.

Si la douleur peut être avantageusement combattue, il n'en est pas de même des troubles digestifs et de la cachexie. Ni les amers ne ramènent l'appétit, ni la pepsine ou les poudres absorbantes ne dissipent habituellement le météorisme, les nausées et les vomissements, ni les toniques n'entravent visiblement les progrès de la cachexie. Seul, le régime lacté permet parfois de soutenir les malades pendant quelque temps.

Il est à peine nécessaire d'ajouter que l'on devra recourir au sulfate de quinine si la fièvre prend de l'importance et à la ponction si l'ascite devient assez notable pour rendre plus pénible encore la situation du malade.

OBSERVATIONS.

OBSERVATION I.

(Inédite. — Communiquée par M. Dubreuilh.)

Cancer massif de la presque totalité du foie. — Cancer secondaire des ganglions du hile et des poumons.
Histologiquement : Épithéliome alvéolaire à petites cellules polyédriques.

Homme de quarante ans environ, entré à l'hôpital Saint-Louis, salle Saint-Louis, dans le service de M. le professeur Fournier.

Ictère, tuméfaction de l'abdomen et fièvre depuis trois mois.

Le foie est extrêmement volumineux; sa forme est régulière et sa surface lisse.

Pendant le séjour du malade à l'hôpital, la fièvre persiste; l'ictère devient graduellement très intense; la cachexie s'accentue de plus en plus et la mort survient au bout d'un mois.

Autopsie (26 *juin* 1884). — Le foie est très volumineux et remplit presque l'abdomen. Il pèse 9.140 grammes. Sa forme est peu modifiée, sa surface est lisse et son bord antérieur est seulement émoussé. Il adhère à tous les organes voisins.

La surface du foie est marbrée de vert olive et de jaune; la couleur jaune domine, formant des taches de la grandeur d'une lentille à celle d'une pièce de 2 francs, souvent confluentes. En quelques points des parties jaunes, on voit des dépressions cicatricielles.

A la coupe, on trouve que le foie est presque entièrement transformé en une masse lardacée, homogène, de consistance uniforme, de couleur jaunâtre. Cette substance est surtout pure à la surface convexe et dans le lobe droit qu'elle constitue presque en entier. A la partie inférieure de ce lobe on trouve encore quelques parcelles de tissu hépatique sous forme de taches, de la grandeur d'une tête d'épingle, d'un vert olive, semées dans une masse jaune un peu moins dure que les parties où le néoplasme est massif. Dans cette région, l'ensemble présente une apparence finement granitée.

A la partie inférieure du lobe gauche, dans le lobe de Spiegel et le lobe carré, il reste quelques points de tissu hépatique intact de couleur olive, mais ces points sont très limités et ne dépassent pas, réunis, le volume du poing. La plus grande partie de ce tiers inférieur de l'organe est indurée et formée d'une masse vert foncé, semée de grains jaunes, parfois confluents, du volume d'un grain de chènevis.

Parfois le néoplasme constitue des masses arrondies du volume d'une noisette ou d'une noix, de consistance uniforme dans toutes leurs parties, à contour finement dentelé et intimement unies au tissu hépatique voisin.

En somme, le foie est infiltré dans toute son épaisseur, mais le néoplasme qui forme seul les deux tiers supérieurs de l'organe est dans le tiers inférieur mélangé de tissu hépatique normal en proportions variables.

Les ganglions du hile sont un peu tuméfiés.

L'estomac ne présente aucune lésion.

Le pancréas et les autres organes de l'abdomen sont normaux.

Les poumons présentent à leur surface quelques nodules cancéreux plats et d'apparence quasi-cicatricielle.

EXAMEN HISTOLOGIQUE. — Il a porté sur les parties où le tissu hépatique est conservé, sur les parties où le néoplasme existe seul, sur les parties où le tissu hépatique et le néoplasme sont mélangés et enfin sur les nodosités pulmonaires.

1° *Coupes portant sur le tissu hépatique conservé.* —Les espaces-porte sont le siège d'une sclérose très prononcée. Ils sont élargis, remplis d'un tissu conjonctif compact, à gros faisceaux, qui forme surtout des anneaux épais autour des canaux biliaires. Ceux-ci sont rétrécis, souvent comblés par des débris granuleux ou par de l'épithélium. Les espaces-porte poussent des pointes entre les lobules et sont généralement bien délimités du côté de ceux-ci. Cependant, en quelques points, la sclérose est nettement intercellulaire et l'espace-porte est rempli par du tissu conjonctif adulte mêlé de cellules hépatiques disséminées. Par places, les rameaux de la veine porte sont aplatis et paraissent rétrécis.

Les travées de cellules hépatiques sont comprimées et largement séparées par les capillaires intra-lobulaires dilatés. Ces capillaires dépassent le diamètre des travées de cellules hépatiques; leur paroi est un peu épaissie, leur cavité est remplie de globules rouges plus ou moins altérés et de nombreux globules blancs.

Dans l'intérieur des travées cellulaires on trouve quelques calculs biliaires, mais ceux-ci sont parfois en contact direct avec les capillaires à cause de la destruction de quelques cellules hépatiques. Autour de la veine sus-hépatique on remarque souvent un anneau de sclérose avec une atrophie cellulaire plus prononcée due à la dilatation des capillaires.

2° *Coupes pratiquées sur les parties où le néoplasme existe seul.* — La tumeur est constituée par un stroma abondant de tissu conjonctif, formant des travées épaisses d'où partent des cloisons de moindre importance. Ces dernières limitent des nids de grandeur variable mais généralement de très petite dimension où sont logées des cellules. Les travées, et surtout les principales, sont formées de tissu conjonctif adulte, modérément riche en cellules, avec de gros faisceaux de fibres conjonctives. Les travées de deuxième et de troisième ordre présentent une structure plus délicate.

En quelques points, le stroma prend une importance prépondérante, il forme une masse compacte de tissu fibreux dans laquelle sont creusés de petits nids remplis de cellules.

Dans les grosses travées du stroma on trouve des vaisseaux sanguins artériels et veineux bien constitués, et parfois des canaux biliaires remplis par un épithélium en partie détaché et formant une membrane plissée.

Les cellules qui remplissent les alvéoles sont petites, arrondies ou polyédriques, avec un gros noyau granuleux rond ou ovoïde; elles possèdent une faible quantité de protoplasma. Elles ne forment point sur les paroiss des alvéoles de revêtement épithélial.

3° *Coupes pratiquées sur les parties où le tissu hépatique et le néoplasme sont mélangés.* — Le néoplasme est extrêmement disséminé et sur toutes les coupes on peut trouver quelques foyers cancéreux.

Ceux-ci se présentent sous deux formes :

A. Ils peuvent constituer de petits foyers régulièrement arrondis, parfaitement limités, situés un peu partout, tantôt dans les espaces-porte élargis, tantôt dans leur voisinage et en contact avec eux, tantôt enfin en plein lobule hépatique au milieu des cellules. Ces foyers sont remplis de cellules cancéreuses, épithélioïdes, serrées les unes contre les autres et leur cavité ne présente aucune cloison, aucune travée. Ils sont nettement limités à leur périphérie par une mince membrane conjonctive et par des cellules hépatiques aplaties et atrophiées.

B. Ailleurs ils forment des foyers de grandeur et de forme beaucoup plus variables, à limites diffuses. A leur périphérie ils se confondent avec le tissu hépatique sain, leur partie centrale est cloisonnée par des travées analogues à celles des parties massives de la tumeur.

C'est sur les limites de ces foyers qu'on peut le mieux observer l'envahissement du tissu hépatique. A leur périphérie, le stroma est peu net, on voit les cellules du cancer s'insinuer entre les travées des cellules hépatiques en suivant les capillaires intra-lobulaires ; puis, au fur et à mesure qu'on avance vers le centre du foyer, on voit les cellules hépatiques disparaître et les cellules cancéreuses perdre la disposition de traînées parallèles aux travées hépatiques pour former des amas indistinctement séparés par des cloisons conjonctives d'une disposition tout autre.

En quelques points on peut voir de ces foyers diffus naître des foyers limités par perforation de la membrane limitante.

4° *Coupes portant sur les nodosités pulmonaires.* — Les nodules sous-pleuraux du poumon sont formés par du cancer offrant la même structure que dans le foie, sauf que la disposition du stroma est moins régulière. Appuyée d'une part sur la plèvre qui est respectée, la tumeur paraît s'enfoncer dans le poumon par la voie des lymphatiques, en suivant les cloisons conjonctives.

<h3 style="text-align:center">OBSERVATION II.</h3>

(Les détails cliniques et anatomo-macroscopiques de cette observation ont été communiqués à la Société anatomique par M. Gilles de la Tourette, dans la séance du 25 mars 1881. — La partie histologique a été rédigée par nous d'après des coupes qui nous ont été communiquées par M. Gombault.)

Cancer massif de la presque totalité du foie.
Histologiquement : Épithéliome trabéculaire radié.

Person, cinquante-huit ans, cartonnière, entrée le 18 février 1881, Hôtel-Dieu annexe, salle Saint-Landry, lit n° 4, service de M. Landouzy.

HISTOIRE CLINIQUE. — Pas d'antécédents héréditaires ; son père et sa mère sont morts dans un âge avancé ; elle a encore une sœur bien portante ; deux de ses frères seraient morts, l'un à cinquante-cinq ans, l'autre à cinquante-six de maladie indéterminée.

Elle n'a pas eu de gourme pendant son enfance ; elle a été réglée à onze ans et demi et a cessé de l'être à cinquante-trois ans. Elle a eu quatorze enfants ; deux seulement sont vivants ; les autres sont tous morts en bas âge, le plus vieux à quatre ans, le plus jeune à dix-sept mois, de convulsions, de rougeole ou autres affections infantiles. Elle a fait en outre trois fausses couches. A seize ans, elle a eu la rougeole, la fièvre cérébrale et une fluxion de poitrine. Depuis dix ans elle est rhumatisante, sans attaques franche-ment aiguës. Néanmoins, elle se portait d'une façon relativement satisfaisante, lorsque, sans cause appréciable, il y a six mois, elle a commencé à perdre l'appétit ; après le repas, l'estomac se remplissait de gaz, il y avait un peu de météorisme abdominal, en un mot tous les signes d'une dyspepsie flatulente des plus accentuées. Ces phénomènes marchaient de pair avec un amaigrissement qui allait croissant de jour en jour ; en même temps, l'épigastre et l'hypochondre droit devenaient le siège de douleurs spon-tanées, exaspérées par la pression. Le 17 décembre survenait un ictère assez intense pour lequel elle entra à l'hôpital Lariboisière ; au bout de trois semaines, la teinte ictérique disparut et fit place à une teinte jaune sale très marquée. A partir de ce moment apparurent les vomissements, alimentaires surtout, et presque incessants. L'estomac ne pouvait tolérer aucune nourriture : l'appétit s'affaiblissait de plus en plus, et il survenait un dégoût presque invincible pour les aliments azotés, la viande en particulier. Ces vomissements qui coïncidaient avec une constipation opiniâtre se continuèrent jusqu'au milieu de janvier. A cette époque il y eut une légère accalmie, mais bientôt les forces diminuèrent de plus en plus, et les vomissements survenant à nouveau, la malade dut rentrer à l'hôpital où nous la retrouvons aujourd'hui (18 février 1881).

P., de taille moyenne, avec un certain degré de lordose lombaire probablement rachitique et datant de la première enfance, est très énervée; les traits sont tirés; le teint jaune, cachectique, la peau sèche et écailleuse. Il existe un léger œdème malléolaire. Les poumons et le cœur fonctionnent normalement, le pouls est à 70, la température rectale donne 37°,6; les urines sont peu abondantes et non albumineuses, la constipation rebelle; les selles sont décolorées mais très fétides. La palpation de l'hypochondre droit est douloureuse, de même pour la région hypogastrique. La main qui explore sent nettement que les fausses côtes sont soulevées dans tout l'hypochondre par une masse volumineuse, lisse, douloureuse à la pression et ne pouvant appartenir qu'au foie, dont le bord tranchant semble émoussé et arrondi. La rate paraît avoir son volume normal; la région épigastrique quoique douloureuse ne donne pas la sensation nette d'une tumeur; le péritoine ne semble pas envahi.

21 *février*. — L'œdème malléolaire double oscille; il apparaît et disparaît d'un jour à l'autre; la malade ne prend aucun aliment solide et se nourrit uniquement de lait et de bouillon; du reste le plus souvent il ne s'écoule pas une demi-heure sans que le vomissement survienne. A ce propos, il convient de dire que jamais P... n'a eu de vomissements noirs, pas plus que nous n'avons constaté de sang dans ses garde-robes.

25 *février*. — Les symptômes restent les mêmes, les vomissements se sont un peu arrêtés sous l'influence de la glace et de l'eau de Seltz; douleurs continues dans l'hypochondre droit; pas d'ictère.

7 *mars*. — La malade s'affaiblit de plus en plus, l'émaciation fait des progrès rapides; les vomissements sont incessants; le soir la peau est chaude, le pouls rapide. Ces phénomènes se continuèrent ainsi sans caractères particuliers, si ce n'est que, à partir de ce moment, tous les soirs la température rectale donnait de 38°,5 à 39°,5 avec rémission matinale. Néanmoins les trois derniers jours, la fièvre devint continue et sans inflammation appréciable, la malade succomba le 18 mars.

AUTOPSIE (trente-six heures après la mort). — A l'ouverture de la cavité thoracique, on constate un peu d'épanchement du côté droit; le poumon de ce côté est bridé par quelques fausses membranes molles et pulpeuses; le parenchyme pulmonaire droit et gauche est sain. Le cœur est normal, un peu flasque et décoloré. L'examen le plus attentif de l'estomac, de la rate, des poumons, de l'intestin et des ganglions mésentériques, des reins et des capsules surrénales, permet de constater que ces viscères ne sont nullement altérés. L'utérus et ses annexes, y compris la vessie, sont normaux. La peau, la glande mammaire, les globes oculaires ne présentent rien de particulier; le cerveau est intact; une coupe transversale de la colonne vertébrale ne révèle rien d'anormal. Il n'en est pas de même du foie : celui-ci est volumineux, bien qu'il ne paraisse pas excéder de plus d'un quart le volume d'un foie normal. Il est lisse et la face convexe paraît, surtout à droite, transformée en une vaste masse jaune claire. Une coupe faite à ce niveau montre nettement une dégénération particulière du parenchyme sous forme de tissu dur, compacte, réuni en bloc, criant sous le scalpel, et ne donnant pas de suc au raclage; presque tout le lobe droit, le lobe de Spiegel et le lobe carré sont réunis en une masse offrant les caractères sus-indiqués; dans le lobe gauche moins envahi, on voit sur une coupe perpendiculaire au grand diamètre, de petits îlots arrondis, gélatiniformes et grisâtres, qui paraissent être le point de départ de la lésion, et forment par leur réunion une espèce de contour polycyclique, réunissant des masses de couleur jaunâtre réunies en bloc, du volume d'un œuf de poule. Les voies biliaires sont partout perméables; pas de calculs dans la vésicule; pas de ganglions au niveau du hile; rien dans le péritoine, pas de traces d'ascite ou de péri-hépatite.

EXAMEN HISTOLOGIQUE. — Nous allons successivement relater les résultats fournis par l'examen histologique des parties saines en apparence du parenchyme hépatique, ainsi que par l'examen des parties périphériques et du centre de la masse néoplasique.

1° *Coupes portant sur les parties saines en apparence du parenchyme hépatique.* — Les cellules hépatiques possèdent un protoplasma fortement granuleux qui sous l'influence du picro-carmin prend la coloration jaune-brun habituel. Leurs noyaux, de taille très inégale, ici hypertrophiés, là multipliés, sont colorés par le carmin d'une façon intense. Le tissu conjonctif des espaces-portes contient un grand nombre de petites cellules rondes qui semblent plus spécialement disposées autour des canaux biliaires. Les ramifications de l'artère hépatique montrent des parois épaissies par suite de l'hyper-genèse des éléments élastiques qui entrent dans leur constitution; quelques-unes d'entre elles sont même complètement oblitérées et apparaissent sous la forme de blocs élastiques arrondis. Les ramifications de la veine porte, presque partout perméa-bles, sont sur quelques points obturées par des éléments épithéliomateux.

2° *Coupes portant sur la partie périphérique de la masse néoplasique* (fig. 16). — La continuité de la masse néoplasique avec le tissu du foie sain en apparence se fait brusquement. Au contact de la masse néoplasique, les lobules hépatiques ne sont pas d'ailleurs comprimés, ou le sont par places à un très faible degré.

La néoplasie conserve la disposition lobulaire et la disposition trabéculaire qui appartiennent au parenchyme hépatique normal, de telle sorte que l'on peut dire qu'à chaque lobule hépatique s'est substitué un lobule cancéreux et à chaque travée hépa-tique une travée cancéreuse. La périphérie des lobules cancéreux est marquée comme celle des lobules hépatiques par des îlots conjonctifs qui représentent la coupe d'autant d'espaces-portes. Ces îlots conjonctifs dont la forme est irrégulièrement arrondie ou triangulaire sont en général plus larges que les espaces normaux du foie. Ils sont formés d'un tissu conjonctif scléreux ne renfermant pas de cellules rondes, ou n'en con-tenant que quelques-unes. Les canaux biliaires y ont complètement disparu, ou mar-quent encore la place qu'ils occupaient par de petites traînées de cellules rondes ou fusiformes. Les artérioles y sont béantes, si elles sont de gros calibre, sinon, elles y montrent une lumière rétrécie ou oblitérée et des parois épaissies par la multiplication de leurs éléments élastiques. Les veinules en ont disparu sans laisser de traces, ou y sont obturées par des bouchons épithéliomateux composés d'éléments placés sans ordre, ou implantés perpendiculairement à la paroi vasculaire.

Le centre des lobules cancéreux est occupé par la veine intra-lobulaire qui habituel-lement est transformée en un petit noyau scléreux imperforé. Parfois elle reste perméable, contenant ou non des éléments cancéreux.

De la veine centrale du lobule cancéreux partent en rayonnant, en se divisant et se subdivisant, les travées cancéreuses dont le diamètre est égal ou un peu supérieur à celui des travées hépatiques normales.

A l'examen avec un fort grossissement, l'on reconnaît que les travées néoplasiques sont entourées d'une gaine tantôt extrêmement mince et formée d'une seule rangée de cellules plates pourvues de noyaux allongés, tantôt épaisse et constituée par un tissu conjonctif scléreux. Elles sont donc limitées, soit par la paroi simple des capillaires radiés, soit par un tissu résultant d'une sclérose péri-capillaire plus ou moins intense. Elles sont essentiellement formées d'éléments de petite taille, dont le diamètre, d'ailleurs très inégal, est notablement inférieur à celui des cellules hépatiques. D'ordi-naire polyédriques par pression réciproque, ces éléments s'aplatissent sur certains points, et ailleurs deviennent cubiques ou même cylindriques. Leur noyau unique ou multiple, arrondi, ovalaire ou allongé, se colore en rouge vif par le carmin, ou se teint en rose tendre, laissant alors apparaître un ou plusieurs petits nucléoles. Leur protoplasma, peu abondant, fortement granuleux, se colore en jaune-brunâtre par le picro-carmin; il offre donc les mêmes caractères micro-chimiques que le protoplasma des cellules hépatiques, avec cette restriction cependant qu'il est un peu moins opaque que celui-ci.

L'agencement des éléments constitutifs des trabécules cancéreuses est variable. Il n'est pas de règle qu'ils soient entassés sans ordre formant des cylindres pleins. Le plus souvent ils s'écartent, limitant une cavité centrale largement béante ou étroite et fissurale. Les travées cancéreuses prennent alors l'aspect de tubes glandulaires. Les cellules qui bordent les cavités trabéculaires sont cylindriques, cubiques ou aplaties; parfois, on les voit prendre la forme des cellules secrétoires des tubes du rein ou des acini des glandes salivaires et contenir comme ces dernières des noyaux ovalaires réfugiés au contact de l'enveloppe conjonctive des trabécules. La cavité trabéculaire est tantôt libre et tantôt occupée par des éléments mortifiés ou par de petits blocs colloïdes.

Malgré l'apparence adénomateuse fournie par les trabécules cancéreuses et malgré les caractères micro-chimiques offerts par les éléments constituants, il est certain que la fonction biliaire, de même que vraisemblablement les autres fonctions hépatiques, sont annihilées dans toute l'étendue du néoplasme. Les conduits excréteurs de la bile étant en effet détruits et oblitérés, si la sécrétion biliaire n'avait point été tarie, les tubes trabéculaires ainsi que le protoplasma des éléments constituants eussent été remplis de blocs et grains pigmentaires liés à la rétention de la bile.

Examinées avec un faible grossissement, les travées pseudo-adénomateuses offrent une coloration bien plus rose que les travées hépatiques normales à cause de la multiplicité et de la petitesse des éléments constituants, de la faible quantité de leur protoplasma et du rapprochement de leurs noyaux. Ce fait permet de tracer aisément les limites de la néoplasie.

Il est un certain nombre de lobules qui sont à cheval sur les parties saines (1) et sur la masse épithéliomateuse, offrant dans un de leurs segments la structure du tissu sain, et dans l'autre la structure du tissu morbide. Dans ces lobules, on peut voir un grand nombre de travées qui commencent comme des travées hépatiques et finissent comme des travées pseudo-adénomateuses. Avec un fort grossissement, on peut étudier le détail de cette métamorphose. En somme, les cellules hépatiques pourvues de noyaux hypertrophiés multipliés et vivement teintés se résolvent subitement par division de leur protoplasma en un grand nombre d'éléments qui possèdent les caractères que nous avons décrits aux éléments néoplasiques.

3° *Coupes portant sur la partie centrale de la masse néoplasique* (fig. 17). — La description que nous venons de donner de la masse néoplasique n'est applicable qu'à une zone très étroite répondant à sa bordure. En dedans de cette zone, elle présente la structure suivante : dans toute son étendue, elle est décomposable en lobules dont le centre présente souvent un petit noyau fibreux vestige de la veine intra-lobulaire et dont les limites sont marquées par de petits îlots scléreux complètement privés de vaisseaux et de canaux biliaires, ou contenant encore quelques artérioles perméables et quelques veinules remplies de cellules cancéreuses. Dans chaque lobule, les éléments néoplasiques ont la disposition de travées radiées, séparées les unes des autres par un tissu conjonctif plus ou moins abondant. Privés de suc nutritif, par suite du rétrécissement ou de l'oblitération des artérioles et par suite de l'obturation des veines par des bou-

(1) Pour plus de concision, nous employons ce qualificatif pour désigner les parties qui sont situées en dehors de la masse cancéreuse. Nous avons montré qu'elles ne sont saines qu'en apparence et que déjà les cellules hépatiques, le tissu conjonctif et les vaisseaux y montrent des altérations notables.

chons néoplasiques, les lobules cancéreux sont nécrobiosés dans leur partie centrale. Seule leur partie périphérique, recevant encore par l'intermédiaire des îlots scléreux quelque apport nourricier, reste souvent vivace. Lorsqu'il en est ainsi, les travées néoplasiques radiées, formées dans leur segment interne, d'éléments privés de noyaux, indistincts et confondus en une masse commune d'une coloration jaune sale, sont dans leur segment périphérique plein ou caniculé, formées d'éléments extrêmement nombreux, pourvus de noyaux vivement colorés et d'un protoplasma qui, très peu abondant, est habituellement faiblement granuleux et beaucoup moins teinté par l'acide picrique que le protoplasma des cellules hépatiques (fig. 15).

OBSERVATION III

(Inédite. — Personnelle.)

Cancer massif de la presque totalité du foie. — Cancer secondaire des ganglions du hile, des ganglions péri-pancréatiques et du sternum.
Histologiquement : Épithéliome alvéolaire à cellules polymorphes.

S... (Victoire), âgée de soixante-cinq ans, blanchisseuse, entrée le 13 mai 1886. Hôpital Tenon, salle Collin.

HISTOIRE CLINIQUE. — Père mort à quatre-vingt-un ans avec de l'incontinence d'urine. Mère morte à soixante-huit ans en état d'aliénation mentale. Frère de cinquante-huit ans bien portant, sœur de soixante-dix ans également bien portante. S... a eu d'autres frères et sœurs qu'elle n'a pas connus.

Le mari de S... est mort il y a dix-huit ans d'une congestion cérébrale.

Elle a eu deux enfants dont l'un est mort à deux ans et l'autre à deux jours. Réglée à treize ans S... n'a jamais fait de maladie grave; retour d'âge à cinquante-quatre ans. Elle n'avait que des migraines toutes les deux à trois semaines. Elle a toujours beaucoup travaillé. Elle ne se sent malade que depuis le mois de janvier. Avant cette époque elle n'avait jamais suspendu son travail.

En janvier elle a commencé à se sentir fatiguée; ses jambes enflaient de temps en temps. Il y a trois mois environ elle a remarqué que son ventre grossissait.

Il y a deux mois elle a senti une petite grosseur au-dessous de la clavicule droite. Depuis deux mois cette petite tumeur a augmenté. Il y a six semaines S... a ressenti des douleurs dans les côtés; elle a néanmoins continué à travailler jusque vers le 1er mai. Elle souffrait peu mais était très faible et ne pouvait se tenir sur ses jambes; lorsqu'elle était assise elle ne ressentait plus aucune douleur.

13 *mai*. — S... est dans un état de maigreur et de cachexie assez prononcées. On note sous l'articulation sterno-claviculaire du côté droit une tumeur de la grosseur d'une petite mandarine. Cette tumeur est assez dure; elle n'adhère pas à la peau; elle empiète sur le bord droit du sternum et semble occuper la place des articulations costosternales des deux premières côtes droites. A la palpation on constate une certaine résistance de la tumeur. En l'auscultant on entend les deux bruits du cœur dont le premier a un caractère soufflant. La tumeur ne semble pas gêner la circulation veineuse de la tête ni de l'encéphale. La malade a toutefois quelques éblouissements passagers, il lui semble voir de petites boules de feu passer devant ses yeux, la nuit, quand elle ne dort pas.

Le pouls radial est isochrone des deux côtés; les artères sont dures et un peu sinueuses; arc sénile. Le pouls est régulier, 78 pulsations. On voit de chaque côté du cou, surtout à droite, les battements des carotides et le reflux du sang dans les jugulaires, grâce à la maigreur du sujet. Le cœur semble dévié, sa pointe bat dans le quatrième espace intercostal à 4 centimètres et demi en dehors du mamelon, presque dans l'aisselle, au-dessous du bord inférieur du tendon du grand pectoral. On sent et on voit le cœur battre dans un espace de 5 à 6 centimètres. A la pointe les bruits sont énergiques ; le premier est prolongé et soufflant. Dans le deuxième espace, à gauche du sternum, petit souffle au premier temps que l'on perçoit aussi, moins nettement au même niveau à droite.

Dans les vaisseaux du cou on entend les deux bruits du cœur.

La malade n'a jamais eu de battements de cœur ni d'oppression.

Au mois de janvier elle a toussé pendant deux mois, actuellement elle ne tousse plus

17 mai. — La malade a une douleur dans le côté droit. A l'auscultation de la poitrine on trouve la respiration plus ample à gauche qu'à droite ; râles sous-crépitants des deux côtés vers les bases.

18 mai. — A la base droite, matité, souffle et pectoriloquie. Il y a un peu d'hydrothorax de ce côté. Température normale. On constate un œdème de la jambe et de la cuisse droites et un œdème moins accusé à la jambe gauche.

Le ventre est très volumineux, on y trouve de l'ascite et du météorisme.

Le foie est énorme, il déborde les fausses côtes de plusieurs travers de doigt ; on le sent à l'épigastre et jusque dans l'hypochondre gauche sous les cartilages des dernières côtes ; sa surface est lisse et dure.

La circulation veineuse de la paroi abdominale est plus active qu'à l'état normal, principalement au niveau de l'épigastre et du côté droit.

La malade urine facilement sans douleur. L'urine est foncée, assez abondante, ne contenant pas d'albumine. L'acide nitrique produit un diaphragme d'acide urique.

19 mai. — Œdème des jambes. On constate à la base de la poitrine, du côté droit, la présence d'une certaine quantité de liquide dans la plèvre. La malade n'a pas de fièvre, elle a un peu d'appétit et digère facilement, sauf la viande. Elle prend des légumes et du lait.

20 mai. — L'hydrothorax a faiblement augmenté. On entend un souffle très net jusqu'à la pointe de l'omoplate.

23 mai. — L'ascite augmente. Une partie du liquide ascitique forme une lame liquide en avant de la face antérieure du foie. Quand on déprime cette lame liquide on sent la surface dure et régulière du foie qui remplit tout l'épigastre, arrive jusqu'à l'hypochondre gauche, mais on ne le sent pas dans le flanc droit.

La malade est restée trois jours sans aller à la selle malgré les lavements.

L'hydrothorax du côté droit reste stationnaire. A gauche on n'entend que quelques râles sous-crépitants à la base. La malade n'a pas de dyspnée. Elle urine bien.

Au commencement de son séjour à l'hôpital S... avait un écoulement un peu fétide, par le vagin ; actuellement, au toucher vaginal on ne trouve aucun noyau dur sur la muqueuse vaginale ; on ne sent pas le col utérin, qui semble être enfoncé dans le bassin, on ne sent que l'orifice dont les bords ne sont pas durs et ne semblent pas ulcérés. Il n'y a plus de perte fétide. Après le toucher, il reste sur le doigt un très petit caillot avec du mucus.

On prescrit : eau-de-vie allemande, 20 grammes ; sirop de nerprun, 10 grammes.

26 mai. — Les matières fécales sont décolorées.

29 mai. — Depuis trois ou quatre jours les urines sont rares et troubles, laissant déposer des phosphates et des urates et s'éclaircissant par la chaleur. Gêne de la respiration. Constipation.

30 mai. — L'hydrothorax du côté droit a sensiblement diminué, mais les râles sous-crépitants ont augmenté.

La tumeur sternale semble avoir légèrement grossi ; on trouve à sa base une sorte de bourrelet dur ; on ne sent pas le moindre battement.

On n'entend plus au cœur qu'un léger prolongement râpeux du premier temps. Les battements cardiaques sont réguliers. Œdème modéré des pieds et des jambes. Diarrhée, six à sept selles décolorées.

2 juin. — Le ventre est plus distendu par des gaz que par du liquide ; il est sonore dans les trois quarts supérieurs.

Des artères sous-cutanées assez volumineuses se remarquent sur la paroi thoracique ; l'une à droite descend obliquement de la partie interne du deuxième espace intercostal vers le mamelon. A gauche, une autre artère plus visible encore descend du premier espace, passe sur la deuxième côte, arrive dans le deuxième espace, puis sur la troisième côte et le troisième espace pour se perdre dans les tissus sous-cutanés du mamelon après avoir diminué de volume. Son extrémité supérieure envoie une branche vers le bourrelet de la tumeur.

4 juin. — Depuis quelques jours un peu d'exophtalmie du côté gauche. La malade affirme avoir eu, deux fois déjà avant d'entrer à l'hôpital, une exophthalmie passagère qui disparaissait au bout de deux à trois jours. La vision de l'œil gauche est diminuée d'acuité, mais il faut ajouter que cet œil est strabique depuis longtemps consécutivement à une taie cornéenne datant de vingt ans environ.

6 juin. — Constipation depuis huit jours, ventre très ballonné, dur ; même état de la sonorité abdominale. On ordonne 20 grammes d'huile de ricin.

8 juin. — La distension du ventre continue ; l'ascite est devenue plus nette ; veines sous-cutanées abdominales très apparentes ; matité profonde au-dessus des fausses côtes droites sur cinq travers de doigt environ.

10 juin. — Depuis quelques jours, on note à l'insertion du chef sternal du sterno-mastoïdien droit une petite tumeur surajoutée à la première, ayant le volume d'une petite bille et la même consistance que la grosse tumeur.

On pratique la paracentèse abdominale, et on retire dix litres de liquide séreux jaune citron, bien limpide ; cette ponction est suivie d'un état passager de collapsus avec cyanose périphérique.

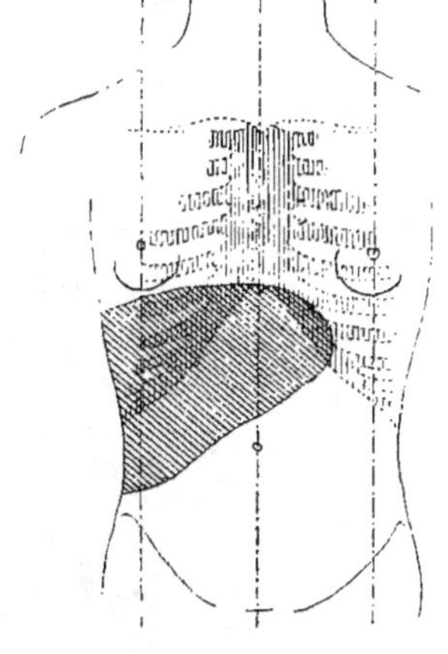

Fig. 18.

Le foie apparaît à la palpation très dur, ni lobulé ni marronné ; il descend presque jusqu'à l'épine iliaque et remplit le creux épigastrique (fig. 18). Il est agité de battements au niveau du lobe gauche, et à ce niveau le stéthoscope perçoit un souffle systolique probablement dû à la compression, par le foie, de l'aorte abdominale.

Le cœur est déplacé ; sa pointe bat au-dessus du mamelon. Potion cordiale.

13 juin. — Le liquide ascitique s'est déjà reproduit en grande partie.

16 juin. — Eschare à la région trochantérienne.

21 juin. — L'affaiblissement est extrême. Subdélire. Langue sèche. L'eschare atteint 5 à 6 centimètres de diamètre.

22 juin. — L'eschare s'est encore étendue. Tuméfaction blanche du membre inférieur droit. Le marasme est à son summum et la malade succombe dans la nuit du 26 au 27 juin.

Autopsie. — (Faite le 28 *juin*, trente-six heures après la mort.)

La putréfaction est déjà avancée.

A l'ouverture de l'abdomen, il s'échappe environ 6 litres de liquide jaune citron très fluide, ne contenant pas de fibrine.

Le grand épiploon relevé au-dessus de la masse intestinale, sans adhérence avec elle, est sain ; il ne présente ni inflammation ni nodosités cancéreuses. Le foie occupe la moitié supérieure de l'abdomen; sa limite inférieure est marquée par une ligne tirée de l'épine iliaque antérieure et supérieure droite à la partie moyenne de l'hypochondre gauche ; il pèse 2,630 grammes ; il est adhérent avec la plupart des organes voisins.

Périhépatite récente au niveau du lobe gauche constituée par des fausses membranes inflammatoires mollasses. Les fausses membranes, encore peu développées, se détachent facilement avec l'ongle.

La surface du foie est presque uniformément lisse. Le lobe droit est presque entièrement transformé en un bloc de substance blanc grisâtre, rosée par places, molle à son centre (fig. 19). Cette masse, d'aspect marbré, n'est enveloppée que d'une très faible

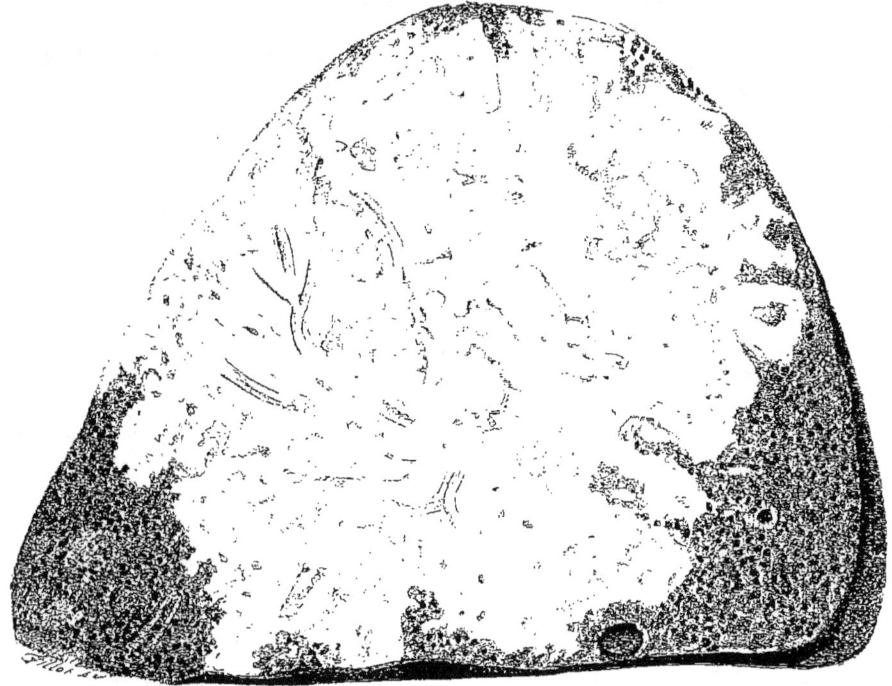

Fig. 19. — Cancer massif. — Surface de section antéro-postérieure du lobe droit.

couche de tissu hépatique infiltré de bile ; elle se prolonge un peu au centre du lobe gauche hypertrophié.

Le lobe de Spigel est entièrement envahi par la néoplasie, il en est de même des ganglions du hile, en sorte que la veine porte se trouve enserrée dans des masses cancéreuses qui pouvaient gêner sa circulation.

La vésicule biliaire contient une petite quantité de bile muqueuse presque complètement incolore, car elle n'a qu'une teinte légèrement citrine et ne tache pas les doigts.

L'estomac est rétracté sans lésion notable.

Au niveau de la tête du pancréas, ganglion tuméfié comprimant l'origine du canal cholédoque.

Pas de lésion notable de l'intestin.

La rate pèse 290 grammes. Périsplénite accusée.

Pas de lésion des reins.

Dans le corps de l'utérus, petit corps fibreux crétifié à son centre.

La tumeur sternale est constituée par un tissu d'aspect sarcomateux.

Péricarde intact. Quelques caillots blancs dans l'oreillette droite et dans le ventricule droit. La valvule mitrale présente à son bord libre un épaississement fibreux. Orifice aortique sain. L'aorte mesure 6 centimètres de pourtour à la crosse et 5 centimètres et demi au niveau du diaphragme; il montre quelques plaqués athéromateuses.

Pas de lésion à signaler dans le cerveau ni dans les méninges.

EXAMEN HISTOLOGIQUE. — Il a porté sur la néoplasie hépatique et sur la néoplasie sternale.

La néoplasie hépatique est formée d'un stroma conjonctif creusé d'alvéoles irréguliers communiquant fréquemment entre eux et contenant des éléments épithéliomateux. Ceux-ci, polymorphes, sont de dimensions notablement moindres que celles des cellules hépatiques. Ils sont disposés sans ordre et ne s'implantent nulle part perpendiculairement aux mailles du stroma. Ils sont pourvus de noyaux peu volumineux, faiblement granuleux, colorés en rose par le picro-carmin et d'un protoplasma peu abondant, transparent, teinté en jaune clair. Par places, les éléments cancéreux apparaissent nécrobiosés.

A sa périphérie, la néoplasie refoule les lobules hépatiques et en comprime les travées.

En dehors de la néoplasie, le parenchyme du foie présente des lésions importantes à noter. Outre que sur certains points existent les lésions de l'hépatite parenchymateuse nodulaire, on observe qu'à leur extrémité portale les travées d'un certain nombre de lobules sont formées de cellules plus nombreuses, mais plus petites qu'à l'état normal si bien que leur diamètre n'est pas sensiblement accru. Examinées avec un faible grossissement, les travées hépatiques ainsi modifiées sont dans leur extrémité portale d'une coloration plus rosée qu'à l'état habituel. Examinées avec un fort grossissement, elles se montrent constituées par une double, une triple ou même une quadruple rangée de cellules hépatiques de petite taille. Les espaces-porte, un peu élargis, sont formés d'un tissu fibreux très dense pourvu de cellules rondes. Les vaisseaux qu'ils renferment ne semblent pas altérés. Il n'en est pas de même des canaux biliaires. Ils sont pourvus de parois anormalement épaisses, et leur cavité est comblée par un épithélium multiplié et en partie desquamé.

La néoplasie sternale est essentiellement formée d'éléments qui présentent les mêmes caractères morphologiques et micro-chimiques que ceux de la néoplasie hépatique. Ces éléments constituent des agglomérats considérables irrégulièrement sillonnés de bandes fibreuses.

OBSERVATION IV

(Communiquée par M. Brissaud).

Cancer massif des lobes hépatiques droit et gauche.

Miess (Henri), soixante ans, palefrenier, entre le 23 mars 1881, à l'hôpital de la Charité, salle Saint-Jean, n° 8, dans le service de M. Féréol.

HISTOIRE CLINIQUE. — Mère morte à soixante-deux ans; père mort à soixante-cinq ans.

Le malade est resté quatorze ans en Afrique, où il a contracté la fièvre intermittente, et une diarrhée qui a duré plusieurs mois. Il a eu cinq enfants, dont deux seulement vivent encore aujourd'hui. Habitudes alcooliques. Pas de syphilis.

Depuis trois mois, c'est-à-dire depuis la fin du mois de décembre 1880, les digestions sont laborieuses; elles sont suivies de renvois fétides, de pyrosis, de nausées et de vomissements alimentaires. Les vomissements, d'abord intermittents, se sont ensuite répétés après chaque repas. En même temps a apparu une diarrhée tenace. Dans le flanc droit s'est développée une tumeur dure et lisse, gênant les mouvements et la respiration. Le malade s'est affaibli de jour en jour et a dû cesser son service le 22 janvier.

Il a été soigné chez lui jusqu'au 23 mars par un médecin de la compagnie des omnibus. A cette date, il est entré à l'hôpital avec le diagnostic de cancer du pylore.

Aujourd'hui, trois mois et demi environ après le début des accidents, on trouve le malade dans l'état suivant :

Etat d'émaciation et de cachexie très prononcé. Teinte jaune paille des cancéreux. Pas d'ictère. La peau est sèche et rugueuse. Le développement relativement considérable de l'abdomen attire tout d'abord l'attention. On voit émerger sous le rebord des fausses côtes une tumeur énorme ayant la forme du foie. Elle descend à trois travers de doigt au-dessous de l'ombilic du côté droit ; du côté gauche elle descend moins bas ; au niveau du creux épigastrique, on perçoit une sorte d'étranglement qui semble répondre au ligament suspenseur et séparer nettement le lobe droit du lobe gauche du foie. La tumeur offre une surface dure et lisse, sans la moindre bosselure. Le bord antérieur du foie est épais et lisse dans toute son étendue. La matité hépatique commence à un travers de doigt au-dessus du rebord des fausses côtes. Le foie, douloureux à la pression, subit les saccades de la toux. Pas d'ascite. Les parois du ventre sont un peu épaisses.

28 *mars*. — Pour la première fois, depuis son entrée à l'hôpital, le malade a vomi deux cuvettes de sang en caillots. Il mange deux portions. Pas de frisson, ni de fièvre.

18 *avril*. — Vomissements abondants. Légère teinte subictérique des conjonctives.

2 *avril*. — Une ponction exploratrice, pratiquée avec un trocart de petit calibre, donne issue à un peu de sang noir.

L'aiguille reste immobile au milieu de la masse hépatique.

5 *avril*. — Dyspnée. Vomissements alimentaires. Constipation opiniâtre.

16 *avril*. — Affaiblissement. Fièvre le soir. Vomissements permanents. Diarrhée. Lavements de peptone.

1er *avril*. — Ventre extrêmement douloureux. Le moindre attouchement de l'abdomen fait pousser des cris au malade. L'hypertrophie du foie est de plus en plus considérable.

Les symptômes vont en s'aggravant jusqu'au 2 mai, jour où le malade meurt à sept heures du matin.

Autopsie. — Elle a été pratiquée le 3 mai, vingt-quatre heures après la mort.

Le foie pèse 1920 grammes. Sa face supérieure est lisse et ne présente point de tumeurs marronnées. Le lobe droit et le lobe gauche sont envahis par un néoplasme d'un blanc jaunâtre, formant deux grosses masses de chaque côté du ligament suspenseur. Les limites de la zone dégénérée sont assez nettes, mais non en saillie. Le néoplasme, à droite, a le volume des deux poings ; à gauche il est moitié moindre.

Sur la face inférieure du foie il existe trois ou quatre nodosités cancéreuses de la grosseur d'une noix environ. Ces dernières font un peu relief et présentent nettement la dépression centrale en cupule. Incisées, elles montrent un tissu jaunâtre, un peu rose, mollasse et donnant au raclage un suc crémeux assez épais.

Les masses principales fendues par une incision transversale font voir une cavité centrale assez grande pour loger une mandarine dans la plus grosse des deux tumeurs, une noix dans la plus petite.

Ces deux masses ont par suite une certaine ressemblance avec une noix de coco ouverte. Leur partie extérieure est formée par la même substance jaunâtre qui constitue les tumeurs plus petites. Leur cavité centrale contient une sorte de mucus épais et jaunâtre.

Le tissu du foie est, en dehors de la néoplasie, d'un brun-rouge assez foncé, sans aucune trace de teinte ictérique.

La vésicule biliaire a des parois épaissies ; elle est remplie d'une bile non colorée ; elle n'offre aucune trace de cancer.

8*

Le péritoine est sain. Pas d'ascite. L'estomac et le tube digestif sont sains. La rate est petite et dure. Les reins sont normaux. Les ganglions mésentériques sont inaltérés.

Dans les poumons, lésions de bronchite chronique. Pas de tubercules et pas de nodosités cancéreuses. Pas d'épanchement dans les plèvres.

OBSERVATION V.

(Les détails cliniques de cette observation nous ont été communiqués par M. Lebreton.)

Cancer massif — en amande — du lobe hépatique droit. — Cancer secondaire des poumons, des ganglions médiastinaux et des ganglions sus-claviculaires.
Histologiquement : Épithéliome alvéolaire à petites cellules polyédriques.

Libersalle, 30 ans, mécanicienne, entrée le 30 juillet 1883, à l'hôpital Saint-Antoine, pavillon Lorrain, lit n° 13, service de M. Sevestre.

Histoire clinique. — Fièvre typhoïde il y a un an.

Depuis trois mois, difficulté des digestions : ballonnement stomacal aussitôt après l'ingestion des aliments, forçant la malade à desserrer son corset. Pas de nausées ni de vomissements. Dégoût pour les aliments : la malade se nourrit presque exclusivement de salades, fruits et légumes verts. Peu à peu ses forces ont diminué, elle a maigri et a été obligée de garder le lit presque toute la journée tant les symptômes d'anémie se prononçaient (pâleur, bourdonnements d'oreille, sueurs froides, brouillard devant la vue). Depuis deux mois un peu de toux. Depuis quinze jours pyrosis et quelques pituites le matin.

La malade à son entrée à l'hôpital est très pâle, très anémique. Elle se plaint beaucoup de l'estomac. La langue est blanche. Le ventre est tendu, douloureux à la pression, surtout à droite.

Les urines sont rares (une seule miction par jour), peu abondantes (1/2 litre environ), rouges, épaisses, troubles. Elles ne contiennent pas d'albumine.

Règles régulières; pertes blanches abondantes.

Le foie, volumineux, descend jusqu'à l'ombilic. Il est lisse, uni. On a l'idée d'un foie amyloïde : mais il n'y a pas d'albumine dans les urines et pas de diarrhée. La cirrhose hypertrophique est également écartée : il n'y a pas d'ictère. C'est cependant vers ce diagnostic qu'on pencherait.

Ascite de moyenne intensité.

La rate n'est pas augmentée de volume.

Cœur et poumons sains.

2 août. — La malade présente depuis deux jours une petite tumeur ganglionnaire de la grosseur d'un marron située dans le triangle sus-claviculaire droit. Œdème des jambes.

La malade va en s'affaiblissant de plus en plus. Pas d'ictère. Pas de vomissements. Mort le 10 septembre.

Autopsie. — Foie : cancer primitif du lobe droit; nodosité à gauche. Tout le lobe droit du foie présente une hypertrophie en masse extrême. Son aspect est normal. Mais à la coupe voici ce qu'on remarque : tout l'extérieur est formé d'une bande de tissu sain, le centre est comme marbré, sans trace de lobulation, mais présentant des îlots blancs irréguliers et inégaux alternant avec du tissu foncé. Toute cette partie centrale est semblable. Le lobe gauche est sain, sauf qu'il contient un gros marron cancéreux.

Il existe des noyaux secondaires dans les poumons, dans les ganglions médiastinaux, dans les ganglions sus-claviculaires.

Tous les organes abdominaux ont été examinés, et trouvés sains. Il n'y avait en particulier rien dans l'estomac, ni dans le système porte.

Examen histologique. — La masse cancéreuse contenue dans le lobe gauche du foie, ainsi que les noyaux secondaires développés dans les poumons et les ganglions, n'ont pas été examinés au microscope. Les coupes ont porté uniquement sur la masse cancéreuse développée dans le lobe droit du foie.

Nous rapporterons successivement les résultats que nous a fournis l'examen histologique du centre et de la bordure de cette masse néoplasique.

1° *Coupes pratiquées en divers points du centre de la masse cancéreuse occupant la presque totalité du lobe droit du foie.* — Nous avons indiqué que le lobe droit du foie était transformé en une masse néoplasique d'aspect marbré, composée d'îlots irréguliers et inégaux alternativement blancs et foncés.

En regardant les coupes par transparence après coloration avec le picro-carmin, l'on reconnaît que les îlots blancs se sont colorés en rose et que les îlots sombres ont pris une teinte jaune claire. Ces différences de coloration des divers points de la masse cancéreuse trouvent leur explication dans l'examen microscopique qui montre que les marbrures blanches colorées en rose par le picro-carmin répondent aux parties vivaces de la néoplasie et que les marbrures sombres teintes en jaune clair par le picro-carmin répondent aux parties mortifiées ou en voie de mortification.

En aucun point il n'existe la moindre trace de la disposition lobulaire et trabéculaire normale du foie. Le parenchyme hépatique a partout complètement disparu, cédant la place à d'innombrables éléments cancéreux plongés dans les mailles d'un stroma conjonctif.

La disposition du stroma est, en somme, d'une grande simplicité. Il est formé d'îlots scléreux et de bandes fibreuses parfois annulaires, le plus souvent irrégulières et sinueuses, desquelles partent des travées plus fines circonscrivant des alvéoles arrondis, ovalaires ou irréguliers, de dimensions le plus souvent inégales et peu considérables.

Formé d'un tissu conjonctif adulte, le stroma ne renferme qu'un petit nombre de cellules embryonnaires. Par places, ses plus grosses travées contiennent du pigment biliaire libre ou des éléments cellulaires arrondis ou allongés, remplis de pigment biliaire, dont le noyau est difficilement visible.

Dans les alvéoles du tissu conjonctif, les éléments cancéreux sont entassés sans ordre. Ceux qui répondent à la périphérie de l'alvéole, et qui sont en contact avec le stroma, ne se disposent jamais perpendiculairement à lui.

Pris individuellement, ils se rapportent, en général, au type suivant : leur forme est polyédrique par pression réciproque, ou globuleuse à l'état d'isolement ; leurs dimensions sont faibles, leur diamètre oscillant autour de 13 μ ; leur protoplasma est fortement granuleux et se colore en jaune par le picro-carmin. Leur noyau est arrondi, possède 8 μ environ de diamètre ; il se colore en rouge vif par le picro-carmin et en violet intense par l'hématoxyline.

A côté des cellules cancéreuses se rattachant au type précédent, on en trouve quelques-unes qui sont plus volumineuses et contiennent plusieurs noyaux ou un seul gros noyau arrondi, ovalaire ou en bissac. Dans un grand nombre d'alvéoles les cellules cancéreuses, tout en présentant la disposition et les caractères individuels que nous venons d'énumérer, montrent dans leurs interstices des granulations et des blocs biliaires.

Dans les îlots mortifiés, les éléments cancéreux ne laissent plus voir de noyaux après coloration par le picro-carmin ou l'hématoxyline. Leurs contours deviennent peu distincts et ils se teintent uniformément en jaune brun sale par le picro-carmin.

Les vaisseaux perméables sont peu nombreux au milieu de la masse néoplasique. Presque tous occupent les îlots vivaces dont ils ont prévenu la mortification. Ce n'est qu'exceptionnellement que l'on peut saisir dans les coupes la section longitudinale ou transversale de vaisseaux qu'il est légitime de considérer comme dépendant du système des veines sus-hépatiques. Presque toujours, d'ailleurs, ils sont remplis de bouchons épithéliomateux. Il est assez commun, au contraire, de reconnaître parmi les îlots scléreux du stroma la coupe d'un certain nombre d'espaces portes. Les canaux biliaires qu'ils contenaient ont à peu près partout disparu ; quelques-uns cependant subsistent et sont pourvus d'une lumière rétrécie et d'un épithélium granuleux. Les ramifications de l'artère hépatique ont des parois épaissies aux dépens de leur cavité devenue plus étroite ; souvent même, elles sont complètement oblitérées et ne marquent plus leur place que par un petit agglomérat de fibres élastiques. Les ramifications de la veine porte sont partout obturées par des éléments cancéreux possédant les mêmes caractères que ceux que nous avons décrits dans les alvéoles du stroma.

2° *Coupes pratiquées à la bordure de la masse cancéreuse, comprenant la périphérie de cette masse et les parties adjacentes du parenchyme hépatique* (fig. 6 et 7).

Dans ces coupes, l'on peut distinguer, pour la commodité de la description, trois zones, l'une interne, l'autre externe, la troisième intermédiaire.

La zone interne répond aux parties périphériques de la masse carcinomateuse. De coloration blanche à l'œil nu, et rose après l'action du picro-carmin, elle offre exactement la même structure que les îlots blancs à l'œil nu et roses après coloration par le picro-carmin, que nous avons distingués dans la partie centrale de la néoplasie, c'est-à-dire qu'elle est formée d'un stroma fibreux alvéolaire dans lequel sont contenues des cellules jeunes et vivaces. Disons cependant qu'ici les alvéoles ont fréquemment une forme allongée et que dans leurs interstices n'existent point de grains pigmentaires.

La zone externe comprend la mince bande de tissu hépatique interposée à la masse cancéreuse et à la capsule de Glisson. Les travées hépatiques y sont, sur un grand nombre de points, fortement comprimées. Par places même, elles ont complètement disparu, si bien que les alvéoles cancéreux s'avancent jusqu'au contact de la capsule de Glisson. Mais, ailleurs, la compression des travées du foie est minime ou nulle. A ce niveau, le parenchyme hépatique a subi les modifications suivantes : le tissu conjonctif péri-portal et péri-capillaire prolifère activement ; il est considérablement épaissi et rempli de cellules rondes et fusiformes. La sclérose péri-capillaire a amené la segmentation des travées hépatiques en un certain nombre de tronçons distincts. Chacun de ces tronçons est formé d'éléments qui n'offrent pas les caractères des cellules normales du foie : ils sont nombreux, petits, serrés, pourvus de noyaux vivement colorés par le carmin et d'un protoplasma teint en jaune brunâtre. N'étaient leur disposition trabéculaire encore reconnaissable et la coloration jaune brunâtre de leur protaplasma, l'on ne saurait les distinguer des éléments cancéreux, desquels ils se rapprochent par leur nombre, leurs dimensions et la coloration de leurs noyaux. En étudiant attentivement les préparations, l'on reconnaît que l'augmentation du nombre des cellules hépatiques, la diminution de leur diamètre et la coloration anormale de leurs noyaux sont l'effet d'un travail hypergénétique qui commence par la coloration anormale des noyaux et leur segmentation, et aboutit à la division du corps protoplasmique, c'est-à-dire à la multiplication cellulaire.

La zone moyenne ou zone de transition participe à la fois de la structure de la zone interne et de la structure de la zone externe, c'est-à-dire qu'elle contient dans les mailles d'un stroma conjonctif des blocs de cellules cancéreuses et des tronçons de travées hépatiques modifiées. Que le protoplasma des cellules hépatiques perde sa coloration jaune brunâtre pour devenir jaune clair et la mutation des cellules hépatiques en cellules cancéreuses parfaites sera achevée. Que les éléments constituants des tronçons trabéculaires augmentent encore de nombre et les tronçons trabéculaires de forme cylindrique seront transformés en blocs néoplasiques arrondis ou ovalaires.

La zone de transition renferme ces stades intermédiaires entre l'état de cellules hépatiques modifiées que présentent les éléments de la zone externe et l'état de cellules cancéreuses qu'offrent les éléments de la zone interne. On y voit, dans des cavités arrondies ou ovalaires ressemblant aux alvéoles cancéreux de la zone interne, des blocs cellulaires qui sont formés d'éléments identiques à ceux de la zone externe et d'autre part, dans des cavités allongées, semblables à celles qui, dans la zone externe, contiennent les tronçons trabéculaires, on y voit des éléments cancéreux possédant les mêmes caractères que ceux de la zone interne. Enfin, on y voit la transformation des cellules hépatiques modifiées en cellules cancéreuses s'y faire dans la continuité même des tronçons trabéculaires, si bien que tel groupe cellulaire qui, à une de ses extrémités, possède les caractères des éléments de la zone externe, à l'autre, possède les caractères des éléments de la zone interne et que tel groupe cellulaire qui commence comme un tronçon trabéculaire finit comme un alvéole cancéreux.

OBSERVATION VI.

(Les détails cliniques de cette observation nous ont été communiqués par M. Jardet.)

Cancer massif — en amande — du lobe droit du foie. — Cancer secondaire des ganglions prévertébraux.

Histologiquement : Épithéliome alvéolaire à cellules polymorphes.

Veaugelade (Charles), 67 ans, homme d'équipe, entre le 13 mars 1885, à l'hôpital de la Pitié, salle Rostan, n° 24, service de M. Cornil, suppléé par M. Chauffard.

HISTOIRE CLINIQUE. — Cet homme, qui fait remonter à six semaines le début de son affection, n'a jamais eu de maladies antérieures, malgré des habitudes alcooliques anciennes.

Ce qui attira tout d'abord son attention, ce fut l'augmentation de volume du ventre, qui apparut sans raisons appréciables. Les fonctions digestives s'accomplissaient normalement : le malade n'a jamais vomi, il n'a jamais eu d'ictère. Les jambes commencèrent à enfler il y a trois semaines.

Quand nous voyons cet homme à son entrée, bien qu'il ait le teint basané et terreux, nous ne trouvons à noter qu'une ascite considérable et un œdème, d'ailleurs peu accusé, des pieds et des jambes.

Par le fait du volume de son ventre, il respire assez péniblement. Il se tient de préférence couché la tête basse, plutôt qu'à demi assis sur son lit. Le pouls, qui est fréquent, bat d'une manière inégale et irrégulière. Le cœur a des mouvements sourds, rapides et inégaux ; il présente à l'auscultation un léger bruit de souffle à la pointe.

La respiration, qui s'exécute assez normalement dans la partie supérieure de la poitrine, est très faible à la base. L'appétit est petit, mais les digestions s'opèrent bien et il n'y a pas de diarrhée. Le ventre qui est tendu, volumineux, est un peu saillant et mat dans presque toute son étendue ; la partie la plus élevée présente seule de la sonorité. Le côté droit ne présente pas de développement veineux indiquant une circulation supplémentaire comme c'est la règle dans la cirrhose.

15 *mars*. — En présence de la gêne respiratoire que présente le malade, on lui fait une ponction dans la fosse iliaque gauche. Il s'écoule un liquide clair, comme dans l'ascite de la cirrhose. Des anses intestinales venant à plusieurs reprises obturer la canule, on ne retire que cinq litres de liquide.

16 *mars*. — Comme le ventre du malade est moins tendu, il est facile d'explorer les organes abdominaux. De cet examen il résulte que le foie n'est pas diminué de volume, mais que, au contraire, il dépasse d'un bon travers de doigt environ le rebord des fausses côtes. A la pression il est dur et donne la sensation d'un glaçon qui se déplace et fuit sous les doigts qui dépriment la paroi abdominale.

L'exploration de la rate permet de constater une augmentation dans l'étendue de sa matité.

En présence de tous ces signes fonctionnels et physiques, on porte le diagnostic de cirrhose du foie de nature alcoolique.

26 mars. — Pendant dix jours, le malade a été soulagé ; mais la ponction a continué à donner issue à un liquide clair, citrin, assez abondant pour mouiller les draps du lit. Cet écoulement pouvait avoir son origine soit dans l'ascite, soit dans la sérosité provenant de la paroi abdominale très œdématiée.

17 avril. — Le malade meurt dans le marasme après être resté deux jours dans un état de prostration extrême.

Autopsie. — L'ouverture du cadavre donne issue à une grande quantité de liquide. Les organes de la cavité abdominale sont en place, et le foie déborde les fausses côtes de deux travers de doigt. Sa face convexe présente sur le lobe gauche des granulations blanches déprimées au centre, du volume d'une pièce de 0 fr. 50. Entre ces granulations le tissu hépatique semble normal.

Le lobe droit du foie est le siège d'un énorme masse cancéreuse qui atteint la face inférieure, et reste séparée de la face convexe par une mince bande de tissu sain qui lui forme une sorte de coque. Au centre de cette production, on voit une traînée conjonctive contenant des vaisseaux autour desquels semble s'être développé le néoplasme comme autour d'une sorte de hile.

Les nodosités de petit volume présentent le même aspect. La vésicule biliaire, le canal cholédoque, l'ampoule de Vater sont sains et perméables. La veine porte semble légèrement diminuée de volume à son entrée dans le foie.

Au devant de la colonne vertébrale et au-dessous du foie, se trouvent deux ganglions gros comme des marrons, de couleur blanchâtre et de consistance molle comme les nodosités néoplasiques du foie.

L'estomac et tout le tube digestif, les reins et les testicules sont sains, ainsi que le pancréas. La rate est volumineuse.

Dans la cavité thoracique, sauf le cœur, dont les cavités droites sont un peu dilatées, les viscères sont d'apparence normale. La veine cave est lisse et saine. Le corps thyroïde, la langue et le larynx ne présentent aucune lésion. Il en est de même du cerveau.

Examen histologogique. — La masse néoplasique dont le lobe droit du foie est le siège, est formée dans toute son étendue d'un stroma creusé d'alvéoles remplis d'éléments cancéreux.

La disposition du stroma est celle qui est habituelle au carcimone hépatique. De larges blocs fibreux donnent insertion à leur périphérie à des tractus conjonctifs fins, irréguliers et sinueux qui s'entre-croisent et limitent les alvéoles cancéreux. Les blocs fibreux représentent évidemment la coupe des espaces-porte élargis. Ils renferment souvent de petites cavités arrondies ou allongées remplies d'éléments épithéliomateux et montrent, par intervalles, des vaisseaux perméables ou obturés par des bouchons cancéreux. Ils permettent jusqu'à un certain point de diviser la masse néoplasique en lobules correspondants aux lobules hépatiques détruits.

Les cellules carcinomateuses plongées dans les alvéoles du stroma sont mortifiées au centre de chacun des lobules cancéreux, où elles se montrent indistinctes, privées de noyaux et colorées en brun rosé par le picro-carmin. A la périphérie des lobules cancéreux, au contraire, c'est-à-dire au voisinage des blocs fibreux, elles sont en pleine activité.

Elles sont en général de petite taille et possèdent un diamètre notablement inférieur à celui des cellules hépatiques. Leur forme est variable, tour à tour polyédrique, cunéenne, cylindrique, cubique, etc.

Ordinairement disposées sans ordre dans les mailles du stroma, on peut les voir par places, et particulièrement au contact des blocs fibreux qui limitent les blocs cancéreux, s'implanter perpendiculairement au tissu conjonctif, en même temps qu'elles prennent une forme cubique ou cylindrique. Leur protoplasma, peu abondant, faiblement grenu, se teint à peine par le picro-carmin. Leur noyau arrondi, d'un diamètre à peu près égal à celui des cellules hépatiques, se colore vivement par le carmin.

Les petites nodosités cancéreuses, aberrantes disséminées autour de la masse cancéreuse présentent la même structure que celle-ci.

Dans le tissu du foie non envahi par la néoplasie, les cellules hépatiques ont perdu toute disposition trabéculaire et apparaissent distendues par d'énormes gouttelettes adipeuses ou criblées de grains pigmentaires qui en masquent les noyaux. Le tissu conjonctif des espaces n'y est point élargi, mais contient un grand nombre de petites cellules rondes qui infiltrent la paroi des vaisseaux et surtout des canaux biliaires.

L'union du parenchyme hépatique et de la masse cancéreuse s'opère assez brusquement, sans que les lobules du foie soient sensiblement refoulés et comprimés. Les cellules hépatiques cèdent la place aux cellules épithéliomateuses qui apparaissent avec les caractères que nous avons indiqués. Les secondes dérivent-elles des premières? Le fait paraît vraisemblable, mais à cause des altérations dont les cellules hépatiques sont le siège, il est impossible de l'affirmer. Au voisinage immédiat de la production cancéreuse, le tissu conjonctif du foie polifère activement : les espaces-porte s'élargissent aux dépens des lobules entamés et la sclérose péri-capillaire amène la segmentation des travées. Ainsi se constituent les blocs fibreux et les mailles conjonctives de stroma qui préexiste à l'apparition des éléments cancéreux.

OBSERVATION VII.

(Inédite. — Due à l'obligeance de M. Nourric.)

Cancer massif — en amande — du lobe hépatique droit.

X..., soixante-cinq ans, entrée à l'hôpital Saint-Antoine, salle Grisolle, n° 7 bis, service de M. Merklen.

HISTOIRE CLINIQUE. — Assez bien portante jusqu'à il y a un mois, malgré la misère et les privations. Depuis un mois perte de l'appétit et des forces.

Pas de début brusque à la maladie qui l'amène à l'hôpital. Pas de frissons, pas de point de côté.

Fièvre 38°,8. Dyspnée très accusée.

A droite, sonorité normale. Râles de bronchite disséminés à gauche ; en arrière râles de bronchite.

En avant sous la clavicule submatité, souffle et râles crépitants à l'inspiration ; expectoration peu abondante, crachats visqueux couleur abricot.

Œdème des membres inférieurs remontant jusqu'aux genoux. Albumine en proportion notable dans l'urine.

Cette femme assez grasse n'a pas maigri dans ces derniers temps.

Pas d'ascite.

Pas d'ictère.

Même état dans la journée du lendemain. La malade meurt le soir.

AUTOPSIE. — Hépatisations rouges des deux tiers supérieurs du poumon gauche. Rien dans le poumon droit.

Cœur. — Volumineux, dilaté, gras, sans lésion orificielle appréciable. Quelques plaques d'athérome sur l'aorte.

Reins. — De dimension et de coloration normales. A la coupe les deux substances paraissent dans leurs rapports normaux.

Rate. — Un peu volumineuse.

Foie (fig. 1). — La face convexe est reliée au diaphragme par des adhérences. Il est à peine augmenté de volume. La surface est lisse, de couleur jaunâtre à la partie culminante du lobe droit.

Sur une section antéro-postérieure du lobe droit, on découvre dans ce lobe une masse néoplasique qui en occupe presque toute l'étendue. Elle atteint la capsule de Glisson au niveau de la face supérieure du foie; dans les autres points, elle est séparée de cette capsule par une mince bande de tissu hépatique qui paraît légèrement refoulé. Entre la masse néoplasique et le tissu hépatique n'existe pas de capsule fibreuse. La masse néoplasique est d'une couleur jaunâtre, parcourue par des tractus fibreux; elle montre quelques orifices vasculaires.

Le lobe gauche du foie, le lobe de Spigel et le lobe carré sont indemnes. Il n'y a pas de cirrhose.

OBSERVATION VIII.

(*Communiquée par M. Hartmann.*)

Cancer massif du lobe hépatique gauche. — *Carcinose secondaire des ganglions du hile.*

Grund, 37 ans, vannier, entre le 13 octobre 1879 à l'hôpital Beaujon, salle Saint-Louis, n° 24, dans le service de M. Millard.

Histoire clinique. — Scarlatine, choléra et fièvre typhoïde en 1864 et 1865. Variole en 1871. Pas d'affection vénérienne. Quelques excès alcooliques. Le malade n'a jamais été robuste. A vingt ans on a failli le réformer pour des palpitations; cependant il a fait partie de la garde impériale pendant quatre ans. De retour dans son pays, il a encore été traité pour des palpitations.

En juillet 1879, le malade a constaté l'existence d'une petite tumeur dont le volume a augmenté peu à peu. Comme il répond mal aux questions, on ne peut lui faire préciser le siège de cette tumeur au début. Il semble qu'elle occupait le lobe gauche du foie. Elle était douloureuse, s'accompagnait de coliques et de flatulence. Constipation habituelle. Pas de sang dans les selles si ce n'est un peu de sang pur provenant d'hémorrhoïdes. Bon appétit; pas de vomissements alimentaires; pituites matinales depuis longtemps. Pas d'ictère. La santé générale s'est altérée et le malade a maigri de 15 à 17 livres en trois mois.

Actuellement, à l'examen de l'abdomen, on trouve une tumeur, du volume d'une tête d'enfant, occupant l'épigastre, presque toute la région ombilicale, la partie la plus antérieure des flancs et disparaissant dans les hypochondres. Cette tumeur est surtout saillante à la partie supérieure gauche de la région ombilicale où elle forme une véritable voussure. A la percussion, l'on constate que la matité commence sur la ligne mamelonnaire droite, à 3 centimètres et demi au-dessous du mamelon, et qu'elle s'étend sur une hauteur de 16 centimètres; qu'au niveau du sternum elle est mal limitée, et se confond avec celle du cœur; que sur la ligne mamelonnaire gauche elle commence à 10 centimètres du mamelon, et s'étend sur une hauteur de 14 centimètres; qu'horizontalement, elle s'étend à droite de l'ombilic à 13 centimètres, à gauche à 9 centimètres.

Cette tumeur, qui fait partie intégrante du foie est dure, globuleuse, non mamelonnée, douloureuse à la pression; au niveau de la ligne blanche elle présente une certaine rénitence, et peut-être même une fluctuation profonde.

Le malade se plaint surtout de coliques. Il est très pâle et extrêmement faible. Le jour de son entrée, il gravissait avec peine les marches de l'escalier, obligé de s'arrêter à chacune d'elles. Le système ganglionnaire est d'une façon générale plus développé que normalement.

En présence de ces symptômes, M. Millard hésite à poser un diagnostic. Tout semble indiquer un kyste hydatique, si ce n'est l'altération marquée de l'état général. Aussi le diagnostic reste-t-il en suspens.

Le 16 octobre une ponction est faite avec l'aspirateur Dieulafoy, un peu à droite de la ligne blanche, à égale distance de l'ombilic et de l'appendice xyphoïde. Aussitôt s'écoule un liquide très fluide et légèrement louche, puis une petite quantité de sang. Presque immédiatement l'appareil est obstrué.

21 octobre. — On refait une nouvelle ponction, en un point symétrique du premier, à gauche de la ligne médiane.

Cette fois on se sert de l'appareil Potain et d'un trocart un peu volumineux. Le tube est immédiatement obstrué par du sang. Le trocart oscille avec les mouvements respiratoires. Quand on le manœuvre, il semble qu'il soit libre dans une cavité. Dans le magma ramené par le trocart, on trouve au microscope des globules sanguins et des cellules hépatiques.

22 octobre. — La numération des globules ne donne que 600,000 hématies par millimètre cube.

4 novembre. — Œdème de la paroi abdominale et des cuisses. Pas d'ascite. Rien au cœur. Rien aux poumons, si ce n'est de la submatité à la base gauche. On sent à 2 centimètres au-dessous de l'ombilic un petit noyau dur et douloureux.

5 novembre. — Point de côté à droite cette nuit. Coliques très vives.

6 novembre. — Le scrotum est à gauche douloureux et volumineux. Facies altéré. Langue sèche et collante. Température 40°,2.

7 novembre. — Mort dans la soirée.

Autopsie. — A l'ouverture du péritoine écoulement d'une petite quantité de pus. Des adhérences nombreuses unissent les deux feuillets du péritoine au niveau de la face supérieure du foie.

Le foie est très augmenté de volume et contient dans son lobe gauche une véritable tumeur. A la coupe, on trouve une matière pulpeuse, jaunâtre, plus rouge en quelques points, vraiment cruorique en quelques autres. En enlevant cette masse caséeuse mêlée de caillots, la main pénètre dans une vaste cavité creusant le foie comme une besace. De tout le lobe gauche il ne reste plus qu'une coque entourant cette masse et une petite languette de tissu hépatique à la partie antérieure du bord tranchant. Le reste de la glande est en dégénérescence graisseuse, et l'on y trouve çà et là des noyaux d'apparence cancéreuse.

En examinant au microscope la bouillie caséeuse qui remplissait la grande poche, on n'y trouve pas de crochets, mais on y remarque un grand nombre de cellules cancéreuses et des foyers hémorrhagiques.

Au niveau du hile du foie, ganglions cancéreux.

L'estomac adhère intimement au foie, mais ne présente pas d'altération.

Dans l'épaisseur du mésentère, on remarque plusieurs tumeurs du volume d'un gros pois chiche, pédiculées, absolument crétacées, ne pouvant être entamées par le bistouri.

Rate un peu volumineuse, diffluente.

Reins pâles.

Congestion hypostatique du poumon gauche. Au sommet du poumon droit quelques tubercules crétacés.

Cœur flasque, feuille morte, sans lésions valvulaires.

Épanchement purulent dans la tunique vaginale gauche qui contient un corps de la forme et du volume d'un petit œuf de pigeon, semblant formé de tissus fibreux et renfermant dans son intérieur plusieurs points crétacés.

OBSERVATION IX.

(Inédite. — Les quelques notes cliniques que nous possédons sur ce fait nous ont été communiquées par M. Geffrier.)

Cancer nodulaire primitif du foie.
Histologiquement : Épithéliome alvéolaire à cellules polymorphes.

B..., (Victoire), 56 ans, cuisinière, entre le 27 décembre 1882 à l'hôpital Beaujon, service de M. Millard, salle Sainte-Marthe, n° 19.

Histoire clinique. — La malade entre dans le service pour une phlébite des membres inférieurs qui paraît avoir eu pour point de départ des varices déjà anciennes.

14 *février*. — Il existe encore de l'œdème des membres inférieurs, plus prononcé à droite ; cet œdème est dur, douloureux. On ne sent pas nettement de cordons indurés sur le trajet des veines, mais la pression y est plus particulièrement douloureuse. L'état général est mauvais : le teint est pâle, terreux ; l'appétit est nul, la soif assez vive. La langue est sèche, mais peu chargée. La malade se plaint de souffrir au niveau de l'hypochondre droit. La matité hépatique semble remonter plus haut qu'à l'état normal.

18 *février*. — La douleur a augmenté d'acuité. Il y a un peu de dyspnée. On constate que la moitié inférieure du thorax, à droite, donne de la matité et qu'on n'y entend pas de bruit respiratoire, mais seulement quelques râles mélangés de frottements. A la base gauche on entend quelques râles sous-crépitants.

Les conjonctives présentent une coloration ictérique. Le foie est toujours volumineux, son bord inférieur, qu'on sent facilement au-dessous du rebord costal, est très dur et un peu irrégulier. Pas d'ascite.

19 *février*. — La dyspnée persiste ; cependant on constate aujourd'hui peu de râles à gauche comme à droite ; la matité de la base droite remonte un peu moins haut ; on y entend la respiration, mais faiblement.

Il y a toujours de l'œdème des membres inférieurs ; il en existe aussi aux mains, surtout du côté droit, sur lequel la malade reste généralement couchée. Il n'y a pas trace de phlébite aux membres supérieurs. Rien au cœur. Pas d'albuminurie ; les urines sont rares et assez foncées ; pas de réaction biliaire évidente.

Pendant les semaines qui suivent, l'état général décline de plus en plus rapidement ; l'inappétence devient absolue ; il se produit quelquefois des vomissements. La douleur de côté persiste à l'hypochondre droit. Le foie tend à augmenter de volume et demeure toujours aussi dur et douloureux à la palpation. Les râles augmentent aux deux bases, la respiration étant toujours plus faible à droite. La cachexie s'accuse. Les conjonctives restent jaunes et la peau prend une teinte subictérique.

La mort survient quelque temps après.

A l'*autopsie* on trouva un cancer primitif du foie en nodosités.

Examen histologique. — Les régions du foie qui ne sont pas le siège de néoformations cancéreuses offrent une congestion énorme de tout le système sus-hépatique ; les veines intra-lobulaires et les capillaires radiés, dans leur segment interne, sont dilatés et gorgés de globules rouges. Les travées hépatiques, écrasées à leur extrémité centrale, sont à peine visibles à ce niveau ; à leur extrémité périphérique, elles offrent leur largeur normale. Les cellules hépatiques sont infiltrées, par zones, de grosses gouteletttes adipeuses ; celles qui ne renferment pas de graisse sont colorées en rouge brun par le picro-carmin, n'ont point de contours nettement visibles et contiennent des noyaux peu distincts. Le tissu conjonctif des espaces, les vaissseaux péri-lobulaires et les canaux biliaires ne présentent rien d'anormal.

Les nodosités cancéreuses jeunes, sont formées de blocs cellulaires contenus dans les alvéoles d'un tissu conjonctif fibreux peu abondant. Les éléments qui constituent les blocs cellulaires sont disposés sans régularité et présentent les formes et les dimensions les plus variées.

Leur protoplasma à peine granuleux, beaucoup plus clair que celui des cellules hépatiques, est à peine imprégné par l'acide picrique. Leur noyau arrondi ou irré-gulier, unique, ou multiple, petit ou volumineux, se colore en rose vif par le carmin.

Les nodosités cancéreuses anciennes diffèrent des nodosités jeunes par la mortifi-cation en masse des éléments carcinomateux et par le développement considérable du tissu fibreux qui, étouffant et détruisant les éléments néoplasiques, a transformé cer-taines parties des nodosités en un tissu scléreux compacte.

Dans les nodosités cancéreuses jeunes, il est rare de retrouver la coupe des veines intra-lobulaires, lesquelles sont remplies d'hématies ou d'éléments cancéreux, et il est habituel de retrouver aisément la coupe des espaces porte et des vaisseaux qu'ils ren-ferment. Les branches de l'artère hépatique ne sont pas le plus souvent modifiées ; les branches de la veine porte sont perméables ou obturées par des bouchons néoplasiques. Les canaux biliaires ont disparu. Au pourtour des vaisseaux péri-lobulaires, l'on voit un certain nombre de fentes remplies de cellules cancéreuses qui représentent vrai-semblablement la coupe des lymphatiques.

Dans les nodosités cancéreuses anciennes, au milieu même des masses nécrobiosées, on peut encore reconnaître aisément la coupe de quelques espaces porte entourés d'une couronne de cellules cancéreuses qui, à cause de ce voisinage, ont échappé à la morti-fication ; les artérioles qu'ils contiennent ont des parois normales ou épaissies et une lumière normale, rétrécie ou oblitérée. Les veinules sont perméables ou oblitérées, ou enfin remplies d'éléments épithéliaux.

A leur périphérie, les nodosités cancéreuses tantôt refoulent le parenchyme hépa-tique avoisinant et tantôt se continuent avec lui sans le comprimer.

A cause de la congestion intense du système sus-hépatique et à cause des altérations cellulaires que nous avons signalées, il est impossible de déterminer les rapports qu'affectent les éléments du foie avec les cellules néoplasiques.

OBSERVATION X.

(Inédite. — Les détails cliniques de cette observation nous ont été communiqués par M. Cazals.)

Cancer nodulaire primitif du foie. — Cancer secondaire des ganglions du hile.
Histologiquement : Épithéliome alvéolaire à cellules polymorphes.

V..., 71 ans, balayeur, entre le 14 août 1884, salle Gérando, n° 11, à l'hôpital Tenon, service de M. Troisier, remplacé par M. Barth.

Histoire clinique. — Pas de maladie antérieure et en particulier pas de jaunisse, pas de coliques hépatiques.

Il y a deux ou trois mois, le malade est devenu jaune en même temps que ses urines prenaient une teinte brune et que ses matières étaient décolorées.

Il a perdu l'appétit et a ressenti de la fièvre chaque soir. Il n'a pas eu de vomisse-ments de sang ni de matières noires; il n'a pas eu de méléœna et a seulement constaté trois ou quatre fois dans ses selles un peu de sang rouge probablement d'origine hémor-rhoïdaire.

État actuel (15 août 1884). — Malade d'aspect cachectique, très amaigri, jaune citron.

Langue sale, un peu fuligineuse ainsi que les lèvres. Peau sèche, ridée, avec quelques suffusions ecchymotiques aux mains et aux jambes.

Pouls lent (60 pulsations par minute), régulier ; artère radiale un peu dure. Un peu de toux ; expectoration muqueuse épaisse, peu abondante, un peu fétide ainsi que l'haleine. A la percussion : sonorité thoracique très considérable. A l'auscultation : râles sonores de bronchite chronique, disséminés. Le cœur ne paraît pas volumineux; ses battements sont faibles, sourds, réguliers. Le ventre est très flasque ; la constipation est habituelle.

Le foie paraît assez volumineux ; on sent son bord tranchant à deux travers de doigt au-dessous du rebord costal, mais la matité hépatique ne commence que notablement au-dessous du mamelon; sa surface est dure ; un peu au-dessus du bord tranchant, on sent une nodosité de la grosseur d'une noix dans la région de la vésicule. Urines verdâtres très manifestement ictériques à la simple vue et aux réactifs.

Traitement : régime lacté, potion cordiale et extrait mou de quinquina.

16 *août*. — Mauvais état général, stupeur, fuliginosités de la langue et des lèvres, anesthésie complète. Pas de fièvre et pas de diarrhée.

Mort à sept heures du soir.

Autopsie. — Quelques adhérences fibrineuses dans les deux plèvres, surtout aux bases. Poumons grisâtres, souples, aérés en avant, congestionnés en arrière, avec quelques noyaux indurés à la partie moyenne et surtout aux sommets; à la coupe ces noyaux offrent une surface noirâtre, humide, granuleuse (pneumonie lobulaire). Pas de nodosités cancéreuses.

Péricarde sain. Cœur petit, revenu sur lui-même; les vaisseaux coronaires sont saillants. A la coupe, les parois ventriculaires gauches se montrent épaisses; cavité très réduite; valvules auriculo-ventriculaires et artérielles saines. L'aorte et les gros troncs artériels sont sains.

A l'ouverture de l'abdomen, issue d'une faible quantité de sérosité. Le foie, abaissé, est d'un volume normal. Il adhère, en bas, lâchement au côlon transverse. Sa surface est lisse, non granuleuse. La capsule de Glisson est très épaissie. Sur la surface convexe, partant du bord tranchant, se voit une nodosité du volume d'une pomme, de couleur jaunâtre, de consistance plus ferme que le reste du parenchyme. Correspondant à cette nodosité, à la face inférieure du foie, se voit la vésicule peu saillante, n'atteignant pas le bord tranchant, peu volumineuse, dure et ratatinée. Le doigt l'énuclée, assez facilement, d'une sorte de loge profonde, creusée en plein tissu morbide. En l'incisant, on trouve ses parois épaissies mais saines et sa cavité remplie par une masse de petites concrétions biliaires agglomérées.

Des coupes antéro-postérieures du foie, portant sur les extrémités droite et gauche, ne montrent rien d'anormal. Une coupe portant sur la partie médiane, montre à son centre, partant du hile, une nodosité de tissu jaunâtre, lardacée, de forme étoilée, avec une série d'irradiations se dirigeant vers la surface convexe du foie et se continuant le long des canaux biliaires. En suivant attentivement le parcours de ces canaux dans la masse morbide, on constate que leur surface interne et que leurs parois sont saines; leur lumière est seulement aplatie et effacée par le tissu morbide situé en dehors d'eux.

Le canal cholédoque est sain, perméable, non dilaté. Le canal cystique est oblitéré, ses parois sont épaissies et indurées, comme celles de la vésicule, jusqu'à sa réunion avec le canal hépatique, où se trouve une sorte d'éperon saillant, induré. Au même niveau, existe un ganglion lymphatique de la grosseur d'une noisette, dégénéré. Le canal hépatique est très dilaté, beaucoup plus volumineux que le cholédoque; il est sain d'ailleurs.

Le tronc de la veine porte est sain; il en est de même du tronc de l'artère hépatique ; mais sa branche droite qui traverse la nodosité centrale, est oblitérée ainsi que ses divisions, par un caillot grisâtre assez adhérent. Sur la coupe antéro-postérieure médiane du foie, on voit deux grosses veines sus-hépatiques entourées d'une zone de quelques millimètres d'un tissu jaunâtre induré et dont la surface interne et le calibre sont d'ailleurs normaux.

L'estomac, le duodénum et l'intestin sont sains. Les reins sont petits, fermes, anémiés, verdâtres particulièrement dans la région de la base des pyramides; la capsule se détache assez aisément; la surface n'est pas granuleuse, on y voit un ou deux petits kystes. La vessie et la prostate n'ont pas été examinées.

EXAMEN HISTOLOGIQUE. — Il a porté sur les parois de la vésicule biliaire et les portions adjacentes du tissu hépatique, sur les nodosités contiguës aux veines sus-hépatiques, sur la nodosité d'aspect étoilé, située au centre du foie, sur le parenchyme hépatique intermédiaire aux productions néoplasiques et sur le ganglion du hile dégénéré. Les résultats qu'il a fournis peuvent être brièvement résumés.

En dehors des nodosités cancéreuses, le tissu du foie est sain. Les parois de la vésicule biliaire sont très épaissies, mais non envahies par le néoplasme.

Les productions cancéreuses sont constituées par un tissu conjonctif très abondant creusé de rares alvéoles remplis d'éléments polymorphes sur un grand nombre de points dégénérés.

Les veines sus-hépatiques contiguës aux nodosités cancéreuses possèdent des parois inaltérées. Les voies biliaires sont intactes. Les ramifications de la veine porte ne contiennent pas d'élément épithéliomateux. Le caillot qui obstrue la branche droite de l'artère hépatique examiné par dissociation immédiatement après l'autopsie montre des éléments irréguliers et fusiformes en dégénérescence granulo-graisseuse. Les ganglions du hile renferment des éléments cellulaires de même apparence que ceux des nodosités intra-hépatiques.

OBSERVATION XI.

(*Inédite. — Personnelle.*)

Cancer nodulaire primitif du foie.
Histologiquement : Épithéliome alvéolaire à petites cellules polyédriques.

Marie B..., 59 ans, entre le 14 septembre 1881, à l'hôpital Lariboisière, salle Sainte-Claire, n° 6, dans le service de M. Jaccoud, suppléé par M. Hanot.

HISTOIRE CLINIQUE. — *Antécédents.* Les renseignements que donne cette femme sont très précis : il y a vingt-cinq ans, elle a eu une première attaque très violente de coliques hépatiques, sans ictère, après laquelle elle rendit dans les selles plusieurs petits calculs fusiformes, jaunes et transparents. Depuis, elle a eu bien des fois de nouvelles crises douloureuses, mais moins intenses, et toujours sans ictère. Légère sensibilité hépatique dans l'intervalle des attaques.

Pas d'autre antécédent pathologique. La santé générale reste assez satisfaisante jusqu'au début de l'attaque actuelle.

Début. — Au commencement du mois d'août, douleurs paroxystiques très vives, revenant par accès et occupant l'hypochondre droit avec irradiation lombaire. Décoloration, aspect plâtreux des matières fécales.

Au bout de trois semaines apparition de l'ictère, coloration bilieuse des selles, perte de l'appétit et des forces; un peu de prurit cutané. Les douleurs hépatiques deviennent plus profondes et moins aiguës. Pas d'accès fébriles.

État actuel (15 septembre). — La malade présente, malgré une certaine obésité, un état d'affaissement, d'asthénie manifeste. Ictère jaune soufre à reflet verdâtre. Urines rares, sédimenteuses, fortement biliphéiques.

Le foie dépasse de deux travers de doigt le rebord costal; sa surface est lisse, de consistance normale; son bord tranchant est régulier. Sensibilité douloureuse à la pression. Pas de tumeur de la vésicule.

Pouls petit, régulier; 100 pulsations par minute. Apyrexie. Rien d'anormal au cœur, ni dans les poumons. Anorexie, dégoût pour les aliments.

Traitement : eau de Vichy, lait, purgatif salin.

17 *septembre*. — Aggravation notable de l'état de la malade. Plusieurs vomissements; diarrhée bilieuse peu abondante. Etat d'anxiété, d'angoisse, de dyspnée, que rien n'explique dans l'appareil cardio-pulmonaire; respiration profonde, suspireuse, précipitée; 36 mouvements respiratoires par minute. Pouls presque filiforme; 112 pulsations par minute. Langue sèche. Algidité périphérique; véritable état de collapsus toxique, malgré l'intégrité complète de l'intelligence. T. 37°.

Dans la nuit, la malade vomit quelques gorgées d'un liquide noir et sanguinolent. Elle s'éteint peu après.

Autopsie. — Reins ictériques, congestifs. Un peu de stase au niveau des bases pulmonaires. Cœur surchargé de graisse. Rate de volume normal. L'estomac est légèrement vascularisé dans la région pylorique; il contient un verre environ d'un sang noirâtre. Le duodénum et le pancréas sont sains; l'ampoule de Vater laisse écouler par la pression une bile verdâtre. Les voies biliaires extra-hépathiques sont saines, non dilatées, parfaitement perméables. La vésicule est ratatinée, du volume d'une noix; ses parois sont blanchâtres et épaissies; elle contient une mucosité peu abondante et de nombreux petits calculs inégaux, irréguliers, à facettes, formés de cholestérine et, par places, d'une écorce de pigment biliaire.

Le foie est volumineux : il pèse 3,110 grammes. Sa forme générale n'est pas modifiée. Il est relié au diaphragme par des fausses membranes peu résistantes de périhépatite. La coloration de sa surface est d'un rouge jaunâtre; elle est semée irrégulièrement de taches circulaires d'un gris blanchâtre variant comme dimensions depuis quelques millimètres jusqu'à 1 centimètre de diamètre.

A la coupe, la consistance du parenchyme paraît plutôt diminuée, l'aspect est très variable suivant les points que l'on examine. Les voies biliaires intra-hépatiques semblent presque partout légèrement dilatées, soit sous forme cylindrique, soit sous forme ampullaire. Elles contiennent un mélange de pus et de bile verdâtre et, en deux points, des calculs ramifiés en coraux, noirs et friables. En certains points, le tissu hépatique paraît infiltré de bile; les lobules sont peu distincts; l'ensemble rappelle tout à fait l'aspect de la cirrhose hypertrophique. Mais ailleurs se voient des nodosités isolées, lenticulaires ou un peu plus volumineuses et d'aspect tout à fait cancéreux. Leur tissu est mou et chargé de suc, leur coloration d'un gris rosé, leur forme à peu près sphérique; quelques-unes présentent à leur centre un noyau hémorrhagique, d'autres sont striées de petits foyers cruoriques, irréguliers. Toutes ces nodosités paraissent à peu près contemporaines.

Rien à noter dans les autres organes.

Examen histologique. — Le parenchyme hépatique intermédiaire aux nodosités cancéreuses est profondément altéré. Les cellules constituantes sont presque toutes infiltrées de grosses gouttelettes adipeuses; seules quelques cellules en contact avec le tissu conjonctif des espaces porte ne contiennent pas de graisse et prennent une coloration rouge brun par le picro-carmin. La disposition trabéculaire des lobules a complètement disparu et la division lobulaire n'est plus marquée que par le tissu conjonctif des espaces. Les capillaires sanguins sont par places gorgés de globules. Les veines sus-hépatiques et leurs branches d'origine intra-lobulaires ainsi que les rameaux péri-lobulaires de la veine porte sont tantôt libres et tantôt complètement oblitérés par des bouchons épithéliomateux. Les divisions de l'artère hépatique et les voies biliaires sont normales.

Les nodosités cancéreuses anciennes sont remarquables par le développement du tissu fibreux qui forme des travées irrégulières et épaisses, privées de cellules rondes. Dans les alvéoles inégaux qu'il limite, se trouvent des éléments épithéliomateux uniformément colorés en jaune brun clair par le picro-carmin ; sur quelques points apparaissent des capillaires assez nombreux dilatés et gorgés d'hématies. Dans ces nodosités nécrobiosées et fibreuses on peut retrouver, quoique assez difficilement, le tissu conjonctif des espaces porte qui donne insertion à sa périphérie aux travées fibreuses de nouvelle formation qui divisent la masse néoplasique. Fréquemment, les vaisseaux sanguins et les canaux biliaires qu'ils contenaient ont disparu étouffés par le développement du tissu fibreux. Fréquemment aussi, les artérioles et les voies biliaires seules ont disparu complètement ou incomplètement et les veinules se montrent remplies d'éléments dégénérés.

Les nodosités cancéreuses récentes sont les unes visibles seulement au microscope, les autres visibles à l'œil nu ; leurs contours sont arrondis ou irréguliers et ne sont pas d'ordinaire brusquement délimités. A leur périphérie le parenchyme hépatique n'est ni refoulé ni comprimé sur le plus grand nombre des points. Le mode de continuité des éléments néoplasiques et des cellules hépatiques ne peut être nettement déterminé à cause de l'infiltration graisseuse des cellules du foie et de la disparition de la disposition trabéculaire des lobules.

Le tissu conjonctif est plus ou moins développé au sein des nodosités cancéreuses jeunes. Ici il forme des travées assez épaisses limitant des cavités inégales et irrégulières dans lesquelles sont contenus des éléments épithéliaux, là il est si ténu, qu'à un faible grossissement il demeure invisible et que les éléments épithéliaux semblent s'étendre sous forme de nappes.

Dans les loges du tissu conjonctif, les cellules cancéreuses contenues sont innombrables. Elles n'affectent aucune disposition spéciale et nulle part ne s'implantent perpendiculairement aux cloisons connectives. Elles présentent les formes les plus variées et sont de dimensions inégales, cependant presque toutes sont polyédriques, globuleuses à l'état d'isolement et sont de petite taille, leur diamètre oscillant autour de 12 μ. Leur noyau, presque toujours arrondi, est teint en rose clair par le carmin et contient un ou plusieurs nucléoles de 1 μ à 2μ,5 de diamètre colorés vivement par le carmin. Le diamètre du noyau est presque égal à celui de l'élément cancéreux, de sorte que le protoplasma est fort peu abondant. Il est grenu à la façon du protoplasma des cellules hépatiques, ne contient pas de pigment et se teint à peine en jaune par le picro-carmin.

Au milieu des masses épithéliales on retrouve aisément la coupe d'un certain nombre de veines intra-lobulaires, ainsi que la coupe d'un certain nombre d'espaces porte. Les veines intra-lobulaires et péri-lobulaires sont obturées par des bouchons cancéreux ; les canaux biliaires ont le plus souvent disparu ; les artérioles sont intactes, rétrécies ou oblitérées.

OBSERVATION XII.

(Inédite. — Personnelle.)

Cancer nodulaire primitif du foie.
Histologiquement : Épithéliome alvéolaire à petites cellules polyédriques.

K... (Marie), 28 ans, matelassière, entre le 24 août 1880, à l'hôpital Lariboisière, salle Sainte-Claire, n° 8, dans le service de M. le professeur Jaccoud, suppléé par M. Hanot.

HISTOIRE CLINIQUE. — Femme ayant toutes les apparences d'une santé florissante. Pas de maladies antérieures. Un peu d'alcoolisme professionnel.

Cette malade s'est fait admettre à l'hôpital pour de violentes douleurs dont elle souffre, à ce qu'elle dit, depuis quelques semaines, mais non d'une façon continue.

Ces douleurs siègent surtout au niveau des insertions diaphragmatiques antérieures. Elles s'irradient vers la région latérale droite du cou, vers l'épaule et le côté droit. La plus légère pression les exagère et arrache des cris à la malade. En même temps, dyspnée intense. Inspirations courtes et répétées.

La réunion de ces symptômes fait croire au premier abord à une névralgie du phrénique. Mais à l'examen de la région abdominale, on constate une tuméfaction notable du foie.

Rien de particulier à l'inspection du ventre. Il n'est pas déformé, mais seulement un peu tendu. A la percussion, on constate que la zone de matité du foie est étendue dans tous les sens, mais principalement en haut. La palpation donne la sensation d'une dureté ligneuse, ou plutôt presque pierreuse. Le bord antérieur de l'organe est arrondi, un peu émoussé. Pas de fluctuation.

La malade n'a jamais eu de troubles digestifs, ni d'hémorrhagie, ni d'ictère. De plus, la rate a son volume normal, il ne s'agit donc point de cirrhose hypertrophique. Le bon état général de la malade fait écarter le diagnostic du cancer. M. Huchard croit à un kyste hydatique. Il prie son collègue M. Hanot de lui donner son avis sur la malade. M. Hanot penche vers le même diagnostic. Une ponction exploratrice est décidée.

30 *août*. — Ponction pratiquée avec l'appareil Dieulafoy. Pas de résultat. L'aiguille n'a pu être enfoncée que de 3 ou 4 centimètres et a failli se rompre en raison de la résistance de la tumeur.

9 *septembre*. — La tumeur semble s'être affaissée. Douleurs très vives à la base du thorax en arrière.

Traitement : vésicatoire. Injection morphinée.

14 *septembre*. — Constipation tenace.

Traitement : eau de Montmirail.

19 *septembre*. — A un nouvel examen de la tumeur, la dureté pierreuse semble encore plus manifeste. On songe un instant à la possibilité d'un kyste hydatique alvéolaire.

20 *septembre*. — La malade sort de l'hôpital toujours en très bon état apparent.

8 *novembre*. — Elle rentre dans le service six semaines après, lit n° 18, salle Sainte-Claire.

Son aspect est tout différent. Elle a maigri considérablement. Son teint est celui d'une cachectique. Les sclérotiques présentent une légère suffusion jaunâtre. Troubles digestifs, vomissements fréquents. Les douleurs sont de plus en plus intolérables.

L'abdomen a augmenté de volume. Il est dur à la pression dans toute son étendue. On a la sensation d'une énorme tumeur qui occupe toute la cavité. Mais, pas d'inégalités ni de bosselures à la palpation. Pas d'ascite.

M. Jaccoud, qui a repris le service, diagnostique un cancer du foie.

La cachexie fait des progrès extrêmement rapides. L'ictère devient très manifeste dans les derniers jours. Douleurs toujours très vives, contre lesquelles on n'a d'action ni avec le chloral ni avec la morphine à hautes doses.

La malade succombe dans le collapsus le 4 décembre.

Pendant la durée du séjour à l'hôpital l'apyrexie a été continue.

Autopsie. — Foie énorme pesant 15 livres et demie. Cet organe est peu déformé. Couleur presque normale, un peu plus foncée cependant qu'à l'ordinaire. Sur la face convexe deux bosselures de la grosseur d'un œuf de poule dont la coloration gris blanc tranche sur le fond rouge brun de l'organe. Çà et là, sur le reste de la surface du viscère d'autres bosselures du volume d'une noisette. Plusieurs coupes du foie pratiquées en divers sens, montrent les mêmes nodosités isolées et entourées par des zones de tissu sain. Ces nodosités cancéreuses sont assez dures. Leur surface de section est d'un blanc sale. C'est peut-être l'absence de ces nodosités au niveau du hile du foie qui explique l'absence de l'ictère pendant la vie, jusqu'à la période terminale.

Les autres organes sont sains.

EXAMEN HISTOLOGIQUE (1). — A distance des nodosités cancéreuses, la disposition lobulaire et trabéculaire du foie, n'est pas sensiblement modifiée. Les cellules hépatiques sont infiltrées de pigment biliaire et ne laissent point voir de noyaux après coloration par le picro-carmin. Le tissu conjonctif des espaces, les veines centrales des lobules, les vaisseaux péri-lobulaires et les canaux biliaires paraissent inaltérés. Par places, les capillaires sont congestionnés.

Au voisinage immédiat des nodosités cancéreuses, les travées hépatiques se tassent et décrivent des cercles concentriques. Les cellules constituantes s'aplatissent, s'allongent en fuseau et finissent par disparaître sur quelques points, permettant ainsi l'adossement de la paroi des capillaires normale ou épaissie.

Par conséquent, entre le parenchyme hépatique et les nodosités néoplasiques, il existe une ligne de démarcation aussi nettement marquée que dans le cancer secondaire du foie.

Examinées avec un faible grossissement, les nodosités cancéreuses montrent des îlots scléreux et des bandes épaisses de tissu conjonctif qui contiennent des vaisseaux et quelques lacunes remplies d'éléments épithéliaux.

Purement fibreuses au centre des nodosités, les bandes conjonctives renferment à la périphérie des cellules hépatiques fusiformes et finalement s'élargissent pour se confondre avec le parenchyme du foie. Elles résultent donc de la disparition d'un certain nombre de travées hépatiques primitivement interposées à des nodosités distinctes et permettent de diviser les nodosités en nodus élémentaires.

Les nodus élémentaires sont en général d'une forme irrégulièrement arrondie ou ovalaire : leurs dimensions, variables, égalent celles de plusieurs lobules hépatiques. Des bandes fibreuses épaisses qui limitent leurs contours, se détachent de fines travées conjonctives irrégulières et serpigineuses qui se résolvent en un réticulum délicat. Ce tissu conjonctif intra-nodulaire prend une faible part à la constitution des nodosités cancéreuses.

Tantôt il est si peu abondant, qu'à l'examen des coupes avec un faible grossissement, il devient à peu près invisible et qu'alors les nodus élémentaires semblent uniquement constitués par un entassement d'éléments épithéliaux. Tantôt, bien que peu développé, il suffit à segmenter les nodus élémentaires en un certain nombre de blocs irréguliers et parfois à grouper les éléments cellulaires sous la forme de cylindres contournés et anastomosés.

Fréquemment nécrobiosés au centre des nodus où ils sont indistincts, privés de noyaux et confondus en une masse commune colorée en jaune sale par le picro-carmin, les éléments cancéreux sont en pleine activité à la périphérie, au contact du tissu conjonctif péri-nodulaire et des travées fibreuses intra-nodulaires un peu épaisses qui en émanent. Ils sont remarquables par leur similitude de forme, de dimensions et de coloration. Ils sont tous polyédriques par pression réciproque et globuleux à l'état d'isolement. En aucun point ils ne deviennent cylindriques ou fusiformes. Ils sont entassés au hasard dans les cavités qui les contiennent et nulle part ne s'implantent perpendiculairement aux cloisons conjonctives. Leur diamètre oscille autour de 14 μ. Leur protoplasma est grenu et se colore en jaune par le picro-carmin. Leur noyau arrondi atteint environ 8 μ de diamètre, est coloré en rose opaque par le picro-carmin, et se divise pour donner naissance à 2,4 noyaux et davantage, inclus dans un corps protoplasmique encore indivis.

(1) M. Sabourin a eu l'obligeance de nous communiquer les préparations d'après lesquelles nous avons fait l'examen histologique de ce fait.

OBSERVATION XIII.

*(Inédite. — Les détails cliniques de cette observation nous ont été communiqués par **M.** de Gastel.)*

Cancer nodulaire primitif du foie.
Histologiquement: Épithéliome alvéolaire à cellules gigantesques.

D..., couturière, entrée le 22 février 1882 à l'Hôtel-Dieu, salle Sainte-Claire, n° 33.

HISTOIRE CLINIQUE. — Malade depuis un an. Depuis cette époque, digestions pénibles et grand dégoût pour les aliments, principalement pour le pain et la viande. Pas de douleurs d'estomac après la digestion. Jamais de vomissements.

Amaigrissement et perte graduelle des forces.

Jamais de jaunisse. Pas de malaise. Pas de troubles de la défécation. Rien au rectum ni à l'utérus.

Depuis quatre mois le médecin qui la traite a eu l'idée de la mettre au lait qu'elle supporte très bien. Elle ne se nourrit que de lait.

Depuis ce moment seulement les selles sont décolorées.

État à son entrée (23 *février*). — Pâleur de la face qui a un teint anémique mais non cachectique. Le ventre n'est pas très gros. Ni ascite, ni œdème. Les pieds seuls ont été un peu enflés.

Le foie déborde de 6 travers de doigt le rebord costal ; le bord inférieur vient jusqu'au-dessous de l'ombilic. Il présente à sa surface de petites bosselures comme de petites billes. L'exploration n'est pas très douloureuse.

Quelques jours après son entrée à l'hôpital la malade a succombé à des accidents d'ictère grave.

A l'*autopsie* on a trouvé un cancer du foie en nodosités, les unes assez grosses et une infinité de petites. L'autopsie a été complètement faite : tous les organes ont été visités avec le plus grand soin et aucune lésion carcinomateuse n'a été découverte en dehors du foie.

EXAMEN HISTOLOGIQUE (1). — Dans l'intervalle des nodosités cancéreuses le parenchyme hépatique, qui semble sain à l'œil nu, est déjà notablement modifié.

Le tissu conjonctif d'un grand nombre d'espaces-portes est criblé de petites cellules rondes disposées autour des conduits biliaires. Ceux-ci ne présentent aucune altération. Il en est de même des vaisseaux, à l'exception des capillaires qui sur certains points sont dilatés et gorgés de globules sanguins. Quelques rares cellules hépatiques, centrales ou périphériques, renferment de grosses gouttelettes graisseuses. Le protoplasma des cellules hépatiques prend sous l'influence du picro-carmin sa coloration habituelle ; il n'en est pas de même du noyau, qui, au lieu de se teindre en rose, se colore le plus souvent en rouge éclatant. Parmi les noyaux colorés par le carmin d'une façon excessive, les uns ont gardé leurs dimensions normales, tandis que les autres se sont hypertrophiés au point de dépasser communément 10 et 12 μ de diamètre et d'atteindre parfois 15, 18, 20 et 22 μ. Les noyaux qui s'hypertrophient de la sorte gardent leur forme arrondie, ou bien s'allongent en ovale puis en bâtonnet et se segmentent. Il en résulte qu'un assez grand nombre de cellules hépatiques possèdent deux noyaux distincts, ou encore contigus et non séparés.

La coloration anormalement intense des noyaux, leur hypertrophie et leur multiplication, sont bientôt suivies de modifications plus profondes d'un certain nombre de

____

(1) Cet examen histologique a été fait sur des préparations qui nous ont été communiquées par M. Brault.

groupes cellulaires. Par places en effet, l'hypertrophie des noyaux devient excessive, en même temps que les cellules hépatiques acquièrent des proportions considérables et ainsi se trouvent constituées des nodosités à cellules gigantesques pourvues de noyaux monstrueux.

Ces nodosités à cellules gigantesques sont régulièrement arrondies ou irrégulièrement découpées. Elles paraissent se développer plus souvent au centre des lobules ou à leur périphérie que dans la continuité des travées hépatiques. Leurs dimensions sont très variables : les unes sont formées seulement de quelques éléments et ne sont visibles qu'au microscope ; les autres, visibles à l'œil nu, font une tache claire plus ou moins large au sein du parenchyme hépatique.

Pour constituer ces nodosités, un nombre variable de cellules hépatiques s'hypertrophient au point d'acquérir 60, 80 et même plus de 100 μ. de diamètre. Les cellules ainsi hypertrophiées se déforment et deviennent d'une irrégularité indescriptible. Leur noyau atteint souvent 20 à 40 μ. de diamètre et peut atteindre le diamètre monstrueux de 80 μ.; il se colore le plus souvent par le picro-carmin en un rouge vermillon éclatant et prend, comme la cellule qui le contient, une forme très irrégulière. Si, à un faible grossissement, les noyaux cellulaires apparaissent au sein des cellules comme des blocs énormes, à un fort grossissement, il est généralement aisé de reconnaître qu'ils sont formés en réalité d'un certain nombre de noyaux petits ou gros, pourvus ou non de nucléoles, encore confondus en une masse commune, ou déjà nettement distincts. Dans certains blocs nucléaires, on peut compter jusqu'à 20 et 30 noyaux et l'on peut supputer que certains d'entre eux en contiennent plusieurs centaines. A côté des blocs nucléaires monstrueux, irréguliers et vivement colorés, on distingue souvent, dans le protoplasma cellullaire, de petits noyaux aberrants à peine teintés de rose et disséminés au hasard. Le protoplasma des éléments néoplasiques est très granuleux et se colore en jaune brun clair par le picro-carmin ; il diffère donc légèrement du protoplasma des cellules hépatiques qui, sous l'influence du picro-carmin, prend une teinte jaune brun nettement marquée. Dans quelques cellules, le protoplasma, au lieu de former une masse homogène, est décomposé totalement en une infinité de petites boules protoplasmiques dépourvues de noyaux, qui sont maintenues dans les limites du corps cellulaire par sa périphérie transformée en une sorte de cuticule, ou de sac, ou de membrane enveloppante. Ailleurs quelques boules protoplasmiques seulement s'isolent du protoplasma de la cellule mère dont elles sont séparées par une zone incolore. Ailleurs enfin, les boules protoplasmiques montrent un ou plusieurs noyaux et possèdent ainsi les qualités des cellules endogènes.

Il est impossible, croyons-nous, de décider la question importante de savoir si le protoplasma des cellules que nous venons de décrire possède les mêmes propriétés physiologiques que le protoplasma des cellules hépatiques normales. Nous avons bien rencontré dans la cavité de quelques alvéoles de petits calculs jaunâtres dont l'existence pourrait être invoquée à l'appui de la survivance des fonctions biliaires ; mais qui pourrait dire si ces fonctions ne sont point amoindries, exagérées ou perverties ?

L'hypertrophie que subissent un certain nombre de cellules hépatiques a pour conséquence la disparition de la disposition trabéculaire des éléments et de plus, la compression, l'atrophie et la destruction des cellules hépatiques voisines non atteintes par le même processus irritatif. Parmi les cellules hépatiques comprimées, l'on en peut voir qui s'aplatissent et s'effilent entre les éléments hypertrophiés, en même temps que leur noyau s'allonge ; elles deviennent alors véritablement *conjonctiformes*, si elles ne sont transformées en tissu conjonctif véritable.

Le tissu conjonctif se comporte d'une façon différente suivant les différents nodus examinés. Dans certains nodus, le tissu conjonctif réagit à peine, si bien qu'à un faible grossissement, les éléments épithéliomateux constituants paraissent être en contact immédiat et qu'il faut employer un fort grossissement pour découvrir, dans leurs interstices, de [fins tractus conjonctifs. Dans d'autres nodus, il n'en est plus de même ; les modifications [cellulaires entraînent l'inflammation du tissu conjonctif qui apparaît épaissi et contenant des cellules rondes et fusiformes ; dans ces nodus, les cellules hypertrophiées et déformées n'arrivent plus à contact, mais se montrent par groupes distincts dans les alvéoles d'un tissu conjonctif plus ou moins notablement hyperplasié.

Les vaisseaux qui sont inclus dans les nodus cancéreux ou qui leur sont contigus, demeurent bien plus longtemps inaltérés que dans les autres formes de cancer alvéolaire ; mais leur paroi finit par céder et leur cavité finit par se remplir de bouchons épithéliomateux dont les éléments constituants présentent les mêmes caractères que ceux des blocs intra-alvéolaires.

La destinée des nodus que nous venons de décrire est variable ; quelques-uns subissent en leur centre la dégénérescence caséeuse, d'autres disparaissent en partie étouffés par le développement du tissu fibreux (fig. 8, 9 et 10).

OBSERVATION XIV.

(Inédite.)

Cancer nodulaire primitif du foie.
Histologiquement : Épithéliome alvéolaire à cellules cylindriques.

Les détails cliniques de cette observation manquent à peu près complètement. Nous savons seulement, d'après les renseignements qui nous ont été fournis par M. Geffrier, qu'il s'agit d'un malade âgé qui occupait pendant l'année 1883 le lit n° 28 de la salle Saint-Louis, dans le service de M. Millard à l'hôpital Beaujon. Il était atteint d'un ictère foncé jaune brun, ne se plaignait de rien et était toujours assoupi. La langue était sèche et fendillée comme celle d'un typhique. Le foie était volumineux et il n'y avait pas d'ascite. Il mourut au bout de quelques semaines et à l'autopsie l'on trouva un cancer primitif du foie.

Examen histologique (1). — Suivant le même ordre que dans l'observation précédente, nous rapporterons tout d'abord l'état du parenchyme hépatique intermédiaire aux nodosités cancéreuses, puis nous décrirons ces nodosités cancéreuses elles-mêmes.

Les lobules hépatiques intermédiaires aux nodosités cancéreuses offrent une disposition trabéculaire moins marquée qu'à l'état normal. Les cellules constituantes ont perdu toute affinité à se juxtaposer bout à bout et se montrent sous la forme de blocs distincts souvent irréguliers. Elles sont remplies de grains pigmentaires et ne laissent apparaître aucun noyau après coloration par le picro-carmin. Le tissu conjonctif des espaces est criblé de petites cellules rondes qui pénètrent la paroi des vaisseaux artériels et veineux ainsi que la paroi des canaux biliaires. Les veines centrales des lobules apparaissent souvent au voisinage immédiat des nodosités sous la forme de petits blocs fibreux imperforés.

Les nodosités cancéreuses offrent des dimensions très variables et des contours le plus souvent irréguliers. Elles sont formées d'éléments épithéliaux plongés au sein d'un tissu conjonctif plus ou moins abondant suivant les points que l'on considère.

La disposition du tissu conjonctif est importante à connaître, puisque c'est elle qui règle la disposition des éléments épithéliaux. Pour l'étudier, il faut se servir successivement d'un faible et d'un fort [grossissement. A un faible grossissement, l'on peut

____

(1) Nous devons à l'extrême obligeance de M. Brault les pièces et les préparations qui nous ont servi à faire l'examen histologique de ce fait.

suivre la distribution irrégulière et serpigineuse des travées fibreuses principales et s'assurer de la persistance au milieu de la masse néoplasique, du tissu conjonctif des espaces-porte, qui appartenait aux lobules détruits et transformés. Celui-ci se présente le plus souvent sous la forme de petits îlots scléreux arrondis, complètement privés de vaisseaux sanguins et biliaires, ou contenant encore des traces de canaux biliaires, des artérioles perméables et des veinules béantes ou obturées par des cellules carcinomateuses. A un fort grossissement, l'on peut reconnaître que des travées fibreuses principales et que des îlots scléreux partent des cloisons extrêmement minces, formées d'un seul plan de cellules connectives qui limitent une infinité d'alvéoles remplis d'éléments épithéliomateux.

Ceux-ci offrent par places, la disposition d'un épithéliome cylindrique simple et par places celles d'un épithéliome cylindrique stratifié. Dans la première alternative, ils revêtent tous une forme cylindrique ou cubique et s'implantent directement et perpendiculairement sur le stroma, limitant une cavité centrale qui est vide, ou remplie d'éléments cellulaires mortifiés. Dans la deuxième alternative, les éléments qui reposent sur le stroma ont une forme polyédrique, sont recouverts par une couche de cellules cubiques ou cylindriques, limitant, comme précédemment, une cavité alvéolaire centrale. Ceux-ci sont disposés perpendiculairement aux mailles de stroma, en prenant une forme régulièrement cubique ou cylindrique. Examinées individuellement, après dissociation et coloration avec le picro-carmin, les cellules cancéreuses présentent les caractères suivants : elles sont cylindriques, cubiques ou polyédriques, leurs dimensions oscillent entre 8 et 50 μ, mais en général elles restent inférieures à 20 μ, les cellules polyédriques n'ayant que 10 à 14 μ de diamètre, et les cellules cylindriques de 11 à 18 μ de longueur. Leur protoplasma coloré en jaune par le picro-carmin, est tantôt clair et tantôt très finement grenu ; il contient fréquemment une grosse gouttelette graisseuse. Leur noyau le plus souvent unique est assez fréquemment double ou parfois triple ou quadruple, il est ovalaire ou arrondi, son diamètre va de 6 à 18 μ, presque toujours il est compris entre 7 et 9 μ. Dans les cellules polyédriques, il est central ou périphérique, dans les cellules de forme cylindrique, il est placé au niveau du pied de ces éléments ou bien au niveau de leur partie moyenne. Il se colore habituellement en rose éclatant par le carmin, ne montrant pas de nucléole distinct. Quelquefois il se colore en rose tendre et laisse alors apparaître un ou deux nucléoles vivement colorés par le carmin. Au centre, les nodosités cancéreuses sont fréquemment nécrobiosées. A la périphérie, elles ne compriment sur aucun point les lobules hépatiques qui leur confinent.

Ainsi que le montre l'examen avec un faible grossissement, il existe, à l'union des parties saines et des parties malades, une zone de transition au niveau de laquelle les cellules hépatiques se modifient progressivement pour devenir cellules cancéreuses. L'examen avec un fort grossissement révèle tous les détails de cette transformation. Ainsi que nous avons pris soin de le spécifier, les cellules qui constituent les lobules non encore transformés en carcinome, se présentent sous la forme de blocs remplis de granulations pigmentaires et ne laissent apparaître aucun noyau après coloration par le picro-carmin. Au voisinage des nodus cancéreux, les cellules hépatiques commencent à montrer des noyaux vaguement dessinés et à peine imprégnés par le picro-carmin; puis elles montrent des noyaux plus distincts et plus vivement teintés; enfin, devenus cellules cancéreuses, des noyaux colorés en rouge éclatant. Le protoplasma cellulaire subit des modifications parallèles à celles du noyau; il perd peu à peu son pigment, demeure granuleux et se colore définitivement en jaune ou jaune brunâtre par le picro-carmin. Ainsi engendrées, les cellules cancéreuses pullulent activement, leurs noyaux s'hypertrophient et se multiplient, leur protoplasma se divise en changeant de forme. Elles deviennent définitivement cylindriques ou cubiques à quelque distance de la bordure du néoplasme et s'implantent perpendiculairement aux mailles du tissu conjonctif.

Les cellules cancéreuses ne restent point longtemps dans la continuité des travées.

Les modifications que subissent les cellules hépatiques s'accompagnent en effet d'une
inflammation du tissu conjonctif qui leur est contigu, c'est-à-dire du tissu conjonctif
péri-capillaire, inflammation qui aboutit à la segmentation des masses épithéliomateuses et à la formation de cavités alvéolaires. La carcinose des cellules hépatiques et
la sclérose péri-capillaire n'ont du reste pas une marche absolument parallèle. Ici le
processus épithéliomateux est en pleine activité et cependant le tissu conjonctif est à
peine accentué ; là au contraire, la sclérose est très marquée et paraît devancer les
modifications épithéliales. Quoi qu'il en soit, cette sclérose a pour effet de détruire la
disposition trabéculaire des cellules hépatiques devenues cellules cancéreuses. Les éléments connectifs qui se multiplient le long des capillaires ne restent point en effet
parallèles à l'axe des travées. Ils s'entre-croisent d'un côté à l'autre de celles-ci en les
segmentant et les réduisant en blocs en même temps qu'ils se réunissent pour former
des alvéoles dans lesquels ces blocs demeurent inclus (fig. 11 et 12).

OBSERVATION XV.

*Cancer nodulaire primitif du foie chez le cheval. — Cancer secondaire du péritoine, du
diaphragme, du péricarde, des plèvres et du poumon gauche.*
*Histologiquement : Epithéliome trabéculaire du foie. Epithéliome alvéolaire des autres
organes.*

M. Benjamin (1) communiqua à la Société centrale de médecine vétérinaire, dans la
séance du 28 décembre 1878, l'observation d'un cas de cancer primitif du foie chez le
cheval. Le mésentère, l'épiploon, les larges bandes du côlon, le diaphragme, le péricarde,
les plèvres et le poumon gauche, présentaient des nodosités secondaires.

L'examen histologique pratiqué par M. Ballet et par M. Nocart montra que les nodosités hépatiques appartenaient à la forme trabéculaire de l'épithéliome primitif ; les
nodosités secondaires du diaphragme et du mésentère étaient au contraire formées d'alvéoles cancéreux.

Les parties du parenchyme hépatique qui étaient intermédiaires aux nodosités cancéreuses n'offraient aucune trace de cirrhose, selon M. Ballet, et offraient une cirrhose très
peu accusée, mais évidente, d'après M. Nocard.

Sur des préparations que M. Ballet a eu l'obligeance de nous communiquer, nous
avons pu vérifier l'exactitude de la description histologique qu'il a donnée de ce fait et
nous assurer du bien fondé de son assertion touchant la non-existence de la cirrhose.

Les figures 13 et 14 ont été dessinées d'après cet exemple remarquable d'épithéliome
trabéculaire du foie.

OBSERVATION XVI.

*(Inédite. — Nous devons à M. Richardière les détails cliniques et nécroscopiques
de cette observation.)*

Cancer hépatique avec cirrhose. — Cancer secondaire du poumon droit.
Histologiquement : Épithéliome trabéculaire.

Histoire clinique. — M..., 58 ans, journalier, entre le 27 mars 1885, salle Saint-Jean-de-Dieu, n° 27, à l'hôpital de la Charité, service de M. Péter.
Histoire clinique. — Père et mère morts de maladies restées inconnues.

(1) Benjamin, Un cas de cancer du foie chez le cheval, *Recueil de médec. vétérinaire*,
1879, p. 67.

Blennorrhagie à 20 ans. Eczéma généralisé à plusieurs reprises. Pas de syphilis. Alcoolisme avoué et manifesté par pituites matinales, tremblement des doigts, zoopsie (voit des chats et des serpents). Les habitudes alcooliques du malade paraissent récentes. Elles ne remonteraient qu'à trois ans : pour se consoler de la mort de sa femme, dit-il, il s'est mis à boire. Il buvait quotidiennement 2 ou 3 litres de vin, 2 ou 3 verres d'absinthe; les jours de paye, il absorbait jusqu'à 7 ou 8 verres d'eau-de-vie.

L'affection pour laquelle M... demande à être soigné remonte à deux mois. Elle a commencé par des douleurs d'estomac, de la perte de l'appétit, une sensation de fatigue générale. Bientôt se sont ajoutées des envies de vomir et des vomituritions bilieuses et alimentaires. A cette époque, le malade a mouché du sang à plusieurs reprises, mais il n'a jamais eu d'épistaxis véritables. Il souffrait d'une constipation opiniâtre. Les symptômes s'aggravèrent de jour en jour et notre malade se décida à se présenter à la consultation du bureau central. On lui annonça qu'il avait la jaunisse (il ne s'en était pas aperçu) et il consentit à entrer à l'hôpital.

En entrant à la Charité, M... était amaigri de la face et des membres. Il présentait une teinte ictérique assez prononcée de la peau et des conjonctives. Les urines donnaient avec l'acide nitrique une couleur acajou. Elles ne renfermaient pas de biliverdine. Les matières étaient colorées.

La température était de 38°6. Le pouls avait 112 pulsations. Nous notions un peu de ballonnement du ventre, une saillie exagérée de l'épigastre. M... se plaignait surtout d'une douleur au niveau de la base de la poitrine à droite. Cette douleur s'accompagnait d'une toux quinteuse et sèche. L'auscultation pratiquée en ce point révélait l'existence de frottements pleuraux. Il n'y avait pas alors de liquide dans l'abdomen, le ventre n'était que météorisé.

Le foie débordait les fausses côtes; on n'y constatait aucune bosselure, mais la percussion montrait une augmentation de volume de l'organe. Le foie avait 15 centimètres de matité verticale.

La rate était hypertrophiée. Athérome des artères périphériques.

25 mars. — Il s'est fait un peu d'épanchement dans le péritoine. Il existe une matité très nette dans les deux fosses iliaques et cette matité change de place quand le malade change de position. Toujours beaucoup de météorisme. Aux frottements pleuraux a succédé un souffle doux pleurétique. La voix auscultée a le caractère égophonique. Il s'est fait de l'épanchement dans la plèvre droite.

2 avril. — L'épanchement ascitique a fait des progrès. Du côté droit de l'abdomen se dessinent quelques veines superficielles dilatées.

L'ictère a augmenté. Les urines toujours rares, très pigmentées, renferment du pigment biliaire.

La pleurésie est restée stationnaire.

13 avril. — L'abdomen est devenu douloureux, surtout au niveau du foie. L'ascite est plus considérable, les veines superficielles sont plus dilatées. Le malade maigrit énormément; il présente de l'œdème des membres inférieurs.

15 avril. — L'œdème cachectique a gagné les cuisses, les parois de l'abdomen, du thorax.

La percussion du foie donne 15 centimètres et demi de matité verticale. — Les urines renferment toujours du pigment biliaire. Elles sont, en plus, légèrement albumineuses.

17 avril. — Les selles sont colorées.

Le malade s'affaiblit de plus en plus. L'amaigrissement est extrême.

20 avril. — État de plus en plus grave. Le ventre renferme plus de liquide; mais la saillie épigastrique moins prononcée permet de saisir avec les doigts le bord du foie, qui est mince, sans sillon ni bosselure.

Le malade meurt le 21.

Autopsie. — Émaciation extrême de tout le cadavre. Dans l'abdomen 4 à 5 litres de liquide citrin. Pas de péritonite chronique généralisée. La séreuse est lavée, dépolie, ne possède pas de fausses membranes. L'estomac très dilaté occupe tout l'hypochondre gauche et s'étend jusqu'à la partie moyenne de l'hypochondre droit.

Le ballonnement du ventre était dû à cette dilatation de l'estomac, car les intestins n'étaient nullement distendus.

Foie. — Libre à sa partie antérieure, il adhère fortement au péritoine pariétal sur sa partie latérale droite et en arrière. En ces points, il est relié à la séreuse par des brides très résistantes, très difficiles à détacher.

Le lobe gauche est diminué de volume. Il est rétracté. Le lobe droit est hypertrophié, surtout proéminent en haut; tout l'organe pèse 1,900 grammes. La vésicule biliaire est de dimension normale. Elle renferme de la bile verdàtre, pas de calculs. Intégrité de la veine porte et de la veine cave.

La surface du foie de coloration variable, présente d'innombrables granulations de volume variant depuis un grain de mil jusqu'à une noisette. Les grosses se voient à la surface du lobe droit. Quelques-unes de ces granulations sont blanchâtres et paraissent dues à des dépôts carcinomateux. Les plus nombreuses sont dures, jaunâtres et semblent manifestement dues à des granulations cirrhotiques. Le doute ne semble pas possible pour le lobe gauche, qui a tout à fait l'apparence du foie clouté des Anglais.

Le lobe droit offre dans son épaisseur deux énormes masses encéphaloïdes grosses comme le poing, donnant un suc abondant au raclage. En plus de ces deux masses, on voit des nodosités secondaires moins volumineuses, les unes blanchâtres, les autres rougeâtres.

Rate. — 510 grammes.

Reins. — Normaux.

Cœur. — Rien.

Thorax. — 2 litres de liquide citrin dans la plèvre droite.

A la base du poumon droit un nodule carcinomateux gros comme une noisette.

EXAMEN HISTOLOGIQUE. — L'examen histologique confirme les résultats fournis par l'examen macroscopique. Le foie est atteint simultanément de cirrhose et de cancer.

La cirrhose se rattache au type annulaire multilobulaire. Les travées connectives qui constituent les anneaux cirrhotiques sont étroites, formées d'un tissu pauvre en cellules embryonnaires et en canalicules biliaires.

Les granulations cirrhotiques sont constituées par un nombre variable de cellules hépatiques au sein desquelles se détachent par intervalle, de petits nodules composés de travées hypertrophiées, souvent imbriquées sans ordre, qui refoulent et compriment le parenchyme avoisinant. Les éléments qui entrent dans la constitution de ces nodules sont plus volumineux qu'à l'état normal et souvent aussi plus nombreux, de telle sorte qu'ils se disposent dans chaque travée sur une double ou une triple rangée. De plus ils sont pourvus d'un protoplasma coloré en rouge-brun par le picro-carmin et de noyaux souvent volumineux ou multiples. Il est exceptionnel de voir le centre de ces nodules d'hyperplasie et d'hypertrophie frappé d'une nécrobiose reconnaissable à la fragmentation et à la décoloration des éléments. Si nous ajoutons que, par places, les capillaires sanguins sont dilatés et gorgés d'hématies et que dans les anneaux cirrhotiques se montrent quelques veines remplies d'éléments épithéliomateux, nous aurons indiqué toutes les altérations que présente le tissu du foie en dehors des nodosités cancéreuses.

Celles-ci, en raison de la faible quantité du tissu conjonctif qui entre dans leur constitution, sont d'une extrême friabilité et se débitent difficilement en couches minces. Si minime que soit leur diamètre et quel que soit le procédé de durcissement employé, elles sont presque toujours emportées par le rasoir et laissent dans les préparations des trous marquant le point qu'elles occupaient.

Examinées sur des coupes heureuses, à l'œil nu, ou à la loupe, après coloration par le picro-carmin, elles offrent une teinte rose qui tranche sur le fond brumâtre des préparations.

A un faible grossissement, elles apparaissent formées de blocs et cylindres cellulaires contournés, divisés et anastomosés, dont le diamètre est de deux à cinq fois plus considérable que celui des travées hépatiques. Avec un fort grossissement, l'on peut reconnaître que les blocs et cylindres sont formés d'éléments épithéliaux contenus dans une gaine conjonctive d'une grande minceur. Les éléments constitutifs des blocs et cylindres sont innombrables et entassés sans ordre déterminé ; nulle part on ne les voit s'implanter perpendiculairement à la gaine conjonctive et limiter un espace creux central qui rappelle la disposition des glandes tubulées ; à de très rares intervalles, ils sont écartés par de petits blocs colloïdes qui ne modifient en rien leur disposition générale.

Examinés individuellement, ils possèdent les caractères suivants : leur forme est polyédrique, leur diamètre est notablement inférieur à celui des cellules hépatiques, leur protoplasma peu abondant est fortement granuleux et coloré par le picro-carmin, ici, et dans les noyaux récents, en jaune brunâtre, là, et dans les noyaux anciens en jaune clair ; leur noyau le plus souvent unique, arrondi ou ovalaire, d'un diamètre égal à celui des cellules hépatiques, prend, sous l'action du carmin, une coloration rosée ou rouge opaque. En certains points, la pullulation des éléments néoplasiques est considérable et ils se réduisent pour ainsi dire à leur noyau.

Les contours des nodosités cancéreuses sont tantôt régulièrement arrondis et tantôt ondulés. Les nodosités volumineuses sont séparées du parenchyme hépatique ambiant par une capsule fibreuse plus ou moins épaisse qui établit entre celui-ci et celles-là une ligne de démarcation très nette. Les nodosités petites au contraire ne sont point enkystées ; elles refoulent et compriment les travées hépatiques contiguës qui s'aplatissent et décrivent autour d'elles, des cercles concentriques. Sur plusieurs points, on peut voir les cylindres néoplasiques se continuer insensiblement avec les travées hépatiques avoisinantes.

Un grand nombre de capillaires sont perméables au sein des nodosités épithéliomateuses de petite taille. Dans les nodosités de grande taille, leur calibre est généralement effacé. Leur paroi, qui résiste longtemps, cède évidemment à la longue puisque plusieurs veines proches ou distantes des nodosités cancéreuses sont obturées par des bouchons épithéliomateux. Dans les veines, les éléments néoplasiques se présentent avec les mêmes caractères micro-chimiques que ceux qui sont inclus dans les cylindres constitutifs des nodosités cancéreuses, mais leur forme se modifie par places de telle sorte qu'à côté d'éléments polyédriques de très petite taille formant une mosaïque régulière, on peut voir de belles cellules cylindriques très allongées perpendiculairement implantées sur la paroi vasculaire.

La nodosité cancéreuse secondaire développée dans le poumon droit n'a pas été examinée au microscope.

OBSERVATION XVII.

(Inédite pour la partie histologique. — La partie clinique a été publiée antérieurement par l'un de nous, en colloboration avec M. Dérignac) (1).

Cancer hépatique avec cirrhose. — Cancer secondaire de la veine-porte.
Histologiquement : Épithéliome trabéculaire.

V... (Édouard), âgé de 40 ans, entre à la Charité, dans le service de M. Hardy, le 26 octobre 1883.

(1) DÉRIGNAC et GILBERT, *loc. cit.*

HISTOIRE CLINIQUE. — Cet homme, dont le père est mort d'une affection du foie, dont la mère a succombé à des suites de couches et dont cinq frères seulement sur douze sont vivants à l'heure actuelle, n'a jamais eu de maladies dans son enfance ; étant soldat, il prit en Afrique une dysentérie avec jaunisse, qui dura six semaines environ ; il se rétablit, et contracta l'habitude de copieuses libations d'alcool ; il buvait jusqu'à un litre, un litre et quart d'absinthe et de rhum par jour. Il se rappelle fort bien avoir eu à cette époque déjà, des pituites, des vomissements glaireux le matin ; il dormait mal et ces accidents auraient duré avec les libations jusqu'aux premières manifestations de la maladie qui le mène à l'hôpital ; à ce moment, il sentit le besoin de remplacer les spiritueux par les tisanes et le lait.

C'est au mois d'avril 1883, que le malade se sentit pour la première fois sérieusement atteint : il eut à ce moment des troubles dyspeptiques assez considérables pour le forcer à interrompre ses habitudes alcooliques ; en juillet, il remarqua que son ventre augmentait notablement de volume ; en août, il lui fut difficile ou impossible de se servir des habits dont il avait fait jusque-là usage et à cette époque apparut une douleur presque continuelle siégeant dans la région hypochondriaque droite ; puis le malade commença à dépérir, à perdre ses forces, son état d'émaciation contrastait déjà singulièrement avec son embonpoint d'autrefois.

Lors de son entrée à l'hôpital, le 26 octobre 1883, la maigreur est considérable, les téguments sont pâles, les conjonctives décolorées ; le malade accuse une perte extrême des forces. Les troubles dyspeptiques, qui ont persisté dès le début, semblent s'accroître chaque jour davantage, sans qu'il existe un dégoût particulier pour les aliments ; les digestions sont assez pénibles, le ventre se ballonne et il apparaît après le repas, une sorte de tension, de pesanteur épigastrique ; cependant, il n'existe plus de vomissements depuis que le malade a suspendu l'usage de l'alcool, il accuse seulement un peu de diarrhée, enfin, des douleurs sourdes, continues qui occupent la région du foie et s'irradient un peu en bas, à la partie inférieure du ventre et en arrière dans le dos.

A l'inspection de l'abdomen, on constate une voussure assez considérable de la région hépatique et de la région épigastrique ; la palpation et la percussion montrent à ce niveau la présence du foie. Celui-ci occupe en hauteur une étendue assez considérable ; il remonte en haut, jusqu'à quatre travers de doigts au-dessus du rebord costal ; il déborde en bas les fausses côtes de 7 centimètres environ et s'étend jusque dans l'hypochondre gauche. L'organe ainsi augmenté de volume offre à la palpation une dureté assez considérable ; on sent à sa surface, la présence de petites saillies inégales, dures, résistantes ; son bord antérieur a perdu son tranchant ordinaire ; il est plutôt arrondi, irrégulier.

Nulle part la paroi abdominale ne présente trace d'œdème ni de dilatation veineuse sous-cutanée ; il n'existe point d'ascite.

La rate un peu augmentée de volume est appréciable dans une étendue de 5 centimètres environ ; la percussion à son niveau n'est point douloureuse.

L'estomac est un peu ballonné ; à l'anus, il existe de petites hémorrhoïdes.

Le cœur est le siège d'un léger souffle anémique à maximum au niveau de l'orifice tricuspide ; il ne présente point d'autres altérations.

Les poumons paraissent sains.

Les urines peu abondantes, sont chargées d'urates et renferment de l'albumine.

Les autres organes semblent sains.

Le 2 novembre, commence à apparaître une légère teinte subictérique des conjonctives ; les selles contiennent un peu de sang rouge, peut-être dû à un flux hémorrhoïdaire.

Le 3 novembre, la teinte ictérique des conjonctives est déjà plus accusée, les urines contiennent de la biliverdine.

Il existe dans l'abdomen un peu d'épanchement ascitique ; on aperçoit quelques dilatations veineuses sous-cutanées.

Le 8, l'ascite a déjà notablement augmenté, ainsi que la dilatation veineuse, il existe un peu d'œdème des membres inférieurs.

Le 12, l'ascite est considérable, l'œdème des membres abdominaux est très accusé, l'ictère a augmenté notablement, mais reste limité à la partie supérieure du corps ; le malade accuse des douleurs assez vives dans tout l'abdomen, mais à maximum au niveau du foie ; l'estomac est fortement dilaté et refoulé en haut, au point de porter obstacle au jeu des poumons et du cœur ; le malade est anxieux, un peu anhélant, son appétit est nul et il refuse de prendre quelque alimentation, de crainte d'augmenter le ballonnement de l'estomac ; cependant il se sent mieux quelques heures après l'application sur l'abdomen d'une couche de collodion élastique.

Le 13, l'administration d'une légère dose d'extrait thébaïque procure encore quelque soulagement. Ce jour même, le ventre est un peu diminué, les douleurs abdominales sont moins vives, la palpation est bien plus facilement tolérée, aussi l'on peut tout à l'aise, constater à la surface du foie, l'existence de saillies nombreuses présentant une résistance assez considérable ; on sent enfin le bord antérieur du foie qui est arrondi, un peu dentelé.

Le 14, l'état devient inquiétant, le malade a rendu avec ses selles un demi-litre environ de sang noir. L'ictère est très intense. Les douleurs abdominales ont reparu, et avec elles un léger mouvement fébrile. Les urines contiennent beaucoup d'albumine et de biliverdine. Le facies s'altère de plus en plus, la langue est sèche, les gencives fuligineuses.

Le 20, l'œdème des membres inférieurs est considérable et l'ascite a augmenté encore ; il existe sur la partie antéro-latérale droite de l'abdomen, de larges plaques ecchymotiques.

Le 22, la gêne respiratoire est telle, que nous nous décidons non sans peine, à la visite du soir, à pratiquer une ponction ; nous retirons un litre de liquide, juste assez pour faciliter la respiration ; nous tarissons d'autant plus volontiers l'écoulement, que le liquide qui sort est sanguinolent, depuis le moment où nous introduisons jusqu'au moment où nous retirons la canule.

Après la ponction, le malade respire un peu mieux.

Cependant l'ascite augmente ; dans les jours qui suivent, des vomissements surviennent et se montrent plusieurs fois par vingt-quatre heures ; chaque jour les selles sont sanglantes.

Le 4 décembre, après un peu d'état syncopal, apparaît une selle abondante constituée uniquement par du sang.

Le 5, la mort survient dans le marasme le plus accusé.

Autopsie. — A l'ouverture de l'abdomen, il s'écoule 5 litres environ de liquide fortement sanguin.

Le foie occupe une large étendue de l'enceinte abdominale, pèse $2^k,900$ et présente $0^m,31$ en longueur et $0^m,20$ en hauteur. La capsule de Glisson est notablement épaissie ; le tissu hépatique est dur, résistant ; l'organe à sa surface est parcouru de sillons très nets, au niveau desquels le tissu conjonctif se montre assez abondant ; le foie est parsemé presque uniformément partout de nodosités variant du volume d'un grain de millet, à celui d'une lentille ; les unes sont dures, d'autres plus molles ; aucune ne présente de dépression à sa partie centrale. Leur coloration en général est jaunâtre et dans leurs interstices on rencontre quelquefois des suffusions hémorrhagiques qui donnent au tissu une apparence rouge brunâtre.

Sur la coupe, le tissu hépatique se montre formé comme par un stroma aréolaire constitué par du tissu conjonctif limitant les tumeurs. Celles-ci ont pour la plupart une dureté considérable ; certaines, cependant, présentent une mollesse extrême, presque de la diffluence.

Le foie par son volume énorme aplatit la veine-cave, dont néanmoins les parois ne présentent aucune altération, comme du reste, les veines sus-hépathiques qui paraissent saines.

Du côté de la veine-porte, au contraire, il n'en est point ainsi ; ses branches, jusqu'au niveau du tronc de son origine, sont remplies d'un magma de consistance caséeuse, de coloration gris jaunâtre, qui distend à tel point le tronc de la veine, par pression excentrique, qu'il aplatit et oblitère les canaux biliaires. Les ganglions du hile ne sont point altérés.

La rate présente une consistance normale ou à peu près, elle est légèrement augmentée de volume, pèse 275 grammes. L'estomac, l'intestin sont fortement œdématiés et présentent de petites hémorrhagies sous-muqueuses. Les reins sont un peu gros, leur capsule est peu adhérente, leur substance médullaire un peu rougeâtre. Le cœur présente une mollesse très grande, son tissu se laisse déchirer facilement. Dans le poumon gauche, à sa partie supérieure, existe un noyau induré tuberculeux. Les autres organes (œsophage, vertèbres, etc.) ne présentent aucune altération digne d'être notée.

EXAMEN HISTOLOGIQUE. — Les lobules du foie ont presque partout disparu complètement et l'on retrouve seulement, de distance en distance, quelques amas de cellules hépatiques remplies de pigment biliaire. La masse néoplasique qui a pris la place du tissu du foie, est divisée en une infinité de nodosités distinctes par des anneaux scléreux contenant une quantité de cellules rondes, quelques canalicules biliaires dilatés, quelques champs de néo-canalicules, des vaisseaux remplis de globules sanguins et des veinules obturées par des bouchons épithéliomateux.

Chaque nodosité néoplasique est formée de blocs et cylindres cellulaires pleins, divisés et anastomosés, dont les dimensions inégales sont souvent considérables.

Chaque bloc ou cylindre est limité par une paroi conjonctive formée d'un seul rang de cellules plates à noyau ovalaire, placées bout à bout.

Les éléments constituants des blocs et cylindres sont innombrables et pressés les uns contre les autres. En général, ils revêtent les caractères suivants : leur forme est très variable, mais d'ordinaire polyédrique ou fusiforme, leurs dimensions sont faibles et inférieures à celles des cellules normales du foie ; leur protoplasma est peu abondant, granuleux comme celui des cellules hépatiques, ou un peu plus clair, il ne contient point de pigment biliaire et se colore en jaune par le picro-carmin ; leur noyau le plus souvent unique, est arrondi ou ovalaire, son diamètre oscille entre 6 et 10 μ et se montre tour à tour égal, inférieur et supérieur à celui des cellules hépatiques ; il se colore en rose par le picro-carmin, comme le noyau des cellules du foie et possède souvent un gros nucléole vivement teinté par le carmin et beaucoup plus visible que celui des cellules hépatiques normales.

Il est un certain nombre de cellules qui diffèrent des précédentes par leurs dimensions monstrueuses, et par les diamètres gigantesques de leurs noyaux qui peuvent atteindre jusqu'à 50 μ. En étudiant ces noyaux avec un fort grossissement, l'on reconnaît qu'en réalité ils sont formés le plus souvent d'un agglomérat de noyaux filles déjà distincts, mais non encore séparés. Dans certains blocs nucléaires, l'on peut compter jusqu'à 20 et 30 noyaux filles, et il est certain, que certains blocs nucléaires en contiennent plusieurs centaines.

Dans aucun bloc ou cylindre cellulaire, on ne trouve le moindre rudiment de canalisation centrale, ou le moindre calcul biliaire. Ajoutés à l'absence de toute pigmentation biliaire des éléments néoplasiques, ces faits négatifs, en présence de la pigmentation biliaire de quelques amas de cellules hépatiques qui subsistent, permettent de supposer que les éléments néoplasiques ont perdu la faculté de sécréter de la bile.

A côté des nodus néoplasiques composés de blocs et cylindres cellulaires jeunes et vivaces, il en est un bon nombre qui sont formés de blocs et cylindres dont les éléments constituants mortifiés prennent une coloration jaunâtre uniforme sous l'influence du picro-carmin.

OBSERVATION XVIII.

(Inédite. — Communiquée par M. Giraudeau.)

Cancer hépatique avec cirrhose. — Cancer secondaire de la veine-porte et des veines sus-hépatiques.
Histologiquement : Épithéliome trabéculaire.

Histoire clinique. — Au mois d'août 1883, entra dans le service de M. Hallopeau, à l'hôpital Saint-Antoine, un homme âgé de quarante-cinq ans environ, ébéniste. Depuis un an environ, il présentait les troubles dyspeptiques de la cirrhose vulgaire : dégoût pour la viande, les aliments gras, etc.; un mois à peu près avant son entrée à l'hôpital, il s'aperçut que son ventre augmentait de volume.

A son entrée, l'abdomen était en effet, très distendu, mais ce qui frappait, c'était surtout le météorisme énorme, la quantité de liquide était alors très peu considérable. Le foie, dans ces conditions, était assez difficile à examiner; cependant en déprimant fortement la paroi abdominale, on arrivait sur une surface dure, à bord tranchant et lisse en apparence. Veines sous-cutanées très dilatées.

La rate n'était pas très volumineuse. Les selles étaient décolorées, grisâtres; de temps à autre, vomissements glaireux surtout depuis quelques jours. Teinte subictérique, facies amaigri, mais coloré, varicosités au niveau du nez et des joues.

Appétit très peu prononcé.

Urines rouges, briquetées, rares, comme celles des cirrhoses vulgaires.

Malade absolument alcoolique, pituites, cauchemars, tremblements, etc.

A partir de ce moment, l'ascite augmente rapidement de quantité et il devint de plus en plus difficile d'examiner le foie. L'amaigrissement fit de rapides progrès.

Au mois de novembre, ou fin octobre, ponction abdominale qui donna issue à une grande quantité de liquide citrin. On put à la suite de cette ponction, constater que le foie était toujours très volumineux, mais en outre qu'il paraissait bosselé.

A partir de ce moment, le malade se cachectisa de plus en plus et il mourut en décembre, après avoir présenté pendant quelques jours un état d'assoupissement, d'abord entrecoupé de paroles incohérentes et qui devint au bout de deux ou trois jours du coma complet.

La teinte subictérique très nette aux conjonctives, persista jusqu'à la mort.

Autopsie. — A l'autopsie, on trouva le foie doublé de volume, bosselé, roux comme dans la cirrhose, très dur et parsemé de masses jaune ocreux rappelant comme consistance, certains foyers caséeux ramollis. A la coupe, le foie était farci des mêmes masses jaunâtres de toutes les dimensions, depuis celle d'un grain de millet jusqu'à celle d'une noix, ces dernières en minorité cependant. Ces foyers occupaient à peu près également le lobe droit et le lobe gauche. La coupe avait en outre l'aspect granuleux de la cirrhose porte, seulement les granulations étaient plus volumineuses que dans les cas ordinaires.

La veine-porte, depuis les plus fines ramifications jusqu'au milieu de son tronc, était remplie d'une bouillie analogue à celle des nodosités hépatiques, les veines mésentériques n'en contenaient pas. Les parois des branches de la veine-porte paraissaient saines et semblaient avoir simplement des rapports de contiguïté avec la masse jaune contenue dans leur cavité.

Les veines sus-hépatiques également étaient remplies dans toute leur étendue de la même bouillie, jusqu'à leur embouchure dans la veine-cave inférieure et le sang de cette veine venait battre incessamment contre cette masse; néanmoins les poumons ne contenaient aucune trace d'infarctus ni de nodosités analogues à celles du foie.

Les ganglions du bile, ainsi que les ganglions mésentériques n'étaient pas augmentés de volume. Dans aucun organe, estomac, intestin, vésicule biliaire, cerveau, colonne vertébrale, je n'ai trouvé rien ressemblant à un foyer primitif ou à une nodosité secondaire.

EXAMEN HISTOLOGIQUE. — L'examen histologique a montré deux ordres de lésions :

1° Une cirrhose annulaire, multilobulaire, périlobulaire, également répartie dans tout le foie, absolument identique à celle de la cirrhose vulgaire ; mais dans les travées interlobaires, on voyait les plus petits rameaux porte pleins de substance ocreuse.

2° La bouillie était constituée en grande partie par de la graisse, des cristaux, des globules déformés et des éléments cellulaires à gros noyau. Les petites nodosités examinées au microscope semblaient développées dans l'épaisseur même des lobules, et constituées par des éléments cellulaires cubiques ou irréguliers suivant le degré de pression à laquelle ils étaient soumis, et contenant tous un très gros noyau fortement coloré. Ces éléments cellulaires étaient placés les uns à côté des autres, ils formaient des traînées se présentant sur une coupe suivant diverses incidences. La meilleure idée que l'on puisse en donner, est celle de supposer par la pensée une travée de cellules hépatiques très volumineuses ne pouvant plus être contenue à l'état rectiligne dans le lobule hépatique et s'étant repliée plusieurs fois sur elle-même pour parvenir à s'y loger.

<h2 style="text-align:center">OBSERVATION XIX.</h2>

(Inédite. — Due pour la partie clinique et nécropsique à l'obligeance de M. Planchard.)

Cancer hépatique avec cirrhose. — Cancer secondaire des poumons.
Histologiquement : Épithéliome trabéculaire.

T... (Louis), 59 ans, entré le 25 juin 1885, à l'hôpital Saint-Antoine, salle Aran, n° 5, service de M. Tennesson.

HISTOIRE CLINIQUE. — Père mort phtisique, deux enfants et une sœur également.

Antécédents personnels : sujet à la migraine dans son jeune âge ; il a eu à 44 ans, une attaque de rhumatisme articulaire qui a duré deux mois. Depuis 5 ans, il a de temps en temps des poussées d'eczéma sur diverses parties du corps. Quant à sa santé habituelle, elle était excellente : pas d'alcoolisme, pas de syphilis. Une cataracte de l'œil gauche datant de quatre ans. Depuis quelques mois, le malade s'aperçoit que son appétit diminue ; mais il n'y a en réalité que deux mois qu'il s'est inquiété de ce symptôme parce que ses digestions devenaient difficiles ; il avait des éructations et de la diarrhée, ses forces diminuaient et il maigrissait un peu.

En même temps, pesanteur dans l'hypochondre droit et bientôt œdème des membres inférieurs et des bourses. Épistaxis fréquentes. Depuis un mois seulement l'abdomen augmente de volume, l'appétit se perd tout à fait et à la diarrhée succède une constipation opiniâtre. La faiblesse augmente, le malade ne peut plus travailler et de plus la respiration devient difficile ; c'est alors que T. se décide à entrer à l'hôpital Saint-Antoine, dans le service de M. Tennesson.

État actuel. — Le malade est assis sur son lit et respire difficilement. Le visage est bronzé et amaigri, les sclérotiques sont nettement ictériques. L'ictère n'est pas généralisé et l'amaigrissement n'est pas très prononcé sur les membres.

L'abdomen est très distendu ; sonorité tympanique à la partie supérieure, matité et fluctuation à la partie inférieure.

Le météorisme empêche de limiter le foie par la percussion, mais, en déprimant fortement la paroi abdominale avec les doigts, on arrive sur le bord antérieur du foie qui est dur et ne paraît pas déformé. On ne trouve pas la rate.

Œdème des membres inférieurs. Rien aux bourses. Au cœur, léger souffle systolique à la pointe. Un peu de congestion pulmonaire aux deux bases. Urines rouge-brun avec un sédiment uratique abondant, sans albumine ni sucre, coloration hémaphéique par l'acide azotique.

Sur la partie antérieure du thorax, pityriasis versicolore et au niveau de l'articulation sterno-claviculaire gauche kyste sébacé datant de trente ans.

Le malade est faible, mais son état général n'est pas trop mauvais (il travaillait encore il y a huit jours) et l'amaigrissement n'est pas encore trop prononcé. Pas d'élévation de température (37°,4).

On hésite, comme diagnostic, entre cirrhose mixte et cancer du foie et on prescrit 30 grammes d'eau-de-vie allemande.

29 juin. — La purgation a amené des selles abondantes et l'ascite parait diminuer un peu. On donne du lait et des diurétiques.

3 juillet. — Pas de diurèse. L'appétit est complètement perdu. Le malade reste affaissé dans son lit et ne s'occupe plus de ce qui l'entoure. Langue sale.

7 juillet. — L'adynamie a fait des progrès. Le malade meurt en hypothermie.

Autopsie. — Ascite assez considérable, liquide citrin transparent.

Le foie pèse 2^{kil},590. Il est peu déformé dans son ensemble, granuleux à la surface ; il dépasse les fausses côtes de neuf travers de doigts. Sa consistance est ferme. Les coupes ont un aspect différent, suivant les points sur lesquels elles portent. A certains endroits, on dirait de la cirrhose vulgaire, sur d'autres, de la cirrhose graisseuse. A la convexité, on trouve des tumeurs blanchâtres saillantes et laissant échapper une matière d'aspect sébacé. Sur la plupart des coupes, la structure normale du foie a entièrement disparu.

L'estomac est revenu sur lui-même, la muqueuse est épaissie, ecchymotique, sans lésions cancéreuses.

L'intestin, distendu par des gaz, est normal.

Rate scléreuse un peu augmentée de volume.

Reins congestionnés.

Cœur normal.

Aux sommets des poumons, sur leurs faces interne et externe et aux bases, on trouve de petites nodosités cancéreuses blanchâtres du volume d'un pois à celui d'une noisette. Pas de ganglions cancéreux, ni dans la cavité abdominale ni dans la cavité thoracique.

Examen histologique. — Il a porté sur le parenchyme hépatique intermédiaire aux nodosités cancéreuses, sur les nodosités cancéreuses intra-hépatiques jeunes et anciennes et enfin sur les nodosités cancéreuses intra-pulmonaires.

Le tissu du foie intermédiaire aux nodosités cancéreuses présente des lésions de l'épithélium et du tissu interstitiel. Les lésions de l'épithélium sont celles de l'hépatite parenchymateuse nodulaire décrite par MM. Kelsch et Kiener. Les lésions du tissu interstitiel sont fort peu marquées. Il existe cependant un très léger degré de cirrhose. Par places, les espaces contiennent de nombreuses cellules rondes et lancent quelques jetées fibreuses.

Les nodosités néoplasiques intra-hépatiques de petites dimensions sont formées de blocs et cylindres cellulaires pleins, d'un diamètre considérable, contournés et anastomosés et paraissant avec un faible grossissement vivement colorés par le carmin. A un fort grossissement, ils se montrent formés d'éléments d'un diamètre notablement inférieur à celui des cellules hépatiques. Ces éléments, nombreux, serrés, de forme polyédrique, possèdent un noyau arrondi ou ovalaire d'un diamètre égal ou inférieur à celui des cellules hépatiques, coloré en rose par le carmin et un protoplasma fortement granuleux coloré en jaune-brun par le picro-carmin. Les blocs et cylindres cellulaires sont séparés les uns des autres par une double rangée de cellules endothéliales, qui n'est autre chose que la paroi des capillaires normaux du foie.

Les nodosités néoplasiques de grandes dimensions sont pour la plupart enkystées.

Les unes sont envahies par le tissu fibreux, les autres ont subi la dégénérescence graisseuse, d'autres enfin sont nécrobiosées. Au pourtour et à distance des nodosités cancéreuses, se montrent des veinules remplies d'éléments épithéliomateux disposés sans ordre et possédant les mêmes caractères micro-chimiques que ceux des nodosités.

Les nodosités néoplasiques intra-pulmonaires sont formées de blocs cellulaires séparés les uns des autres par la paroi des alvéoles du poumon. Ces blocs cellulaires sont composés d'éléments qui présentent les mêmes caractères que ceux des nodosités et vaisseaux intra-hépatiques. Un certain nombre d'entre eux contiennent des granulations pigmentaires jaune verdâtres et dans leurs interstices apparaissent de nombreux grains de même couleur.

OBSERVATION XX.

*(Inédite. — Les renseignements cliniques de cette observation nous ont été communiqués par **M. Marfan**.)*

Cancer hépatique primitif avec cirrhose. — Cancer secondaire de la veine porte, du ligament suspenseur du foie et des poumons.
Histologiquement : Épithéliome trabéculo-alvéolaire.

Le nommé D..., âgé de cinquante-trois ans, entre à l'Hôtel-Dieu le 28 décembre 1886, dans le service de M. Bucquoy, salle Saint-Augustin, n° 4.

HISTOIRE CLINIQUE. — Ce malade a été reçu à la consultation du matin avec le diagnostic : cancer abdominal; ce diagnostic fut surtout porté en raison de l'état cachectique.

Le soir à la contre-visite, il fut très difficile de tirer quelques réponses du malade dont l'état avait empiré beaucoup et qui était presque mourant. L'examen des divers appareils fit constater un œdème très accusé des membres inférieurs et une ascite considérable; pas d'ictère; l'examen du foie, difficile à pratiquer en raison de l'ascite, sembla pourtant démontrer que cet organe avait son volume normal. Pas de tumeur épigastrique. Au cœur, souffle systolique très net à la pointe. Râles sous-crépitants et obscurité respiratoire à la base du poumon; gargouillement trachéal.

En présence de ces symptômes, il parut qu'on devait abandonner le diagnostic de cancer abdominal, pour se rattacher à celui d'asystolie. Cependant le pouls était régulier, bien rythmé, malgré son extrême petitesse et ce signe fit hésiter le diagnostic. Le malade mourut dans la nuit.

AUTOPSIE. — Le foie contient un certain nombre de nodosités de coloration jaune d'or ramollies. Il est d'un volume normal quoique manifestement cirrhosé. Les ramifications et le tronc de la veine porte sont remplis par une bouillie d'une teinte jaune. Les ganglions du hile sont normaux. Le ligament suspenseur du foie est épaissi et infiltré d'une matière jaune d'or disposée sous forme de traînées et de nodosités.

La cavité péritonéale contient plusieurs litres d'un liquide hémorrhagique.

Dans les deux poumons et particulièrement sous les plèvres sont disséminées une vingtaine de nodosités de coloration jaune d'or, dont le volume oscille entre celui d'un pois et celui d'une noisette.

Les autres organes sont sains.

L'une des nodosités néoplasiques des poumons a été recueillie par nous et écrasée dans une petite quantité d'eau. Celle-ci filtrée et traitée par l'acide nitrique a pris une coloration verte.

EXAMEN HISTOLOGIQUE. — Il a porté sur le foie, sur le ligament suspenseur du foie et sur le poumon.

1° *Coupes du foie.* — Le foie est le siège de lésions cirrhotiques et épithéliomateuses.

Les lésions cirrhotiques sont étendues à la totalité de la glande hépatique. D'épais anneaux scléreux, pourvus par places de nombreux néo-canalicules biliaires, divisent le parenchyme du foie en segments plus ou moins larges. Les ramifications de l'artère hépatique et de la veine-porte ne renferment point d'éléments épithéliomateux (du moins dans les coupes que nous avons examinées). Les canaux biliaires sont le siège d'une vive inflammation caractérisée par l'épaississement de leur paroi conjonctive, par la multiplication et la desquamation de leur épithélium.

Les cellules hépatiques sont dans presque toute l'étendue du foie infiltrées à des degrés variables par du pigment biliaire. En quelques rares points, les trabécules qui résultent de leur groupement sont un peu plus larges qu'à l'état normal.

Les lésions épithéliomateuses sont disséminées en divers points de la substance du foie. Qu'il s'agisse d'ailleurs de nodosités néoplasiques petites ou de nodosités volumineuses, les résultats de l'examen microscopique sont identiques. Partout les éléments néoplasiques nécrobiosés prennent une teinte jaune sale sous l'influence du picro-carmin. En aucun point l'on ne peut distinguer de cellules jeunes et vivaces. Les éléments néoplasiques sont entassés sans ordre dans des alvéoles généralement vastes et irréguliers limités par des cloisons conjonctives, tantôt minces, tantôt épaisses. Ce n'est que par une étude attentive que l'on peut en quelques rares points discerner la tendance des cellules épithéliomateuses à se grouper en blocs ou cylindres, disposition qui rappelle celle de l'épithéliome-trabéculaire. Quelques granulations et blocs biliaires se montrent dans l'interstice des cellules cancéreuses.

La continuité des nodosités néoplasiques et des parties voisines s'effectue sans l'interposition d'une coque fibreuse.

2° *Coupes du ligament suspenseur du foie.* — Le ligament suspenseur est notablement épaissi. Sur des coupes pratiquées parallèlement à son bord d'insertion au foie, il apparaît formé de larges alvéoles remplis d'éléments cancéreux. Ces alvéoles sont arrondis, ovalaires ou irréguliers, circonscrits par un stroma peu épais. Quelques-uns dont la forme est parfaitement circulaire, contiennent à la fois des éléments néoplasiques et des globules sanguins. Il est, par conséquent, certain que les vaisseaux du ligament suspenseur du foie sont envahis par le cancer.

Dans la plupart des alvéoles, les cellules néoplasiques sont nécrobiosées. Dans quelques-uns seulement, elles sont vivaces ; leur forme est irrégulière, leur taille petite, leur protoplasma plus clair que celui des cellules hépatiques, leur noyau arrondi et coloré en rose par le picro-carmin.

3° *Coupes des nodosités pulmonaires.* — Les poumons renferment de petites nodosités néoplasiques arrondies, les unes visibles à l'œil nu, les autres perceptibles au microscope seulement. La plupart de ces nodosités sont situées sous la plèvre, quelques-unes siègent dans la profondeur du parenchyme pulmonaire. Elles sont formées d'éléments identiques à ceux qui ont envahi le ligament suspenseur du foie.

Quelques petits vaisseaux du poumon se montrent également obturés par des éléments néoplasiques.

OBSERVATION XXI.

(Inédite. — Nous devons à M. Roger les détails cliniques et nécropsiques de cette observation.)

Cancer hépatique primitif avec cirrhose.
Histologiquement : Epithéliome trabéculaire et épithéliome diffus.

C... (Guillaume), charbonnier, âgé de cinquante-deux ans, entré le 20 avril 1886, salle Lelong, lit n° 2, service de M. Landouzy, décédé le 4 mai.

HISTOIRE CLINIQUE. — Père mort paralytique, mère encore vivante et bien portante, deux frères et une sœur bien portants.

Sa femme est morte d'un coup de sang. Un seul enfant, qui est mort de la variole, à l'âge de deux ans.

En 1861, a eu à Rome une blennorrhagie. Pas d'autre antécédent pathologique : pas de syphilis, pas de paludisme. Quelques excès alcooliques.

Depuis quelques semaines, le malade s'apercevait que le ventre grossissait, mais il continuait à travailler. Il y a huit jours, il a été pris brusquement d'une vive douleur rétro-sternale, qui l'a surpris au milieu de son travail. Enfin, depuis trois ou quatre jours les jambes gonflent le soir.

État actuel. — Facies cardiaque : pommettes rouges, capillaires de la face fortement distendus, lèvres violacées. Dyspnée assez considérable.

Œdème des membres inférieurs, occupant les malléoles, les jambes et la partie postéro-interne des cuisses. Ventre distendu.

Battements artériels visibles au niveau des tempes.

Abdomen. — Le ventre est distendu. Réseau veineux développé, surtout dans la moitié supérieure à droite au-dessus de l'ombilic.

Ascite assez considérable.

Le foie paraît un peu hypertrophié, mais il est difficile de le délimiter exactement.

La rate ne semble pas hypertrophiée.

Urines rares, rouges, sans albumine ni sucre.

Cœur. — La pointe bat dans le cinquième espace avec une assez grande énergie. Double souffle aortique. Double souffle crural. Léger souffle d'insuffisance mitrale. Pouls de Corrigan. Pouls capillaire très net au niveau des ongles.

Poumons. — Submatité à la base gauche et léger souffle. Râles de congestion disséminés aux deux bases, mais plus abondants à gauche qu'à droite.

Langue blanche, inappétence, constipation.

Température : 37°,8, 37°,4.

Diagnostic. — Double lésion aortique avec insuffisance mitrale. Foie cardiaque.

Traitement. — KI, 1 gramme, 2 pilules calomel.

Les jours suivants pas de changement notable.

1ᵉʳ *mai.* — Depuis la veille, ictère allant en augmentant rapidement.

La température, la veille au soir, était de 38°,2. Le matin 37°,8.

Pas de trouble fonctionnel.

2 *mai.* — Cette nuit, le malade a eu une épistaxis assez abondante ; ce matin, il se sent faible. L'ictère a augmenté.

Température : soir 38, matin 37°,6.

3 *mai.* — Nouvelle épitaxis, grande tache de purpura sur les jambes. Abattement, dyspnée.

Le soir, le malade présente un délire tranquille qui se prolonge toute la nuit.

Mort le 4 mai à 9 heures du matin.

Autopsie (5 mai). — *Abdomen.* — 5 litres environ de liquide séreux.

Rate. — Périsplénite assez marquée ; la rate n'est pas augmentée de volume.

Foie. — Assez volumineux. Tout le tissu est de coloration jaunâtre ; la consistance est molle. De plus le foie présente de nombreux nodules blanchâtres, dont le volume varie de celui d'une lentille à celui d'une noisette. Ces nodules sont extrêmement nombreux, disséminés dans toute l'épaisseur du foie.

Pas de calculs dans la vésicule.

Cœur. — Myocardite interstitielle. Insuffisance aortique très marquée. Les valves sont rugueuses et l'orifice rétréci. Pas d'altération sur la mitrale et le sinus mitro-sygmoïdien. Les cordages de la valvule sont rétractés ; les piliers sont scléreux.

Athérome très marqué de l'aorte et des coronaires.

Poumons. — Fausses membranes à la partie moyenne du poumon droit. Congestion pulmonaire aux deux bases. Deux infarctus noirâtres à la base gauche.

Examen histologique. — Il a porté sur différentes nodosités néoplasiques de petites dimensions et sur le parenchyme hépatique intermédiaire à celles-ci.

Les résultats qu'il a fournis peuvent être brièvement résumés :

Il existe d'une part dans toute l'étendue du foie une cirrhose annulaire formée de bandes fibreuses peu épaisses, contenant sur certains points des amas de cellules rondes et des plaques de néo-canalicules biliaires.

D'autre part se montrent de distance en distance les lésions de l'épithéliome trabéculaire. Les éléments qui constituent les trabécules cancéreuses pris indivuellement présentent les caractères que nous avons consignés dans l'observation XXI. Les trabécules cancéreuses, d'ailleurs, sont loin de revêtir l'apparence caractéristique que l'on peut noter dans certains cas. Elles offrent généralement des contours indécis, se réduisent à l'état de blocs irréguliers ou se fusionnent en masses considérables (épithéliome diffus). Quelques ramifications veineuses comprises dans les anneaux cirrhotiques sont obturées par des bouchons néoplasiques composés d'éléments semblables à ceux des trabécules cancéreuses.

Dans l'intervalle des nodosités néoplasiques, les cellules hépatiques apparaissent par places pourvues de noyaux volumineux ou fragmentées en petits éléments. En aucun point, elles ne revêtent l'ordination habituelle en pareil cas, de l'hépatite nodulaire.

OBSERVATION XXII.

(Cette observation a été antérieurement publiée par l'un de nous, en collaboration avec
M. Hayem) (1).

Cancer hépatique avec cirrhose. — *Cancer secondaire de la veine porte et des ganglions du hile.*

Histologiquement. Épithéliome trabéculaire (?) et épithéliome diffus.

R... (J.-M.), soixante-quatre ans, ciseleur, entré le 3 janvier 1883 à l'hôpital Saint-Antoine, salle Magendie, n° 11.

Histoire clinique. — Deux chancres à la verge à l'âge de dix-neuf ans. Hernie inguinale gauche depuis l'âge de quarante-cinq ans, alcoolisme avéré.

Il y a six semaines, perte d'appétit, malaise général, fatigue, diarrhée. Il y a trois semaines environ, gonflement du ventre et jaunisse; quelques jours après, enflure des jambes.

Etat actuel (3 janvier). — Langue rouge sur la pointe et les bords, recouverte d'un enduit épais et fendillé au centre. Inappétence. Pesanteur stomacale. Constipation depuis trois jours. Ventre volumineux, surtout au niveau de la région épigastrique, où l'on observe une voussure considérable. Ce développement du ventre est dû, comme le prouvent la palpation et la percussion, à une ascite médiocre et surtout à la distension de l'estomac par des gaz. Circulation veineuse sus-ombilicale anormalement développée. Foie étendu sur la ligne mammaire, depuis le mamelon, jusqu'à 2 centimètres au-dessus du rebord des fausses côtes (7 centimètres). Ictère prononcé. Rate non hypertrophiée.

Urines peu abondantes, foncées, ictériques, contenant des pigments et des acides biliaires.

Pas de toux, quelques crachats. Rien à l'auscultation de la poitrine. Rien au cœur ni dans les vaisseaux. Membres inférieurs œdématiés. Température 37°,4; pouls 92.

Aucun trouble nerveux.

(1) Hayem et Gilbert, Cancer primitif enkysté du foie. Cancer secondaire des lymphatiques, des ganglions du hile et de la veine porte, *Rev. mens. de méd.*, 1883, p. 952.

Amaigrissement peu considérable.

4 janvier. — Aucun changement. Traitement : huile de ricin, 30 grammes.

5 janvier. — Selles décolorées, grises, argileuses. Urine, 250 grammes en vingt-quatre heures.

6 janvier. — Augmentation de l'ascite. Ictère plus foncé. Urine 500 grammes.

Traitement. — Calomel, 6 centigrammes; extrait de poudre d'opium, 6 centigrammes.

7 janvier. — Urine, 500 grammes.

8 janvier. — Dyspnée. Urine, 600 grammes. Abattement très marqué.

9 janvier. — Urine, 500 grammes.

10 janvier. — Urine, 450 grammes. État général mauvais. Ictère très foncé.

11 janvier. — Urine, 250 grammes. Augmentation de la dyspnée. État général aggravé. Faiblesse extrême.

12 janvier. — Mort à onze heures du matin dans le coma sans aucun phénomène d'excitation.

Autopsie. — *Foie : 1° Examen extérieur.* — Déformé, légèrement hypertrophié. Le lobe droit est épaissi dans le sens vertical et mesure en hauteur 9 centimètres, il est raccourci dans le sens antéro-postérieur et mesure en largeur 14 centimètres.

Le lobe gauche est étalé et offre 5 centimètres d'épaisseur et 18 centimètres de largeur. Les bords du lobe droit sont mousses, ceux du lobe gauche sont tranchants. Poids 1,900 grammes.

La surface du foie est d'une coloration vert foncé, d'une consistance ferme, semée d'inégalités

Au niveau du hile, la coupe de la veineporte montre sa cavité remplie d'une boue de couleur jaune orange.

L'artère hépatique est béante et perméable. Le canal hépatique est vide, les parois en sont affaissées, comprimées par la veine porte dilatée. Les ganglions du hile sont tuméfiés, de couleur jaunâtre, adhérents à la substance hépatique avoisinante, dont ils restent nettement séparés par l'accolement de leur coque à la capsule de Glisson; ils compriment le canal cystique.

La vésicule biliaire est recouverte de quelques dilatations veineuses; elle contient une bile noire et épaisse et ne renferme aucun calcul.

2° Coupe. — A la coupe du lobe droit on découvre deux cavités du volume d'un petit œuf de poule, situées l'une au niveau du bord postérieur, l'autre au niveau de la face supérieure du foie, toutes deux immédiatement sous la capsule de Glisson, où elles ne forment ni relief ni dépression. Chacune de ces deux cavités renferme une bouillie molle et rougeâtre que l'on peut facilement énucléer complètement. Chacune d'elles est nettement limitée par une paroi; la paroi de la cavité postérieure est résistante, jaunâtre, légèrement inégale à sa face interne, de près de 2 millimètres d'épaisseur; la paroi de la cavité supérieure est plus molle, plus extensible, creusée de logettes subdivisées et cloisonnées elles-mêmes; elle est d'une épaisseur de 1 millimètre environ. Au pourtour de ces cavités, le tissu hépatique présente une coloration vert foncé; il est dur et criant sous le scalpel; les veines sus-hépatiques sont béantes et vides; les ramifications de la veine porte sont remplies, comme le tronc lui-même, d'une substance molle jaune orange, que l'on peut faire sourdre par la pression.

Le lobe gauche est, à la coupe, dur et criant sous le scalpel, d'une coloration vert foncé; les veines sus-hépatiques s'y montrent vides; les ramifications de la veine-porte sont affaissées et vides; quelques-unes seulement sont remplies de la substance jaune orange qui comble toutes les ramifications de la veine porte dans le lobe droit.

En incisant avec des ciseaux le tronc de la veine porte, ses branches droite et gauche, ses rameaux et jusqu'à ses ramifications les plus fines, l'on peut voir que tous ces canaux sont, sauf dans la plus grande partie du lobe gauche, complètement injectés par cette même bouillie molle, de couleur jaune orange dont nous avons parlé. Cette substance se détache de la paroi veineuse aisément, mais incomplètement, et après son extirpation, la veine reste couverte de quelques détritus jaunâtres adhérents.

L'artère hépatique et ses divisions et subdivisions sont libres dans toute leur longueur. Le canal hépatique, ses branches principales et secondaires, sont accolés, comprimés par les branches correspondantes de la veine porte; mais ils se montrent partout inoblitérés et n'offrent que quelques petites hémorrhagies dans l'épaisseur de leur paroi.

Autres organes. — La cavité buccale, la langue, le pharynx sont sains. L'œsophage offre quelques varicosités dans son quart inférieur. L'estomac est dilaté. L'intestin grêle, le gros intestin, le rectum, sont indemnes. Le péritoine renferme plusieurs litres de liquide. Le pancréas sclérosé pèse 90 grammes. La rate pèse 190 grammes.

Les reins sont colorés en rose et pèsent, le droit 160 grammes, le gauche 175 grammes. Les capsules surrénales, les uretères, la vessie, la prostate, les vésicules séminales, les testicules sont normaux.

La cavité nasale, le larynx, le corps thyroïde, la trachée, les bronches, les médiastins n'offrent aucune altération. Les poumons sont congestionnés aux bases et aux bords postérieurs.

Le cœur est sain, coloré en jaune; il pèse 215 grammes. Les artères coronaires sont ossifiées.

Rien du côté du cerveau, des choroïdes, de la moelle. Rien du côté de la colonne vertébrale qui a été sciée dans toute sa hauteur. Rien du côté des côtes dont quelques-unes en rapport avec le foie ont été sciées. Rien du côté du bassin.

EXAMEN HISTOLOGIQUE (1). — L'examen microscopique a d'abord porté sur la substance qui remplit les deux cavités du lobe droit, les ganglions du hile et la veine porte.

La bouillie des deux cavités hépatiques est formée de cellules cancéreuses, ici et à la partie centrale dégénérées, atrophiées et perdues au milieu d'un détritus granuleux, là, et à la périphérie, volumineuses, aux formes variées et bizarres, aux noyaux géants et multiples. Les ganglions du hile du foie ne renferment que des cellules cancéreuses en pleine activité. De même, la bouillie dont la veine porte est remplie est exclusivement formée de cellules cancéreuses jeunes et actives, mêlées à quelques hématies.

[Nous devons ajouter à cette relation sommaire les détails suivants : les cellules contenues dans les deux poches du foie, dans les ganglions du hile, ainsi que dans le tronc et les ramifications de la veine porte dérivaient d'une façon évidente des cellules hépatiques ; elles en possédaient le protoplasma fortement granuleux, coloré en jaune brun par le picro-carmin et de plus semblaient en avoir conservé les fonctions, si l'on en juge par les granulations biliaires qu'elles contenaient parfois et par les calculs biliaires situés dans leurs interstices, mais elles en différaient non seulement par la bizarrerie et la variété de leurs formes et de leurs dimensions, mais encore par les caractères de leurs noyaux : ceux-ci souvent énormes, pouvaient atteindre jusqu'à plus de 30 μ de diamètre; mal limités dans leurs contours, colorés en rose par le picro-carmin, ils renfermaient 1, 2 et jusqu'à plus de 50 gros nucléoles vivement colorés par le carmin.]

Les coupes du foie ont porté sur un grand nombre de points, et en particulier :

1° Sur les parois des tumeurs cancéreuses;

2° Sur le tronc et les branches de la veine porte;

3° Sur le tronc et les branches du canal hépatique;

4° Sur le parenchyme hépatique.

Nous ne parlerons ni des altérations offertes par les voies biliaires ni des lésions du parenchyme hépatique, parce qu'elles n'ont avec le sujet qui nous occupe que des relations indirectes.

(1) Nous avons ajouté entre crochets certains détails que nous avions omis de rapporter lorsque nous avons publié cette observation.

Disons seulement que le tissu du foie et les canaux hépatiques offraient les altérations
classiques de la cirrhose biliaire et que nulle part ils n'étaient envahis par le néoplasme.

[Nous comblerons ici en quelques lignes l'omission volontaire que nous avons faite de
l'état du parenchyme hépatique à distance des nodosités cancéreuses. Les lobules étaient
sillonnés par des bandes scléreuses se rattachant au type général de la cirrhose
biliaire et parfois étaient entamés par des plaques fibreuses criblées de néo-canalicules
biliaires. Les travées hépatiques étaient formées d'éléments à noyaux peu distincts,
infiltrés de pigment biliaire. Par places se détachaient, au milieu des lobules pigmentés,
des nodules composés de travées hypertrophiées refoulant le parenchyme ambiant. Les
éléments constituants des nodules étaient uniformément colorés en rose, ne montrant
point de noyaux visibles et ne contenant point de grains pigmentaires. De petits foyers
de nécrobiose marqués par la décoloration et la fragmentation des éléments apparaissaient par intervalles au sein des nodules précités. Ajoutons enfin que, à un examen
attentif, l'on pouvait distinguer en dehors des nodules, un certain nombre de cellules
hépatiques commençant à se déformer et à présenter des nucléoles très apparents.]

Les parois des tumeurs cancéreuses apparaissent au microscope formées d'un tissu
conjonctif dense et feutré, disposé sous forme de lamelles concentriquement emboîtées.
Elles séparent nettement les cellules cancéreuses qui les bordent en dedans du parenchyme hépatique qu'elles refoulent en dehors. Elles sont parcourues par un grand
nombre de vaisseaux de petit calibre les uns vides, et les autres remplis de globules
sanguins. Elles offrent, entre les différentes couches de tissu conjonctif qui les constituent,
de nombreuses fentes étroites et allongées qui, sur quelques points, se montrent remplies
et dilatées par des éléments cancéreux.

Sur une coupe transversale pratiquée au niveau du hile, la paroi de la veine porte
apparaît inégale, desquamée et bourgeonnante sur certains points. Les bourgeons qui en
émanent, formés de cellules cancéreuses, sont courts ou allongés, étroits pour la plupart,
formant par leur réunion, ici des amas informes, là des guirlandes et des arcades élé-
gantes. De nombreuses coupes pratiquées sur les divisions et subdivisions de la veine
porte, les montrent dans une petite partie du lobe gauche ainsi que dans toute l'étendue
des lobes moyen et droit, complètement remplies d'éléments cancéreux.

[Les éléments cancéreux contenus dans la veine porte et ses ramifications sont
entassés sans ordre. Pris individuellement, ils revêtent les mêmes caractères que ceux
des tumeurs intra-hépatiques. Dans leurs interstices de séparation, existent de nombreux
calculs biliaires.]

OBSERVATION XXIII.

(Inédite.)

Cancer hépatique avec cirrhose.
Histologiquement : Épithéliome alvéolaire à cellules polymorphes.

Il s'agit d'un homme de cinquante ans environ qui mourut à l'hôpital de la Pitié dans
le service de M. Gombault après avoir offert les signes d'une ascite rapportée à une
péritonite chronique.

A l'autopsie, le foie fut trouvé dur et cirrhosé, montrant à la coupe quelques marrons
carcinomateux, aucun autre organe ne contenait de nodosités cancéreuses.

Examen histologique. — Il a porté sur les parties du foie simplement atteintes de
cirrhose et sur différents points d'un nodus cancéreux du volume d'une noix.

1° *Coupes pratiquées sur le parenchyme hépatique cirrhosé.* — Le tissu du foie est divisé
par des anneaux scléreux étroits, renfermant un nombre considérable de petites cellules

rondes et peu de néo-canalicules biliaires. Les îlots parenchymateux limités par les anneaux conjonctifs sont de dimensions fort inégales, les uns sont formés par la réunion de plusieurs lobules hépatiques, les autres répondent seulement à une portion plus ou moins restreinte d'un lobule hépatique. Il ne sont point complètement respectés par la sclérose : à la cirrhose annulaire se joint en effet, par places, un certain degré de cirrhose péri-capillaire qui dissocie les travées et étouffe les éléments cellulaires.

La disposition lobulaire et la disposition trabéculaire des îlots parenchymateux est moins nette qu'à l'état normal.

Un certain nombre de cellules hépatiques présentent des altérations irritatives manifestes : augmentation de volume plus ou moins marquée de leurs noyaux, duplicité, multiplicité ou coloration anormalement intense de ceux-ci, augmentation de volume et réfringence de leurs nucléoles.

2° *Coupes pratiquées en différents points d'une nodosité cancéreuse du volume d'une noix.* — Au centre, cette nodosité a la structure dite du squirrhe : elle est essentiellement formée d'un tissu fibreux très dense, creusé de distance en distance de petites logettes arrondies ou allongées remplies d'éléments épithéliaux. Au fur et à mesure qu'on s'éloigne de la partie centrale de la nodosité carcinomateuse, le tissu conjonctif diminue de quantité et les éléments épithéliomateux augmentent de nombre.

A la périphérie, le tissu conjonctif devenu peu abondant forme des tractus minces et délicats qui limitent des cavités alvéolaires, comblées d'éléments épithéliomateux.

Dans les cavités qui les contiennent, les cellules cancéreuses sont disposées sans ordre, par places, elles se rangent perpendiculairement au stroma conjonctif de façon à simuler grossièrement l'épithéliome cylindrique.

Elles sont de dimensions bien inférieures à celles des cellules hépatiques, leur diamètre ne dépasse point habituellement 13 μ. Leur forme, très variable, est ordinairement cunéenne. Leur protoplasma, beaucoup moins abondant que celui des cellules hépatiques, est fortement granuleux et se teint en jaune faiblement brunâtre après coloration par le picro-carmin. Leur noyau est arrondi ou ovalaire, il se colore souvent en rose opaque par le picro-carmin et offre des dimensions égales, ou à peu près, à celles des noyaux des cellules hépatiques.

Au centre de la nodosité, les travées cirrhotiques sont invisibles, confondues avec le tissu fibreux compacte qu'on observe à ce niveau ; à la périphérie, elles deviennent parfaitement distinctes et divisent les contours de la nodosité cancéreuse en îlots, comme elles divisent en îlots le parenchyme hépatique. Elles contiennent des lacunes et des orifices vasculaires remplis d'éléments cancéreux.

Les contours de la nodosité sont assez brusquement marqués. Les parties immédiatement avoisinantes du parenchyme hépatique sont par places très légèrement refoulées, ailleurs leur compression est nulle et la transition des parties saines aux parties malades s'opère insensiblement. En ces points, on peut reconnaître, avec un fort grossissement, que les cellules cancéreuses sont disposées dans la continuité des travées hépatiques, et l'on est porté à en induire qu'elles résultent de la transformation de leurs éléments constituants.

Mais il est malaisé de saisir le mécanisme intime de cette métamorphose. L'on voit bien distinctement des travées hépatiques se changer brusquement en travées épithéliomateuses, la dernière cellule hépatique se montrant généralement excavée et recevant dans sa concavité les premières cellules cancéreuses de la façon dont une fibre tendineuse donne insertion à une fibre musculaire, mais on pénètre difficilement le secret de la genèse des éléments cancéreux aux dépens des éléments hépatiques normaux. Cependant, par une étude attentive, l'on arrive à se convaincre qu'ici encore le premier phénomène qui trahit la souffrance de la cellule hépatique se passe du côté du noyau qui se divise et se subdivise. La scission du corps protoplasmique ne se produit que plus tard et elle s'effectue suivant un mode tel, que dès leur origine les éléments cancéreux présentent pour la plupart une forme cunéenne. En même temps, des modifications profondes atteignent certainement le protoplasma cellulaire, mais elles ne sont guère appréciables à l'examen histologique, les réactifs colorants, et en particulier le picro-carmin continuant à colorer les éléments néoplasiques, à peu près comme ils colorent les cellules hépatiques normales.

Les modifications cellulaires que nous venons de signaler irritent le tissu conjonctif de voisinage, c'est-à-dire le tissu conjonctif péri-capillaire qui entre en prolifération.

Ici, la sclérose péri-capillaire n'amène point immédiatement la segmentation des travées épithéliales, si bien que sur toute la bordure de la nodosité cancéreuse, dans une zone étroite d'ailleurs, les cellules néoplasiques présentent une disposition trabéculaire d'autant plus nette, qu'elle est accentuée par l'épaississement du tissu conjonctif péri-capillaire. Ce n'est que plus loin, vers le centre de la nodosité, que la sclérose capillaire change de caractère et que les fibres conjonctives néo-formées passent d'un côté à l'autre des travées épithéliomateuses qu'elles segmentent, pour en renfermer les tronçons dans les alvéoles qu'elles limitent.

Une fois commencée, cette sclérose d'ailleurs ne s'arrête plus. Les mailles du stroma augmentent progressivement d'épaisseur aux dépens des alvéoles qui se détruisent parallèlement.

Ainsi s'explique l'apparence encéphaloïde de la bordure plus jeune de la nodosité et l'apparence squirrheuse du centre plus ancien.

OBSERVATION XXIV.

(*Inédite. — Due à l'obligeance de* M. *Brocq.*)

Cancer hématode du foie avec cirrhose.

P... (Charles), âgé de soixante-huit ans, mouleur, entre le 2 novembre 1882 à l'hôpital Cochin, salle Saint-Philippe, n° 6, service de M. Bucquoy.

Histoire clinique. — Comme antécédents morbides, P... n'a eu que quelques douleurs rhumatismales il y a douze ans. Pas de syphilis, pas d'alcoolisme avéré. Depuis deux ans environ, ses jambes enflent de temps en temps quand il se fatigue, puis désenflent par le repos. Il y a déjà cinq mois que son abdomen a commencé à augmenter de volume, mais il n'y a que six semaines que le malade se sent sérieusement atteint. Il a un peu maigri, ses forces ont diminué et il a perdu l'appétit. Il a surtout un dégoût insurmontable pour la viande, mais il supporte bien le bouillon et les potages ; il n'a jamais vomi. Le teint est pâle, la langue bonne, le pouls un peu vibrant et l'impulsion du cœur forte, mais il n'y a pas de bruit de souffle bien net. L'auscultation ne décèle rien dans les poumons. Sur les membres inférieurs se voient des varices, de l'œdème et du purpura.

C'est dans l'abdomen que se trouve la lésion pour laquelle il vient nous trouver. On constate en effet au creux épigastrique la présence d'une tumeur arrondie de la grosseur du poing, de 8 à 10 centimètres de diamètre environ en tous sens, mais assez difficile à délimiter d'une manière précise, nettement située sur la ligne médiane un peu au-dessous de l'appendice xiphoïde, mate, assez dure le soir même de l'entrée, paraissant au contraire molle et fluctuante le lendemain matin.

A côté de cette tumeur principale, il est facile d'en percevoir d'autres plus petites formant des bosselures secondaires. Il semble qu'il y ait vers la gauche de cette première masse une sorte de dépression qui la sépare d'une autre masse également bosselée, mate, résistante, non fluctuante, un peu plus volumineuse que la précédente, avec laquelle on sent bien qu'elle fait corps, située dans l'hypochondre gauche un peu au-dessous du rebord des fausses côtes et paraissant s'étendre jusque vers la rate.

On ne trouve pas distinctement de prolongement de la tumeur centrale dans l'hypochondre droit, quoiqu'elle semble bien, au premier abord, être située dans l'épaisseur même du foie.

Ce viscère, loin d'être augmenté de volume, ne dépasse pas le rebord des fausses côtes et son lobe droit ne paraît pas intéressé.

Cette anomalie jointe à la dureté relative de la tumeur le soir de l'entrée, nous induit en erreur sur le siège réel de la lésion et nous fait porter le diagnostic de cancer de l'épiploon. Il y a quatre ou cinq mois à peine que le malade s'est aperçu pour la première fois de l'existence de ces grosseurs ; elles ont fait de rapides progrès depuis un mois et demi.

Le lendemain matin, 3 novembre, la tumeur épigastrique paraît, ainsi que nous l'avons dit plus haut, molle et pseudo-fluctuante, sans battements ni bruit de souffle : aussi notre maître, M. le Dr Bucquoy, pense-t-il à un kyste hydatique. Ce diagnostic est même pour lui tellement évident, qu'il fait tout préparer pour une ponction.

Il la pratique le 9 novembre avec l'appareil de Dieulafoy : il enfonce l'aiguille au centre même de la tumeur, à l'endroit le plus fluctuant ; il lui semble alors avoir pénétré dans une cavité où l'extrémité de l'instrument se meut librement ; il met l'aiguille en communication avec le corps de la pompe et à son grand étonnement, il voit passer d'abord dans l'appareil quelques caillots, puis un liquide foncé d'un rouge rutilant. Il croit à un phénomène passager, à un mélange momentané de sang et de liquide, il vide le corps de pompe et le remplit une deuxième, une troisième fois, mais le liquide qu'il obtient est toujours d'un rouge rutilant, a toujours l'aspect du sang artériel et se prend en masse dans le vase dans lequel on le vide. M. Lepage, l'externe du service, qui comprimait la tumeur, s'écrie qu'il aperçoit des battements, des mouvements d'expansion isochrones au pouls. Ces battements d'ailleurs sont fort nets et visibles à distance.

Tous les assistants ont aussitôt une seule et même pensée, c'est qu'il s'agit d'une tumeur anévrysmale ; aussi, après avoir retiré la canule, après avoir soigneusement pansé le malade et lui avoir mis une vessie de glace sur le creux épigastrique, porte-t-on le diagnostic d'anévrysme de l'aorte abdominale ou de l'origine du tronc cœliaque.

Cependant, après mûre réflexion, cette opinion, qui s'était tout d'abord en quelque sorte imposée à notre esprit, ne nous parut pas bien cadrer avec tous les phénomènes observés. Il était difficile d'expliquer ainsi la présence des bosselures si développées qui existaient dans l'hypochondre gauche ; il nous semblait difficile, d'autre part, qu'un anévrysme de l'aorte abdominale vînt pointer, d'une façon aussi manifeste, à travers le foie au creux épigastrique. Aussi, nous en tenant toujours à notre diagnostic primitif un peu modifié, nous demandâmes-nous, si ce ne pourrait pas être un cancer hématode. L'idée d'un kyste hydatique étant dès lors complètement écartée et d'ailleurs l'examen micrographique du liquide retiré n'ayant montré que du sang pur, il restait donc à savoir si on se trouvait en présence d'un anévrysme ou d'une production carcinomateuse télangiectasique.

Les examens ultérieurs et prolongés auxquels on se livra dès que la piqûre de la ponction fut cicatrisée, permirent de constater que la tumeur centrale était décidément molle, fluctuante, animée de battements et de mouvements d'expansion dans toute son étendue ; ce dernier phénomène coïncidait avec une sorte de bruit perceptible à l'auscultation et était même suivi d'un souffle profond presque synchrone au pouls et dont le maximum se trouvait vers l'appendice xyphoïde. Les bosselures de l'hypochondre gauche paraissaient, elles aussi, être animées de battements et on y entendait également un bruit de souffle, mais beaucoup plus faible qu'au niveau de la tumeur épigastrique ; elles étaient dures, non fluctuantes. Le pouls fémoral était plus bondissant et plus fort que le pouls radial, qui était un peu mou. Il y avait un peu de gêne de la circulation dénotée par le gonflement des jugulaires.

M. le Dr François-Franck eut l'obligeance de venir examiner le malade et nous dit qu'il admettait assez volontiers l'idée d'un cancer hématode.

Ces jours-ci, il nous a remis la note suivante, dont la grande clarté et la précision ne peuvent que nous faire regretter davantage de ne l'avoir pas eue pendant la vie du malade, car elle nous aurait été un argument précieux de plus en faveur de la nature carcinomateuse de la tumeur.

« *Examen du 16 novembre 1882.* — Tumeur épigastrique donnant à la main la sensation de battements à caractère expansif.

« Dans la région occupée par la tumeur et plus en dehors vers la gauche, on entend un souffle systolique doux, grave, dont le maximum est au niveau de l'épigastre.

« Battements des fémorales énergiques, donnant de fortes percussions au doigt. Double souffle crural : le premier souffle coïncidant avec l'expansion artérielle, le second avec le début de l'affaisssement.

« Cœur non déplacé, la pointe bat librement dans le cinquième espace intercostal gauche. Second bruit sans souffle, un peu parcheminé ; léger souffle systolique un peu à gauche du sternum, apparaissant après le début de la systole (probablement souffle extra-cardiaque).

« Aucun signe de lésion artérielle générale.

« Veines du cou modérément tendues avec oscillations pulsatiles normales.

« L'examen des pulsations de la tumeur, du cœur et des principales artères avec les appareils enregistreurs n'a fourni que des renseignements négatifs au point de vue d'une tumeur anévrysmale siégeant sur le trajet de l'aorte abdominale.

« Le seul point qui pût encore inspirer quelques doutes était relatif aux caractères des battements de la tumeur. Ces battements présentaient nettement la forme des pulsations soit de l'aorte, soit d'une grosse artère, ou, ce qui revient au même, ressemblaient à ceux d'une tumeur anévrysmale.

« Mais l'examen du pouls fémoral a fait laisser de côté l'hypothèse d'un anévrysme communiquant avec l'aorte abdominale.

« En effet, non seulement l'amplitude des pulsations des fémorales ne s'est pas montrée atténuée, mais leur forme normale n'était pas modifiée et surtout le retard du début de ces pulsations sur le cœur ne présentait aucune exagération.

« Je n'ai constaté aucune autre modification circulatoire dans le membre inférieur qui pût être rapportée à une altération anévrysmale de l'aorte abdominale.

« L'absence du tout signe de ce genre paraîtrait donc devoir faire écarter le diagnostic anévrysme aortique.

« Restait la question beaucoup plus difficile à décider, d'une lésion anévrysmale du tronc cœliaque lui-même ou de l'une de ses branches.

« Les caractères des battements de la tumeur favorables à l'hypothèse de l'anévrysme de ces vaisseaux nécessitait un examen complémentaire spécial, la présence d'un souffle coïncidant avec l'expansion épigastrique plaidait encore en faveur de cette hypothèse.

« Mais ici les signes tirés de l'emploi des appareils enregistreurs font complètement défaut : nous n'avons aucun moyen actuel de distinguer les battements véritablement anévrysmaux des expansions produites par l'afflux rythmé du sang dans des cavités qui seraient accidentellement creusées dans l'épaisseur d'un organe à expansion facile comme le foie.

« C'est à l'hypothèse d'une destruction d'origine cancéreuse du tissu hépatique que je m'étais rattaché, supposant qu'il s'agissait ici d'un fongus hématode à marche rapide.

« Du reste, le souvenir d'une erreur de diagnostic que j'avais commise en 1878 chez un malade du service du Dr Fauvel, à ce moment remplacé par le Dr Debove à l'Hôtel-Dieu, ne faisait que me confirmer dans l'élimination du diagnostic anévrysme aortique. »

Dès le 14 novembre, le malade qui jusqu'alors n'avait jamais souffert de l'abdomen, commença à y ressentir de petites douleurs ; on vit survenir du ballonnement et de la matité à la région hypogastrique. Le 16, ces symptômes s'accentuèrent et M. Bucquoy pensa à un léger degré de péritonite subaiguë. Ils continuèrent encore à augmenter d'intensité pendant la fin du mois de novembre et le commencement de décembre. Le malade prit rapidement un aspect cachectique : il était faible, très amaigri ; la face tirée et excavée devint d'abord jaune paille, puis franchement ictérique ; l'œdème des jambes augmenta. Les signes restaient les mêmes du côté de la tumeur, mais à partir du 10 décembre, ils furent très difficiles à percevoir, à cause de l'énorme distension de l'abdomen. Les veines sous-cutanées étaient fort dilatées et dénotaient le développement d'une circulation collatérale ; autour de l'anus, il y avait un énorme bourrelet hémorrhoïdal. On ne trouvait plus de sonorité que vers l'ombilic, partout ailleurs, il y avait de la matité et la fluctuation était des plus manifestes.

A partir de cette époque, le malade déclina rapidement : sa faiblesse devint telle, qu'il ne pouvait plus faire le moindre mouvement ; c'était à peine s'il avait la force de prononcer quelques paroles. L'anorexie était absolue. La peau prenait une teinte ictérique de plus en plus foncée. Le 18 décembre, l'abdomen étant surdistendu et la respiration devenant plus difficile, on pratiqua une ponction dans la région hypogastrique gauche ; on retira environ 2 litres d'un liquide sanguinolent contenant quelques grosses cellules déformées, des globules rouges et surtout des globules blancs en grande quantité.

Le soulagement ne fut que très passager ; dès le soir, le ventre était de nouveau assez dur et volumineux. Les douleurs abdominales reparurent tellement violentes, qu'il fallut administrer au malade des préparations opiacées auxquelles il était d'ailleurs très sensible. Le 22, il était à toute extrémité, mais chose étrange, depuis deux jours l'œdème des jambes se résorbait assez rapidement et le ventre devenait plus souple. Ce n'était là qu'un phénomène agonique, car son état général ne faisait que s'aggraver et il succomba le lendemain.

Autopsie. — Les poumons (gauche 540 gr., droit 705 gr.) sont congestionnés aux bases : le poumon gauche adhère à la plèvre correspondante dans toute son étendue.

Le cœur est sain, l'aorte ne présente que quelques plaques d'athérome dans sa portion abdominale. Les valvules sigmoïdes sont peut-être un peu indurées.

Les reins (g. 185 gr., dr. 180 gr.) sont un peu congestionnés.

La rate, petite et contractée, ne pèse que 52 grammes.

L'estomac et tout le tube digestif sont normaux.

Le grand épiploon est injecté, sa surface est granuleuse, mais sans production carcinomateuse. Il est recouvert de coagulats fibrineux et d'amas noirâtres peu consistants.

La cavité péritonéale renferme environ 1 litre et demi de liquide sanguinolent.

Le foie (2,200 gr. environ) est excessivement irrégulier. Le lobe droit est de beaucoup le moins malade ; il a une consistance assez ferme vers son bord libre ; sa surface est mamelonnée et granuleuse comme dans la cirrhose. Mais vers sa face supérieure et son bord postérieur, on trouve des bosselures beaucoup plus considérables, beaucoup plus saillantes, de la grosseur d'une noix, d'aspect un peu jaunâtre au niveau desquelles le péritoine est lisse et le tissu hépatique comme tendu ; d'autres bosselures plus petites sont disséminées tout autour ; le lobe carré est tout entier envahi par la dégénérescence carcinomateuse ; elle y forme deux grosses tumeurs sphériques assez nettement séparées l'une de l'autre par un sillon. Elles sont molles, brunâtres, de la grosseur d'une petite mandarine. C'est l'une d'elles, la plus saillante, que l'on a ponctionnée ; mais on ne peut voir nettement la cicatrice de la piqûre. Le lobe de Spiegel est transformé en totalité en une tumeur de la grosseur du poing, arrondie, très molle, pseudo-fluctuante et violacée.

Le lobe gauche, de beaucoup le plus malade, est énorme par rapport aux dimensions du reste de l'organe. Il est surtout atteint vers son bord antérieur qui est très épais.

On y trouve des tumeurs bosselées de la grosseur d'un œuf de poule, accumulées les unes près des autres et séparées par de profondes rainures.

La plus volumineuse de toutes est située à l'extrémité gauche de ce lobe, vers le bord libre ; elle a les dimensions d'une orange.

Sur sa face inférieure, se trouvent des bosselures secondaires, très ramollies au niveau desquelles le péritoine est exulcéré. En un petit point, il est même tout à fait rompu : cet orifice est comme bouché par un petit caillot, dont la présence dénote qu'il s'est fait par là des hémorrhagies dans l'intérieur de la cavité péritonéale. C'est là, sans doute, l'origine du sang que nous avons trouvé coagulé sur le grand épiploon.

En faisant la coupe de cette tumeur, on voit au centre un noyau jaunâtre assez consistant, d'où semblent rayonner des tractus entre lesquels il y a des sortes de lacunes veineuses.

Dans le lobe de Spiegel, la dégénérescence est plus accentuée. Le tissu hépatique y est, en effet, transformé en une boue ressemblant à la boue splénique, mais moins noirâtre, plus lie de vin.

Sur une coupe du lobe droit on voit nettement les noyaux carcinomateux former des tumeurs sphériques enkystées. Elles sont séparées du reste du tissu hépatique par une coque fibreuse et donnent ainsi au foie l'aspect d'un foie truffé. Ce même aspect est très évident dans le lobe gauche, où elles sont pressées les unes contre les autres et s'aplatissent réciproquement.

Elles présentent toutes un noyau central, jaune blanchâtre, d'où rayonnent des tractus ; le tissu qui les constitue est jaune verdâtre et friable, les capillaires y sont fort dilatés. Dans les plus volumineuses, beaucoup de vaisseaux se sont rompus ; il s'est fait des hémorrhagies interstitielles, et le contenu de la tumeur est devenu une matière rouge brunâtre, molle, semblable à la boue splénique.

Dans sa partie presque saine (lobe droit), le tissu hépatique est dur à la coupe. Il présente des tractus blanchâtres paraissant tenir à une hypertrophie du tissu fibreux et entre lesquels se voit un piqueté rouge brunâtre accentué ; de plus, en certains points de la coupe, se voient des veines de 1 à 2 millimètres de diamètre entourées de substance carcinomateuse qui forme autour de la lumière du vaisseau des cercles concentriques teintés en allant du centre à la périphérie des colorations suivantes : blanc, brun foncé, jaune clair. Ces productions carcinomateuses se prolongent fort loin sous forme de fusées en suivant les vaisseaux dans l'intérieur du tissu hépatique.

DU CANCER SECONDAIRE DU FOIE

Le cancer secondaire du foie procède d'éléments cellulaires qui, détachés d'un néoplasme carcinomateux extra-hépatique, parviennent au foie, s'y fixent et y colonisent. Il est donc d'une nature essentiellement distincte de celle du cancer primitif. Dans ce dernier, le foie fournit en même temps et la graine du cancer et le terrain propice à son développement ; dans le premier, la cellule cancéreuse est un élément d'importation auquel le foie sert uniquement de matrice.

Presque toujours les cellules génératrices du carcinome hépatique secondaire se rendent et se distribuent au foie par la voie vasculaire à la façon des cellules bactériennes génératrices des abcès métastatiques. De là, la grande similitude affectée dans leur disposition topographique par les colonies nodulaires du cancer secondaire du foie et par les foyers purulents intra-hépatiques de la pyohémie.

Si la voie d'apport et le mode de distribution des embolies cancéreuses est dans le cancer secondaire du foie à peu près univoque, il n'en est pas de même du point de départ de ces embolies. Il n'existe, pour ainsi dire, aucun organe de l'économie pourvu d'éléments épithéliaux qui ne puisse engendrer des néoplasmes capables d'infecter secondairement le foie. Contrairement au cancer primitif qui est un dans sa nature, quelle que soit d'ailleurs l'apparence anatomomacroscopique ou histologique qu'il revêt, le cancer secondaire, par suite, comprend un nombre d'espèces néoplasiques égal au nombre d'espèces cellulaires capables d'infecter la glande hépatique.

Nous savons que dans certains cas les éléments constituants du cancer primitif du foie rappellent, par leur groupement et par leurs réactions colorantes, les cellules normales desquelles ils dérivent ; nous savons également qu'après leur transport et leur transplantation à distance ils peuvent conserver leurs caractères distinctifs. Il en est ainsi des éléments constituants des carcinomes qui ont un point de départ extra-hépatique, si bien que par le seul examen microscopique des nodosités socondaires du foie auxquelles ils ont donné naissance il est dans ces faits jusqu'à un certain point possible de reconnaître leur origine.

A ces dissemblances histologiques, correspondent parfois des dissemblances perceptibles à l'œil nu. De même que le cancer primitif du foie subit assez fréquemment une dégénération jaune d'or spéciale que l'on retrouve aussi bien dans les nodosités pulmonaires métastatiques que dans les nodosités intra-hépatiques primitives, de même les néoplasies cancéreuses primitivement extra-hépatiques et secondairement intra-hépatiques peuvent offrir dans leur apparence grossière quelques traits distinctifs.

Mais à vrai dire la connaissance de ces faits est trop imparfaite pour que nous puissions étudier séparément les diverses espèces de cancer secondaire du foie; nous nous bornerons donc à en esquisser une description d'ensemble.

ANATOMIE PATHOLOGIQUE

ÉTUDE MACROSCOPIQUE.

La description macroscopique que nous avons donnée du cancer primitif nodulaire est de tous points applicable à la grande majorité des cas de cancer secondaire du foie. Lorsqu'à l'autopsie la glande hépatique se montre farcie de nodosités néoplasiques, il est donc impossible, d'après l'examen du foie seul, de décider s'il s'agit d'un cancer primitif ou d'un cancer secondaire. Toutes les probabilités doivent être en faveur de cette dernière hypothèse, à cause de l'extrême fréquence de la carcinose secondaire du foie, mais le jugement ne peut être fixé qu'après un examen attentif des différents organes et même parfois seulement après une étude histologique approfondie.

Les investigations doivent porter tout d'abord sur l'estomac, sur l'intestin et sur les viscères qui donnent naissance aux radicules de la veine porte. Il ne faut pas négliger ensuite de passer en revue l'appareil génito-urinaire, ainsi que les différents organes et systèmes.

Si cette enquête ne demeure pas infructueuse, il ne faut pas se hâter de conclure à l'existence d'un cancer secondaire du foie, mais s'attacher à déterminer le rapport chronologique des lésions carcinomateuses extra-hépatiques et de la carcinose nodulaire du foie.

Lorsque les lésions carcinomateuses extra-hépatiques occupent les organes qui par leur circulation veineuse sont tributaires de la veine-porte, il est légitime, quel que soit leur degré, de les considérer comme primitives. Il ne faut pas oublier cependant que, même dans ce cas, la certitude ne peut être absolue, à cause de la possibilité, exceptionnellement réalisée d'ailleurs, de la pluralité des carcinomes primitifs. Dans un fait où le rectum et le foie présentaient simultanément des lésions cancéreuses et où par suite il était rationnel d'admettre la succession d'un cancer primitif du rectum et d'un cancer secondaire du foie, l'examen histologique nous a révélé dans les parois rectales les lésions de l'épithéliome cylindrique et dans le foie celles de l'épithéliome primitif trabéculaire.

Quand les lésions carcinomateuses siègent simultanément dans le poumon et dans le foie, l'embarras est grand, s'il n'existe pas une disproportion marquée entre le volume des nodosités hépatiques et celui des nodosités pulmonaires. C'est que le cancer du poumon peut lancer dans les veines pulmonaires, le cœur, l'aorte et l'artère hépatique, des embolies spécifiques, capables d'amener dans le foie la germination de nodosités secondaires et que, d'autre part, ainsi que nous l'avons établi, une fois sur cinq, le cancer du foie se complique de nodosités pulmonaires. Si, avec des nodosités hépatiques nombreuses et volumineuses, coïncident seulement quelques nodosités pulmonaires de petite taille, l'on doit songer à un cancer primitif du foie. Si réciproquement, avec de petites nodosités hépatiques, coexistent des lésions carcinomateuses étendues du poumon, il faut croire à un cancer primitif du poumon. Enfin, si la néoplasie pulmonaire et la néoplasie hépatique sont également développées, pour établir l'ordre de succession des lésions, il faut avoir recours à l'examen histologique (1).

Ainsi, par leur nombre, leur volume, leur forme, leur consistance et leur coloration, les nodosités du cancer secondaire ne diffèrent point de celles du cancer nodulaire primitif. Elles peuvent être petites et discrètes, ou innombrables et volumineuses, portant à 10 livres (2) ou même à 20 livres (3) le poids du foie. Comme les nodosités primitives, elles déforment la glande qu'elles occupent, en mammelonnent la surface et en farcissent la profondeur, si bien qu'à l'examen extérieur et sur une surface de section l'apparence fournie par le cancer nodulaire primitif et par le cancer secondaire est identique.

(1) Très fréquemment, les lésions cancéreuses ne sont pas seulement bornées au foie et à un organe autre que le foie. Elles atteignent 3, 4, 5, 10 viscères ou même sont pour ainsi dire généralisées. Nous reviendrons sur ces faits, quand nous étudierons la pathogénie du cancer secondaire du foie.

(2) POTAIN, Cancer du foie et de la rate, *Bull. Soc. anat.*, 1864, p. 256.

(3) FRERICHS, *l. c.*, p. 650.

Généralement disséminées dans les diverses parties du foie, les nodosités néoplasiques peuvent dans le cancer secondaire se limiter par exception à un de ses lobes. Il en était ainsi dans une de nos observations : le lobe gauche, farci de nodosités innombrables et volumineuses, avait acquis des dimensions supérieures à celles du

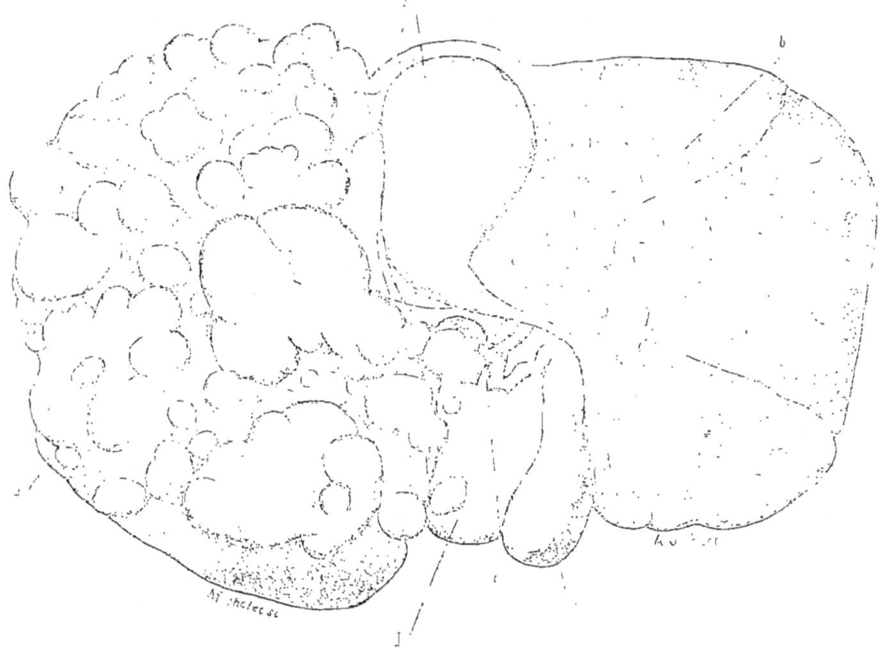

Fig. 20. — Cancer secondaire embolique du lobe gauche du foie.

a. — Lobe gauche hérissé de nodosités cancéreuses.
b. — Lobe droit.
c. — Lobe de Spigel.

d. — Lobe carré.
e. — Vésicule biliaire.
f. — Hile du foie.

lobe droit demeuré indemne. Il en était également ainsi dans une observation rapportée par Isambert (1) à la Société anatomique. La limitation des nodosités néoplasiques au lobe gauche du foie dépend vraisemblablement d'un mode particulier de bifurcation de la veine porte et de la pénétration exclusive dans la branche gauche de cette veine des embolies cancéreuses qui sont le point de départ des nodosités hépatiques secondaires.

(1) ISAMBERT, Cancer énorme du foie, *Bull. de la Soc. anat.*, 1854, p. 102.

L'on a posé en loi que les caractères objectifs des nodosités secondaires du foie sont calqués sur ceux de la néoplasie primitive. Bien qu'à cette règle il y ait des exceptions, il est certain que la consistance des nodosités hépatiques, l'abondance du suc qu'elles fournissent par le râclage, leur coloration et leur forme même ne diffèrent point, dans la majorité des cas, de la consistance, de la coloration et de la forme du cancer initial. Les transformations et les modifications régressives qu'elles subissent sont elles-mêmes habituellement en relation avec celles qui atteignent la néoplasie primitive. Dans le chapitre suivant, nous étudierons les caractères histologiques et le mécanisme pathogénique de ces transformations dont nous signalerons simplement ici les apparences grossières.

Les nodosités néoplasiques peuvent s'enkyster, acquérir la dureté des fibromes, prendre un aspect gélatiniforme, devenir jaunâtres, denses et sèches comme de vieilles gommes, offrir une teinte rosée ou rouge vif et s'infiltrer de foyers hémorrhagiques; mais ces modifications ne sont pas les plus communes : d'ordinaire, elles se ramollissent en leur centre tout d'abord, puis dans une portion plus ou moins notable de leur étendue; parfois ce ramollissement va jusqu'à la transformation kystique.

Le tissu du foie interposé aux nodosités cancéreuses, ainsi que les ramifications biliaires et vasculaires intra-hépatiques, subissent des modifications sur lesquelles nous insisterons bientôt. Les canaux biliaires extra-hépatiques demeurent inaltérés; quelquefois la vésicule est revenue sur elle-même et ne contient qu'une bile pâle et peu abondante. Le tronc de la veine-porte et des veines hépatiques, le plus souvent perméable, peut contenir des thrombus sanguins ou cancéreux (1). Selon Frerichs (2) le tronc et les branches de l'artère hépatique offriraient un calibre supérieur à leur calibre normal « dans les cas où les tumeurs cancéreuses sont en grand nombre ou ont un volume considérable ». Les ganglions lymphatiques du hile et les gan-

_____

(1) Moutard-Martin, Suites de l'ablation d'un testicule cancéreux, etc., *Bull. Soc. anat.*, 1876, p. 96.

(2) Frerichs, *l. c.*, p. 639.

glions thoraciques sont souvent atteints de dégénérescence cancéreuse.

L'inflammation du péritoine péri-hépatique est assez commune ; elle peut aboutir à la formation d'adhérences entre le foie et les organes adjacents. Elle paraît être la cause la plus commune de l'ascite que l'on observe dans un grand nombre de cas de cancer secondaire du foie. Parfois les adhérences qui relient le foie au diaphragme, au côlon transverse ou à la paroi abdominale servent à la propagation du cancer hépatique aux parties voisines (1).

Le cancer secondaire du foie ne s'étend pas d'ailleurs aux autres organes par continuité de tissu seulement. Comme le cancer primitif, il peut déterminer la formation dans les poumons de nodosités cancéreuses qui résultent d'un transport d'éléments spécifiques par la voie veineuse (2) et peut-être aussi par la voie lymphatique (3).

ÉTUDE MICROSCOPIQUE.

Les nodosités du carcinome secondaire du foie offrent la structure de la néoplasie initiale, c'est-à-dire que selon les cas elles sont formées d'*épithéliome pavimenteux*, d'*épithéliome cylindrique* ou d'*épithéliome glandulaire*.

Qu'il soit d'origine cutanée ou muqueuse, l'*épithéliome pavimenteux* ne se montre qu'exceptionnellement à l'état secondaire dans le foie et, pour notre part, nous ne l'y avons pas une seule fois rencontré.

L'*épithéliome cylindrique* au contraire y pullule avec une fréquence remarquable. Dans le foie, comme dans tous les organes, il apparaît composé d'un stroma *alvéolaire* ou *tubulé*, sur lequel s'implantent perpendiculairement des cellules cylindriques.

Les *épithéliomes glandulaires* se distinguent, selon la disposition de

(1) Schüppel, *l. c.*, p. 296.
(2) Moutard-Martin, *l. c.*
(3) Balzer, Cancer de l'estomac et du foie avec angéioleucite pulmonaire, *Bull. Soc. anat.*, 1876, p. 50.

leur stroma, en *alvéolaires* et *tubulés ;* dans le foie, ils se reproduisent en conservant d'une façon générale leur forme primitive, si bien qu'en regard des épithéliomes primitifs du foie alvéolaires et trabéculaires ou tubulés, il y a lieu de décrire les épithéliomes glandulaires secondaires tubulés et alvéolaires.

Dans les *épithéliomes glandulaires alvéolaires*, le stroma présente une épaisseur et une densité qui varient avec chaque fait particulier. Tantôt il est extrêmement développé et formé d'un tissu scléreux creusé d'alvéoles étroits et peu nombreux ; tantôt il est si délicat, qu'il faut employer un fort grossissement, pour discerner entre les blocs cellulaires qui constituent essentiellement les nodosités cancéreuses, de fines cloisons conjonctives formées d'un seul rang de cellules plates placées bout à bout et pourvues d'un noyau ovalaire coloré en rose par le carmin (fig. 21, *c, c*). Tantôt enfin, le stroma est représenté par des bandes fibreuses épaisses, desquelles partent des tractus conjonctifs fins et déliés qui circonscrivent les alvéoles cancéreux. Les vaisseaux que contient le stroma sont peu nombreux ou innombrables ; presque tous sont des capillaires ectasiés ; les artérioles sont très rares au sein des nodosités néoplasiques, et les veinules que par exception on y peut rencontrer sont presque toujours obturées par des bouchons cancéreux.

Les alvéoles sont arrondis, ovalaires ou allongés et offrent des dimensions inégales et variables. Les éléments épithéliomateux qu'ils logent sont entassés sans ordre déterminé. Pris individuellement, ils présentent avec chaque cas observé de grandes variétés de forme, de dimensions et de coloration, si bien que, pour décrire tous les spécimens de néoplasies secondaires dont le foie peut être le siège, il faudrait passer en revue toutes les formes de néoplasies primitives.

Le stroma de l'épithéliome cylindrique alvéolaire ne diffère point d'une façon sensible de celui de l'épithéliome glandulaire alvéolaire, mais dans le premier les éléments néoplasiques se disposent perpendiculairement au stroma qui leur sert de matrice, se multiplient et végètent, en chassant vers la partie centrale des alvéoles les cellules plus anciennes qui se décolorent progressivement et bientôt, privées totalement de vitalité, se confondent en une masse commune colorée en jaune sale par le picro-carmin.

Les *épithéliomes glandulaires tubulés* secondaires, comme l'épithéliome primitif trabéculaire, sont formés de tubes néoplasiques séparés

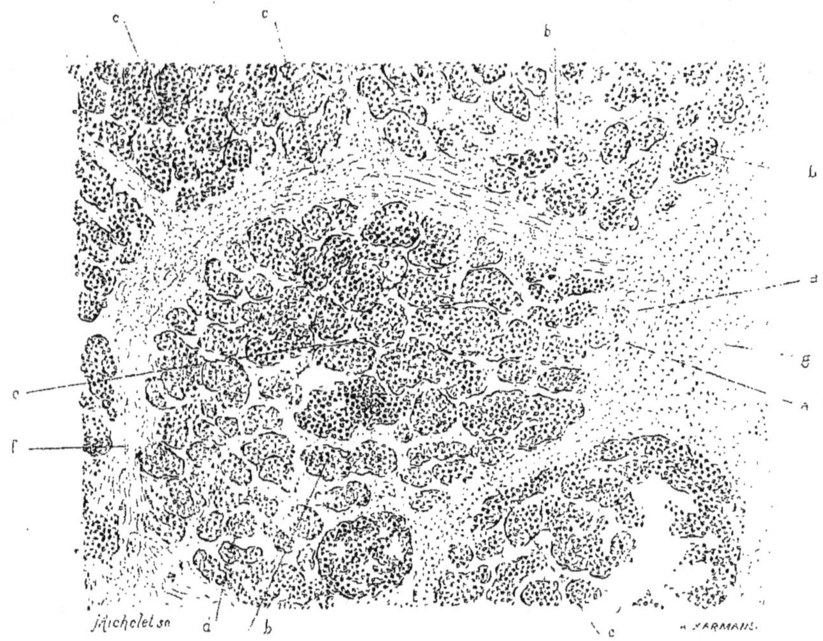

Fig. 21. — Épithéliome glandulaire alvéolaire (60 grossissements).

a, a. — Embolies cancéreuses intra-capillaires.

b, b. — Les éléments cancéreux intra-capillaires se sont développés. — Ils amènent la compression, l'aplatissement et la destruction des travées hépatiques contiguës.

c, c. — Les travées hépatiques ont disparu, et les alvéoles cancéreux sont simplement séparés les uns des autres par la paroi des capillaires.

d. — Le stroma du cancer est formé par la paroi des capillaires doublée par un tissu conjonctif peu abondant résultant d'un léger degré de sclérose péri-capillaire.

e, e'. — Bandes de tissu hépatique comprises entre deux nodosités cancéreuses voisines. — Les cellules constituantes sont fusiformes et leur noyau allongé en ovale.

f. — Cloison fibreuse séparant deux nodosités cancéreuses. — Elle se continue par des transitions insensibles avec la bande du tissu hépatique *e*.

g. — Tissu hépatique sain placé au voisinage des nodosités cancéreuses.

les uns des autres par un tissu scléreux peu épais ou simplement par une double rangée de cellules endothéliales.

Les tubes néoplasiques ont une forme cylindrique et un diamètre plus ou moins considérable, mais toujours supérieur à celui des travées hépatiques. Ils se divisent et s'anastomosent et parfois, jusque dans leur direction radiée, reproduisent la disposition des trabécules du foie normal. Avec un faible grossissement, il est aisé de les différencier des travées hépatiques, grâce à leur diamètre considérable, aux ondulations qu'ils décrivent et à la coloration différente qu'ils prennent sous l'influence du picro-carmin ; il peut être difficile ou même impossible, au contraire, de les distinguer, à un faible grossissement, des travées de l'épithéliome primitif trabéculaire.

Ils sont formés d'un entassement d'éléments cellulaires dont les caractères varient avec le point de départ du cancer primitif.

Si dans leur disposition générale, dans la disposition et la forme de leurs éléments, les épithéliomes tubulés secondaires semblent calqués sur l'épithéliome primitif trabéculaire, ils en diffèrent par les caractères individuels de leurs éléments constituants. Mais il y a là une distinction fondée sur des nuances dont l'appréciation est délicate. Les dimensions et la forme des éléments de l'épithéliome primitif trabéculaire sont elles-mêmes variables : tantôt ces éléments sont volumineux et tantôt ils sont de petite taille, tantôt ils diffèrent peu dans la coloration de leurs noyaux et de leur protoplasma des cellules hépatiques normales et tantôt, au contraire, ils en diffèrent sensiblement. Il peut donc arriver — par exception sans doute — que la différenciation de l'épithéliome primitif trabéculaire et des épithéliomes tubulés secondaires ne puisse être fondée d'une façon positive sur l'étude individuelle des éléments qui les constituent.

Dans l'épithéliome cylindrique tubulé, la disposition du stroma et des tubes épithéliomateux est semblable à celle que l'on observe dans l'épithéliome glandulaire tubulé ; mais ici les tubes sont formés de cellules cylindriques ou cubiques implantées perpendiculairement au stroma et circonscrivant des canalicules larges et continus paraissant libres ou obturés par des blocs colloïdes ou des cellules mortifiées.

Les tubes néoplasiques de l'épithéliome cylindrique, aussi bien que ceux de l'épithéliome glandulaire, ne se continuent point à la périphérie des nodosités cancéreuses avec les travées normales du foie. Sur des coupes heureuses, on peut voir, aux confins des nodosités petites et de formation récente, les tubes cancéreux s'arrêter dans l'interstice des travées hépatiques et se continuer avec la lumière des capillaires radiés (fig. 22). La situation intra-vasculaire, ou mieux intra-capillaire des tubes de l'épithéliome tubulé secondaire est donc indubitable. Au pourtour des nodosités néoplasiques de petite taille

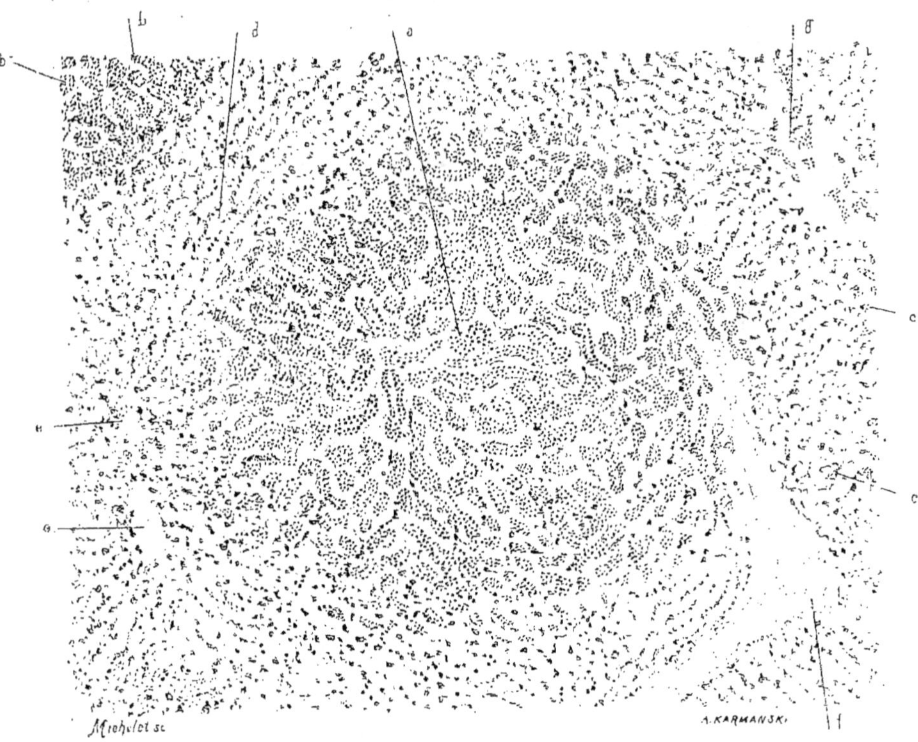

Fig. 22. — Épithéliome cylindrique tubulé (60 grossissements).

a. — **Nodosité cancéreuse.** — Elle est formée de tubes néoplasiques et d'un stroma. — Les tubes néoplasiques ont un diamètre supérieur à celui des travées hépatiques. Ils se divisent et s'anastomosent, et jusque dans leur direction radiée reproduisent la disposition des trabécules du foie normal. — Le stroma est uniquement représenté par la paroi des capillaires normaux du foie. — A la périphérie de la nodosité, les tubes néoplasiques ne se continuent point avec les travées normales du foie, ainsi que dans l'épithéliome tubulé primitif (comparez avec la figure 14). Ils s'arrêtent dans l'interstice des travées hépatiques et se continuent avec la lumière des capillaires radiés. Les travées hépatiques d'autre part ne s'arrêtent point brusquement. Elles s'insinuent dans l'interstice de la double rangée de cellules endothéliales qui constituent le stroma des nodosités, en s'atrophiant et se réduisant à quelques granulations pigmentaires.

b. — Nodosité cancéreuse.

c. — Embolies cancéreuses intra-capillaires.

d. — Parenchyme hépatique intermédiaire aux nodosités cancéreuses. Il est formé de travées pigmentées.

e, e. — Veines intra-lobulaires.

f. — Veine sus-hépatique.

g. — Espace-porte.

et de formation récente, les travées hépatiques d'autre part ne s'arrêtent point brusquement. Elles s'insinuent dans l'interstice de la double rangée de cellules endothéliales qui constituent le stroma des nodosités, en s'atrophiant et en se réduisant à quelques granulations pigmentaires (fig. 22). Cette double constatation ne permet point de douter que les rangées de cellules endothéliales qui représentent le stroma du cancer ne sont autre chose que les parois des capillaires normaux du foie.

Ainsi donc, dans le cancer secondaire tubulé, comme dans le cancer primitif trabéculaire, le stroma des nodosités néoplasiques est uniquement formé au début par la paroi des capillaires normaux du foie. Si plus tard le stroma s'épaissit, c'est qu'il s'est développé un certain degré de sclérose péri-capillaire.

L'identité de disposition du stroma dans l'épithéliome primitif trabéculaire et dans l'épithéliome tubulé secondaire commande l'identité de disposition des éléments néoplasiques dans l'une et l'autre espèce. Mais tandis que, dans l'épithéliome primitif trabéculaire, la néoplasie prend naissance aux dépens des travées normales du foie, repoussant la paroi des capillaires dont la lumière est plus ou moins effacée, dans l'épithéliome secondaire tubulé, la néoplasie se développe dans le calibre des capillaires eux-mêmes, en distend les parois et amène l'atrophie et la disparition totale des trabécules hépatiques.

Quelle que soit leur structure, les nodosités secondaires, pour peu qu'elles soient volumineuses, ont des contours nettement marqués. A leur voisinage immédiat, les travées du foie, souvent refoulées, s'aplatissent en se disposant concentriquement. Lorsqu'une bande de tissu hépatique se trouve comprise entre deux nodosités cancéreuses voisines, les cellules constituantes deviennent tout d'abord fusiformes, en même temps que leur noyau s'allonge en ovale (fig. 21, *e*, *e'*); la compression augmentant, ou bien les cellules du foie disparaissent par une atrophie progressive permettant l'adossement de la paroi des capillaires inter-trabéculaires, ou bien elles s'effilent d'une façon démesurée, ainsi que leur noyau, et prennent tous les caractères des éléments conjonctifs. Le point de réunion de nodosités cancéreuses primitivement distinctes est de la sorte marqué par des cloisons fibreuses plus ou moins épaisses, qui souvent par leurs extrémités se continuent par des transitions insensibles avec les travées hépatiques (fig. 21, *f*).

Au pourtour des nodosités cancéreuses, il existe parfois un léger degré de cirrhose diffuse qui s'éteint à une courte distance. Cette cirrhose a pour centre d'irradiation les espaces-porte d'où elle pénètre dans les lobules en suivant les capillaires ; elle amène l'atrophie et la disparition de quelques cellules hépatiques et par places s'accompagne de la néoformation de petits réseaux de néo-canalicules biliaires.

Les nodosités cancéreuses développées secondairement dans le foie peuvent donc déterminer dans leur voisinage immédiat la compression et l'atrophie des cellules hépatiques, ainsi que l'irritation et la prolifération du tissu conjonctif.

A une certaine distance des nodosités cancéreuses, le tissu du foie présente les altérations suivantes : les cellules hépatiques sont surchargées de graisse, infiltrées de pigment ou bien absolument normales. Dans ancun cas leur noyau ne se montre hypertrophié, segmenté et vivement coloré par le carmin ainsi que dans la majorité des cas de cancer primitif. Le tissu conjonctif est inaltéré ; il n'est jamais criblé de cellules rondes ou élargi par une cirrhose véritable, ainsi que dans le cancer primitif.

Dans un certain nombre de lobules, on trouve parfois, de distance en distance, de petits nodules formés exclusivement de cellules rondes bien colorées par le carmin, qui ne sont groupées ni autour d'une cellule géante, ni autour d'une cellule néoplasique. La genèse de ces nodules nous avait d'abord échappé ; mais ayant remarqué qu'ils n'apparaissaient que dans les cas où le carcinome hépatique avait pour origine un cancer ulcéré du tube digestif, nous avons cru devoir rapprocher leur mécanisme pathogénique de celui des abcès miliaires et des grands abcès qui se développent dans le foie au cours des ulcérations intestinales typhiques, dysentériques et autres. Pour vérifier cette hypothèse, nous avons pratiqué des coupes du foie dans un cas où la mort avait été le résultat d'un carcinome stomacal sans métastase hépatique. Or, dans ce cas, le foie contenait également de petits agglomérats intra-lobulaires de cellules embryonnaires. Il paraît donc certain que les nodules embryonnaires que l'on peut trouver dans le foie à côté des nodosités cancéreuses n'ont aucune relation avec celles-ci et qu'ils constituent une lésion parallèle inconstante due vraisemblablement à l'apport, au sein du parenchyme hépatique, d'un principe septique probablement figuré qui a pénétré dans la veine-porte au niveau de l'ulcération carcinomateuse du tube digestif.

En dehors des nodosités cancéreuses, les canaux biliaires sont sains. Il en est de même des ramifications de l'artère hépatique. Les capillaires radiés renferment parfois des embolies cancéreuses. Les ramifications de la veine-porte et les veines du système sus-hépatique sont pour la plupart inaltérées et perméables. Dans presque tous les cas cependant, l'on peut découvrir un certain nombre de veines péri et præ-lobulaires remplies d'éléments néoplasiques. Le fait est beaucoup plus rare pour les veines sus-hépatiques et intra-lobulaires. Ce sont plus spécialement les ramifications de la veine-porte avoisinant les nodosités cancéreuses et se distribuant aux régions qu'elles occupent qui contiennent des thrombus épithéliomateux ou des thrombus semi-épithéliomateux et semi-hématiques.

Dans l'un des cas que nous avons observés, les ramifications péri et præ-lobulaires de la veine-porte étaient par places tellement distendues par des éléments cancéreux, qu'elles comprimaient et étranglaient dans le tissu conjonctif inextensible des canaux-porte les vaisseaux biliaires contigus et qu'il en résultait dans certains départements du foie les effets que MM. Charcot et Gombaut (1) ont produits dans le foie tout entier par la ligature du canal cholédoque. En amont des points comprimés, les canaux biliaires étaient notablement dilatés; le tissu conjonctif des espaces correspondants renfermait à sa périphérie un grand nombre de néo-canalicules biliaires et se montrait élargi aux dépens des lobules adjacents; enfin les lobules hépatiques desservis par les canaux biliaires comprimés étaient fortement pigmentés (2).

<hr>

(1) Charcot et Gombaut, *l. c.*
(2) L'ictère, dans le cas auquel nous faisons allusion, résultait sans aucun doute de la compression des canaux biliaires par les veines remplies d'éléments cancéreux.

Histogenèse du cancer secondaire. — Dès qu'une nodosité cancéreuse a acquis un volume suffisant pour être visible à l'œil nu, elle détermine au sein du foie des lésions telles que sa genèse devient difficilement saisissable. Pour observer les lésions initiales du cancer secondaire, il faut pratiquer des coupes sur les régions qui sont intermédiaires aux nodosités cancéreuses ou qui sont saines en apparence. En procédant ainsi, nous avons pu, dans un cas, assister au début des lésions et en suivre les progrès successifs.

Les figures 23 et 24 sont plus instructives que toute description.

Dans la figure 23, qui représente un lobule hépatique à un faible grossissement et dans la figure 24, qui montre une partie de ce lobule à un fort grossissement, les capillaires radiés contiennent par places des cellules cancéreuses dont la coloration rose tranche sur la teinte jaune brune des travées hépatiques. Ici les cellules cancéreuses sont en petit nombre (fig. 23, *d*; fig. 24); elles oblitèrent simplement la lumière des capillaires et laissent les travées hépatiques incomprimées. Là (fig. 23, *e*), les cellules cancéreuses sont plus nombreuses; elles distendent la lumière des capillaires radiés et aplatissent les trabécules du foie. Ici, enfin, l'hypergenèse des éléments cancéreux est telle que les cellules hépatiques tassées se pigmentent, s'atrophient, se fragmentent et disparaissent, laissant pour tout reliquat leur noyau ou quelques granulations.

A la périphérie du lobule, les ramifications de la veine porte contenues dans les espaces et les veinules qui en partent pour donner naissance aux capillaires intralobulaires apparaissent oblitérées par des cellules cancéreuses (fig. 23, *g*).

D'autre part, dans ce même fait, le sang contenu dans le tronc de la veine porte renfermait des cellules cancéreuses et les racines intra-stomacales de la veine porte — l'estomac était le siège du cancer primitif — étaient envahies par des éléments néoplasiques.

Le mécanisme de la carcinose secondaire du foie se dévoilait donc nettement dans le cas qui nous occupe.

Les cellules carcinomateuses qui avaient pénétré dans les racines intra-stomacales de la veine porte avaient été nécessairement apportées au foie. Les unes, trop volumineuses, s'étaient arrêtées à la péri-

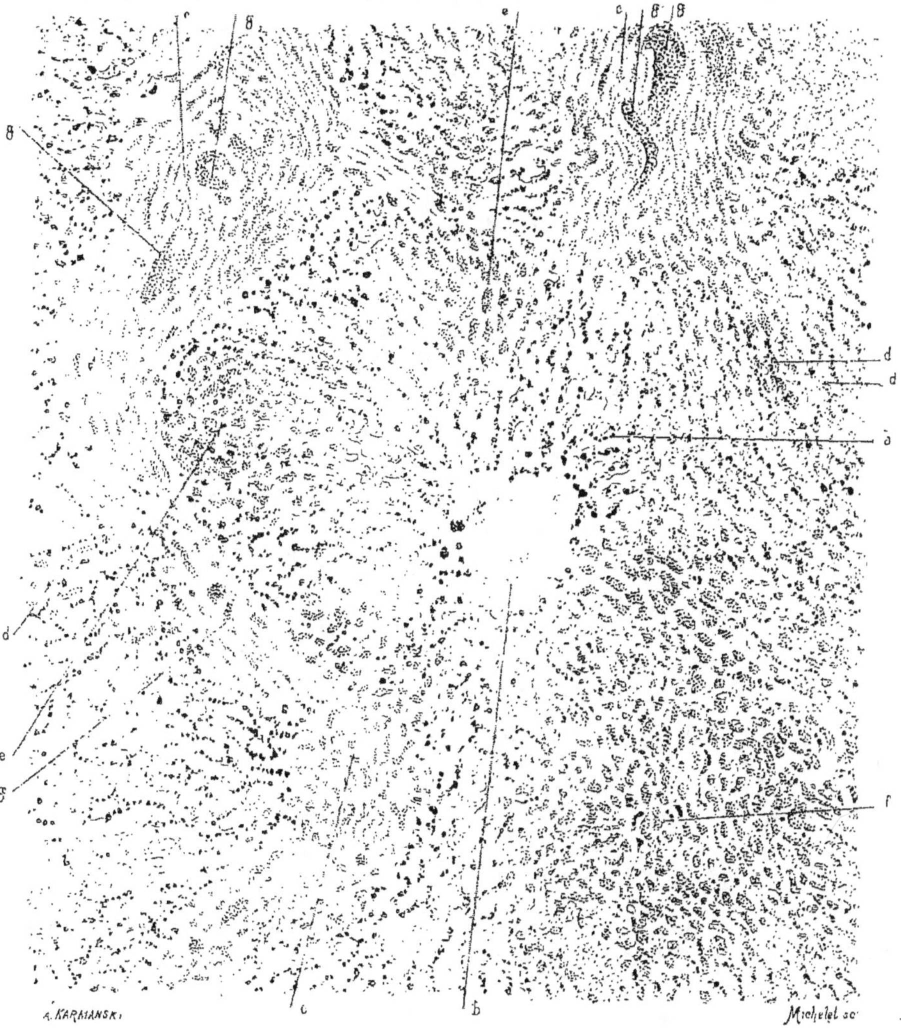

Fig. 23. — Histogenèse du cancer secondaire (60 grossissements).

a. — Lobule hépatique dont les travées sont remplies de pigment biliaire.

b. — Veine intralobulaire.

c, c, c. — Espaces-portes.

d, d, d. — Embolies carcinomateuses intra-capillaires peu développées, laissant les trabécules hépatiques incomprimées.

e, e. — Embolies carcinomateuses intra-capillaires plus volumineuses amenant l'aplatissement des trabécules hépatiques.

f. — Nodosité carcinomateuse naissante, dans laquelle la situation intra-capillaire des éléments cancéreux est encore reconnaissable.

g, g, g, g. — Ramifications péri-lobulaires de la veine porte obturées par des éléments cancéreux.

phérie des lobules; les autres, plus exiguës, avaient pénétré dans les capillaires intra-lobulaires.

Il est à supposer que les capillaires intra-lobulaires offrent un diamètre progressivement décroissant de la périphérie au centre des
lobules et que leur embouchure interne est particulièrement étroite,
car si leur calibre était uniforme, les éléments emboliques devraient
parcourir toute leur longueur, arriver dans les veines intra-lobulaires

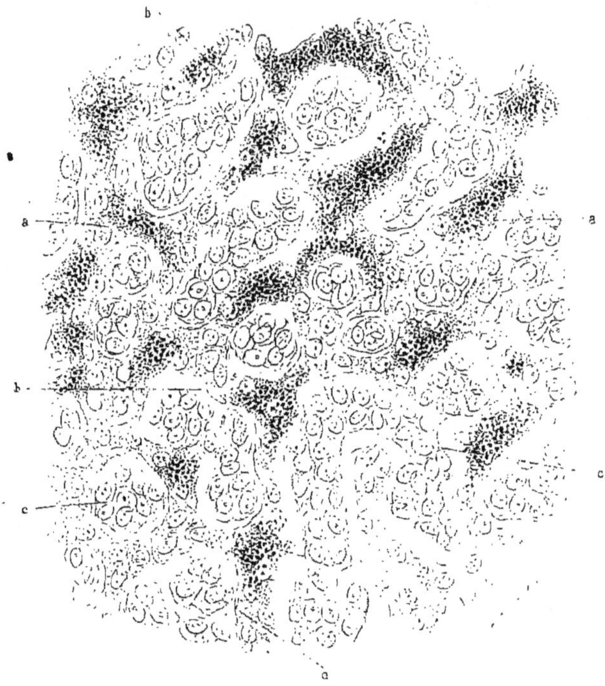

Fig. 24. — Histogenèse du cancer secondaire (350 grossissements).

a, a. — Travées hépatiques dont les éléments constituants sont remplis de pigment biliaire.
b, b. — Paroi des capillaires intertrabécu- laires.

c, c, c. — Embolies carcinomateuses intra- capillaires.

et migrer vers le poumon, ce que l'on n'observe qu'accidentellement.

Suivant le volume qu'ils possèdent, les éléments cancéreux s'avancent plus ou moins loin dans l'intérieur des lobules. Les plus petits
arrivent jusqu'à la veine intra-lobulaire où ils sont arrêtés à peu près
infailliblement.

Les emboles cancéreux donnent ainsi naissance à une thrombose
capillaire carcinomateuse.

Les éléments cancéreux migrateurs s'accumulent en arrière de l'obstacle créé dans les capillaires jusque dans les veines péri et præ-lobulaires.

De là une thrombose veineuse carcinomateuse plus ou moins étendue.

Dans tous les points où ils se sont arrêtés, les éléments néoplasiques pullulent avec activité. Ils pullulent dans les veines, qui, par places, se montrent considérablement distendues par d'innombrables cellules cancéreuses. Ils pullulent également dans les capillaires. Les travées hépatiques comprises entre les capillaires remplis d'éléments cancéreux disparaissent complètement par atrophie jusqu'au point de permettre l'accolement des parois capillaires voisines qui seules, dans les nodosités cancéreuses jeunes appartenant à l'épithéliome tubulé, semblent constituer le stroma du cancer.

Qu'une néoplasie hépatique soit intra ou extra-capillaire, c'est-à-dire ou secondaire ou primitive, elle prend donc une disposition tubulée ou trabéculaire régentée par la paroi des capillaires, à la condition que celle-ci reste normale et qu'aucun travail de sclérose péri-capillaire n'amène la segmentation des boyaux cellulaires et ne transforme ainsi les tubes en alvéoles.

Transformations diverses des nodosités cancéreuses secon-daires. — Parmi les diverses modifications que peuvent subir les nodosités néoplasiques secondaires du foie, il faut signaler la *dégéné-rescence vitreuse*, les *dégénérescences granuleuse*, *granulo-graisseuse* et *graisseuse*, la *dégénérescence colloïde*, la *transformation scléreuse*, l'*enkystement*, et la *transformation angiomateuse*.

La *dégénérescence vitreuse* est rare ; elle paraît être la conséquence des obstructions vasculaires que nous avons signalées. Les nodosités qui en sont le siège prennent une coloration uniformément gris-jaunâtre et deviennent denses et sèches comme de vieilles gommes. Elles se coupent, se colorent et se montent sans s'effriter et sans laisser de vides dans les préparations. Celles-ci, examinées avec un faible grossissement, après coloration par le picro-carmin, se mon-trent formées de plusieurs zones de couleur différente irrégulière-ment entrelacées, au sein desquelles on peut distinguer les bandes conjonctives du stroma. De ces zones, les unes ont une couleur franchement rosée, les autres sont granuleuses et à peine colorées en jaune rose, les dernières sont amorphes, hyalines, vitreuses, non colorées ou à peine teintées en jaune clair. Avec un fort grossissement, l'on peut reconnaître que les zones d'une coloration franchement rosée sont toujours en contact immédiat avec les bandes conjonctives, qu'elles marquent la place occupée par les cellules qui reposaient sur le stroma et qu'elles résultent de la nécrose récente et imparfaite de ces éléments. Les zones granuleuses et vitreuses, séparées des bandes conjonctives par l'épaisseur de la zone rosée, résultent de la nécrose plus ancienne et plus parfaite des cellules épithéliomateuses repoussées depuis un temps plus ou moins long vers le centre des alvéoles cancéreux. L'éosine hématoxylique, comme le picro-carmin, détermine une différenciation très nette des différentes parties des nodosités nécrosées. Elle colore en violet franc les zones qui reposent sur le stroma, teinte assez fortement en rose violet les zones granuleuses et imprègne légèrement de rose les zones vitreuses. Le violet de méthyle employé en solution faible ou en solution forte colore au contraire uniformément les éléments mortifiés en bleu, en laissant les travées conjonctives du stroma à peu près incolores.

La *dégénérescence granuleuse* ou *granulo-graisseuse* est très commune ; elle est la cause habituelle du ramollissement de la partie centrale des nodosités cancéreuses et de la possibilité de leur transformation kystique. Les parties qui en sont atteintes s'effritent pendant les diverses manœuvres que nécessitent les préparations histologiques et laissent les coupes percées de vides plus ou moins considérables. Les éléments qui ont subi cette transformation régressive ne montrent plus de noyaux distincts, perdent la netteté de leurs contours et se confondent en une masse grenue colorée en jaune brun, en jaune sale ou en jaune clair par le picro-carmin, en rose par l'éosine hématoxylique, en bleu par le bleu de méthyle et en rose-violet par la fuchsine.

Les *dégénérescences graisseuse* et *muqueuse* se montrent dans le foie avec les caractères qu'elles offrent partout ailleurs. Les éléments néoplasiques se chargent de gouttelettes de graisse ou de mucine, deviennent globuleux et finalement se détruisent.

La *transformation scléreuse* des nodosités néoplasiques résulte de l'épaississement progressif des fibres conjonctives du stroma, épaississement qui peut amener parfois dans une assez grande étendue l'étouffement et la disparition des éléments cancéreux. L'encéphaloïde se change ainsi en squirrhe. Il s'agit là en somme d'un processus réactionnel essentiellement curatif, mais qui ne peut amener une guérison complète.

C'est à l'épaississement du stroma et à la rétraction de ses fibres constituantes qu'il faut attribuer la formation de la dépression cupuliforme que présentent les nodosités carcinomateuses superficielles. L'on est accoutumé de mettre ce phénomène sur le compte du ramollissement de la partie centrale des nodosités cancéreuses. Mais le ramollissement peut aller jusqu'à la transformation kystique sans que la dépression cupuliforme se produise. Ainsi que nous l'avons observé, au niveau de la partie culminante des nodosités cancéreuses superficielles, la capsule de Glisson s'épaissit et donne insertion aux mailles conjonctives du stroma qui s'enfoncent en rayonnant au sein de la néoplasie. Lorsque, par suite de leur évolution naturelle, les mailles du stroma s'épaississent et se rétractent, elles attirent en dedans la capsule de Glisson, sur laquelle elles s'insèrent comme autant de cordages fibreux. L'on comprend ainsi pourquoi, dans l'épithéliome primitif trabéculaire où le stroma est pendant un long temps uniquement constitué par la paroi des capillaires normaux du foie, la dépression cupuliforme fait presque toujours défaut.

L'*enkystement* des nodosités se produit dans le cancer secondaire par le même mécanisme que dans le cancer primitif. Nous n'y insisterons donc pas. De même que l'enkystement, dans le cancer primitif, est spécial à l'épithéliome trabéculaire, de même, dans le cancer secondaire, il nous a paru spécial aux épithéliomes tubulés.

La *transformation angiomateuse* des néoplasies malignes résulte d'un processus spécial encore indéterminé. Les nodosités cancéreuses qui en sont le siège montrent d'innombrables capillaires semés d'anévrysmes simples, variqueux et ampullaires dont la dilatation progresssive amène la compression et la disparition des éléments néoplasiques. Ces anévrysmes peuvent se rompre et devenir la source d'hémorrhagies intra-néoplasiques, sous-glissoniennes (1), ou intra-péritonéales (2). Dans un des faits que nous avons étudiés, la capsule de Glisson était, au niveau du point culminant d'une nodosité cancéreuse atteinte de transformation angiomateuse, déchiquetée à sa face interne, entamée par les capillaires dilatés et réduite à moins du quart de son épaisseur habituelle. Une rupture était donc imminente, qui aurait pu, étant donné le calibre des capillaires ectasiés, déterminer une hémorrhagie péritonéale mortelle (3).

(1) Rendu, *l. c.*, p. 195.

(2) André, Cancer du foie avec hémorrhagie dans la cavité péritonéale, etc., *Bull. Soc. anat.*, 1851, p. 237.

(3) Les ectasies capillaires jouent un rôle important dans la pathogénie d'un grand nombre d'hémorrhagies. C'est, en particulier, à la rupture de capillaires anévrysmatiques qu'il faut attribuer la genèse des hémoptysies bronchectasiques, ainsi que nous l'avons établi dans un travail antérieur. — Hanot et Gilbert, Contribut. à l'étude anat. path. de la dilatation bronchiq., etc., *Arch. phys.*, 1884, t. II, p. 155.

ÉTIOLOGIE ET PATHOGÉNIE.

Le cancer du foie peut s'observer consécutivement à la carcinose primitive d'un organe quelconque. Les néoplasies des viscères, qui par leur circulation veineuse sont tributaires de la veine porte, ont une tendance toute spéciale à infecter le foie. Ainsi le cancer de l'estomac, celui du rectum, ceux de l'intestin, du pancréas et des voies biliaires, sont le plus souvent suivis de cancer hépatique. Le sarcome du péritoine et le sarcome des ganglions mésentériques se comportent comme les épithéliomes du tube digestif et de ses annexes.

Les cancers du testicule, de l'utérus, des ovaires et du sein entrent également pour une part considérable dans l'étiologie du cancer hépatique secondaire.

Le sarcome mélanique de la choroïde, comme toutes les variétés de néoplasies mélaniques, repullule dans le foie avec une fréquence remarquable. Les ostéo-sarcomes et les autres variétés de sarcomes peuvent affecter une marche analogue.

Le cancer du poumon et le cancer du rein sont rarement la source de néoplasies hépatiques. Enfin ce n'est que dans des cas exceptionnels que les cancers des muqueuses à épithélium pavimenteux se généralisent au foie.

Lorsque le cancer du foie coexiste avec le cancer d'un autre viscère, il n'est point fatal que l'un soit primitif et l'autre secondaire. Kaufmann (1) a admis et a cherché à démontrer la possibilité de la pluralité des carcinomes primitifs. L'on a considéré comme des exemples de carcinomes multiples les cas dans lesquels les deux seins étaient simultanément atteints et ceux dans lesquels les signes d'un cancer du sein s'étaient manifestés en même temps que ceux d'un cancer de

(1) Kauffmann, Ueber multiplicität der primären carcinoms, *Arch. f. path. anat. v. Virchow*, 1879, Bd LXXV, S. 317.

l'utérus. Nous avons nous-même relaté une observation de cancer primitif des deux mamelles (1) et nous avons eu l'occasion d'étudier un cas de cancer primitif du rectum et du foie.

Mais ces faits sont rares ; presque toujours le cancer présente des déterminations successives et non simultanées.

Pour expliquer la formation des nodosités cancéreuses secondaires, quatre théories principales ont été proposées. Elles peuvent être ainsi résumées :

1° *Théorie de la dyscrasie primitive* (Carswell). La néoplasie primitive et les néoplasies secondaires sont sous la dépendance d'une altération spécifique du sang ;

2° *Théorie de la dyscrasie infectieuse* (Virchow). Les sucs versés dans la circulation par la tumeur primitive agissent comme des semences sur les éléments des organes qu'ils font proliférer ;

3° *Théorie de l'implantation* (Thiersch et Waldeyer). Les éléments du cancer primitif, transportés par les vaisseaux, s'arrêtent au sein des viscères et se multiplient pour former les nodosités secondaires ;

4° *Théorie parasitaire* (Nedopil). La généralisation du cancer est due au transport de l'agent infectieux de la tumeur primitive dans les organes plus ou moins éloignés.

Les faits que nous avons observés ne nous laissent aucun doute sur la justesse de la conception de Thiersch et de Waldeyer. Quelle que soit l'idée que l'on se fasse du cancer et à supposer que l'on admette sa nature parasitaire, l'on est obligé de reconnaître que les néoplasmes secondaires du foie se constituent exclusivement aux dépens de cellules cancéreuses venues du foyer primitif. Celles-ci envahissent le parenchyme hépatique de proche en proche ou sont importées par la voie artérielle, lymphatique ou veineuse.

L'envahissement du foie par contiguïté est exceptionnel. Les épithéliomes de la vésicule biliaire, de l'estomac (2), du duodénum et du

---

(1) A. GILBERT, Cancer du sein. Pleurésie pulurente, *Archiv. gén. de méd.*, 1885, 1er vol., p. 620.

(2) Dans deux cas de cancer du pylore rapportés par M. Lépine à la Société anatomique, des adhérences s'étaient établies entre les néoplasies et le lobe gauche du foie qui avait été en partie détruit et transformé en putrilage. M. Lépine attribua les lésions

pancréas sont à peu près les seuls qui puissent l'amener. Dans ces conditions — et c'est un fait qu'il est nécessaire de connaître — le cancer hépatique secondaire ne revêt point la forme nodulaire qui lui est habituelle, mais se présente sous la forme d'une zone néoplasique qui empiète plus ou moins sur le tissu du foie (fig. 25).

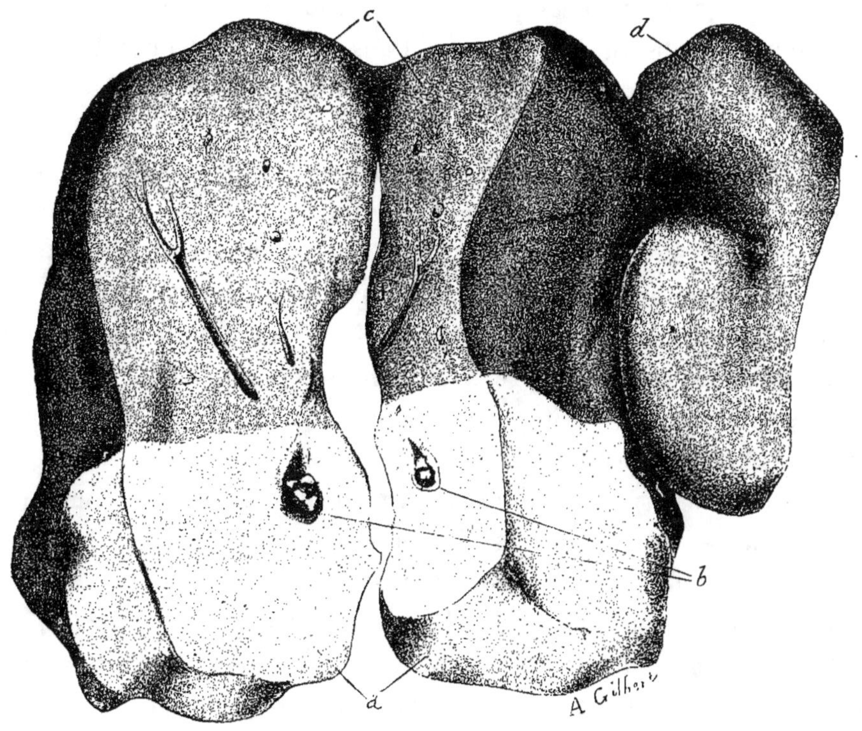

Fig. 25. — Cancer secondaire du foie par contiguïté.

a. — Zone cancéreuse occupant une partie du lobe droit du foie.
b. — Vésicule biliaire remplie de calculs.
— Elle est le siège du cancer primitif.
c. — Lobe hépatique droit.
d. — Lobe hépatique gauche.

L'apport d'éléments cancéreux au foie par la voie artérielle est également rare et n'a jamais été directement constaté. Il est vraisemblable, cependant, que dans le cancer du poumon, primitif ou secondaire, l'artère hépatique peut conduire au foie les éléments cancéreux qui sont le point de départ des nodosités hépatiques.

du foie à une sorte de digestion par le suc gastrique, M. Carville les rapporta à une lésion inflammatoire et M. Charcot à une action corrosive due à l'ichor cancéreux. — LÉPINE, *Bull. Soc. anat.*, 1873, p. 666 et 740.

Lücke (1) et la plupart des auteurs attribuent aux lymphatiques, à peu près à l'exclusion totale des veines, la faculté de servir de canaux aux embolies cancéreuses. Cette manière de voir nous semble en contradiction avec les faits. Dans un cas de cancer primitif de l'estomac suivi de carcinome du foie, Broca (2) a injecté les lymphatiques avoisinant les nodosités hépatiques et a reconnu qu'ils ne pénétraient point dans la substance cancéreuse. Dans un fait de cancer des vésicules séminales et de la prostate avec nodosités cancéreuses secondaires intra-hépatiques, M. Berger (3) a démontré que la métastase s'était faite par les veines, en s'appuyant sur l'absence d'engorgement ganglionnaire, sur l'état des veines partant des tumeurs cancéreuses primitives, sur la disposition des nodosités hépatiques et sur l'apparence encéphaloïde des nodosités primitives et métastatiques.

En réalité, le mécanisme invoqué par M. Berger et considéré par lui comme rare constitue la règle et non l'exception.

Dans l'immense majorité des cas, c'est la veine porte qui charrie au foie les germes des nodosités secondaires.

Le fait est clair pour ce qui est des nodosités hépatiques consécutives au cancer de l'estomac (4). La direction du courant de la lymphe qui descend du foie vers l'estomac rend peu vraisemblable la progression des embolies spécifiques par la voie lymphatique. Le faible degré de l'adénite carcinomateuse des ganglions du hile, par rapport au degré notable de l'adénite cancéreuse des ganglions de la petite courbure, fortifie cette hypothèse. La disposition des nodosités hépatiques qui rappelle celle des abcès métastatiques, ainsi que l'existence simultanée de bouchons cancéreux dans les veines gastriques, dans le tronc ou les ramifications de la veine porte relatée par Mazet (5) et Feltz (6), sont bien faites d'autre part pour entraîner la conviction. Dans l'une des observations de cancer gastro-hépatique que

(1) Lücke, cité par Berger, Cancer des vésicules séminales et de la prostate, métastase, *Bull. Soc. anat.*, 1871, p. 222.

(2) Broca, Foie cancéreux, *Bull. Soc. anat.*, 1853, p. 16.

(3) Berger, *l. c.*

(4) Audibert, Essai sur le rôle du sang d. l. phénom. de la généralis. d. cancer de l'estomac. Th. doct. Paris, 1877.

(5) Mazet, *Bull. Soc. anat.*, 1838, p. 4.

(6) Feltz, *Traité des embolies capillaires.* Paris, 1870, p. 231.

nous relatons plus loin, les veines stomacales et les veines intra-
hépatiques contenaient les unes et les autres des éléments cancéreux.
Dans un autre cas, les veines gastriques, les veines intra-hépatiques
et les capillaires radiés renfermaient des cellules carcinomateuses.
Enfin, dans un dernier fait, d'une importance véritablement décisive,
les veines et les artères gastriques étaient obturées par des bouchons
cancéreux, le sang contenu dans le tronc de la veine porte tenait en
suspension quelques cellules néoplasiques, les ramifications præ et
péri-lobulaires de la veine porte ainsi que les capillaires radiés étaient
remplis de cellules cancéreuses.

Ce qui est vrai pour l'estomac est vrai pour l'intestin, pour le rectum, pour le pancréas, pour le péritoine, pour les ganglions mésentériques et d'une façon générale pour tous les organes au sein desquels la veine porte prend son origine. C'est par l'intermédiaire du
sang porte que le cancer de ces différents organes se généralise au foie.

Dans un bon nombre de faits, le carcinome hépatique n'est point
à proprement parler secondaire, mais tertiaire, quaternaire, etc. Il en
est ainsi, lorsqu'il succède à un carcinome primitif placé en dehors
du domaine de la veine porte et des poumons. Nous rapportons
une observation de cancer primitif du rein dans laquelle le poumon
fut atteint secondairement et le foie vraisemblablement tertiairement
par la voie artérielle.

Dans la grande majorité des cas de cancer tertiaire ou quaternaire,
c'est encore la veine porte qui sème dans le parenchyme hépatique les
germes spécifiques.

Parmi les faits que nous avons étudiés, il n'en est aucun qui nous
ait paru échapper aux lois que nous acceptons relativement à la transplantation des germes de la néoplasie primitive dans le foie par contiguïté ou par la voie vasculaire.

Dans l'observation XXXV il s'agit d'un cancer primitif de l'utérus
généralisé au péritoine, aux ovaires, à l'intestin, à la vésicule biliaire
et au foie. Pour expliquer le développement du cancer hépatique,
deux hypothèses peuvent être présentées. Première hypothèse : les
veines du revêtement péritonéal des organes génitaux internes communiquent avec des branches de la veine porte; des anastomoses

constantes existent entre les veines utérines et les veines mésentériques ; elles ont pu servir de canal aux embolies spécifiques. Deuxième
hypothèse : le cancer utérin s'est tout d'abord généralisé au péritoine par la voie lymphatique. La graine cancéreuse ainsi dissé-
minée s'est implantée et s'est développée à la surface des intestins et
des différents viscères abdominaux qui ont été bientôt envahis eux-
mêmes dans une étendue plus ou moins considérable. Cette première
étape accomplie, de nouvelles généralisations se sont faites qui ont eu
pour point de départ les nodosités cancéreuses secondaires. C'est alors
que, d'une part, se sont pris des ganglions lymphatiques qui n'avaient
aucun rapport avec le foyer cancéreux primitif et que, d'autre part, se
sont développées dans le foie des nodosités cancéreuses résultant d'embolies épithéliales marquant l'envahissement des racines de la veine
porte. Selon que l'on accepte l'une ou l'autre hypothèse, le cancer
hépatique doit être considéré comme secondaire ou comme tertiaire.

Dans l'observation XXXVI il s'agit d'un cancer de l'ovaire généralisé
au péritoine et au foie. Les deux hypothèses soulevées précédemment
peuvent être renouvelées.

L'observation XXXVII a trait à un cancer primitif du testicule généralisé aux poumons, aux ganglions mésentériques iliaques et inguinaux, aux veines iliaques, au pancréas, au duodénum, aux reins et
au foie. La carcinose hépatique est passible de l'explication suivante :
comme tous les cancers, le cancer du testicule envahit avec rapidité
les vaisseaux sanguins et lymphatiques. Il ne peut tarder par suite à
déterminer dans les poumons et dans les ganglions iliaques des néoformations secondaires. C'est ce que l'on a observé, en effet, chez
le malade qui fait le sujet de cette observation. Les poumons, d'une
part, étaient criblés de nodosités néoplasiques et contenaient une
énorme nodosité de date ancienne ; les ganglions iliaques, mésentériques et inguinaux, d'autre part, avaient subi l'infiltration carcinomateuse et l'avaient communiquée aux organes auxquels ils confinent, au pancréas, au duodénum, etc. Si donc le foie ne peut être
atteint tout d'abord, il se trouve bientôt dans les conditions les plus
favorables à la germination du cancer, puisque l'artère hépatique
peut lui apporter des embolies venant du poumon et que la veine

porte peut lui en fournir venant du pancréas, du duodénum, des ganglions mésentériques, etc. Nous ne saurions dire si la voie artérielle a servi dans ce cas au transport de germes cancéreux dans le foie ; nous pouvons seulement affirmer que la voie veineuse n'est point restée étrangère à la carcinose du foie, puisque dans les racines intra-duodénales de la veine porte, dans une grosse branche et dans une fine ramification de la même veine abordant une nodosité néoplasique intra-hépatique, nous avons trouvé des éléments carcinomateux.

Quelle que soit la voie d'apport des éléments cancéreux au foie, ils arrivent en définitive dans les capillaires où ils se multiplient à l'infini suivant un mode que nous avons précisé en étudiant l'histogenèse de la carcinose hépatique secondaire. Tandis que, dans le cancer primitif, ce sont les cellules hépatiques elles-mêmes qui se transforment en éléments cancéreux, dans le cancer secondaire, les cellules néoplasiques dérivent exclusivement des éléments importés de la tumeur primitive.

Il en résulte que pris individuellement, ou examinés dans leur disposition réciproque, les éléments constituants des nodosités intra-hépatiques sont identiques à ceux des nodosités primitives.

Le stroma se constitue essentiellement aux dépens de la paroi normale des capillaires et du squelette conjonctif du foie. Quelquefois, il est renforcé par les cellules hépatiques aplaties, allongées, et devenues *conjonctiformes*. Comme dans le cancer primitif, dans le cancer secondaire, le tissu conjonctif péri-capillaire ne tarde pas en général à proliférer. Selon que la sclérose péri-capillaire est longitudinale ou segmentaire, le cancer a la structure tubulée ou alvéolaire.

Les nodosités hépatiques secondaires peuvent subir un certain nombre de modifications sur lesquelles nous avons insisté. Comme les nodosités primitives du foie, elles envahissent parfois par contiguïté le péritoine à la surface duquel elles peuvent s'ensemencer et envahissent fréquemment les vaisseaux sanguins et lymphatiques, d'où la formation de nodosités néoplasiques nouvelles, tertiaires ou quaternaires, dans les ganglions du hile et du médiastin, dans le foie lui-même et dans les poumons.

SYMPTOMES ET DIAGNOSTIC

Lorsque les nodosités cancéreuses secondaires du foie sont rares et peu développées, elles n'engendrent aucun trouble fonctionnel, demeurent inappréciables à l'examen attentif de la région hépatique et ne sont découvertes qu'à l'autopsie.

Les nodosités secondaires, alors même qu'elles sont nombreuses et volumineuses, peuvent n'occasionner ni douleur, ni ictère, ni aucun des désordres qui trahissent habituellement la souffrance de la glande hépatique, de telle sorte que si le foie est refoulé vers le diaphragme et écarté de la paroi abdominale, soit par une ascite abondante, soit par un météorisme stomacal ou intestinal considérable, la lésion qu'il porte peut encore passer inaperçue.

Dans un certain nombre de cas, le cancer secondaire du foie peut donc rester absolument *latent*, fonctionnellement et physiquement et constituer une véritable surprise d'amphithéâtre.

Si les lésions cancéreuses initiales n'engendrent elles-mêmes aucun trouble local appréciable et si, par exemple, avec un cancer secondaire latent du foie coexiste un cancer primitif latent de l'estomac, les modifications de la santé générale qui en résultent ne pourront être aisément rapportées à leur véritable cause.

L'un de nous a observé dans le service de M. Hayem un malade atteint d'un cancer gastrique primitif et d'un cancer secondaire du foie et du poumon droit, chez lequel les lésions gastro-hépatiques demeurèrent latentes jusqu'aux approches de la mort. Les premiers phénomènes morbides furent ceux d'une pleurésie droite occasionnée par la carcinose du poumon correspondant. Les fonctions digestives n'étaient alors point troublées, il n'existait aucune douleur abdominale, il n'y avait point d'ictère ni d'ascite, l'épigastre et l'hypochondre droit n'étaient le siège d'aucune tuméfaction anormale. Les forces et l'embonpoint allèrent en déclinant et bientôt la cachexie s'établit évidente. Les troubles fonctionnels gastro-hépatiques restèrent nuls jusqu'à la fin. Le foie fut reconnu hypertrophié et mamelonné quelques jours seulement avant la mort qui fut hâtée par une parotidite suppurée.

Bien que la *forme latente* du cancer hépatique secondaire soit très commune, elle ne comprend point la majorité des cas.

Le plus souvent, l'atteinte carcinomateuse du foie ne tarde point à se manifester par des signes divers.

Ceux-ci se montrent quelques semaines ou quelques mois après l'apparition du cancer primitif, quel que soit le siège qu'il occupe. Il est exceptionnel d'observer un intervalle de plusieurs années entre le cancer primitif et la carcinose secondaire du foie.

Les symptômes fonctionnels physiques et généraux qui marquent le développement du carcinome secondaire ne diffèrent par aucun trait essentiel de ceux qui caractérisent le cancer nodulaire primitif (1).

(1) La douleur est légère ou atroce (Moutard-Martin, *l. c.*).
Elle survient graduellement, ou apparaît brusquement (Sevestre, Cancer du rein avec cancer du foie, etc., *Bull. Soc. anat.*, 1876, p. 340). Elle occupe l'hypochondre droit, d'où elle s'irradie souvent vers l'épaule correspondante (M. Martin, *l. c.*). Elle est continue et spontanée, ou intermittente et provoquée. Elle peut s'accompagner de frottements péritonéaux qui dénotent son origine péri-hépatique (Sevestre, *l. c.*).
L'ictère existe dans les deux tiers des cas environ. Il est précoce ou tardif, limité aux conjonctives, ou étendu à la totalité des téguments.
Les troubles digestifs sont souvent très marqués, alors même que le cancer primitif n'occupe pas l'estomac ou l'intestin. L'appétit diminue et se supprime. Les digestions sont lentes et fréquemment accompagnées de flatulence, de vomituritions et de vomissements. L'hématémèse et le méléena sont exceptionnels. Les selles sont décolorées dans un grand nombre de cas, soit qu'il y ait un certain degré d'hypocholie ou même une acholie parfaite, liée à la destruction complète ou incomplète du parenchyme hépatique par les nodosités cancéreuses, soit qu'il y ait une cause de compression des canaux excréteurs de la bile. Dans la première alternative, la décoloration des matières fécales marche de pair avec l'absence d'ictère, dans la seconde elle s'accompagne d'ictère.
Les urines diminuent de quantité à une période avancée de la maladie. Elles peuvent être moins riches en urée qu'à l'état normal. Elles contiennent quelquefois de l'albumine et même du sucre (Bourneville et Haranger, Cancer latent de l'estomac de la vésicule biliaire et du foie, *Bull. Soc. anat.*, 1879, p. 132).
Les causes diverses qui, dans le cancer nodulaire primitif, sont susceptibles d'amener de la dyspnée, peuvent de même dans le cancer secondaire entraver les fonctions respiratoires.
L'habitus extérieur est celui du cancéreux : l'amaigrissement, la perte des forces,

Lorsque les lésions cancéreuses initiales occupent le rectum, le sein, l'utérus, ou tel autre organe dont l'exploration est aisée et dont les modifications sont facilement appréciables, il est toujours possible d'éliminer le diagnostic de cancer primitif nodulaire. Mais quand la localisation néoplasique primitive siège dans un viscère profond, tel que l'estomac et qu'elle se dérobe aux recherches les plus minutieuses, la question de savoir si la carcinose nodulaire du foie est primitive ou secondaire peut rester pendante jusqu'à l'autopsie. Sans doute, si les troubles digestifs sont très marqués, s'il s'y joint des hématémèses et du meloena, l'on est autorisé, en raison de la rareté des gastrorrhagies et des entérorrhagies au cours du cancer nodulaire primitif, à croire à l'existence d'un carcinome hépatique consécutif à un cancer stomacal. Mais il ne faut point, par contre, s'appuyer sur l'absence de tout désordre dyspeptique et de toute hémorrhagie pour écarter la possibilité d'un cancer gastrique initial, en se souvenant que nombreux sont les cas de cancers gastriques qui demeurent latents jusqu'au moment de l'apparition des nodosités hépatiques secondaires.

Par exception, le carcinome secondaire peut se limiter au lobe gauche du foie. Il pourrait alors être pris pour un volumineux cancer stomacal, si le nombre et le volume même des nodosités qui soulèvent le creux épigastrique, si la matité qu'elles fournissent à la percussion, si les mouvements que leur communique la systole cardiaque ne venaient témoigner de leur origine.

Exceptionnellement aussi (1), le cancer hépatique secondaire laisse au foie sa surface lisse. Mais cet état n'est que momentané; des nouures se montrent bientôt à la surface de l'organe lésé et l'ictère et l'ascite apparaissent qui viennent nettement différencier le cancer secondaire du cancer massif.

L'évolution du cancer secondaire est ordinairement rapide. Il

la teinte jaune paille ou l'extrême pâleur des téguments ne font presque jamais défaut.

L'examen du ventre fournit les mêmes indications que dans le cancer nodulaire primitif : le tympanisme et l'ascite existent dans plus de la moitié des cas. L'état de la rate est variable. Le foie est hypertrophié, marronné et dur.

(1) Jaccoud, Cancer encéphaloïde du rein gauche, etc., *Bull. Soc. anat.*, 1858, p. 197.

amène en quelques semaines ou en quelques mois la mort de malades auxquels leur lésion initiale, souvent peu étendue, eût permis une survie plus ou moins longue. Il ajoute donc au pronostic un élément de gravité considérable, ainsi que Monneret (1) et M. Dieulafoy (2) l'ont parfaitement indiqué.

Comme le cancer primitif, le cancer secondaire peut revêtir la *forme fébrile*. Murchison (3) a rapporté un fait dans lequel la température, normale le matin, s'élevait notablement le soir et « où tout concourait à faire diagnostiquer une inflammation pyohémique plutôt qu'un cancer du foie. » M. Dieulafoy (4) a vu dans un cas la température atteindre le soir 39°, et nous rapportons nous-mêmes deux observations de cancer accompagné de fièvre (5).

La mort survient habituellement dans le marasme. Souvent elle est annoncée par des œdèmes cachectiques plus ou moins étendus, par de la phlegmatia alba dolens, par des parotidites. Parfois elle est hâtée par une tuberculose pulmonaire accompagnée ou non de fièvre. Enfin, dans quelques cas, elle est amenée par des signes d'ictère grave ou occasionnée par une complication telle qu'une hémorrhagie intra-péritonéale (6), intra-hépatique (7) ou intestinale (8).

(1) « Je crois, d'après mes propres observations, que quand la matière cancéreuse est déposée en quantité notable dans le tissu hépatique, la mort ne tarde pas à survenir. » — MONNERET, *l. c.*, p. 664.

(2) DIEULAFOY, Marche et pronostic du cancer du foie, *Journ. de méd. et de chirurg. prat.* de L. Championnière, 1885, p. 249.

(3) MURCHISON, Acute cancer of the liver, etc., *Brit. med. journ.*, 1875, 2ᵉ vol., p. 719.

(4) DIEULAFOY, *l. c.*

(5) Il est difficile ou impossible, dans la majorité des cas, de décider si l'élévation thermique doit être imputée à la carcinose du foie ou à la lésion primitive. Dans un des faits que nous avons observés, la fièvre était liée vraisemblablement non au cancer hépatique, mais à la formation d'une collection purulente au sein des lésions cancéreuses primitives de l'estomac.

(6) ANDRÉ, *l. c.* — GORDON, Case of cancer of the liver, etc. Dublin, *Quarterly Journ.*, 1867, 1ᵉʳ vol., p. 425. — FARRE et CRUVEILHIER, cités par Rendu, *l. c.*

(7) RENDU, *l. c.*, p. 195.

(8) LITTEN, Ueber einen Fall von infiltrirten Leberkrebs, etc., *Arch. f. path. An. und Phys.*, Bd. LXXX, 1880, S. 269.

OBSERVATIONS (1)

OBSERVATION XXV.

(*Inédite.*)

Cancer primitif de l'estomac. — Cancer secondaire des ganglions lymphatiques de la petite courbure et du foie.

Histologiquement : épithéliome cylindrique.

N., employé, âgé de soixante-deux ans, entre le 29 février 1884, à l'hôpital Tenon, salle Pidoux, n° 26, service de M. Dreyfus-Brisac.

Nous savons par M. Brodeur, qu'au moment de son entrée à l'hôpital, le malade était très amaigri et ictérique. Le foie, débordant les fausses côtes, offrait un rebord inégal et semé de saillies marronnées. Le creux épigastrique était douloureux à la palpation. Il n'y avait eu ni hématémèse, ni mélæna. Les premiers symptômes de carcinome remontaient à quelques mois. La mort survint le 3 mars à sept heures du matin.

Autopsie. — (*4 mars*, neuf heures du matin.)

Foie. — Sa surface est parsemée d'innombrables nodosités cancéreuses des dimensions d'une lentille à celles d'une noisette. Ces nodosités sont jaunâtres dans toute leur étendue, sauf à leur centre qui est d'une coloration rougeâtre. Elles font une saillie plus ou moins marquée; les plus volumineuses sont déprimées en cupule à leur centre. Leur consistance est variable : les plus petites sont assez fermes et les plus grosses sont ramollies.

Des coupes du foie, pratiquées en un grand nombre de points, montrent que la totalité du parenchyme hépatique est criblée de nodosités cancéreuses présentant les mêmes caractères objectifs que celles de la surface et donnant par le raclage une grande quantité de suc cancéreux.

La vésicule biliaire et les gros conduits biliaires sont sains.

L'artère hépatique est normale. La veine porte contient une petite quantité de sang. Les ganglions lymphatiques du hile ne sont pas tuméfiés.

Estomac. — Au niveau de la partie moyenne de la petite courbure de l'estomac existe une ulcération de 8 centimètres de long sur 4 de largeur, entourée de gros bourgeons d'aspect encéphaloïde. Les ganglions lymphatiques de la petite courbure ont un volume qui approche de celui d'une noix. Leur surface de section fournit par le raclage du suc cancéreux en grande abondance.

Autres organes. — L'œsophage, le péritoine, l'intestin, la rate, ainsi que les reins sont normaux. Il en est de même des poumons, du cœur et de l'encéphale.

Examen histologique. — Il a porté sur les limites de l'ulcération carcinomateuse de

---

(1) Nous nous contenterons de rapporter ici les plus importantes observations de cancer secondaire du foie que nous avons recueillies, laissant de côté toutes celles qui ne présentent pas un réel intérêt.

l'estomac, sur différentes nodosités cancéreuses du foie, sur les parties saines du parenchyme hépatique et sur le sang contenu dans le tronc de la veine porte.

1° *Examen du sang de la veine porte.* — Des gouttelettes de ce sang ont été recueillies à l'autopsie sur des lames de verre et étalées selon la méthode employée par M. Hayem pour les préparations de sang sec. Dans ces préparations, au milieu des éléments normaux du sang, nous avons pu distinguer nettement quelques cellules épithélioïdes ne pouvant être que des cellules cancéreuses.

2° *Coupes de l'estomac.* — Ces coupes ont porté sur toute l'épaisseur de la paroi stomacale à la périphérie de l'ulcération carcinomateuse.

Les différentes tuniques de l'estomac sont infiltrées d'éléments cancéreux. Les lésions sont à leur summum dans la couche muqueuse. Cette couche, ainsi qu'on sait, peut être subdivisée en trois plans : épithélial, glandulaire, musculaire.

Le plan épithélial a disparu.

Les plans glandulaires et musculaires sont méconnaissables, détruits par d'innombrables éléments embryonnaires et carcinomateux.

Les cellules carcinomateuses sont tantôt régulièrement cylindriques ou cubiques, tantôt et plus rarement allongées, irrégulièrement triangulaires ou polygonales. Leurs dimensions assez exiguës, en général, sont variables. Elles sont formées de noyaux arrondis ou ovalaires, granuleux, colorés en rose par le carmin, dont le diamètre varie de 10 à 12 μ et d'un corps protoplasmique peu abondant, transparent, finement grenu, non coloré ou à peine teinté en rose par le picro-carmin. Sur certains points, elles infiltrent la couche glandulaire et la couche musculaire de la muqueuse; sur d'autres points elles sont contenues dans des alvéoles, des fentes ou des tubes. Par places, elles sont placées sans ordre dans les logettes qui les renferment; ailleurs et le plus souvent, elles sont disposées perpendiculairement aux parois des cavités qui les contiennent. Le plus grand nombre des éléments carcinomateux, jeunes et vivaces, se laisse colorer nettement en rose vif par les réactifs. Quelques éléments, anciens déjà et frappés de mort, résistent aux matières colorantes, prennent une teinte jaune ou jaune brunâtre sous l'influence du picro-carmin et ne montrent plus de noyaux nettement distincts.

Les couches celluleuse et musculaire de l'estomac, atteintes à un moindre degré que la couche muqueuse, sont néanmoins notablement modifiées. Les cellules carcinomateuses les pénètrent et les traversent, s'avançant jusqu'aux limites externes des parois stomacales, dissociant les fibres musculaires lisses qu'elles compriment, étouffent et détruisent.

Les vaisseaux des parois stomacales ne restent pas indemnes au milieu de tissus aussi profondément altérés. Outre que quelques artères présentent les lésions de l'endartérite hypertrophiante décrite par MM. Mayor et Quénu (1), il en est d'autres et elles sont nombreuses, dont les différentes tuniques épaissies sont infiltrées à un degré plus ou moins prononcé d'éléments cancéreux. De ces artères, les unes s'oblitèrent, les autres se laissent perforer et montrent dans leurs cavités des bouchons cancéreux pariétaux ou oblitérants. Ces mêmes lésions atteignent les veines et veinules des parois stomacales. A côté de la carcinose et de la thrombose carcinomateuse des artères, se montre, avec une fréquence égale ou plus grande, la carcinose et la thrombose carcinomateuse des veines.

3° *Coupes du foie.* — Afin d'étudier le développement du cancer secondaire du foie, nous avons pratiqué un grand nombre de coupes sur les parties du parenchyme hépatique qui étaient saines en apparence, ou qui contenaient des nodosités cancéreuses minuscules.

Les parties du foie qui paraissent inaltérées à l'œil nu sont loin de l'être en réalité,

____

(1) Mayor et Quénu, *l. c.*

ainsi que le prouve l'examen histologique. Par places, elles montrent les lésions du cancer secondaire du foie au début, et fournissent ainsi la clef de son développement.

Dès qu'une nodosité cancéreuse a acquis un volume suffisant pour être visible à l'œil nu, elle détermine au sein du foie des lésions telles, que la genèse en devient difficilement saisissable.

La figure 23 que nous avons fait représenter d'après des coupes du foie faites en un point d'aspect normal à l'œil nu est plus instructive que toute description. Elle montre un lobule hépatique, vu à un faible grossissement, qui présente les lésions du carcinome secondaire au début. Les capillaires radiés contiennent par places des cellules cancéreuses dont la coloration rose tranche sur la couleur jaune brun des cellules hépatiques. Là, les cellules cancéreuses sont en petit nombre (fig. 23, *d* et fig. 24); elles oblitèrent simplement la lumière des capillaires et laissent les travées hépatiques incomprimées. Ici (fig. 23, *e*), les cellules cancéreuses, parce que déjà leur multiplication a commencé, distendent la lumière des capillaires radiés et aplatissent les trabécules du foie. L'hypergénèse des éléments cancéreux est telle, que les cellules hépatiques tassées se pigmentent, s'atrophient, se fragmentent et disparaissent laissant pour tout reliquat leur noyau ou quelques granulations.

A la périphérie du lobule, les ramifications de la veine porte contenues dans les espaces (fig. 23, *g*) et les veinules qui en partent pour donner naissance aux capillaires intra-lobulaires apparaissent oblitérées par des cellules carcinomateuses.

Le mécanisme de la carcinose secondaire du foie se dévoile donc ici nettement. Nous avons vu plus haut que les vaisseaux de l'estomac sont envahis par les éléments cancéreux. Ceux qui pénètrent dans les veines, lesquelles sont tributaires de la veine porte, sont nécessairement apportés au foie. Parmi ceux-ci, les uns trop volumineux s'arrêtent à la périphérie du lobule, encadré par des cellules cancéreuses. Les autres, plus exigus, pénètrent dans les capillaires intra-lobulaires. Il est probable que les capillaires intra-lobulaires offrent un diamètre progressivement décroissant de la périphérie au centre des lobules et que l'embouchure interne ou centrale du lobule est particulièrement étroite, car si leur calibre était uniforme, les cellules cancéreuses une fois introduites dans leur cavité pourraient parcourir toute leur longueur, arriver dans les veines intra-lobulaires et migrer vers le poumon. Or il n'en est pas ainsi dans la grande majorité des cas.

Suivant leur volume, les éléments cancéreux s'avancent plus ou moins loin dans l'intérieur des lobules. Les plus petits arrivent jusqu'à la veine centrale du lobule où ils sont arrêtés à peu près infailliblement (fig. 23). Les embolies cancéreuses donnent ainsi naissance à une thrombose capillaire carcinomateuse.

Les éléments cancéreux migrateurs s'accumulent en arrière de l'obstacle créé dans les capillaires, jusque dans les veines péri-lobulaires. De là une thrombose veineuse carcinomateuse plus ou moins étendue.

Dans tous les points où ils sont arrêtés, les éléments cancéreux pullulent avec activité.

Ils pullulent dans les capillaires, amenant, ainsi que nous l'avons dit, la compression et la disparition des travées hépatiques. Ils pullulent également dans les veines qui, par places, se montrent considérablement distendues par d'innombrables cellules cancéreuses, ici en pleine activité, là en voie de dégénération.

La connaissance des faits que nous venons d'exposer facilite singulièrement la compréhension du mode de constitution des nodosités visibles à l'œil nu quel que soit leur volume.

Dans le cas qui nous occupe, les nodosités cancéreuses visibles à l'œil nu étaient composées de cylindres cellulaires séparés les uns des autres par une petite quantité de tissu conjonctif, ou simplement par une double rangée de cellules endothéliales (fig. 22). Les cylindres cellulaires avaient 35 μ et plus de diamètre et se montraient formés de cellules cancéreuses identiques à celles du carcinome stomacal. Ils rappelaient assez exactement la disposition trabéculaire normale du foie. Dans ce fait, il n'y a rien qui doive nous surprendre, puisque nous savons que la disposition trabéculaire du foie est subordonnée à la direction des capillaires dont la paroi forme la charpente du lobule hépatique. Si donc les éléments constituant les travées hépatiques se multiplient comme dans le cancer primitif trabéculaire, la disposition trabéculaire du lobule hépatique sera conservée, de même que si les éléments migrateurs viennent s'arrêter et se développer dans le calibre des capillaires comme dans le cancer secondaire du foie, ils prendront une disposition trabéculaire régentée par la paroi des capillaires.

En résumé, qu'une néoplasie hépatique soit intra ou extra-capillaire, elle prendra une disposition tubulée si la paroi capillaire reste normale. Le tissu conjonctif séparant les blocs et boyaux cancéreux était fort peu abondant. Il était facile de reconnaître en comparant entre elles les différentes nodosités cancéreuses, depuis la plus petite, visible seulement histologiquement, jusqu'à la plus volumineuse, que ce tissu conjonctif résultait du simple tassement de la paroi des capillaires et de la faible quantité du tissu conjonctif qui normalement les accompagne.

Les travées hépatiques comprises entre les capillaires remplis d'éléments cancéreux disparaissaient donc complètement par atrophie, jusqu'au point de permettre l'accolement des parois capillaires voisines, qui seules semblent constituer le stroma du cancer.

Maintenant que nous connaissons le mode de constitution des nodosités cancéreuses, il nous faut dire quelques mots des modifications des cellules hépatiques en dehors des nodosités cancéreuses et signaler l'état du tissu conjonctif, des vaisseaux et des voies biliaires.

A la périphérie des nodosités cancéreuses, les travées hépatiques sont tassées concentriquement et l'on voit les cellules hépatiques aplaties entre les parois des capillaires se pigmenter, s'atrophier et disparaître complètement.

Dans les lobules qui contiennent des cellules cancéreuses, ou qui avoisinent des nodosités cancéreuses déjà développées, les cellules hépatiques sont fortement pigmentées. Les cellules qui répondent à l'extrême limite de ces lobules présentent une pigmentation particulièrement vive, si bien qu'elles en dessinent nettement les contours.

Dans les lobules autres que les précédents, c'est-à-dire indemnes de toute atteinte cancéreuse, ou de tout contact cancéreux, la pigmentation des cellules est peu marquée; par contre, les cellules de la périphérie de ces lobules sont surchargées de graisse. De sorte qu'il existe ici une collerette graisseuse là où dans les précédents lobules existait une collerette pigmentaire.

Le tissu conjonctif qui répond aux lobules hépatiques dans lesquels la graine cancéreuse ne s'est pas répandue, n'offre aucune altération. Il n'en est pas de même du tissu conjonctif répondant aux lobules qui contiennent des nodosités cancéreuses à divers degrés de développement ou qui contiennent de simples thromboses capillaires cancéreuses. Ce tissu conjonctif offre une étendue bien supérieure à celle qu'il présente à l'état normal.

Les espaces sont élargis aux dépens des lobules, sans que ceux-ci soient comprimés. Les fissures sont dessinées et, sur un certain nombre de points, marquées par une mince bande de tissu conjonctif. Les lobules offrent ainsi une différenciation parfaite. Le tissu conjonctif des espaces élargis offre à sa périphérie le développement d'un assez grand nombre de pseudo-canalicules biliaires. Il renferme peu de noyaux embryonnaires, si ce n'est au pourtour de quelques ramifications de la veine porte.

Nous ne reviendrons pas sur l'état des ramifications péri-lobulaires et pré-lobulaires de la veine porte. Nous avons dit que ces ramifications répondant aux lobules envahis par les cellules cancéreuses migratrices étaient pour la plupart oblitérées et distendues par des thrombus carcinomateux. Il nous suffira d'ajouter que les ramifications de la veine porte répondant aux lobules non envahis par le cancer sont saines.

Les ramifications de l'artère hépatique ne renferment pas de cellules cancéreuses et sont partout perméables.

Les canaux biliaires contenus dans les espaces-portes n'offrent aucune altération de leur épithélium, mais présentent par places une dilatation plus ou moins marquée de leur lumière. Cette dilatation ne se retrouve que dans les régions envahies par le cancer ; elle nous a paru due à la compression des voies biliaires dans les canaux ou espaces-portes inextensibles, par les ramifications pré ou péri-lobulaires de la veine porte, distendues sur certains points par d'énormes thrombus cancéreux. Sur plusieurs coupes, nous avons pu vérifier cette hypothèse, que la limitation exacte de la dilatation des voies biliaires aux départements envahis par le cancer nous avait fait admettre immédiatement. Pour ne citer qu'un exemple, nous avons vu un conduit biliaire coupé longitudinalement s'étrangler sur deux points de son trajet, entre deux veinules bondées d'éléments cancéreux, puis se dilater notablement, après s'être dégagé du contact immédiat des deux vaisseaux qui lui étaient parallèles.

Si la carcinose des branches de la veine porte peut amener par compression l'oblitération des voies biliaires dans les espaces et canaux-portes, il doit en résulter partiellement des lésions identiques à celles que, selon MM. Charcot et Gombault, la ligature du canal cholédoque entraine dans la totalité du foie. Et en effet, nous avons noté, dans les régions envahies par le cancer, outre la dilatation des voies biliaires, l'agrandissement des espaces-portes, la néoformation des canalicules biliaires et la pigmentation des cellules.

Nous sommes amenés à concevoir ainsi un mode pathogénique spécial de l'ictère.

OBSERVATION XXVI.

(Inédite. — Les détails cliniques et nécroscopiques de ce fait nous ont été communiqués par M. Weber.)

Cancer primitif de l'estomac. — Cancer secondaire du foie.
Histologiquement : épithéliome cylindrique.

Philippe (Auguste), âgé de soixante-deux ans, marchand des quatre saisons, entre le 26 août 1884, à l'hôpital Tenon, salle Lelong, lit n° 2. Service de M. Landouzy, suppléé par M. Hanot.

HISTOIRE CLINIQUE. — *Antécédents.* — Père mort à soixante-quatorze ans de paralysie et de bronchite chronique, exerçait la profession de distillateur. Mère morte à soixante-deux ans environ, de maladie inconnue.

Aucune manifestation strumeuse dans son enfance. Pas d'adénite cervicale, pas de blépharite, pas d'écoulements par les oreilles. Variole légère à l'âge de huit ans ; quelques marques cicatricielles sur le nez. Rares épistaxis au moment de l'adolescence. Jamais de migraines.

Le malade nous dit qu'il n'a jamais fait aucune maladie grave et de longue durée. Bien portant jusqu'à l'âge de vingt ans environ, sauf de légers malaises avec courbature, qu'il attribuait aux fatigues de son métier.

Habitudes alcooliques : verre de vin blanc tous les matins, depuis de longues années ; excès alcooliques assez fréquents ; vomissements pituiteux tous les matins depuis l'âge de trente ans environ ; cauchemars depuis plusieurs années.

Depuis longtemps, il souffre de temps en temps de crampes d'estomac nocturnes. Il est alors obligé de se lever pour manger et calmer ainsi ces malaises.

Il y a deux ou trois ans, il aurait eu assez fréquemment des maux d'estomac caractérisés par une sensation de pesanteur et de gonflement à la région épigastrique, quelquefois accompagnés de petites régurgitations alimentaires.

Jamais ni vomissements alimentaires, ni vomissements bilieux ou sanglants. N'a jamais eu la jaunisse.

Les douleurs d'estomac ne s'irradiaient jamais vers l'hypochondre droit ni vers la région dorsale. Elles étaient d'ailleurs peu intenses et assez rares. N'a jamais eu de palpitations de cœur.

Il y a un an environ, à la suite de refroidissement, il s'est mis à tousser et à cracher. Depuis ce moment, il tousse tous les matins un peu et expectore quelques crachats muco-purulents. Quelques sueurs nocturnes. Pas d'hémoptysies. Affaiblissement progressif. L'appétit diminue de plus en plus. Il a un peu de dégoût pour la viande, mais il se force à la manger.

Enfin, il y a quatre ou cinq mois environ, il s'aperçoit qu'il ne peut plus se baisser, fléchir le tronc et tourner sur lui-même avec autant de facilité que par le passé, sans éprouver aussitôt une douleur sourde dans l'hypochondre droit. En même temps, il souffre de douleurs aiguës passagères, lancinantes, nées dans la même région et s'irradiant tantôt vers l'épigastre, tantôt vers l'aisselle et la région dorsale.

Ces douleurs, ces points de côté deviennent de plus en plus fréquents et sont la cause d'insomnies continuelles. Il n'arrive plus à les calmer en mangeant un peu comme autrefois.

Il perd entièrement l'appétit, les forces diminuent. Alternatives de diarrhée et de constipation, surtout depuis deux mois. Amaigrissement rapide dans les quinze derniers jours. Son ventre augmente beaucoup de volume. Enfin, depuis trois semaines environ, il s'aperçoit de l'œdème des membres inférieurs.

Il entre à l'hôpital le 26 août 1884. Dans les derniers jonrs, il ne pouvait plus aller à la garde-robe, dans la position accroupie. Il était obligé de rester dans la station verticale avec une légère incurvation du tronc.

La femme du malade nous répète à peu près l'histoire que nous venons de relater, de plus elle nous rapporte l'incident suivant:

En décembre 1883, son mari est rentré un soir ayant l'aspect d'un homme ivre, la langue pâteuse, l'œil fixe, brillant, parlant beaucoup, mais d'une façon inintelligible. Il marchait fortement incliné sur son côté droit; titubant de plus en plus, il finit au bout de quelques pas par tomber sur le côté droit.

Le même fait s'étant reproduit plusieurs fois, le malade n'osait plus sortir de chez lui sans être accompagné et, à plusieurs reprises, il dut s'appuyer sur un meuble ou à un arbre. Il ne paraissait pas, nous dit sa femme, avoir perdu connaissance dans ces moments-là. Il n'a d'ailleurs jamais été paralysé.

État actuel. — 26 août.

Facies cachectique, décoloré. Amaigrissement considérable.

Abdomen très volumineux surtout à la partie supérieure. La saillie du foie lui donne la forme d'une sorte de demi-cône dont le sommet correspondrait au pubis et la base au thorax. Peu de développement des veines sous-cutanées abdominales. La palpation et la percussion pratiquées successivement permettent de constater l'énorme développement du foie; sa surface est bosselée, son bord inférieur irrégulier, dur au toucher ; le foie mesure 16 centimètres verticalement, sur la ligne mamelonnaire droite et 12 centimètres sur la ligne verticale médiane antérieure. Transversalement, il occupe toute l'étendue des régions hypochondriaque droite et épigastrique et une grande partie de l'hypochondre gauche et du flanc droit. Le volume du foie est tel, qu'il semble refouler en dehors tout le côté droit de la base du thorax.

A la percussion de l'abdomen, il est impossible d'affirmer l'existence de l'ascite. Mais, si l'on refoule un peu brusquement la paroi abdominale au niveau du foie, on perçoit une vague sensation de liquide sous-jacent. A la percussion des limites supérieures du foie, on trouve que la ligne de matité passe à 2 centimètres au-dessous du mamelon en avant et remonte en arrière à 5 centimètres environ à droite, au-dessus de celle du côté gauche de la poitrine.

La pression de l'hypochondre droit provoque une douleur assez vive, plus intense à mesure qu'on se rapproche de la région épigastrique.

Les téguments sont décolorés.

Le malade n'a aucun des signes de l'ictère. La langue est humide, un peu sale. Pas d'appétit, constipation : selles dures depuis quelques jours ; difficultés pour aller à la garde-robe.

Hémorrhoïdes volumineuses, turgescentes, dont le malade fait remonter l'apparition à l'âge de vingt-huit ans ; œdème des membres inférieurs très marqué, jusqu'à la hauteur des genoux, n'existant aux cuisses que sur les parties déclives et remontant jusqu'à la région lombo-sacrée en arrière.

Pas de matité splénique.

26 août. — Rien à noter à l'auscultation du cœur.

Crachats muco-purulents abondants.

Examen de la poitrine. — Sous la clavicule droite : expiration sonore et prolongée, craquements, râles de toute grosseur, gargouillement, pas de matité, sonorité plutôt exagérée à la percussion ; au-dessous, zone d'inspiration humée, mêlée de quelques craquements. Sous la clavicule gauche, percussion et auscultation normales. Fosse sus-épineuse droite : matité, bronchophonie, expiration prolongée sonore. Fosse sous-épineuse gauche : submatité. Base droite : submatité, respiration affaiblie, quelques râles. Base gauche : gros râles muqueux.

29 août. — Affaiblissement général, le malade est pris de diarrhée. Il ne se lève plus pour aller à la garde-robe.

2 septembre. — Depuis trois jours, diarrhée verdâtre profuse ; pas de douleurs abdominales. Amaigrissement progressif. Œdème des jambes et des parties déclives du tronc.

Paroi abdominale flasque, les bords du foie sont plus nets, bosselures très appréciables ; toux continue, crachats spumeux et muco-purulents.

4 septembre. — Diarrhée noire, très fétide, quelques coliques légères ; pas de douleur spontanée dans l'hypochondre, foie douloureux à la pression. Expectoration de plus en plus abondante. L'œdème des bourses a diminué, mais la cachexie a augmenté.

Le malade est dans le décubitus latéral gauche.

7-10 septembre. — Diarrhée vert noirâtre, tache le linge comme de l'encre ; langue sèche. Facies plus altéré ; pouls petit ; à l'auscultation, gros râles ronflants, masquant la respiration.

17 septembre. — Mort à une heure du matin.

Autopsie. — A l'ouverture de l'abdomen on aperçoit le foie considérablement hypertrophié, dépassant de cinq travers de doigt l'appendice xiphoïde.

Le cœur très atrophié est complètement recouvert par le poumon gauche et refoulé plutôt en arrière que latéralement. Ce poumon est revenu sur lui-même, ratatiné, bleu foncé. Le lobe supérieur du poumon droit est recouvert en avant de fausses membranes mollasses, qui le font adhérer à la paroi costale et au lobe moyen. Les deux poumons sont atélectasiés, décolorés, on n'y trouve nulle part de tubercules appréciables. L'atélectasie est plus accusée au sommet droit. Aux deux bases, congestion hypostatique.

Foie. — Poids 4,210 grammes. La vésicule biliaire est distendue par un liquide séreux, jaune safran. Sur la face convexe du foie, on voit des taches blanchâtres rayonnées, qui se détachent en très grand nombre, sur le fond rougeâtre de l'organe. Chacune de ces taches a environ un centimètre ou deux de diamètre. Quelques-unes sont plus grandes, quelques-unes sont plus petites. Elles ne présentent pas de saillie bien appréciable sauf en deux points, un dans le lobe droit, un dans le lobe gauche. La face inférieure a le même aspect : on y voit deux masses mamelonnées plus grandes que les autres, avec dépression centrale, l'une dans le lobe droit, l'autre dans le gauche. Le tissu interposé à ces masses nodulaires est plutôt rose pâle que rouge. Sur la coupe le tissu normal du foie a presque complètement disparu. Il est remplacé par des nodosités sphéroïdes, blanchâtres, qui ont depuis le volume d'un grain de millet jusqu'à celui d'une pomme d'api. En général, ces nodosités sont formées d'un tissu dur, résistant; quelques-unes sont à leur partie centrale gris-jaunâtres et ramollies. Entre ces nodosités, le tissu du foie est infiltré de sang violacé. Le bord inférieur du foie est-mousse et à la partie moyenne du lobe droit apparaît hérissé de nodosités cancéreuses.

Estomac. — Au niveau de la petite courbure, près du cardia, à la partie interne, on voit une ulcération carcinomateuse, entourée de mamelons dont la réunion atteint le volume d'un œuf de poule. A la coupe, la tumeur est formée de tissu gris blanchâtre avec foyers hémorrhagiques disséminés.

Reins. — De volume à peu près normal; le gauche est un peu plus volumineux qne le droit. Pas de néphrite interstitielle. La capsule est facilement décortiquée.

Rate petite, anémiée.

Cœur graisseux, mou, flasque. Aortite autour des valvules sigmoïdes. Rien dans l'endocarde.

Rien dans le pancréas.

Rien à l'examen du cerveau, sauf un épaississement notable des méninges (dure-mère et pie-mère) et quelques dépôts d'apparence calcaire sur le trajet de la sylvienne gauche.

EXAMEN HISTOLOGIQUE. — Il a porté sur les limites de l'ulcération carcinomateuse de l'estomac, sur plusieurs nodosités cancéreuses du foie et sur différentes parties du parenchyme hépatique qui paraissaient saines à l'œil nu.

1° *Coupes de l'estomac.* — Les lésions des parois stomacales sont fort peu différentes de celles que nous avons détaillées dans l'observation précédente. Les cellules carcinomateuses, sont identiques à celles du cas précédent. Elles sont presque partout disposées perpendiculairement à la paroi des alvéoles qui les contiennent. La carcinose acquiert son maximum dans les couches muqueuse et sous-muqueuse de l'estomac. La couche musculaire est peu atteinte. Quelques veinules renferment des bouchons cancéreux. Les artères et artérioles sont respectées.

2° *Coupes du foie.* — Les petites nodosités cancéreuses sont formées de blocs cellulaires, séparés les uns des autres par de minces cloisons et entourés par les travées hépatiques refoulées et comprimées. Les éléments carcinomateux qui forment les blocs cellulaires présentent les mêmes caractères histologiques et micro-chimiques que les éléments constituants du cancer stomacal. Très fréquemment, ils se disposent perpendiculairement à la paroi limitante des blocs cancéreux à la façon des cellules de l'épithéliome cylindrique tubulé. Mais cette disposition n'est ni constante ni nettement caractérisée. Les minces cloisons de séparation des blocs cancéreux paraissent histologiquement identiques aux parois normales des capillaires inter-trabéculaires avec lesquelles elles se continuent d'ailleurs sur un grand nombre de points. Les travées hépatiques refoulées à la périphérie des petites nodosités cancéreuses s'aplatissent et s'effilent entre les capillaires qui les séparent, lesquels contiennent quelques embolies cancéreuses.

Les nodosités cancéreuses de grandes dimensions résultent simplement de la coalescence des petites nodosités. Elles sont par suite construites sur le modèle de celles que nous venons de décrire. Lorsque les petites nodosités, par suite de leur développement, se rapprochent pour former des nodosités plus considérables, les travées hépatiques qui les séparaient primitivement se montrent comprimées tout d'abord. Leurs cellules constituantes deviennent fusiformes et leur noyau ovalaire. La compression augmentant, ou bien les cellules hépatiques disparaissent complètement, par une atrophie progressive, permettant l'adossement de la paroi des capillaires inter-trabéculaires, ou bien elles s'effilent d'une façon démesurée en même temps que leurs noyaux prennent tous les caractères des éléments conjonctifs. Cette transformation des cellules hépatiques en tissu conjonctif est-elle véritable, ou n'est-elle qu'illusoire? Quoi qu'il en soit, le point de réunion des nodosités élémentaires est marqué par l'existence de cloisons fibreuses plus ou moins épaisses, qui souvent à la périphérie des grosses nodosités, là où la compression est moins intense, se continuent par des transitions insensibles avec des travées hépatiques. Il est un certain nombre de grosses nodosités dont la constitution est un peu différente de celle des nodosités précédentes à cause du développement plus ou moins considérable du tissu fibreux dans leur intérieur.

Ces nodosités sont formées de blocs cellulaires séparés les uns des autres non par de minces cloisons, mais par du tissu fibreux en grande abondance. Il est facile de s'assurer, en comparant entre eux les différents points des préparations ainsi que les nodosités de volume et d'âge différents, que ce tissu fibreux résulte de l'hypergenèse des éléments qui forment la mince cloison de séparation des blocs cancéreux dans les nodosités jeunes.

Un des effets de cette sclérose péri-capillaire est d'amener la segmentation des cylindres cellulaires et la formation d'alvéoles dans lesquels sont contenues les cellules cancéreuses. Il se passe ici ce qui se passe dans le cancer primitif où la sclérose péricapillaire produit ordinairement la segmentation des trabécules hépatiques qui font les frais de la néoplasie.

Il nous reste à passer en revue l'état du tissu conjonctif au pourtour et à distance des nodosités cancéreuses ainsi que l'état des voies biliaires et des vaisseaux. Au pourtour des nodosités cancéreuses il existe un certain degré de cirrhose diffuse. Cette cirrhose a pour centre d'irradiation les espaces-portes; elle pénètre dans les lobules en suivant les capillaires et amène l'atrophie et la disparition d'un grand nombre de cellules hépatiques. Par places, au sein du tissu conjonctif hyperplasié, se sont développés des réseaux de pseudo-canalicules biliaires.

En dehors des lésions liées à la carcinose secondaire du foie et à la cirrhose diffuse dont nous venons de signaler l'existence, les cellules hépatiques ne présentent aucune altération appréciable. Elles n'offrent en aucun point de dégénérescence graisseuse ou d'infiltration pigmentaire. Sous l'influence du picro-carmin, et de l'éosine hématoxylique, leur protoplasma et leur noyau prennent la coloration normale. Les voies biliaires sont inaltérées. Quelques-unes des ramifications péri-lobulaires de la veine porte contiennent des bouchons cancéreux. Une seule veine sus-hépatique de petit calibre renferme également des éléments cancéreux.

Les ramifications péri-lobulaires de l'artère hépatique sont normales. Dans les capillaires sanguins intra-lobulaires l'on ne découvre en aucun point de trombus carcinomateux.

OBSERVATION XXVII

(Inédite. — Personnelle.)

Cancer primitif de l'estomac. — Cancer secondaire des ganglions péri-gastriques et du foie. Histologiquement : Épithéliome alvéolaire.

E., trente et un ans, entre le 5 février 1885, à l'hôpital Tenon, service de M. Hanot.

Histoire clinique. — Son père et sa mère sont morts tous deux de paralysie : le premier à quarante ans, la seconde à cinquante-sept. Pas de maladies antérieures, pas de syphilis, jamais d'ictère. Habitudes alcooliques : le malade prend un grand nombre de petits verres dans le courant de chaque journée.

Depuis quelque temps déjà, il avait la pituite le matin, lorsque, dans le commencement de novembre 1883, il perdit l'appétit, témoignant du dégoût surtout pour la viande. Pendant huit jours, il eut une diarrhée abondante qui l'affaiblit beaucoup ; toutefois, il continua à travailler jusqu'en janvier 1884, ne mangeant pas, s'affaiblissant et maigrissant. Vers le milieu de janvier, il commença à ressentir des douleurs dans le creux de l'estomac et bientôt constata l'existence d'une tumeur au creux épigastrique. A ce moment aussi des vomissements apparaissent. Tantôt ils surviennent deux heures après le repas, ils se composent alors d'aliments incomplètement digérés; tantôt cinq à six heures après et liquides dans ce cas. Au commencement de cette période, les vomissements furent plusieurs fois simplement verdâtres, bilieux; à plusieurs reprises aussi, ils furent couleur de suie ou marc de café; le malade ajoute que plusieurs fois il aurait eu des selles noires comme de l'encre. Il a dû quitter son travail et s'aliter depuis quinze jours.

État actuel. — Amaigrissement considérable portant sur toutes les masses musculaires; pas de traces d'œdème aux membres inférieurs; teinte légèrement verdâtre (vert-pomme) des téguments; pas de teinte jaune paille de la face, qui présente l'aspect ordinaire.

Auscultation du cœur et du poumon négative. Le crachoir est rempli d'une quantité abondante d'un liquide pituiteux, clair, marquant l'exagération de la salivation. Langue normale. Au palper du creux épigastrique, on perçoit plusieurs nodosités dures, séparées les unes des autres par des sillons très appréciables; tout le creux est comblé par ces nodosités jusqu'à une ligne transversale passant par l'ombilic et allant se terminer à la dernière fausse côte à gauche et à droite. On délimite ainsi nettement par le palper quatre nodosités (fig. 26), la plus volumineuse occupant la portion inférieure de la zone décrite à gauche; une deuxième, moins volumineuse, est placée au-dessus de celle-ci sous les fausses côtes, séparée de la première par un sillon assez profond; une autre se trouve à l'origine des fausses côtes droites; une plus petite au point de

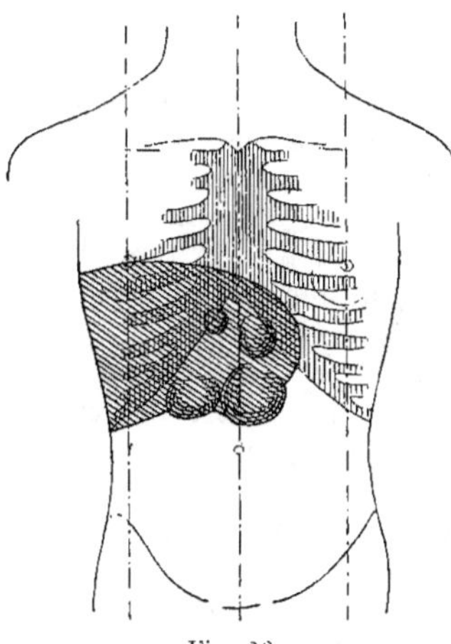

Fig. 26.

réunion des fausses côtes avec le sternum.

Le palper est assez douloureux et le malade ressent des douleurs spontanées surtout pendant la nuit.

La matité hépatique, qui commence à peine à 1 centimètre au-dessous des fausses côtes droites, remonte à 12 centimètres; dans cette étendue, la matité est absolue. Dans une étendue de 5 centimètres au-dessus de cette zone mate, submatité qui dépasse le sein droit.

Rate. — La matité mesure 5 centimètres dans le sens vertical et 4 centimètres dans le sens transversal.

Pas de ballonnement du ventre.

Pas d'albumine dans l'urine, qui, traitée par l'acide azotique, ne donne pas la réaction de la matière colorante biliaire.

Traitement. — On prescrit l'application d'un vésicatoire au creux épigastrique, le régime lacté et de l'eau de Vichy.

7 *février.* — Le lait coupé d'eau de Vichy est bien supporté; le malade mange un peu de viande et de pain. Ce matin, vomissement contenant une certaine quantité de matière semblable à de la suie.

8 *février.* — Pas de vomissement. Rien de nouveau dans l'état général.

9 *février.* — Le malade, qui persiste, malgré les avertissements, à prendre d'autre nourriture que le lait, a eu hier un vomissement abondant, légèrement noirâtre.

10 *février.* — Le malade, qui n'a pris que du lait, l'a également vomi à l'état de grumeaux blanchâtres. Rien de changé au niveau de la tumeur.

11 *février*. — La douleur du creux épigastrique semble avoir diminué depuis l'application du vésicatoire; le malade dit se trouver mieux que les jours précédents. Hier soir, se sentant de l'appétit, il a mangé un bifteck et ne l'a pas rendu.

12 *février*. — Pas de vomissement. Rien de changé dans l'état local ni général.

14 *février*. — Pas de vomissement depuis quatre jours. Le malade dit être beaucoup mieux et ne pas ressentir de douleurs au creux épigastrique. Les matières fécales sont noires, dures.

15 *février*. — L'amélioration semble persister. Pas de vomissement.

17 *février*. — Pas de vomissement depuis six jours. Le malade se trouve amélioré; il mange avec assez d'appétit un peu de viande et de pain à chaque repas. La teinte verdâtre des téguments ne semble pas avoir augmenté; il va régulièrement à la selle, les matières sont très foncées.

18 *février*. — Pas de vomissement.

20 *février*. — Pas de vomissement. État local, le même. L'appétit est assez vif; le malade a mangé de la viande hier à ses deux repas. Une selle dure, noirâtre.

21 *février*. — Hier soir un vomissement de matières alimentaires complètement digérées avec quelques caillots de sang noirâtre; le malade aurait mangé, au repas du soir, du potage, de la viande et du pain. On prescrit le régime lacté exclusif.

22 *février*. — Pas de vomissement hier. Aujourd'hui le malade se plaint de douleurs légères au creux épigastrique, surtout pendant la nuit. La palpation de la tumeur ne révèle rien de nouveau. On perçoit maintenant au creux épigastrique une plaque dure, plus manifeste et plus développée du côté gauche. Pas de vomissement.

24 *février*. — Hier soir, vers quatre heures, le malade a été pris de vomissements abondants composés surtout de lait. En même temps, il a eu un violent accès de fièvre; la température est montée à 40°3. Le matin nous le trouvons abattu, dans le décubitus dorsal et couvert de sueur. Régime lacté, potages.

26 *février*. — Pas de vomissement. L'abattement persiste. Le malade se plaint toujours de douleurs au creux épigastrique. Application d'un vésicatoire.

1ᵉʳ *mars*. — Pas de vomissement. Le malade est moins prostré, moins somnolent que les jours précédents. La tumeur ne présente plus d'une façon nette les quatre mamelonnements du début.

2 *mars*. — Pas de vomissement; langue normale; une selle tous les jours, noirâtre et dure. Même état local. Même traitement.

3 *mars*. — Pas de vomissement. Amaigrissement progressif. Teinte cireuse de la face. Au palper, on retrouve surtout la masse développée au-dessous des fausses côtes gauches, sur le même plan transversal que l'ombilic, fuyant sous les fausses côtes et remontant vers l'appendice xiphoïde, offrant, vers la partie médiane, une sorte de sillon transversal. Depuis quelques jours la douleur spontanée au creux épigastrique est moindre. Pas de diarrhée; pas de ballonnement du ventre. Pas d'œdème des membres inférieurs.

4 *mars*. — Vomissement cette nuit. Sur son instance, le malade est autorisé à manger de la viande et du pain.

8 *mars*. — Pas de vomissement. Le malade a bien dormi. La tumeur, toujours plus appréciable du côté gauche, semble fuir sous les fausses côtes. La matité hépatique remonte jusqu'à un travers de doigt au-dessous du mamelon. L'auscultation du poumon est négative. Respiration normale. Pouls accéléré, 112. Même traitement.

11 *mars*. — Pas de vomissement. Pas de ballonnement du ventre. Pas d'œdème des membres inférieurs. La langue est humide; les selles sont grisâtres, argileuses.

13 *mars*. — Vomissement (marc de café) abondant ce matin à cinq heures. Le malade est mis au bouillon et au lait. L'amaigrissement augmente. Pas de souffle dans les vaisseaux du cou. Tumeur plus particulièrement appréciable à gauche, fuyant sous les fausses côtes. Même traitement.

14 *mars*. — Pas de vomissement. La pâleur des muqueuses et des téguments s'accuse de plus en plus. Teinte cireuse de la face. A gauche, on remarque, au-dessous des fausses côtes et sur la ligne qui unit l'ombilic à la douzième côte, au niveau de la masse mamelonnée la plus inférieure à gauche, un soulèvement de la paroi abdominale se faisant par une série d'ondulations. Ces ondulations s'irradient un peu vers le creux épigastrique et vers la région splénique. Elles sont beaucoup plus perceptibles à la vue qu'au toucher, qui parfois n'arrive pas à les saisir. Elles sont isochrones aux pulsations cardiaques et dues au déplacement de la tumeur épigastrique par le choc du cœur.

15 *mars*. — Le malade est constamment endormi, les yeux mi-clos; absolument décoloré comme s'il était tout à fait exsangue, ayant l'aspect d'un cadavre. Les battements du cœur et les pulsations artérielles sont très rapides (116).

16 *mars*. — Somnolence continuelle; le malade a de la peine à répondre. Pas de vomissement; pas de selles depuis avant-hier. La face dorsale des mains, surtout de la droite, commence à se tuméfier. Pas d'œdème des membres inférieurs.

25 *mars*. — Pas de vomissement. Œdème très accentué des pieds, des jambes et des cuisses, peu marqué des mains. Ballonnement du ventre, pas d'ascite; langue sèche.

On sent très nettement, sur la portion de la tumeur qui est en rapport avec la paroi abdominale, de petites saillies marronnées, nettement séparées les unes des autres, plus nombreuses à droite, au niveau du rebord des fausses côtes. Le soulèvement indiqué plus haut a encore lieu, mais il est moins net qu'il y a huit jours. Le malade, qui ne veut pas se soumettre au régime lacté, continue à manger un peu de viande et de légumes. Les matières restent grisâtres et décolorées.

27 *mars*. — Pas de vomissement. Le malade est sorti de son engourdissement. Hier soir il a mangé une côtelette et n'a pas vomi. Il est resté debout une demi-heure. Une selle, formée de matières décolorées, grisâtres.

29 *mars*. — Diarrhée; six selles incolores; pas de vomissement; léger œdème de la paroi. A la palpation, au niveau du rebord costal droit, on perçoit très nettement une saillie de la grosseur d'une noisette. Même traitement.

30 *mars*. — Le malade a mal dormi. Pas de vomissement; une selle; plus de douleur épigastrique. Tumeur nettement marronnée.

31 *mars*. — Les battements des vaisseaux du cou sont très appréciables à la vue. A l'auscultation, on n'entend à leur niveau qu'un souffle râpeux, intermittent. Les bruits du cœur sont réguliers, normaux. L'amaigrissement est de plus en plus notable; pas de vomissement; une selle grisâtre, consistante.

1er *avril*. — Le malade continue à prendre une certaine quantité de nourriture : 1 litre de lait, 1 litre de limonade vineuse et à peu près 250 grammes de pain. Depuis plusieurs jours il urine assez abondamment (2 litres 500 en vingt-quatre heures).

2 *avril*. — Le matin, de sept heures et demie à huit heures, le malade s'est mis à crier et à se convulser, en même temps ses yeux étaient tournés. Incontinence d'urine. Au moment de la visite, il est tranquille; mais répond à peine aux questions et déclare ressentir un grand malaise.

Vers midi, il est pris d'une crise convulsive analogue à celle du matin et vers une heure il meurt.

Autopsie. — *Foie*. — Poids : 3,200 grammes. La surface est hérissée régulièrement de saillies marronnées variant du volume d'un grain de millet à celui d'une noix. De ces saillies, les plus jeunes sont hémisphériques; les plus anciennes présentent au centre une dépression en cupule. Dans l'intervalle des marrons, la substance propre du foie présente une couleur brune, violacée, d'apparence un peu muscade. Sur une coupe antéro-postérieure du lobe droit, on distingue une très grande quantité de nodosités cancéreuses de dimensions très inégales dont le volume varie de celui d'un grain de millet à celui d'un œuf de poule, d'une couleur blanchâtre et jaunâtre en certains points, d'une consistance molle encéphaloïde, dont les contours sont irrégulièrement festonnés. Dans l'intervalle des nodosités, le tissu hépatique offre une coloration jaune brunâtre. Le tissu sain étant représenté par 1, la totalité du néoplasme l'est par 1 et demi.

Sur une coupe antéro-postérieure du lobe gauche, même apparence que sur la coupe similaire du côté droit : quantité égale de tissu sain et de tissu cancéreux ; sur une coupe du lobe médian, même apparence et même proportion que sur la coupe du lobe gauche.

La vésicule biliaire est revenue sur elle-même, vide ; ses parois sont encore imbibées d'une bile jaune claire ; pas de calculs ni dans le vésicule, ni dans les conduits biliaires. La veine porte est perméable ; elle renferme une minime quantité de sang ; il existe au hile un petit ganglion lymphatique du volume d'une noisette.

Pas de péri-hépatite.

Estomac. — L'estomac adhère inférieurement au côlon transverse auquel il est soudé par des fausses membranes nombreuses et serrées. A l'incision de l'estomac on découvre une tumeur qui siège au niveau du pylore. Cette tumeur est arrondie, offre un diamètre de 8 centimètres environ ; elle est inégale, végétante ; les mamelons qui la hérissent sont les uns sessiles, les autres pédiculés. Ils offrent une couleur d'un blanc rosé, sont mollasses, encéphaloïdes. Le fond de la tumeur laisse couler par la pression du pus épais, verdâtre. A l'incision, la tumeur et les bourgeons qui en émanent offrent une coloration blanchâtre. La partie centrale en est ramollie, tombe en deliquium, est creusée d'anfractuosités et renferme du pus.

Les ganglions de la petite et de la grande courbure sont transformés en autant de masses carcinomateuses.

L'intestin grêle, comme les parois de la vésicule biliaire, est un peu imprégné de bile au niveau de la deuxième portion du duodénum.

Rate. — Pèse 145 grammes. Consistance et aspect normaux.

Reins. — Poids, 160 grammes chacun. La substance corticale et la substance médullaire sont peu distinctes. Aspect graisseux. La capsule se détache aisément.

Poumons. — Le droit est congestionné sur son bord postérieur et sa base. A la partie moyenne de la face externe, on trouve une petite nodosité du volume d'un gros pois d'apparence encéphaloïde.

Cœur. — Valvules saines ; myocarde jaunâtre.

Cerveau. — Mou, pâle. Rien à noter à la coupe.

EXAMEN HISTOLOGIQUE. — Il a porté sur l'estomac, sur les ganglions de la petite courbure, sur le foie, sur le poumon.

1° *Coupes de l'estomac.* — Nous avons fait des coupes en deux points : sur les mamelons qui s'élèvent au centre du néoplasme et sur les limites du néoplasme, à son union avec les parties saines de l'estomac.

A. *Coupes comprenant les mamelons qui s'élèvent au centre du néoplasme et les parois stomacales à leur niveau.* — Les mamelons sont exclusivement formés de cellules embryonnaires ; ils sont limités par une mince paroi formée de tissu conjonctif adulte ; certains mamelons volumineux résultent manifestement de la coalescence de mamelons primitivement distincts ainsi que l'attestent les cloisons conjonctives qui les divisent. Les mamelons reposent par leur extrémité sessile ou pédiculée sur du tissu conjonctif qui contient des îlots de cellules adipeuses et qui renferme un grand nombre d'artérioles dont la tunique est très notablement épaissie.

En somme, au centre de la masse néoplasique, l'on ne découvre aucune cellule cancéreuse ; les parois stomacales y sont transformées en un tissu fibreux hérissé de bourgeons charnus. Il s'agit donc là très nettement d'un processus de guérison.

B. *Coupes portant sur les limites du néoplasme à son union avec les parties saines.* — En parcourant les coupes des parties saines vers les parties malades, on peut y distinguer quatre zones.

a. Au niveau de la première zone, les différentes couches de l'estomac sont inaltérées.

b. Au niveau de la seconde zone, les glandes gastriques sont allongées et la tunique musculeuse s'épaissit.

c. Au niveau de la troisième zone, qui se continue brusquement avec la précédente, les couches muqueuse et sous-muqueuse ont subi la transformation carcinomateuse. La tunique musculeuse est hypertrophiée.

d. Au niveau de la quatrième zone, toutes les tuniques de l'estomac, sauf la séreuse épaissie et une mince languette de la musculeuse, sont envahies par le cancer.

Il s'agit ici d'un épithéliome essentiellement caractérisé par l'existence au sein de larges alvéoles, de cellules polymorphes, irrégulièrement disposées. Ces cellules sont formées d'un corps protoplasmique mince, transparent, non coloré par le picro-carmin et d'un noyau arrondi ou ovalaire, granuleux, de 8 à 14 μ. de diamètre, coloré en rose tendre par le carmin. En aucun point des préparations, l'on ne peut découvrir d'artères ou veines envahies par le cancer.

2° *Coupes d'un ganglion de la petite courbure*. — La capsule est épaissie; la substance corticale et la substance médullaire également détruites sont remplacées par de larges alvéoles remplis d'éléments cancéreux identiques à ceux que nous avons décrits dans les parois stomacales. Au centre du ganglion, on distingue une masse de 5 millimètres de diamètre, uniformément colorée en jaune sous l'influence du picro-carmin, qui marque la nécrobiose des éléments carcinomateux.

3° *Coupes du foie*. — Les nodosités cancéreuses de petites dimensions sont constituées par un stroma conjonctif limitant des alvéoles qui contiennent des éléments néoplasiques identiques à ceux de l'estomac.

Les nodosités de grandes dimensions sont pour la plupart frappées de transformation scléreuse ou de nécrose granulo-graisseuse.

Nous avons vu dans l'observation XXVI comment se constitue le stroma du cancer et comment ce stroma s'épaissit.

Si l'hypertrophie du stroma ne s'arrête point, les éléments cancéreux peuvent disparaître, étouffés par les éléments conjonctifs, dans une étendue plus ou moins considérable.

C'est ce que l'on pouvait aisément constater dans le fait que nous rapportons. Le tissu conjonctif, dans certaines nodosités anciennes, avait pris un développement tel, que les éléments cancéreux y avaient en grande partie disparu. Si nous employions l'ancienne terminologie, nous pourrions dire que l'encéphaloïde s'était changé en squirrhe. Il s'agit là, en fait, d'un processus curatif, puisqu'il tend à l'étouffement et à la disparition de l'élément néoplasique.

La nécrose granulo-graisseuse des nodosités cancéreuses se présente sous des apparences variables. Ici c'est une nodosité cancéreuse qui dans sa totalité a subi cette transformation; là, c'est une autre nodosité qui ne l'a subie que partiellement en son centre; ici enfin, c'est une nodosité jeune encore et vivace, mais dont quelques blocs cellulaires constitutifs sont nécrobiosés à leur partie centrale.

La nécrose centrale des blocs cellulaires leur donne l'apparence de conduits ou culs-de-sac glandulaires dont la lumière serait obstruée par un bouchon opaque. Cette apparence est surtout marquée dans l'épithéliome cylindrique. Elle prouve que parmi les éléments des blocs cellulaires, ceux qui répondent à la périphérie et qui sont directement en contact avec le stroma sont ceux dont la vitalité est la plus considérable et la nutrition la mieux assurée.

La nécrose granulo-graisseuse des nodosités est l'effet d'un processus vulgaire, sur lequel nous n'avons pas à nous appesantir. Les éléments qui ont subi cette transformation ne montrent plus de noyaux distincts, perdent la netteté de leurs contours et se confondent en une masse commune, granuleuse, colorée en jaune brun, jaune foncé ou jaune clair par le picro-carmin, en rose par l'éosine hématoxylique, en bleu par le violet de méthyle, en rose violet par la fuschine.

A distance des nodosités, les différentes parties constituantes du foie sont peu altérées. Le tissu conjonctif, les voies biliaires et les vaisseaux intra-hépatiques n'offrent aucune modification. Les travées hépatiques sont normales. Les cellules hépatiques qui entourent les veines centrales sont fortement pigmentées, les autres cellules offrent les caractères ordinaires. Au sein de plusieurs lobules, on trouve des nodules formés de petites cellules rondes, ne contenant ni cellules géantes, ni cellules cancéreuses.

4° *Coupes du poumon.* — Des coupes ont été pratiquées sur la petite nodosité d'apparence encéphaloïde située au niveau de la partie moyenne de la face externe du poumon droit. Elle est formée exclusivement de cellules rondes qui se laissent peu colorer par le carmin et qui sont confondues vaguement en une masse commune.

5° *Examen du sang de la veine porte.* — Ce sang, desséché en couche mince sur des lames de verre et coloré par différents réactifs, n'a montré aucun élément cancéreux.

OBSERVATION XXVIII

(*Inédite.* — *Personnelle.*)

Cancer primitif de l'estomac. — *Cancer secondaire des ganglions de la petite courbure et du foie.*

Histologiquement : Épithéliome cylindrique.

L., (Barnabé), âgé de cinquante-sept ans, commissionnaire, entre le 5 janvier 1884, à l'hôpital Tenon, salle Axenfeld, lit n° 6, dans le service de M. Hanot.

HISTOIRE CLINIQUE. — Cet homme accuse dans ses antécédents une pleurésie en 1871, traitée à l'Hôtel-Dieu dans le service de M. Béhier et qui fut ponctionnée. Il affirme n'avoir jamais eu de chancres. Au commencement de janvier 1883, le malade se sentait fatigué. Depuis quelque temps il avait perdu l'appétit. Il explique ce malaise par ce fait que dans les derniers jours de décembre principalement, il s'était livré à des excès alcooliques. Le 3 janvier, dit-il, à six heures du matin, il fut pris tout à coup de vertige, tomba sur le parquet et perdit presque complètement connaissance. Il ne semble pas que cet ictus se soit accompagné d'aucun phénomène paralytique. Trois jours après, le malade avait repris ses occupations. Toutefois pendant toute l'année il n'a pas recouvré l'appétit et il a continué à boire, mangeant fort peu et manifestant surtout un profond dégoût pour la viande.

Deux mois après l'ictus, il commençait à remarquer un début de chute de la paupière inférieure, accompagné d'une diplopie, qui dura trois semaines environ ; il fut soigné à ce moment-là par un oculiste qui électrisa la paupière et administra de l'iodure de potassium. La diplopie cessa et l'acuité visuelle ne sembla nullement diminuée. Pendant cette période pas de céphalalgies persistantes, ni de vomissements. Le 17 juillet, le soir, le malade fut renversé par un fiacre et depuis ce temps il n'a plus quitté le lit. D'après son dire, à partir de ce moment, il lui devint impossible de se tenir longtemps sur ses jambes : il pouvait à peine faire quelques pas dans sa cour.

Cependant les troubles gastro-intestinaux allèrent s'accusant et il y a un mois environ, le malade remarqua que son ventre était ballonné et qu'il existait une tumeur près de l'épigastre. Dans le courant de novembre, la vue de l'œil gauche, qui avait baissé petit à petit, s'éteignit complètement. Il y a quinze jours, la vue de l'œil droit qui, comme pour l'œil gauche, avait aussi petit à petit baissé, s'éteignit à son tour et aujourd'hui la cécité est complète.

État actuel (*10 janvier*). — Amaigrissement considérable ; coloration pâle de la face ;

chute incomplète de la paupière supérieure gauche; tous les mouvements de rotation de l'œil gauche, sauf ceux qui le portent en dehors, sont notablement amoindris; perte complète de la vue des deux yeux. Le malade peut avec peine se tenir debout, et pour lui faire faire quelques pas on est obligé de le tenir sous les aisselles; pas de signes d'incoordination; toutefois, le réflexe patellaire est aboli des deux côtés; pas de paralysie de la vessie ni du rectum.

Le ventre est ballonné; le palper fait reconnaître au creux épigastrique, au-dessous des fausses côtes gauches, une tumeur bosselée, superficielle, du volume d'un poing

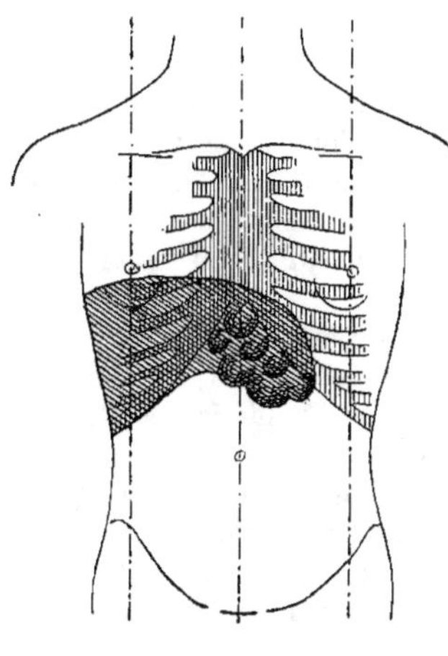

Fig. 27.

d'adulte environ, peu douloureuse à la pression. La grande courbure de l'estomac, très apparente même à la vue, forme un relief à trois travers de doigt au-dessus de l'ombilic. Le foie ne déborde pas les fausses côtes droites et sa matité supérieure s'arrête à un travers de doigt au-dessous du mamelon.

Pas d'augmentation appréciable du volume de la rate.

A la partie inférieure de l'abdomen, on définit une ligne courbe de matité à cinq travers de doigt au-dessus du pubis à la partie médiane et qui remonte à un travers de doigt au-dessus des épines iliaques; on perçoit de la fluctuation dans cette même zone. Pas d'œdème des membres inférieurs. La langue est un peu sèche; pas de vomissements. Rien à noter à l'auscultation du cœur. Le pouls est petit avec faux pas toutes les sept ou huit pulsations; les artères radiales sont légèrement flexueuses. Au cinquième inférieur des poumons, on trouve de la matité, une diminution des vibrations thoraciques, quelques frottements et tout à fait en bas, une diminution du murmure vésiculaire. Dans le reste de la poitrine la respiration est très ample.

12 *janvier*. — Même état. Application d'onguent mercuriel sur les parties du ventre correspondant à la tumeur.

18 *janvier*. — Le matin à la visite, le malade nous fait remarquer un œdème considérable au niveau des pieds et des malléoles. Rien de notable au niveau des cuisses. Le malade se plaint depuis quelques jours de la sécheresse de sa langue. Le tympanisme abdominal est considérablement augmenté, si bien qu'on ne peut plus palper la tumeur. La langue est toujours sèche; l'amaigrissement et la pâleur sont encore plus accusés; l'alimentation est presque nulle; pas de diarrhée ni de vomissement. Le pouls est régulier, petit et assez rapide.

28 *janvier*. — La cachexie est devenue plus considérable encore. L'amaigrissement est extrême, la face jaune paille; le membre inférieur gauche est considérablement œdématié ainsi que le côté gauche de l'abdomen et du thorax, sur lequel le malade est d'ailleurs constamment couché et qui aujourd'hui est le siège d'une douleur assez vive. Ballonnement du ventre sans aucune constipation. Tous ces jours derniers, le malade se plaignait de la langue qui est, en effet, très sèche. Il prononce des paroles incohérentes. Respiration accélérée. Pouls petit et irrégulier.

29 *janvier*. — Mort à deux heures du matin.

Autopsie (30 *janvier*). — L'ouverture de la cavité abdominale donne lieu à un écoulement ascitique considérable; les intestins sont distendus fortement.

Estomac. — La cavité de l'estomac ouverte, on trouve à la face antérieure, à 3 centimètres du pylore, vers la gauche et à la partie la plus supérieure de cette face antérieure, une plaque saillante, à peu près ovalaire (6 centimètres sur 9), évidée à son centre, et délimitée par un rebord très net. Le fond de cette plaque est blanc jaunâtre et pulpeux.

Extérieurement, au même niveau, quelques bourgeons blanchâtres assez durs soudent la paroi à l'épiploon gastro-hépatique et sont entourés de grosses arborisations vasculaires. Autour de la plaque, surtout vers la face postérieure, la muqueuse a une teinte gris noirâtre et semble amincie, sans ulcérations. Au niveau de la grande courbure, la coloration a l'aspect ordinaire avec de larges arborisations vasculaires roses. Le pylore est absolument sain. Au niveau de la petite courbure, on trouve plusieurs masses ganglionnaires du volume d'une noisette à celui d'une noix, qui sont remplies d'une matière caséeuse.

Foie. — Le foie pèse 3,060 grammes. Sa face supérieure apparaît mamelonnée par des nodosités cancéreuses, du volume d'une noisette à celui d'une pomme, qui forment des saillies plus ou moins marquées. Ces nodosités se sont développées presque exclusivement dans le lobe gauche (fig. 20). La face inférieure du lobe droit paraît absolument intacte, mais prend un aspect chagriné ; son tissu, lorsqu'on enlève la capsule de Glisson, apparaît comme fendillé. Au contraire, la face inférieure du lobe gauche est uniquement constituée par des marrons carcinomateux. La face supérieure du lobe gauche, ainsi que la partie antéreure de la face inférieure, en un mot toute la languette antérieure du lobe gauche, est teintée extérieurement en vert bouteille. La vésicule biliaire revenue sur elle-même contient à peine une cuillerée d'un liquide jaune orange. Le lobe de Spigel paraît, à l'œil nu, avoir seul conservé sa structure normale.

Sur des coupes, le lobe droit du foie se montre à peu près indemne, renfermant quelques marrons. Le lobe gauche est exclusivement formé de nodosités cancéreuses plus ou moins volumineuses (noisette, œuf de poule) contiguës, arrondies. Leur couleur est blanc jaunâtre, leur consistance est assez ferme. Quelques-unes offrent une couleur rouge due à un piqueté hémorragique. Par le raclage, elles fournissent une grande abondance de suc cancéreux.

Les voies biliaires n'offrent rien de spécial. Il en est de même de l'artère hépatique. Les ganglions lymphatiques du hile ne sont pas dégénérés.

La branche gauche de la veine porte est obstruée complètement par un caillot fibrineux adhérent. Pas de bourgeons cancéreux dans la cavité vasculaire.

Rate. — La rate pèse 140 grammes; on y trouve en deux points des infarctus, l'un complètement noirâtre et l'autre qui commence à jaunir.

Reins. — Le gauche pèse 195 grammes, le droit 170 ; la capsule s'enlève facilement ; sur le rein droit, on voit la trace d'un kyste du volume d'une noisette. A la coupe le tissu n'offre rien d'important à noter.

Cœur. — Le cœur est flasque et ne présente pas de lésion valvulaire à gauche ; il en est de même pour le cœur droit.

Cerveau. — Les méninges s'enlèvent facilement. Nulle part, sur différentes coupes, de foyers de ramollissement ni d'hémorragie, ni de tumeur. Pas d'athérome des vaisseaux de la base. Dans l'espace inter-pédonculaire, les nerfs optiques et oculo-moteurs communs sont engainés dans du tissu conjonctif épaissi assez difficile à disséquer. Le moteur oculaire commun gauche paraît moins volumineux que le droit. Le chiasma des nerfs optiques a une apparence grisâtre.

EXAMEN HISTOLOGIQUE. — Des coupes ont été faites sur l'estomac, sur les ganglions de la petite courbure et sur le foie. De plus le caillot contenu dans la branche gauche de la veine porte a été examiné après dissociation ; il n'a montré, au milieu des éléments normaux du sang, l'existence d'aucune cellule cancéreuse.

1° *Coupes de l'estomac.* — Elles ont porté sur le fond même de l'ulcération carcinomateuse. La couche moyenne et la couche celluleuse sous-jacentes ont, à ce niveau, complètement disparu. A leur place, existe un tissu conjonctif déchiqueté, morcelé, hérissé de petits lambeaux flottants et creusé de cavités remplies de cellules carcinomateuses, qui offrent les caractères suivants : elles sont formées d'un corps protoplasmique et d'un ou plusieurs noyaux. Le corps protoplasmique paraît constant dans son existence : il est d'ordinaire bien développé, finement granuleux et prend une coloration légèrement jaunâtre sous l'influence du picro-carmin. Le noyau quelquefois multiple, le plus souvent unique, parfois arrondi, d'ordinaire ovalaire, de 8 à 12 μ de diamètre en moyenne, contient de fines granulations, un, ou rarement plusieurs nucléoles ; il se colore en rose par le picro-carmin. Les cellules cancéreuses qui reposent sur le stroma se placent perpendiculairement à celui-ci, en prenant une forme cylindrique étroite et allongée.

La tunique musculaire de l'estomac a résisté à l'envahissement néoplasique, sauf en un point, où elle est complètement détruite. Parmi les artérioles des parois stomacales, il en est quelques-unes situées au milieu des masses épithéliales qui se sont complètement oblitérées.

Dans la profondeur de la couche musculaire immédiatement sous le revêtement péritonéal, quelques cavités régulièrement arrondies ou ovalaires, à parois nettement limitées, mais dépourvues de fibres musculaires et élastiques, sont remplies de bouchons épithéliaux.

2° *Coupes des ganglions lymphatiques de la petite courbure.* — Les deux ganglions que nous avons examinés ont subi, dans presque toute leur étendue, la dégénérescence caséeuse ; en quelques points seulement, l'on peut retrouver les cellules carcinomateuses. Elles possèdent du reste dans les ganglions les mêmes caractères microscopiques et micro-chimiques que dans l'estomac, et se montrent disposées perpendiculairement aux parois des cavités et alvéoles qui les contiennent.

3° *Coupes du foie.* — Elles ont porté sur différentes nodosités cancéreuses d'un volume allant de celui d'un grain de millet à celui d'une petite noix, ainsi que sur différents points en apparence sains du parenchyme hépatique.

A. *Coupe d'une nodosité cancéreuse des dimensions d'un grain de millet.* — Elle est formée de blocs et cylindres cellulaires, séparés les uns des autres par des tractus conjonctifs assez épais.

Les blocs et cylindres cellulaires sont composés d'éléments cylindriques qui ne diffèrent par aucun de leurs caractères histologiques de ceux qui composent le néoplasme stomacal.

Il est facile de poursuivre ici, ainsi que dans les parois de l'estomac, l'évolution et le mode d'accroissement individuel des blocs ou cylindres cellulaires. Sur le stroma qui leur sert de matrice, les éléments cylindriques, après s'être disposés perpendiculairement, se multiplient et végètent, chassant vers leur surface libre, c'est-à-dire vers la partie centrale des blocs ou cylindres, les cellules les plus anciennes, qui se décolorent progressivement et bientôt, privées de vitalité, se confondent en une masse commune colorée en jaune par le picro-carmin.

L'on conçoit aisément que cette évolution épithéliale entraîne l'écartement des couches cellulaires qui primitivement arrivaient à contact, et détermine l'augmentation du diamètre de chaque bloc ou cylindre.

B. *Coupe d'une nodosité cancéreuse du volume d'un pois.* — La partie centrale de cette nodosité est en état de ramollissement caséeux, s'effrite et se sépare de la coupe pendant les diverses manœuvres que subissent les préparations, laissant un vide à la périphérie duquel se montrent quelques lambeaux caséeux et quelques cylindres et blocs cellulaires en pleine activité ; cette nodosité est complètement encapsulée par une bande de tissu fibreux adulte, qui, de distance en distance, contient les débris pigmentés de nombreuses cellules hépatiques.

C. *Coupe d'une nodosité cancéreuse du volume d'une petite noix.* — Bien qu'elle soit plus volumineuse que la précédente et dégénérée dans la totalité de son étendue, cette nodosité se laisse couper, colorer et monter sans s'effriter et sans laisser de vide dans les préparations. Examinée avec un faible grossissement, après coloration par le picro-carmin, elle se montre formée de plusieurs zones de couleur différente, irrégulièrement entrelacées, au sein desquelles on peut distinguer de minces bandes conjonctives. De ces zones, les unes ont une couleur franchement rosée, les autres sont granuleuses et à peine colorées en jaune rose, les autres sont amorphes, vitreuses, non colorées, ou à peine teintées en jaune clair. Une étude attentive permet de reconnaître que les zones d'une coloration franchement rosée sont toujours en contact immédiat avec les bandes conjonctives, qu'elles marquent la place occupée par les cellules cylindriques qui reposaient sur le stroma et qu'elles résultent de la nécrose récente de ces éléments. Les zones granuleuses et vitreuses séparées des bandes coujonctives par l'épaisseur de la zone rosée résultent de la nécrose plus ancienne et plus parfaite des cellules cancéreuses repoussées depuis un temps plus ou moins long vers le centre des blocs et cylindres cellulaires.

Ici, du reste, l'apparence de blocs et cylindres cellulaires n'existe pour ainsi dire plus : depuis longtemps, à cause de l'accroissement individuel de chaque bloc ou cylindre, les surfaces épithéliales qui primitivement étaient contiguës ont été écartées, si bien qu'elles ne semblent plus faire partie d'un même système. Le stroma au contraire, sur lequel repose l'épithélium cylindrique, s'est peu développé, il est à peu près ce qu'il était dans les nodosités jeunes ; il en résulte que dans les préparations l'on voit bien encore les cellules cylindriques disposées en doubles rangées parallèles, mais il ne faut pas s'y tromper, c'est le stroma qui forme le centre de ces pseudo-cylindres, et c'est par leurs pieds et non par leurs têtes que les éléments constitutifs de ces doubles rangs s'adossent.

Colorée par une solution faible ou une solution forte de bleu de méthyle, cette nodosité se teinte uniformément en bleu, les travées conjonctives restant seules à peu près incolores. Colorée par l'éosine hématoxyline, elle apparaît formée de zones de nuances différentes, ainsi qu'après coloration par le picro-carmin. Les zones vitreuses sont à peine teintées de rose, les zones granuleuses assez fortement colorées en rose violet et les zones colorées en rose par le picro-carmin colorées ici en violet franc.

Il s'agit là, en résumé, d'une nécrobiose hyaline.

D. *Coupes du foie faites en dehors des nodosités cancéreuses.* — Les lobules hépatiques ont conservé leur disposition trabéculaire habituelle. Prises individuellement, les cellules hépatiques semblent saines. Quelques-unes seulement, situées à la périphérie des lobules, contiennent une grosse gouttelette graisseuse. De distance en distance, existent au sein des lobules, ainsi que dans le cas précédent, de petits nodules formés exclusivement de cellules rondes arrêtées dans les capillaires, et simulant un abcès en miniature. Les voies biliaires sont saines, ainsi que les artères et les capillaires, dans lesquels on ne voit aucune cellule cancéreuse.

Dans une ramification pré-lobulaire de la veine porte avoisinant la nodosité B du volume d'un pois, existe un thrombus carcinomateux.

Au pourtour des nodosités cancéreuses existe un certain degré de cirrhose qui s'éteint à une courte distance.

OBSERVATION XXIX.

(*Inédite. — Personnelle.*)

Cancer primitif de l'estomac. — *Cancer secondaire des ganglions de la petite courbure du foie et des ganglions du hile.* — *Tuberculose pulmonaire.*

T., Adolphe, âgé de soixante-six ans, maçon, entré le 21 février 1883, salle Magendie, lit n° 6, dans le service de M. Hayem.

HANOT ET GILBERT. — *Foie.* 14

HISTOIRE CLINIQUE. — Choléra en 1867.

Antécédents. — Père mort de la fièvre jaune à cinquante-sept ans en Algérie. Mère morte de cause inconnue à cinquante-six ans. Sœur vivante.

Début. — Au mois d'avril 1882, diarrhée qui a continué jusqu'à ce jour, entrecoupée de temps à autre par quelques jours de constipation. En même temps quelques pesanteurs dans le ventre et augmentation du volume de l'abdomen; puis amaigrissement, et diminution des forces.

État actuel (22 février). — Peu d'appétit. Pas de dégoût spécial pour les viandes. Langue blanche, saburrale. Pas d'envies de vomir. Douleurs stomacales très légères, augmentant par la pression, s'irradiant vers la colonne vertébrale et l'épaule gauche. Diarrhée, quatre à cinq selles par jour, liquides, jaunâtres ou noires brunes. Ventre ballonné dans sa portion sus-ombilicale. La percussion et la palpation montrent qu'il n'existe pas la moindre trace d'ascite. A gauche de la ligne médiane immédiatement au-dessous du rebord des fausses côtes sur la ligne mammaire gauche, il existe une induration arrondie de la dimension d'une pièce de cinq francs. A droite de la ligne médiane, on trouve deux indurations étendues, dont la limite supérieure se confond avec la matité hépatique. De ces indurations, l'interne présente 6 centimètres, l'externe 8 centimètres de diamètre. Le foie ainsi agrandi présente une hauteur de 20 centimètres sur la ligne mammaire droite.

L'estomac n'est pas dilaté.

La rate est inappréciable.

Pas d'albumine ni de sucre dans les urines.

Sommeil tranquille. Toux fréquente, pas de crachats. Rien dans la poitrine. Pas de palpitations, rien au cœur. Souffle intermittent dans les vaisseaux du cou. Pouls 65, température rectale 37°,4. Teinte jaunâtre, peau sèche. Amaigrissement considérable. Diminution des forces.

Traitement. — Emplâtre d'opium et de ciguë, deux portions.

23 *février.* — Température d'hier au soir 39°,4, de ce matin 38°,2. Même état. Matières un peu décolorées.

24 *février.* — Température, soir 39°,6, matin 38°,4. Abattement, insomnie, un peu de délire. Pouls 84. La tumeur abdominale a légèrement augmenté de volume. Inappétence.

25 *février.* — Température, soir 39°,4, matin 38°,2. Pouls, 84. Un peu de dyspnée. Légère diarrhée. Rien à l'auscultation des poumons.

26 *février.* — Température, soir 39°,4, matin 39°. Pouls 96. Fièvre assez notable. Pas d'ascite.

Traitement. — Bromhydrate de quinine, 1 gramme.

27 *février.* — Température d'hier soir 39°,8, de ce matin 39°,2. Pouls 96. Pas de vomissements, pas de douleurs. Pas de diarrhée. Le malade est abattu, indifférent à tout, ne veut ni manger ni boire.

2 *mars.* — Température, soir 39°,8, matin 38°,8. Pouls 90. Examen du sang pur fait par M. Hayem : augmentation notable du nombre des hématoblastes. Pas d'augmentation bien nette du nombre des globules blancs. Pas d'augmentation de la fibrine. Sang extraordinairement pâle. Quelques globules rouges sont irréguliers, mais le fait n'est pas bien net.

3 *mars.* — Température, soir 39°,6, matin 38°,9. Pouls 96.

Un peu d'ascite. Péritonite adhésive. Légère extension du cancer vers la partie inférieure droite. Quelques vomissements bilieux, entremêlés de sang.

5 *mars.* — Température, soir 39°, matin 39°. Pouls 80. Affaiblissement notable. Le malade est dans un délire continuel, tranquille, sans aucune agitation.

6 *mars.* — Température, soir 39°, matin 39°,1. Même état. 1 gramme de bromhydrate de quinine. Un nouvel examen du sang donne les mêmes résultats que ceux du 2 mars, si ce n'est qu'il y a une légère augmentation du nombre des globules blancs.

7 mars. — Température d'hier soir 39º,3, de ce matin 39º. Ne mange pas.
1 gramme de sulfate de quinine par la bouche et 1 gramme en lavement.

8 mars. — Température, soir 39º,4, matin 38º,6. Rien de nouveau, même état. Même traitement. Le malade s'affaiblit de plus en plus, délire continuel.

9 mars. — Température, soir 39º,9, matin 38º,8.

1ᵍʳ,50 de sulfate de quinine en lavement, autant par la bouche.

10 mars. — Température, soir 39º,2, matin 39º et le soir du même jour 38º. Le pouls est incomptable, filiforme. Le malade délire continuellement et meurt à 11 heures du soir.

Autopsie (*12 mars, à 10 heures du matin*). — *Estomac.* — Au niveau de la petite courbure, immédiatement à droite du cardia, on observe une tumeur cancéreuse s'étendant sur la paroi antérieure et surtout sur la paroi postérieure. Cette tumeur présente 6 centimètres de diamètre. Elle est semi-résistante, assez ferme à la coupe sur laquelle elle présente une coloration blanchâtre. Les ganglions de la petite courbure tuméfiés, engorgés, offrent les mêmes caractères que la tumeur primitive.

Foie. — Poids, 3 000 grammes. A la face supérieure, on observe un certain nombre de tumeurs de dimensions variables; quelques-unes sont déprimées au centre en cupule,elles sont d'une coloration blanc jaunâtre, molles à la coupe et laissent écouler une grande quantité de suc cancéreux. A la face inférieure, tumeurs saillantes, non déprimées en cupule, surtout abondantes au niveau du lobe carré, molles, blanchâtres, laissant écouler une grande quantité de suc cancéreux. Bord postérieur du foie épaissi; bord antérieur bosselé et présentant quatre petites tuméfactions ; rien à l'extrémité gauche, arrondie, étalée et bosselée ; extrémité droite normale. A la coupe, le foie présente un grand nombre de nodosités cancéreuses, molles, donnant, par le râclage, du suc cancéreux. Les ganglions du hile sont tuméfiés. La vésicule biliaire est remplie d'une bile de coloration jaune brun.

Rate. — Petite, elle offre à sa surface des saillies, des plaques dures d'un blanc jaunâtre, résultant d'une péri-splénite ancienne ; elle pèse 130 grammes.

Rien dans l'intestin et les autres parties du tube digestif.

Péritoine. — Un peu de liquide dans la cavité péritonéale. Adhérences péri-gastriques et péri-hépatiques.

Reins. — Le droit pèse 160 grammes, le gauche 190.

Système nerveux et cœur normaux.

Poumons. — Petite excavation au sommet du poumon gauche et au sommet du poumon droit. Tubercules gris et jaunâtres, disséminés dans les deux poumons.

Plèvres. — La plèvre costale droite a subi dans sa partie inférieure la transformation calcaire. Les caractères anatomiques, histologiques et chimiques de cette plèvre calcifiée ont été détaillés par l'un de nous dans une communication à la Société Anatomique (1).

OBSERVATION XXX.

(*Inédite.* — *Résumée.* — *Personnelle.*)

Cancer primitif de l'estomac. — *Cancer secondaire du foie et du poumon.*

Il s'agit dans ce fait d'un malade entré au milieu de l'année 1883 à l'hôpital Saint-Antoine dans le service de M. Hayem, salle Magendie, nº 27, avec les signes d'une pleurésie droite à début insidieux. Les fonctions digestives n'étaient alors point troublées, il n'existait aucune douleur abdominale; il n'y avait pas d'ictère, ni d'ascite ; l'épi-

____

(1) A. GILBERT, Calcification de la plèvre (*Prog. médical*, 1883, p. 850).

gastre et l'hypochondre droit n'étaient le siège d'aucune tuméfaction anormale. Les forces et l'embonpoint allèrent en déclinant et bientôt la cachexie devint évidente. Les troubles fonctionnels gastro-hépatiques restèrent nuls jusqu'à la fin. Le foie fut reconnu hypertrophié et mamelonné quelques jours seulement avant la mort qui survint le 29 décembre 1883, hâtée par une parotidite suppurée.

Autopsie. — *Foie.* — Énorme, pèse 3,400 grammes, remplit toute la moitié supérieure de l'abdomen, cache complètement l'estomac et la rate ; il est le siège d'un cancer encéphaloïde dont les nodosités nombreuses et très grosses existent dans toute l'étendue de son tissu.

Estomac. — Au niveau de la petite courbure, ulcération carcinomateuse, ovalaire, dont le plus grand diamètre atteint 6 à 7 centimètres.

Poumon. — Quelques tubercules au sommet du poumon droit. Au centre du lobe inférieur droit existe une dégénérescence cancéreuse qui ne fait saillie en aucun point de la périphérie.

La partie avoisinante du parenchyme pulmonaire est noire, indurée et sclérosée. Dans la cavité pleurale droite, existent 2 litres environ d'un liquide séro-fibrineux.

Le poumon gauche est indemne.

Cœur. — Rien de particulier.

Cerveau. — Rien de particulier, sauf une vive congestion vasculaire généralisée. Léger œdème cérébral. Pas de phlébite des sinus.

Parotide. — Suppurée dans toute son étendue. C'est principalement à la face superficielle qu'existent de nombreux petits abcès. Le tissu cellulo-graisseux qui recouvre la glande est infiltré et dur.

OBSERVATION XXXI.

(Inédite. — Résumée. — Personnelle.)

Cancer primitif de la vésicule biliaire. — Cancer secondaire du foie.
Histologiquement : Épithéliome alvéolaire.

C., Joséphine, âgée de quarante-neuf ans, entre le 19 octobre 1887, à l'hôpital de la Pitié, salle Valleix, n° 27, service de **M. Brouardel.**

Cette malade, dont nous rapporterons l'histoire détaillée lorsque nous étudierons les maladies des voies biliaires, a commencé à ressentir les premières atteintes de son mal le 14 juillet 1887. Elle a été prise alors de phénomènes cholériformes, puis de douleurs dans l'hypochondre droit. Elle a maigri, pâli et a senti que, au-dessous des fausses côtes droites, son ventre devenait dur.

Au mois d'octobre elle a été admise dans le service de M. Polaillon à la Pitié, puis dans le service de M. Brouardel.

Au moment où nous l'examinons (19 octobre), elle est amaigrie, elle a perdu ses forces ; ses téguments sont pâles. La langue est sèche, dépapillée ; l'haleine est fade, l'inappétence absolue ; la constipation est opiniâtre, les matières d'une coloration à peu près normale ; l'urine ne renferme ni sucre ni albumine. Les fonctions respiratoires et circulatoires sont régulières. Le foie, volumineux, descend sur la ligne mammaire droite jusqu'à l'épine iliaque antérieure et supérieure ; il est lisse et dur ; son bord antérieur est arrondi ; il n'est actuellement le siège d'aucun endolorissement. Il n'y a ni tympanisme, ni ascite, ni circulation collatérale, ni tuméfaction de la rate, ni adéno-pathie à distance.

Le tableau clinique est à ce moment à peu près celui du cancer massif et l'on songe à la possibilité de cette affection.

DATES
20 Oct. 21 22 23 24 25 26 27 28 29 30 31 1 Nov. 2 3 4 5 6 7 8 9 10. 11 12. 13 14 15 16 17
41° 40° 39° 38° 37° 36°
Urine 1. lit. 1/4 Urée: 4 g. 879
Urine 1. lit. 1/4 Urée: 5 g. 405
Urine 1. lit. Urée: 5 g. 124
Urine 1. lit. 1/4 Urée: 4 g. 805
Urine 3/4 lit. Urée: 4 g. 804
Urine 3/4 lit. Urée: 4 g. 804
Urine 2/3 lit. Urée: 5 g. 164
Urine 2/3 lit. Urée: 4 g. 270

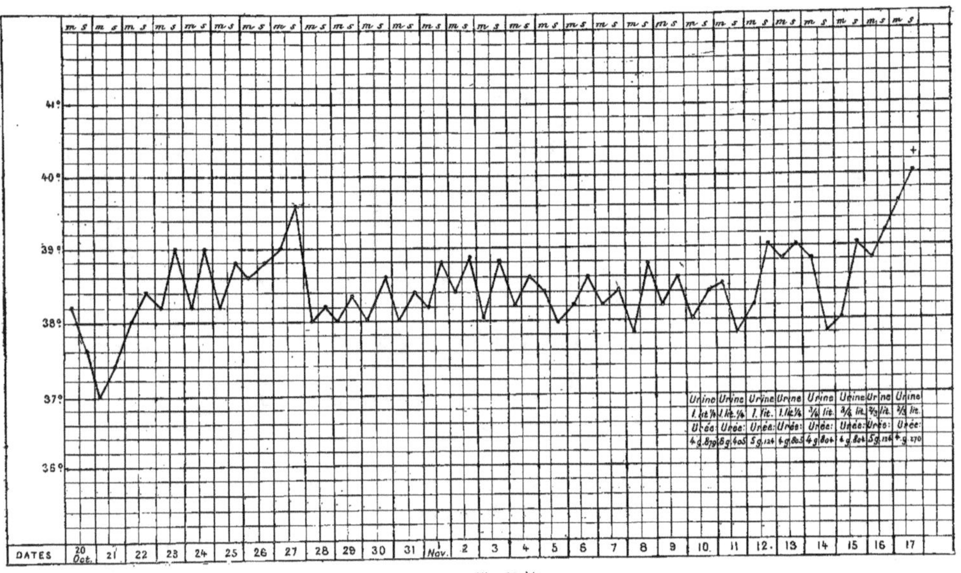

Fig. 27 *bis*.

La température oscille entre 38° et 39° pendant le séjour de la malade à l'hôpital (voy. tracé ci-joint).

Le 4 novembre apparaît un ictère qui devient de plus en plus foncé.

A partir du 10 novembre l'urée est dosée chaque jour; sa quantité journalière oscille entre 4 grammes et 6 gr. 1/2 (voy. tracé ci-joint).

Le 15 novembre surviennent des signes de bronchopneumonie; la température monte à 40° le 17 et la malade meurt.

A l'autopsie l'on constate deux ordres de lésions : d'une part les lésions de la bronchopneumonie qui a précipité la terminaison de la maladie; d'autre part les lésions d'un carcinome qui, ayant débuté dans les parois de la vésicule biliaire, a envahi de proche en proche le parenchyme hépatique contigu (fig. 25). Les limites du néoplasme sont assez nettement marquées; il est blanchâtre, riche en suc. La vésicule biliaire renferme plusieurs calculs à facettes et du suc cancéreux; les voies biliaires intra-hépatiques sont dilatées. Le foie est imprégné de bile; il pèse 3 kilogrammes, le néoplasme compris, 2 kilog. 200, déduction faite du poids de celui-ci.

L'examen histologique a montré qu'il s'agissait d'un épithéliome alvéolaire par lequel les parois de la vésicule biliaire avaient été complètement détruites et qui avait envahi la portion adjacente du tissu hépatique.

OBSERVATION XXXII.

(Inédite. — Due, pour la partie clinique et nécropsique, à M. Ménétrier.)

Cancer primitif du pancréas avec cirrhose. — Cancer secondaire des ganglions rétro-pancréatiques, du duodénum, du canal cholédoque et du foie.
Histologiquement : Épithéliome tubulé.

R., Marie, âgée de soixante-neuf ans, entrée le 6 août 1883, salle Rayer, lit n° 8, à l'hôpital Tenon, service de M. Troisier.

Histoire clinique. (*Janvier* 1884.) — Malade cachectique, présentant, à l'union des régions ombilicale et épigastrique, une tumeur du volume d'une tête de fœtus, assez dure, mobile sous la peau et profondément mais dans des limites assez peu étendues, ne paraissant pas se continuer avec le foie. Cette tumeur est peu douloureuse à la pression, mais elle est le siège de douleurs spontanées très intenses, qui s'irradient vers les reins et les cuisses. Elle date déjà de fort longtemps, puisque c'est à cause de cela que la malade est entrée l'an dernier dans le service.

Le foie est assez volumineux, il ne paraît pas déformé et n'est pas douloureux à la pression. L'exploration du reste de l'abdomen ne dénote rien de plus. Rien au cœur. Dans les poumons râles de bronchite, un peu d'emphysème. Anorexie absolue, peu de vomissements, diarrhée parfois.

Par la suite, l'état de la malade est allé s'aggravant de jour en jour, sans que les phénomènes locaux se soient modifiés sensiblement et surtout sans que rien soit venu attirer l'attention du côté du foie.

Mort le 27 avril 1884.

Autopsie (28 *avril*). — Plèvres saines ne renfermant pas de liquide.

Poumons emphysémateux, pas de tubercules.

La trachée et les bronches renferment du muco-pus : leur muqueuse est violacée, épaissie et légèrement ramollie.

Le cœur est sain. L'aorte présente quelques plaques graisseuses à son origine.

Pas de liquide et pas de fausses membranes dans le péritoine.

Dans la cavité abdominale, on trouve, en arrière de l'estomac et du gros intestin, une tumeur volumineuse grosse comme la tête d'un fœtus à terme. Elle occupe la tête du pancréas et est située dans la concavité du duodénum auquel elle adhère intimement. En avant, elle ne présente d'adhérence ni avec l'estomac, ni avec le gros intestin, ni avec la paroi. En arrière, elle n'est pas davantage unie à la veine porte ni aux gros vaisseaux. Elle se continue en dedans avec le corps du pancréas qui n'est plus que fort lâchement uni à la colonne vertébrale. Cette tumeur est de forme arrondie, de consistance molle et fluctuante. Elle est formée par une vaste poche remplie de liquide puriforme où se rencontrent des lambeaux de tissu désorganisé. La surface interne du kyste est anfractueuse, déchiquetée, formée par des tissus en voie de désintégration avec des lambeaux flottants et des brides non vasculaires. Les parois présentent une épaisseur de 2 à 3 centimètres, elles sont dans leur plus grande partie formées de tissu morbide assez mou et de couleur blanc rougeâtre. En avant et en bas, ce tissu existe seul. En haut, il est doublé par une couche de tissu pancréatique de 1 centimètre d'épaisseur environ, dans laquelle chemine le canal de Wirsung. En ce point, le tissu pancréatique est séparé du tissu cancéreux par une couche conjonctive assez lâche. A droite, le duodénum est intimement uni à la masse cancéreuse et se laisse même envahir par elle. En effet, en ouvrant la cavité de l'intestin, on trouve au-dessous de l'ampoule de Vater et se continuant avec le néoplasme pancréatique, une masse bourgeonnante lobulée, peu consistante, de couleur verdâtre siégeant sur une étendue de 4 à 6 centimètres de diamètre.

L'ampoule de Vater n'est pas comprise dans cette masse et l'intestin paraît sain à son niveau. Mais un peu plus haut, le canal cholédoque qui longe le même côté de la tumeur est, lui aussi, altéré. On y trouve à 3 centimètres au-dessus de sa terminaison deux ou trois petits mamelons cancéreux, gros comme un pois, saillants dans sa cavité. Celle-ci est notablement dilatée, aussi ne le rétrécissent-ils que fort peu. En outre le canal cholédoque renferme deux petits calculs biliaires arrêtés près de son embouchure. La paroi postérieure du kyste est formée de tissu cancéreux renforcé par un groupe de ganglions dégénérés, dont le volume varie de celui d'un pois à celui d'une grosse noix. Ils sont tous constitués par un tissu mou, blanc, pointillé, rougeâtre, et les plus gros sont ramollis à leur centre. A gauche, la paroi du kyste se continue avec le pancréas qui, à partir du niveau des vaisseaux mésentériques, ne présente plus de tissu morbide.

Le pancréas est extrêmement long (18 centimètres sans la tumeur, 28 centimètres celle-ci comprise). Le canal de Wirsung est dilaté dans toute sa longueur au point de présenter les dimensions d'un crayon. Il est rempli d'un liquide purulent et visqueux. Mais à mesure qu'on se rapproche de l'intestin sa cavité diminue de plus en plus et à 1 centimètre de l'ampoule de Vater, il est complètement oblitéré, non par transformation cancéreuse de ses parois, car en ce point le tissu pancréatique non plus que les parois intestinales ne sont envahis, mais probablement par compression. Au point où le canal de Wirsung contourne la partie supérieure de la tumeur, il s'en détache une grosse branche, probablement le canal pancréatique accessoire qui suit un trajet récurrent, puis vient s'ouvrir dans la cavité kystique. Tous les conduits excréteurs du pancréas sont dilatés et remplis de liquide purulent.

Le foie est très volumineux, il pèse 2,300 grammes, il n'est pas déformé, sa surface est lisse, de couleur brun jaunâtre. On trouve à sa face supérieure, à peu de distance du bord antérieur, une nodosité blanchâtre du diamètre d'une pièce de 1 franc légèrement déprimée à son centre. En outre, au niveau du bord postérieur, au point d'insertion du ligament coronaire, le tissu du foie présente une zone d'au moins 5 centimètres de diamètre, de la même couleur blanc jaunâtre, parsemée de petits vaisseaux et qui semble former la paroi d'un gros kyste superficiel. On trouve encore, par places, à la surface de l'organe, de petites nodosités blanches, du volume d'une lentille, sans saillie ni dépression. Sur des coupes, le tissu hépatique présente sa consistance normale, il est de couleur jaune clair et paraît gras. Il renferme un assez grand nombre de nodosités cancéreuses de volume variable et à diverses phases de leur développement. Les plus petites, du volume d'une tête d'épingle, d'un pois ou d'une lentille, sont généralement arrondies, de couleur blanche ou blanc jaunâtre, de la même consistance que les tissus voisins dont elles se distinguent par leur couleur. D'autres, plus grosses, du volume d'une noisette ou d'une noix, assez bien limitées, sans que cependant on trouve à la périphérie une coque fibreuse nettement appréciable, arrondies, ou d'apparence lobulée, présentent la même couleur blanche ou, par places, des points rouges hémorrhagiques, en piqueté ou en plaques. De celles-ci le centre est légèrement ramolli et la consistance de toute la masse est bien inférieure à celle du tissu hépatique voisin. Enfin, au niveau du bord postérieur, on trouve un kyste cancéreux du volume d'une grosse orange, présentant une paroi formée de tissu morbide et épaisse de 3 centimètres en moyenne et contenant un liquide jaune assez semblable à de l'urine, sans détritus, ni lambeaux flottants de tissu mortifié. La cavité n'est pas cloisonnée, les parois sont peu anfractueuses, assez unies relativement à la caverne pancréatique. Le tissu qui forme la paroi du kyste est semblable à celui des autres nodosités cancéreuses. Sur un point, au niveau du ligament coronaire, nous avons vu qu'il arrivait à la surface de l'organe ; partout ailleurs, il se délimite assez nettement du tissu sain. En quelques points pourtant, on trouve des ilots de tissu hépatique englobés dans la masse morbide, comme aussi celle-ci envoie quelques prolongements irréguliers dans le parenchyme voisin. Les gros vaisseaux ne présentent pas d'altérations. La vésicule biliaire est très dilatée; elle renferme un grand nombre de petits calculs peu volumineux, mous, friables et une grande quantité de bile d'un vert foncé. Les gros conduits excréteurs biliaires sont également dilatés en raison des altérations que l'on rencontre à la partie inférieure du canal cholédoque.

L'intestin, moins le duodénum, est sain. Il renferme des matières colorées par la bile.

Les reins sont de volume normal, congestionnés, un peu durs, leur surface est un peu granuleuse. Les capsules surrénales sont saines.

Rate volumineuse.

Organes génitaux sains.

EXAMEN HISTOLOGIQUE. — Il a porté sur le pancréas, les ganglions lymphatiques rétropancréatiques, les parois du duodénum et du canal cholédoque ainsi que sur différentes nodosités cancéreuses du foie.

1° *Coupes du pancréas.* — Des coupes ont été faites sur les parties saines du pancréas et sur plusieurs points de la grosse nodosité cancinomateuse qui en son centre avait subi le ramollissement puriforme, donnant naissance à une véritable caverne cancéreuse.

Les préparations comprenant toute l'épaisseur des parois de la caverne cancéreuse et les parties saines adjacentes du parenchyme pancréatique sont les plus instructives. Examinées de dehors en dedans, elles présentent les particularités suivantes.

a. Tout d'abord se montrent les lobules du pancréas tassés au voisinage de la nodosité néoplasique. Ils sont séparés l'un de l'autre par des anneaux épais de tissu fibreux adulte. Cette sclérose péri-lobulaire atteint son maximum au voisinage de la nodosité cancéreuse, mais s'étend à la totalité du pancréas.

Les acini qui constituent les lobules pancréatiques n'offrent individuellement aucune altération; ils sont séparés l'un de l'autre par du tissu fibreux un peu plus abondant qu'à l'état normal, de sorte qu'à la cirrhose péri-lobulaire du pancréas se joint un léger degré de cirrhose intra-lobulaire.

b. Puis vient une bande de tissu conjonctif de 1 millimètre d'épaisseur qui sépare complètement les parties saines des parties malades. Dans cette bande conjonctive qui enkyste complètement la masse néoplasique se voient des éléments cellulaires et des vaisseaux. Les éléments cellulaires, tassés et aplatis entre les différentes lames du tissu fibreux, se rapprochent par leurs caractères micro-chimiques, les uns des cellules normales du pancréas, les autres des éléments de la masse cancéreuse ; ils sont les uns et les autres d'ailleurs en voie d'atrophie et de disparition.

La plupart des vaisseaux contenus dans la capsule fibreuse sont dilatés et regorgent de globules sanguins ; il est cependant quelques artérioles dont les fibres élastiques végètent vers la cavité vasculaire qu'ils rétrécissent, ou même obstruent complètement.

c. Brusquement, la capsule fibreuse s'arrête et fait place à la néoplasie cancéreuse. Celle-ci est formée de blocs cellulaires séparés les uns des autres par de fines travées fibreuses.

Sur certains points, les blocs cellulaires sont arrondis, d'un volume à peu près égal ; ils sont régulièrement séparés par de minces cloisons conjonctives, de sorte que si les cellules constituantes ne se coloraient trop vivement par le carmin, l'on croirait avoir sous les yeux l'image du pancréas normal avec ses acini réguliers et ses minces cloisons ; mais ailleurs, la disposition se perd, certains blocs s'hypertrophient d'une façon démesurée et s'allongent sous forme de cylindres.

Les cellules cancéreuses sont pour la plupart régulièrement polyédriques ; accidentellement, elles se déforment et s'aplatissent. Elles sont de petites dimensions, formées d'un noyau et d'un protoplasma qui présentent les caractères suivants : le noyau est arrondi, il devient ovalaire dans les cellules aplaties ; son diamètre est régulièrement de 8 à 9 μ. ; sur aucun point on ne le voit prendre des proportions gigantesques ainsi que dans un grand nombre d'épithéliomes ; il est granuleux, et se colore en rose clair par le picro-carmin, en violet par l'éosine hématoxyline ; le protoplasma est peu abondant, mais constant dans son existence, il est grenu et se laisse à peine teinter de jaune par le picro-carmin.

Par intervalles, existent au sein de la nodosité néoplasique de gros tractus conjonctifs qui marquent le point de réunion des nodosités élémentaires. Sur quelques points, se montrent de gros capillaires dilatés, indices d'une transformation hématode commençante.

d. En faisant glisser la préparation et en examinant les cellules cancéreuses de plus en plus distantes de la capsule fibreuse, on voit qu'elles subissent les modifications suivantes : tout d'abord, elles ne laissent plus apparaître de noyau distinct et se teintent uniformément en rose, puis elles se décolorent progressivement et finissent par se confondre en une masse commune, un peu grenue, très légèrement colorée en jaune clair qui définitivement tombe en ramollissement.

2° *Coupes du canal cholédoque.* — Les parois du canal cholédoque sont infiltrées d'éléments cellulaires qui offrent la même disposition et les mêmes caractères que ceux du néoplasme pancréatique.

La couche muqueuse seule a échappé à l'envahissement cancéreux et apparaît simplement refoulée. Quelques vaisseaux capillaires sont énormément dilatés au milieu des masses épithéliales ; il en est un qui est obstrué par un bouchon semi-hématique, semi-cancéreux.

3° *Coupes du duodenum.* — Les cellules sont surtout disposées ici sous forme de cylindres. Elles ont envahi les différentes tuniques de l'intestin, la muqueuse comprise, et font dans la cavité intestinale une saillie en forme de champignon.

4° *Coupes des ganglions rétro-pancréatiques.* — Des coupes ont été faites sur deux ganglions dont l'un avait le volume d'un gros pois et l'autre le volume d'une noisette. Leur capsule est épaissie ; leur substance est dans toute son étendue infiltrée d'éléments identiques à ceux de la nodosité pancréatique et disposés sous forme de blocs très irréguliers.

5° *Coupes du foie.* — Des coupes ont été faites sur six nodosités de dimensions progressivement croissantes ainsi que sur divers points non cancéreux du parenchyme hépatique.

A. *Coupes d'une nodosité des dimensions d'une tête d'épingle.* — Cette nodosité élémentaire est formée de blocs et cylindres cellulaires dont le diamètre ne dépasse pas le diamètre des travées hépatiques normales et dont les éléments constituants sont polyédriques et offrent les mêmes caractères que ceux du néoplasme pancréatique.

Entre les divers blocs et cylindres cellulaires, se voient des cloisons conjonctives peu épaisses. Au pourtour du nodule cancéreux, le parenchyme hépatique, dont toutes les cellules sont infiltrées de grosses gouttelettes graisseuses, est légèrement tassé.

B. *Coupes d'une nodosité du volume d'une lentille.* — Ce nodule diffère du précédent par sa tendance à l'enkystement. A sa périphérie les travées hépatiques s'aplatissent, entre les parois capillaires un peu épaissies, qui constituent de minces bandes concentriques colorées en rose par le picro-carmin.

Cette nodosité est située sous la capsule de Glisson qui est épaissie au niveau de sa partie culminante. Les mailles conjonctives du stroma s'insèrent en rayonnant, comme autant de cordages fibreux, sur le point épaissi de la capsule de Glisson.

C. *Coupes d'une nodosité du volume d'un gros pois.* — Cette nodosité est formée par la réunion de plusieurs nodules élémentaires nettement séparés les uns des autres par des bandes épaisses de tissu conjonctif. Individuellement, chaque nodule présente les mêmes caractères que le nodule B avec cette différence que les blocs et cylindres cellulaires y sont un peu plus volumineux. Les contours de cette nodosité, vue dans son ensemble, sont régulièrement festonnés et nettement marqués par une bande conjonctive étroite qui sépare complètement le parenchyme hépatique infiltré de graisse de la masse néoplasique.

D. *Coupes d'une nodosité du volume d'une noisette.* — Formée par la réunion d'un grand nombre de nodules cancéreux élémentaires, son contour est festonné et séparé du parenchyme hépatique par une bande assez épaisse de tissu fibreux. Sa partie centrale qui a subi la transformation angéiomateuse est exclusivement constituée par des bandes fibreuses et par des capillaires considérablement ectasiés. Cette transformation angéiomateuse paraît se faire d'une façon systématique, nodule par nodule, si bien qu'à côté des nodules peu vasculaires se trouvent des nodules à peu près complètement transformés en tissu cancéreux.

D. *Coupes d'une nodosité du volume d'un œuf de poule.* — Parmi les nombreux nodules élémentaires qui le constituent, les uns sont formés de blocs et cylindres cellulaires dont le diamètre égale celui des travées hépatiques, les autres sont formés de blocs et cylindres énormes dont le diamètre peut dépasser 30 μ.

Ramifiés, anastomosés, terminés en cul-de-sac, ces cylindres rappellent de loin la disposition trabéculaire normale du foie.

A sa périphérie, cette nodosité est entourée par une capsule épaisse, en dehors de laquelle un grand nombre de capillaires du foie sont énormément dilatés.

F. *Coupes de la paroi du kyste cancéreux du volume d'une grosse orange situé au niveau du ligament coronaire.* — La paroi de ce kyste ressemble à la paroi de la caverne pancréatique ; nous n'insisterons donc pas sur ce point : en dehors, parenchyme hépatique comprimé ; puis capsule fibreuse de un millimètre d'épaisseur, renfermant un grand nombre de capillaires dilatés ; puis blocs et cylindres néoplasiques jeunes, en pleine activité ; enfin blocs et cylindres néoplasiques dégénérés.

G. *Coupes du parenchyme hépatique en divers points non envahis par le cancer.* — Les lobules hépatiques ont perdu leur disposition trabéculaire.

Le foie paraît uniformément constitué par des cellules infiltrées de grosses gouttelettes graisseuses. Le tissu conjonctif des espaces n'est point modifié. Les branches et ramifications de la veine porte, des veines sus-hépatiques, de l'artère hépatique n'offrent rien d'anormal. Les voies biliaires sont saines (1).

(1) L'observation que nous venons de rapporter montre que dans le pancréas comme dans le foie peuvent se développer deux variétés d'épithéliomes : 1° l'épithéliome

OBSERVATION XXXIII.

(*Inédite.*)

*Cancer primitif du rein. — Cancer secondaire des poumons et du foie.
Histologiqucment : Épithéliome tubulé.*

B., Emile-Louis, âgé de trente-deux ans, entré le 17 mars 1884, salle Andral, lit n° 13, à l'hôpital Tenon, dans le service de M. Straus.

Histoire clinique. — M. Gallois nous a donné sur ce malade les quelques renseignements cliniques qui suivent.

Dans le mois d'octobre 1883, le malade, qui jusqu'alors avait joui d'une bonne santé, remarque une tumeur un peu au-dessus et à gauche de l'ombilic. A ce moment, pas de douleur.

Dans le courant de novembre les douleurs apparaissent, augmentent et deviennent telles, qu'elles empêchent tout sommeil. La tumeur va en augmentant de volume.

En février 1884, le malade a plusieurs hématuries. Au moment de l'entrée, douleurs au niveau de la tumeur, irradiations névralgiques dans la région lombaire et les cuisses.

Tumeur énorme occupant toute la moitié gauche de l'abdomen, arrivant jusqu'à l'arcade de Fallope en bas, soulevant les fausses-côtes en haut et dépassant à droite l'ombilic de 10 centimètres. Dans la région lombaire gauche, sensation de rénitence. OEdème des pieds, des cuisses, des lombes, des parties déclives. Ascite considérable.

Pâleur et cachexie très prononcées.

Albumine en grande quantité dans les urines. Pas de sang.

27 *mars.* — Le malade étouffant réclame une ponction; le liquide retiré est très hémorrhagique.

Mort le 7 avril.

Autopsie. — Cancer du rein gauche pesant 5 kilogrammes.

On ne retrouve qu'à la partie supérieure de la tumeur un petit fragment de rein encore reconnaissable. Adhérences très nombreuses. A la coupe, nombreuses hémorrhagies dans l'épaisseur de la tumeur.

Petits noyaux de généralisation dans le foie et les poumons, d'une coloration hématique.

Pas de ganglions cancéreux possibles à séparer de la tumeur rénale.

Examen histologique. — Il a porté sur le rein et sur le foie.

1° *Coupes du rein.* — Les coupes du cancer rénal fournissent des résultats très peu satisfaisants. La masse néoplasique présente un tel développement vasculaire, que dans les préparations l'on ne voit guère que d'énormes capillaires gorgés de globules sanguins. Sur un certain nombre de points, ces vaisseaux se sont rompus, de telle sorte que les tissus sont inondés par des hématies plus ou moins décolorées. En quelques rares points, l'on peut retrouver des vestiges d'éléments épithéliaux comprimés et disposés sans ordre déterminé. Ils affectent d'ordinaire une forme polyédrique et présentent dans un corps protoplasmique un peu grenu et très légèrement teinté de jaune

alvéolaire, décrit dans les classiques, comparable à l'épithéliome hépatique alvéolaire; 2° l'épithéliome tubulé comparable à l'épithéliome hépatique trabéculaire. Comme l'épithéliome hépatique trabéculaire, l'épithéliome pancréatique tubulé coexiste avec une cirrhose, comme lui il est formé d'éléments qui procèdent manifestement des cellules glandulaires sécrétoires et qui se groupent en boyaux ou cylindres; comme lui enfin, il donne naissance à des nodosités qui tendent à l'enkystement.

par le picro-carmin, un noyau volumineux, finement granuleux, régulièrement arrondi, coloré en rose clair par le picro-carmin.

2° *Coupes du foie.* — Les coupes ont été faites sur une nodosité du foie, du volume d'une petite cerise.

La presque totalité de cette nodosité présente la même apparence histologique que la masse cancéreuse du rein, c'est-à-dire qu'elle est à peu près exclusivement formée d'extravasats hématiques et de capillaires tortueux, dilatés, disposés en tourbillons et gorgés de globules sanguins.

A la périphérie de la nodosité seulement, l'on retrouve des éléments cancéreux. Ceux-ci sont disposés sous la forme de cylindres pleins, ramifiés, limités par une mince enveloppe conjonctive qui n'est vraisemblablement pas autre chose que la paroi des capillaires normaux du foie, légèrement épaissie. Les cellules qui constituent ces boyaux cancéreux sont régulièrement polyédriques.

Leurs contours sont nettement marqués par une ligne sombre qui permet de les distinguer facilement l'une de l'autre. Elles sont formées d'un noyau et d'un protoplasma qui paraît constant dans son existence. Le noyau est le plus souvent unique, quelquefois double; il est arrondi et possède un diamètre de 9 à 13 μ. Il devient rarement gigantesque et perd rarement sa forme globuleuse. Il se colore en rose tendre par le picro-carmin et contient de fines granulations parmi lesquelles on en distingue quelquefois une volumineuse ou nucléole. Le protoplasma renferme de petits grains et se teint à peine en jaune tendre par le picro-carmin.

Il eût été intéressant de chercher à pénétrer le mode de développement des ectasies capillaires au sein des nodosités cancéreuses et de déterminer les raisons et le mécanisme de la transformation caverneuse ou télangiectasique du cancer, mais les pièces que nous avons eues à notre disposition n'étaient nullement favorables à cette étude. Nous avons pu constater seulement que la genèse des ectasies capillaires est postérieure à la prolifération épithéliale et que les cylindres carcinomateux disparaissent étouffés d'une façon toute mécanique au fur et à mesure de leur développement par le développement des ectasies capillaires.

La nodosité cancéreuse était située immédiatement sous la capsule de Glisson; celle-ci avait conservé partout son épaisseur et sa structure normale, sauf au niveau du point culminant de la nodosité, où, déchiquetée à sa face interne, entamée par les capillaires dilatés, elle était réduite à moins du quart de son épaisseur habituelle. Une rupture était donc imminente, qui aurait pu, étant donné le calibre des capillaires dilatés, déterminer une hémorrhagie péritonéale mortelle.

Par sa face profonde, la nodosité cancéreuse répondait au parenchyme hépatique dont les travées constituantes étaient simplement refoulées et tassées concentriquement.

Le tissu conjonctif, aussi bien que les cellules du foie, restait absolument passif et ne présentait, ni à distance du noyau, ni dans son voisinage, aucune trace d'irritation et de prolifération. Les voies biliaires et les vaisseaux sanguins étaient normaux.

OBSERVATION XXXIV.

Cancer primitif du bassinet et de l'uretère à gauche. — *Cancer secondaire de la plèvre gauche et du foie.*

Histologiquement : Épithéliome alvéolaire.

L'on trouvera dans les Bulletins de la Société anatomique les détails cliniques et opératoires de ce fait observé par M. Hartmann (1).

(1) HARTMANN, Pyélite calculeuse; néphrotomie, mort. Cancer du bassinet et de l'uretère à gauche avec propagation à la plèvre gauche et au foie (*Bull. Soc. anat.*, 1886, p. 576).

Nous nous bornons à rapporter ici les résultats de l'examen microscopique qu'il nous a fourni l'occasion de pratiquer.

Examen histologique. — L'examen a porté : 1° sur un fragment du rein gauche d'apparence squirrheuse, fournissant par le raclage une minime quantité de suc cancéreux ; 2° sur un fragment du rein droit contenant un petit abcès miliaire ; 3° sur un fragment du bassinet gauche ayant subi la transformation carcinomateuse ; 4° sur un fragment de l'uretère gauche montrant des saillies cancéreuses ; 5° sur un fragment du foie renfermant de petites nodosités néoplasiques.

1° *Coupes du rein gauche.* — Il est constitué par un stroma épais, creusé d'alvéoles rares et irréguliers, remplis d'éléments cellulaires. Le stroma est essentiellement formé d'un tissu conjonctif fibreux, riche en vaisseaux, en cellules rondes, en vésicules adipeuses, en faisceaux de fibres musculaires lisses. Les éléments néoplasiques contenus dans les logettes du stroma sont de forme variable et de dimensions peu considérables. Leur noyau, arrondi ou ovalaire, peu volumineux, coloré en rose par le picro-carmin, laisse voir parfois un nucléole plus vivement teinté. Leur protoplasma est faiblement granuleux et coloré en jaune rosé par le picro-carmin. Un certain nombre d'éléments nécrobiosés ne laissent plus voir de noyaux et, après l'imprégnation par le picro-carmin, prennent une teinte brun sale.

2° *Coupes du rein droit.* — Il contient un petit abcès cunéiforme dont la base répond à la surface du rein ; cet abcès est formé de cellules rondes agminées autour des glomérules de Malpighi et interposées aux tubes sécrétoires du rein.

3° *Coupes du bassinet gauche.* — Il offre les mêmes lésions histologiques que le rein gauche, avec cette différence toutefois qu'ici les alvéoles cancéreux sont plus larges et plus nombreux. De même que celle du rein gauche, la structure normale du bassinet gauche a complètement disparu.

4° *Coupes de l'uretère gauche.* — Les lésions de l'uretère gauche sont moins prononcées que celles du bassinet et du rein correspondant. Les différentes tuniques de ce conduit sont parfaitement reconnaissables. En dedans, la muqueuse est intacte et pourvue d'un épithélium inaltéré. En dehors, la tunique fibreuse apparaît doublée de cellules adipeuses d'une grande épaisseur. Entre la muqueuse et la fibreuse se montre la musculeuse avec ses deux plans, le longitudinal et le circulaire. Les lésions carcinomateuses ne font cependant pas défaut dans l'uretère ; dans la tunique musculeuse et dans la fibreuse on trouve de larges alvéoles remplis d'éléments néoplasiques possédant les caractères que nous avons précédemment décrits.

5° *Coupes du foie.* — A côté de petites nodosités carcinomateuses formées d'un stroma creusé d'alvéoles renfermant des éléments cellulaires, on trouve un certain nombre de ramifications de la veine porte obturées par des bouchons néoplasiques. De distance en distance, l'on découvre également de petites embolies cancéreuses intra-capillaires. Enfin quelques ramifications des veines sus-hépatiques contiennent elles-mêmes des éléments cancéreux. Les travées hépatiques contiguës aux productions néoplasiques sont refoulées et tassées. Les lobules hépatiques, éloignés de toute nodosité carcinomateuse, ne présentent d'autre altération qu'un certain degré de dégénérescence graisseuse périlobulaire.

OBSERVATION XXXV.

*(Inédite. — Due à **M. Ménétrier** pour la partie clinique et nécroscopique.)*

Cancer primitif du corps de l'utérus. — Cancer secondaire des ganglions mésentériques, du péritoine, des ovaires, de l'intestin, de la vésicule biliaire et du foie. Histologiquement : Épithéliome cylindrique.

E., Rose, quarante-huit ans, passementière, entre le 29 mai 1884, salle Rayer, n° 9, à l'hôpital Tenon, service de M. Troisier.

HISTOIRE CLINIQUE. — Cette femme entre à l'hôpital, se plaignant de ressentir, depuis deux mois et demi, de violentes douleurs dans le bas-ventre. Elle n'accuse aucune maladie antérieure et a seulement toujours été assez nerveuse.

Elle a eu trois enfants à terme, un est mort, les deux autres sont encore vivants.

Les douleurs qu'elle ressent siègent à l'hypogastre et dans la fosse iliaque droite, avec irradiations vers le flanc droit et la région épigastrique; elles sont spontanées, continues, avec exacerbations et augmentées par la pression. Cette femme est très grasse et la palpation de l'abdomen est fort difficile. Cependant, on sent dans le bas-ventre à droite, comme une masse résistante, cette sensation paraît vraisemblablement due à la contracture des muscles de la paroi qui sont sentis à travers une épaisse couche de graisse.

Au toucher, on trouve l'utérus mobile, il semble en rétroversion, le col ne paraît pas altéré. La malade ne perd pas.

Les urines ne renferment ni sucre ni albumine. Tous les autres appareils fonctionnent normalement et l'état général paraît assez satisfaisant.

Après avoir essayé des révulsifs variés, sans parvenir à atténuer les douleurs, on en arrive à se contenter de les calmer momentanément, soit par le chloral ou l'opium, soit plus tard par des injections quotidiennes de morphine. Avec le temps, loin de voir survenir une amélioration quelconque dans l'état de la malade, on peut remarquer une altération progressive de sa santé. Elle perd ses forces, maigrit, n'a plus d'appétit et est prise parfois de diarrhée. Les douleurs sont toujours de plus en plus vives.

10 août. — On pratique le toucher et voici ce qu'on trouve. L'utérus n'est plus mobile, le col est gros, dur, entr'ouvert, mais non déformé, il n'y a rien dans le cul-de-sac antérieur, mais le toucher du cul-de-sac postérieur est douloureux et l'on a la sensation d'une masse dure, ligneuse, irrégulière, adhérente au fond du vagin et faisant corps avec l'utérus.

17 août. — Éruption papulo-érythémateuse siégeant à la face dorsale des mains et au pourtour des deux genoux. Cette éruption disparaît rapidement.

25 août. — Au toucher on trouve l'utérus très abaissé, immobile, repoussé en avant contre le pubis. Le cul-de-sac postérieur est aplati, repoussé par une masse dure, qui semble se confondre avec l'utérus. On sent en outre deux nodosités dans l'épaisseur de la paroi vaginale, en ce point.

27 septembre. — L'affaiblissement s'accentue de jour en jour. Les douleurs persistent; 4 injections de morphine par jour. Au toucher, on trouve l'utérus abaissé, complètement immobile. Dans les culs-de-sac postérieur et latéraux, masse dure ligneuse. Les petites nodosités du cul-de-sac postérieur ont notablement augmenté de volume. La malade perd un peu d'humeur par le vagin. En outre, quoique n'ayant pas d'hémorrhoïdes, elle rend un peu de sang avec ses matières.

Octobre. — La cachexie s'accentue. Œdème des extrémités et des parties déclives. Ascite. Parotidite à droite survenue dans le dernier jour.

La malade meurt le 15 novembre.

AUTOPSIE (17 novembre). — Encéphale et ses enveloppes sains. Poumons sains, un peu de congestion des bases, pas de tubercules. Cœur, poids 220 grammes, sain. Quelques plaques graisseuses sur l'aorte.

Le péritoine renferme une assez notable quantité de liquide brun jaunâtre, non hémorrhagique. Sa surface est parsemée de ci de là de plaques ou de mamelons légèrement saillants, de couleur blanchâtre. Ils siègent surtout dans le petit bassin. On en trouve aussi beaucoup sur le mésentère dont une grosse plaque, à surface ulcérée, située au voisinage de l'abouchement de l'iléon dans le cæcum.

Le foie pèse 1,700 grammes, il est en partie adhérent au diaphragme dont cependant on le détache assez facilement. Il est de couleur jaune clair; sa surface présente une apparence pseudo-cicatricielle. Il n'est pas déformé, son bord antérieur est resté tranchant et il ne présente extérieurement aucune trace d'altération autre qu'une dégénérescence graisseuse extrêmement avancée. A la coupe, couleur jaune clair uniforme. Par places on trouve des nodosités arrondies variant en volume de celui d'une lentille à celui d'une grosse noisette, de couleur blanc grisâtre. Elles se distinguent souvent assez mal au milieu de la teinte jaune clair du foie, néanmoins elles sont toujours bien limitées. Ces nodosités cancéreuses siègent un peu partout, quelques-unes affleurent à la surface, mais la plupart sont disséminées dans la profondeur. On en trouve 5 ou 6 dans le lobe de Spigel. Pas de caillots dans les grosses branches de la veine porte.

La vésicule est très distendue, elle est bourrée de calculs à facettes, au nombre de 20 à 30. Elle ne renferme pas de bile, mais un mucus glaireux blanc grisâtre. Ses parois sont légèrement épaissies et l'on trouve un gros bourgeon cancéreux de couleur blanchâtre, mou, fongueux, situé à sa face supérieure, ne se continuant pas avec le tissu du foie. Ce bourgeon renferme à son centre une sorte de kyste plein d'une bouillie masticoïde. Le canal cystique est oblitéré par un calcul. Les autres gros conduits biliaires sont libres.

La rate est petite, ridée; poids 85 grammes. L'estomac est sain.

L'intestin grêle présente à sa face interne, et de place en place, de petits points blanchâtres ressemblant à des tubercules miliaires. Les lésions de l'intestin ressemblent beaucoup à celles de la tuberculose intestinale, sauf peut-être par les caractères de l'ulcération qui ressemble plutôt à une tumeur ulcérée. Des lésions semblables se retrouvent sur le gros intestin principalement au niveau du cæcum. Dans la cavité intestinale, on trouve des matières grisâtres, muqueuses; cependant, dans le duodénum et la partie supérieure du jéjunum, les matières sont colorées par la bile.

Dans le mésentère sont un grand nombre de ganglions atteignant au plus le volume d'une noisette.

Les reins sont de volume et d'apparence normaux. Ils pèsent 155 et 125 grammes. Il n'y a pas de dilatation ni des uretères, ni des bassinets. Le rein gauche renferme cependant une sorte de kyste assez nettement limité du volume d'une grosse noisette et rempli d'une bouillie blanchâtre. Les capsules surrénales sont saines.

Le pancréas est sain.

Dans le petit bassin, il n'y a pas de fausses membranes, seulement le péritoine est recouvert de plaques blanchâtres de 2 à 5 millimètres d'épaisseur, lesquelles se trouvent aussi au niveau de la face postérieure de la paroi hypogastrique.

L'utérus présente le volume du poing. Sa surface est mamelonnée et de consistance inégale. Il est adhérent à la vessie, qui paraît faire partie d'une même tumeur avec les ligaments larges sur les côtés. Pas d'adhérences avec le rectum qui n'est pas altéré.

De chaque côté, les ovaires présentent deux petits kystes du volume d'une pomme d'api, à parois minces, en partie transparents, remplis d'un liquide citrin. Le reste des ovaires est converti en masse cancéreuse et se continue avec le tissu de même nature, qui infiltre les ligaments larges.

Sur une coupe médiane de l'utérus on trouve sa cavité à peine plus grande que normalement et au fond deux bourgeons sessiles, non ulcérés. Les parois du corps ont 4 à 5 centimètres d'épaisseur. Elles sont formées d'un tissu blanchâtre, blanc grisâtre ou blanc rosé, de consistance très inégale, ramolli par places. Le col moins altéré est très ramolli (probablement par la putréfaction), il est peu déformé et ulcéré.

La vessie qui adhère à la paroi antérieure du col est complètement envahie par le cancer. Ses parois sont épaisses de près de 2 centimètres, sa cavité est anfractueuse, tomenteuse, ulcéreuse, sanieuse, renfermant un peu d'urine assez peu altérée.

Les ligaments larges sont formés d'un tissu qui, à la coupe, présente le même aspect que celui de l'utérus.

Les parois du vagin ne sont envahies qu'au pourtour du col, mais non ulcérées.

Examen histologique. — Il a porté sur l'utérus, le péritoine, l'intestin, la vésicule biliaire et le foie.

1° *Coupes de l'utérus.* — Des coupes ont été pratiquées sur un des bourgeons cancéreux sessiles, proéminant dans la cavité du corps de l'utérus et sur les parois de l'utérus lui-même en un point inégal et ramolli avoisinant les bourgeons cancéreux.

Les coupes qui portent sur le bourgeon cancéreux comprennent en épaisseur, outre le bourgeon, une partie de la couche musculaire sous-jacente de l'utérus et en largeur le bourgeon tout entier et les parties contiguës. Le bourgeon cancéreux semble constitué par une sorte de boursouflement de la muqueuse utérine. Il est formé d'un stroma creusé de cavités et de fentes remplies d'éléments cancéreux.

Le stroma assez épais est composé de cellules rondes et de cellules fusiformes plongées dans une substance fondamentale à peine teintée en gris violet par l'éosine hématoxylique. Les cellules cancéreuses offrent très nettement dans certaines cavités la disposition de l'épithéliome cylindrique ; dans d'autres cavités, elles sont disposées sans aucune régularité. Leur noyau un peu granuleux est arrondi ou ovalaire et présente 8 à 10 μ de diamètre ; leur protoplasma légèrement granuleux, souvent peu abondant, se colore en jaune clair par le picro-carmin.

Au voisinage du bourgeon cancéreux la muqueuse utérine est inaltérée, ainsi que les glandes en tube qu'elle contient. De même, au niveau du bourgeon cancéreux, la couche musculaire, ainsi que les vaisseaux qu'elle renferme, est absolument normale.

Les coupes qui ont été faites au voisinage des bourgeons cancéreux montrent l'envahissement de la couche musculaire qui, déchiquetée, creusée de cavités irrégulières, renferme des éléments cancéreux identiques, dans leur disposition et leurs caractères individuels, à ceux que renferme le bourgeon cancéreux.

2° *Coupes du péritoine.* — Les coupes faites sur plusieurs granulations péritonéales d'apparence cancéreuse comprennent l'épaisseur de ces granulations et des parois intestinales sous-jacentes. Ces granulations sont formées de cellules rondes et d'un tissu conjonctif adulte, assez abondant. Elles sont situées dans la couche profonde du péritoine entre le revêtement endothélial et la couche musculaire longitudinale de l'intestin.

3° *Coupes de l'intestin.* — Ces coupes ont été faites sur une ulcération intestinale fongueuse de 1 centimètre de diamètre. Au niveau de la partie médiane de cette ulcération, toutes les tuniques intestinales sont détruites et confondues en une masse commune, formée de tissu conjonctif inégal, déchiqueté, creusé de cavités irrégulières, tapissées d'un épithélium cylindrique et remplies en leur centre de masses épithéliales dégénérées.

A la périphérie de l'ulcération, la muqueuse recouvre la première ses caractères normaux ; la celluleuse et la musculeuse dissociées infiltrées de masses néoplasiques ne se montrent saines que plus loin.

4° *Coupes de la vésicule biliaire.* — Elles ont porté sur la périphérie de la nodosité cancéreuse située sur la paroi supérieure de la vésicule biliaire. La couche sous-muqueuse de la vésicule est à ce niveau, creusée de larges cavités tapissées d'un bel épithélium cylindrique. Sous la muqueuse de la vésicule, se voient deux grosses veines obturées par des bouchons cancéreux.

5° *Coupes du foie.* — Elles ont porté sur deux nodosités cancéreuses dont l'une avait les dimensions d'une lentille et l'autre les dimensions d'une noisette, ainsi que sur plusieurs points non cancéreux du foie. La nodosité qui a le volume d'une lentille présente des contours très irréguliers. Elle est formée en grande partie d'un tissu fibreux très dense et très abondant, creusé de cavités inégales remplies d'éléments épithéliaux. Sur quelques points, les éléments épithéliaux offrent assez nettement le type de l'épithélium cylindrique, sur d'autres ils présentent les formes les plus variées et sont disposés sans aucune régularité.

Quelques masses épithéliales sont formées de cellules remplies de fines gouttelettes graisseuses.

Comme la précédente, la nodosité qui a le volume d'une noisette offre des contours irrégulièrement découpés. Elle est remarquable par le développement du tissu fibreux qui se dispose sous forme de larges bandes et la segmente en nodules élémentaires; les éléments périphériques seuls, qui reposent sur les larges bandes fibreuses que nous avons signalées, ont conservé leur aptitude à se laisser imprégner par les matières colorantes. Les éléments épithéliaux situés au centre des nodules élémentaires, ainsi que les bandes conjonctives plus ou moins délicates qui les séparent, uniformément dégénérées, se laissent à peine teinter par le picro-carmin et l'éosine hématoxylique.

En dehors des nodosités cancéreuses, le parenchyme hépatique a perdu toute disposition lobulaire et trabéculaire, les cellules constituantes étant remplies de grosses vésicules adipeuses. Les vaisseaux, les voies biliaires et le tissu conjonctif sont normaux.

OBSERVATION XXXVI.

(Inédite. — Personnelle.)

Cancer primitif de l'ovaire. — Cancer secondaire du péritoine et du foie.

P., Claudine, soixante-six ans, cuisinière, entrée le 12 février 1885, salle Colin, lit n° 12, hôpital Tenon, service de M. Hanot.

Histoire clinique. — Le père et la mère de la malade sont morts à un âge avancé.

La malade n'a jamais eu de maladie antérieure; elle a eu beaucoup de revers de fortune.

Elle a eu deux enfants, l'un à vingt-six ans, l'autre à vingt-sept. A la suite de sa dernière grossesse, elle a eu le poignet droit paralysé pendant un mois environ. Bien portante depuis.

Il y a cinq ans environ, elle s'aperçut que son ventre grossissait, trois mois après, elle reçut dans le flanc droit une pierre qui le fit encore plus augmenter de volume. Au mois d'octobre dernier, elle eut une bronchite assez intense qui dura environ six semaines et à la suite de ce rhume, le ventre devint de plus en plus gros.

État actuel. — La malade paraît plus âgée qu'elle ne l'est réellement. Coloration légèrement jaunâtre de la peau. La langue est couverte d'un enduit blanchâtre. Les conjonctives sont décolorées. Dégoût prononcé pour tous les aliments, mais jamais de vomissements. Selles régulières.

Dans toute la région abdominale, s'étend une tumeur volumineuse arrondie, ne changeant pas de forme par le déplacement. A sa partie inférieure et à la percussion, on perçoit une sonorité due au refoulement des intestins; tout le reste de la tumeur est mat, dur, élastique. On perçoit très facilement de la fluctuation. La malade accuse deux points de côté intenses au niveau des fausses côtes.

Respiration accélérée. Rien d'anormal à la percussion de la poitrine; à l'auscultation, râles de congestion à la base.

Rien au cœur.

Le foie est refoulé en arrière vers la colonne vertébrale; il semble diminué de volume.

Depuis environ deux jours, les jambes sont œdématiées, surtout la droite.

13 *février*. — Même état.

16 *février*. — Le malade se plaint d'une oppression plus grande. Inappétence encore plus complète. Les jambes sont très œdématiées. Elle accuse une douleur plus grande à la pression de la jambe droite. La tumeur kystique est douloureuse à la palpation à sa partie inférieure et sur la ligne médiane.

Injection de morphine. Cataplasmes laudanisés.

18 *février*. — La malade est plus reposée.

19 *février*. — Coliques toute la nuit.

21 *février*. — La malade souffre beaucoup, est très oppressée.

Injections de chlorhydrate de morphine.

22 *février*. — L'oppression a beaucoup diminué. La malade a eu deux vomissements alimentaires mélangés de bile jaune.

24 *février*. — Plus de vomissements, moins de douleur.

27 *février*. — Un peu d'ascite. La tumeur n'a pas augmenté de volume, mais elle est bien plus sensible. Elle a une consistance semi-solide.

1er *mars*. — La malade souffre de plus en plus. Elle pousse des cris continuels. L'oppression est revenue plus grande.

2 *mars*. — Décès.

AUTOPSIE (trente-six heures après la mort). — A l'ouverture du thorax, adhérences partielles de la plèvre à la paroi thoracique.

Les deux poumons, à leur sommet, présentent quelques tubercules.

Rien d'anormal au cœur. La crosse de l'aorte dilatée présente de nombreuses plaques athéromateuses.

A l'ouverture de l'abdomen, un kyste très volumineux vient faire saillie au dehors, sa surface n'offre que peu d'adhérences et on l'énuclée facilement. On constate que son pédicule tient au ligament large droit. A l'incision du kyste, il s'écoule environ 6 litres d'un liquide épais, couleur café au lait. La paroi présente une épaisseur assez uniforme d'un demi-centimètre environ. Le kyste n'est pas cloisonné, mais sa surface interne est parsemée de nombreuses saillies mollasses en chou-fleur et de vésicules colloïdes. On voit encore à sa surface des vaisseaux nombreux gorgés de sang.

Le grand épiploon est rétracté sous forme d'une bande épaisse; sa coupe est lardacée. Sur la surface péritonéale, tant viscérale que pariétale, on voit de nombreuses saillies néoplasiques de petit volume.

Foie. — De moyenne dimension, pesant 1,700 grammes, il présente sur la surface convexe de son lobe droit des adhérences. La capsule de Glisson est épaissie. A la coupe, on trouve disséminées quelques nodosités de cancer. Le reste du foie offre un aspect de foie muscade.

Reins. — Dans le rein droit, on trouve un kyste assez volumineux. Le parenchyme des deux reins est très anémié dans toute son étendue.

Rate. — De dimension normale, un peu diffluente.

EXAMEN HISTOLOGIQUE. — Il a porté sur les parois de l'épithéliome kystique de l'ovaire et sur les nodosités cancéreuses secondaires du foie.

1° *Coupes de l'épithéliome ovarique.* — Les parois du kyste ovarique sont composées d'un stroma conjonctif creusé de formations tubulées. Par places, ces formations se dilatent : elles sont alors tapissées d'un épithélium plat et sont remplies d'une substance transparente, grenue, tenant en suspension des éléments polymorphes en dégénérescence colloïde.

2° *Coupes des nodosités secondaires du foie.* — Elles sont formées d'un stroma épais limitant des cavités alvéolaires. Celles-ci contiennent des éléments polymorphes à protoplasma clair et à noyaux volumineux, pourvus de gros nucléoles réfringents.

Les nodosités cancéreuses se continuent brusquement avec les parties voisines. Le parenchyme hépatique qui leur est interposé est inaltéré.

OBSERVATION XXXVII.

(Inédite. — Nous devons à M. Ménétrier les détails cliniques et nécroscopiques de cette observation.)

Cancer primitif du testicule. — Ablation. — Cancer secondaire des poumons, des ganglions mésentériques, iliaques et inguinaux, des veines iliaques, du pancréas, du duodenum, des reins et du foie.

Histologiquement : Épithéliome alvéolaire.

Ch., Laurent, quarante-cinq ans, maçon, entre le 17 janvier 1884, salle Gérando, lit n° 8, service de M. Troisier, à l'hôpital Tenon.

Histoire clinique. — Cet homme est entré le 21 juillet de l'année dernière dans le service de M. Gillette pour une tumeur du testicule gauche qui avait commencé à se développer six mois environ auparavant. Cette tumeur était assez volumineuse, non ulcérée, elle fut enlevée par M. Gillette, qui la considérait comme de nature maligne. La cicatrisation s'effectua parfaitement.

Déjà avant l'opération, le malade avait commencé à maigrir et à perdre ses forces, il a continué après, puis s'est mis à tousser, en même temps qu'il éprouvait quelques troubles digestifs : diminution de l'appétit, dégoût de certains aliments, la viande notamment, lenteur des digestions, renvois acides. Constipation habituelle, pas de vomissements.

Il y a un mois environ, il s'est aperçu de la présence d'une petite tumeur dans le pli de l'aine correspondant au côté opéré. Enfin, depuis le même temps, ses jambes ont commencé à enfler, d'abord temporairement, puis définitivement ; l'œdème s'est étendu à toute la partie inférieure du corps et le ventre a également augmenté de volume.

Il n'a eu antérieurement d'autre maladie, qu'une fluxion de poitrine survenue après la guerre. Aucun antécédent syphilitique. Son père et sa mère sont morts tous deux, mais il ignore de quelle maladie. Il a eu deux frères, un est vivant et bien portant, l'autre est mort du choléra.

Sa femme tousse et maigrit depuis assez longtemps. Il en a eu quatre enfants, un seul est vivant ; des trois autres, un est mort à quinze jours, deux à quatre et cinq ans, tous deux de méningite.

Ce malade présente un œdème assez considérable des membres inférieurs, des bourses, de la verge, de la paroi abdominale et aussi des parties déclives du tronc. Un peu de liquide dans le ventre. Les veines sous-cutanées abdominales sont légèrement dilatées.

Le foie paraît un peu gros, sa matité remonte jusqu'à deux doigts au-dessous du mamelon droit et s'étend sur la ligne mamelonnaire sur 12 centimètres environ de hauteur. Le bord inférieur est difficile à sentir, en raison du ballonnement du ventre, qui rend également la palpation fort difficile dans toute la région abdominale. La matité splénique ne paraît pas augmentée.

Sur le scrotum à gauche, on retrouve la cicatrice de l'opération exécutée l'an dernier, la région est œdémateuse, mais il ne paraît pas y avoir reproduction de néoplasme en ce point. Dans le pli de l'aine gauche, on trouve un gros ganglion du volume d'une noix, assez dur, mobile sous la peau, non douloureux.

Rien au cœur.

Dans les poumons, résonnance très affaiblie des deux côtés, matité à la base droite, en arrière et en dehors. Râles sous-crépitants de tout volume, disséminés un peu partout. Souffle bronchique au sommet droit. Expectoration muco-purulente.

Pas de fièvre, pas d'ictère.

Les urines ne renferment ni sucre, ni albumine, ni pigment biliaire, mais présentent un abondant dépôt uratique.

Pas de douleurs, le malade se plaint seulement de sa grande faiblesse et de sa toux qui le fatigue beaucoup.

Les jours suivants, l'état général va toujours en s'aggravant.

L'œdème augmente, le tympanisme également. Le malade souffre peu dans le ventre, mais éprouve des douleurs assez persistantes dans le membre inférieur gauche.

31 janvier. — Il expectore quelques crachats rougeâtres, ressemblant un peu à de la confiture d'abricot et entremêlés à ses crachats muco-purulents habituels. Ces crachats, examinés au microscope, renferment, outre des globules sanguins et des globules de pus, un grand nombre de cellules épithélioïdes de forme très variable, ressemblant assez bien à des cellules du cancer. Dans les mêmes crachats, le procédé d'Ehrlich permet de trouver un grand nombre de bacilles.

Dans les derniers jours suivants, un délire léger.

Le malade succombe le 14 février.

Autopsie (15 *février*). — Encéphale, méninges, sans altérations.

Plèvres. — La gauche est libre. La droite présente des adhérences fibreuses.

Poumon gauche. — Poids 760 grammes. Au sommet, tubercules fibreux jeunes, assez confluents. Mêmes lésions dans le lobe inférieur. Dans les deux lobes se rencontrent, çà et là, des nodosités cancéreuses, généralement arrondies, du volume d'un pois à celui d'une noisette et même d'une noix. Elles sont au nombre de dix à quinze environ. Les ganglions du hile atteignent le volume d'une grosse noisette et paraissent cancéreux. Pas de lymphangite.

Poumon droit. — 1,000 grammes. Le lobe inférieur renferme à sa partie inférieure une grosse masse cancéreuse, ramollie, jaunâtre, semblable à du fromage et qui occupe une cavité, limitée en dehors par la plèvre épaissie et calcifiée, en dedans par le tissu pulmonaire. La limite de séparation entre le tissu morbide et le parenchyme pulmonaire est peu nette. Toute cette masse cancéreuse paraît complètement mortifiée. Elle présente environ le volume d'une tête d'enfant naissant. Au sommet, la plèvre très épaissie recouvre un tissu altéré par des lésions probablement tuberculeuses sans excavation. Les ganglions du hile sont également altérés.

Le cœur est sain, il pèse 260 grammes. L'aorte est saine dans sa portion thoracique.

Dans l'abdomen, on trouve une masse énorme formée par la transformation des ganglions mésentériques et péri-aortiques ; cette masse englobe l'aorte abdominale qui est notablement rétrécie, et ses branches, ainsi que la veine cave inférieure, adhère au pancréas, au duodenum, aux corps vertébraux, sans cependant envahir ces derniers et se prolonge de chaque côté au devant des reins sans se confondre avec eux. En bas, cette masse se continue à droite et à gauche autour des vaisseaux iliaques jusqu'à l'aine et dans le petit bassin jusqu'à la vessie et le rectum, qui cependant sont sains. Cette masse est formée par une trame fibreuse extrêmement dure, presque comme du cartilage et des noyaux cancéreux quelquefois ramollis, rouges ou jaunes, généralement trop peu abondants pour en modifier la consistance.

Il n'y a pas de péritonite cancéreuse. La cavité péritonéale renferme seulement un peu de liquide.

Le pancréas, sain en grande partie, est cependant vers son bord inférieur et surtout au niveau de sa tête, envahi par le cancer qui en ce point pénètre jusqu'au duodenum. Dans ce dernier, on trouve au voisinage de l'ampoule de Vater, une ulcération peu étendue qui repose sur le tissu morbide.

L'estomac, l'intestin moins le duodenum sont sains.

La veine cave, au niveau de la tumeur, renferme un caillot volumineux, adhérent, qui à l'œil nu paraît de nature cancéreuse. Les veines iliaques renferment des caillots de même apparence que celui de la veine cave. La veine iliaque gauche aussi injectée présente à peu près le volume de l'index.

Dans le pli de l'aine gauche, on retrouve le ganglion senti pendant la vie, il est gros comme une noix, dur, formé de tissu cancéreux avec beaucoup de tissu fibreux.

Le cordon spermatique du côté-opéré paraît sain. Pas de récidive locale.

Le testicule droit est sain.

La rate est saine, elle pèse 120 grammes.

Rein gauche sain, poids 170 grammes. Rein droit, poids 160 grammes, il renferme, au niveau de son extrémité supérieure, plusieurs nodosités cancéreuses en partie ramollies, de forme irrégulière, non saillantes à la surface et ne s'avançant pas jusqu'au bassinet.

Le foie pèse 1,420 grammes. Il a conservé sa forme normale. Le lobe gauche paraît sain extérieurement. Il en est de même de la face inférieure de l'organe. A la surface convexe du lobe droit, on trouve cinq à six petites nodosités légèrement saillantes du volume d'un pois à celui d'une noisette, arrondies, de couleur jaune rougeâtre à la coupe et dont les plus grosses sont ramollies à leur centre. A la coupe, le tissu du foie présente, par places, des plaques d'un jaune plus terne, d'apparence graisseuse. On trouve disséminées dans le parenchyme des nodosités cancéreuses assez nombreuses et de volume variable. Les unes sont petites, miliaires, les plus grosses atteignant le volume d'une noix et celles-ci légèrement ramollies au centre. Leur couleur est blanche ou blanc jaunâtre. Dans la partie postérieure de l'organe, près de sa surface, une cavité, résultant du ramollissement d'une nodosité cancéreuse atteignant le volume d'une pomme d'api, est remplie d'une bouillie rougeâtre. Dans une des grosses branches de la veine porte, on rencontre un petit caillot d'apparence suspecte, en outre quelques-unes des petites branches portes se rendant à des nodosités cancéreuses, sont complètement oblitérées par des caillots. La vésicule renferme de la bile sans calculs. Les grosses voies biliaires sont saines.

Les capsules surrénales sont saines.

Examen histologique. — L'étude microscopique de la tumeur cancéreuse du testicule n'a pas été faite. L'examen a porté sur les ganglions iliaques, le poumon, les veines iliaques primitives et l'aorte abdominale, englobées au milieu des ganglions dégénérés, le duodenum, les reins et le foie.

1° *Coupes d'un ganglion iliaque.* — Elles ont été faites sur un ganglion adjacent à la veine iliaque. Ce ganglion est formé d'un stroma fibreux limitant des logettes dans lesquelles sont contenues des cellules cancéreuses. Celles-ci, polyédriques par pression réciproque, sont pour ainsi dire réduites à leur noyau; le protoplasma grenu est en effet peu abondant au moins dans la plupart d'entre elles. Le noyau est arrondi ou ovalaire et très nettement limité dans son contour, il présente de 8 à 11 μ de diamètre, se colore en rose très clair par le picro-carmin et renferme un, deux et parfois trois nucléoles réfringents vivement colorés par le picro-carmin.

2° *Coupes du poumon.* — Nous rappellerons que pendant la vie du malade, l'examen microscopique avait révélé dans les crachats l'existence de cellules épithélioïdes et de bacilles de Koch, signes certains de la coexistence de la tuberculose et de la carcinose pulmonaires.

Des coupes ont été pratiquées sur les parois de l'excavation carcinomateuse du poumon. En dehors, cette paroi est nettement bordée par une épaisse bande de tissu conjonctif de la face interne de laquelle partent des cloisons fibreuses qui segmentent la masse néoplasique. Les loges ainsi limitées contiennent un grand nombre d'éléments cancéreux pressés, qui, dégénérés, se colorent en jaune brun par le picro-carmin. Ce n'est qu'en un point circonscrit des préparations qu'on peut reconnaître d'une façon précise les caractères des cellules cancéreuses.

3° *Coupes des veines iliaques.* — Une section transversale de la veine iliaque primitive droite comprenant ses parois et le thrombus oblitérant qu'elle contient, ne laisse voir d'élément cancéreux ni dans ses tuniques, ni dans sa cavité. Au contraire, une section transversale de la veine iliaque primitive gauche permet de reconnaître que les cellules cancéreuses prennent une part considérable à la formation du caillot qui l'oblitère.

4° *Coupes de l'aorte abdominale.* — Une coupe comprenant la paroi aortique et un ganglion cancéreux adjacent, montre que ce ganglion est nécrobiosé dans sa totalité et que l'aorte est restée inaltérée.

5° *Coupes du duodenum.* — Les différentes tuniques du duodenum sont envahies par le cancer. Les lésions sont à leur maximum dans la couche sous-muqueuse, laquelle est considérablement épaissie. La couche musculeuse relativement peu altérée, contient des veines obturées par des cellules cancéreuses.

6° *Coupes du rein.* — Au niveau des nodosités cancéreuses, le parenchyme rénal a totalement disparu. Il est remplacé par un système de cloisons fibreuses limitant des aréoles dans lesquelles sont renfermées des cellules carcinomateuses. A la périphérie des nodosités, les tubes du rein et les glomérules de Malpighi sont tassés et aplatis.

7° *Coupes du foie.* — Des coupes ont été faites sur le caillot contenu dans une des grosses branches de la veine porte, sur une petite branche de la veine porte thrombosée se rendant à une nodosité cancéreuse, sur une nodosité cancéreuse du volume d'un pois et sur les parties non cancéreuses du parenchyme hépatique.

A. Le caillot contenu dans une des grosses branches de la veine porte est presque exclusivement formé d'éléments cancéreux facilement reconnaissables à leurs grandes dimensions et à leurs autres caractères.

B. Le caillot contenu dans une des petites branches de la veine porte de 1 millimètre de diamètre, qui se rend à des nodosités cancéreuses, est composé des éléments normaux du sang et de cellules cancéreuses. Ici les cellules cancéreuses sont relativement peu nombreuses, réfugiées uniquement à la périphérie du thrombus, contre la tunique interne de la veinule enflammée et végétante.

C. La nodosité cancéreuse du volume d'un pois, refoule à sa périphérie les travées hépatiques qui se disposent concentriquement autour d'elle. Elle est formée de masses cellulaires qui ne diffèrent point de celles dont nous avons signalé l'existence dans d'autres organes.

D. En dehors des nodosités cancéreuses, les lobules hépatiques sont sains, il en est de même des voies biliaires, des ramifications de l'artère hépatique, des divisions des veines sus-hépatiques et des ramifications de la veine porte, autres que celles dans lesquelles nous avons signalé l'existence d'éléments cancéreux.

BIBLIOGRAPHIE

ALLEN, Cancer of liver, etc. *Extr. Rec. Bost. Soc. M. Improve.* 1876, VI, 57.

ALLING, Cancer du rein. Généralisat. cancéreuse consécutive. *Bull. Soc. anat.*, 1869, 278.

ALVARENGA, Cancro encephaloide do figado, etc. *J. Soc. d. sc. med. de Lisb.*, 1852, 2° s. XI, 161.

ANCIAUX, Cancer du foie ouvert à l'extérieur. *Clin. chirurg.*, Liège, 1816, 147.

ANDRAL, *Cliniq. médic.*, 1827, IV, 20 et 266. — Du même : *Anat. path.*, 1829, II, 603.

ANDRAL, Cancer du foie. *Th. Doct.* Paris, 1866.

ANDRÉ, Cancer du foie avec hémorrhagie dans la cavité du péritoine. Tubercules dans les poumons. *Bull. Soc. anat.*, 1851, 237.

ARNOULD, Cancer hépatique interstitiel. *Ann. Soc. d'anat. path.* de Bruxelles, 1876, XXV, 23.

ASSAGIOLI, Cancro del fegato e del piloro. *Gior. veneto di sc. med.* Venezia, 1879, 51.

AUERBACH, Zur Entwickelung der secundären Lebercarcinome. *Deutsch. med. Woch.*, 1879, V, 395.

AUFRECHT, Infiltrirter Leberkrebs. *Path. Mitth. Magdebourg*, 1881, 118.

AUSSILLOUX, Un cas de cancer du foie. *Montpellier médic.*, 1877, 290.

AUSSOURD, De l'élévation de la températ. dans les néoplasmes et en particulier dans le cancer du foie. *Th. Doct.* Paris, 1882.

AXEL KEY ET RAYNA BRUZELIUS, Adéno-carcinome du foie avec métastases dans les poumons et la huitième côte. *Hygiæ, nod. med. arkiv.*, 1877, IV, n° 18.

BAILLIE, *Anat. path. des organes les plus importants du corps humain*, trad. p. Guerbois. Paris, 1815, 178.

BAIRD, Case of encephaloid degeneration of the liver. *Country Pract. Beverly*, N.-Y., 1879, I, 145.

BALL, Altérat. du foie simulant la cirrhose. *Bull. Soc. anat.*, 1859, 337.

BALLET, Carcinome circonscrit du hile du foie, etc. *Bull. Soc. anat.*, 1879, 264.

BALZER, Cancer de l'estomac et du foie avec angioleucite pulmonaire. *Bull. Soc. anat.*, 1876, 50.

BAMBERGER, Krankh. d. chylopoet. Apparat. *Wirchows Handb. d. sp. Path. und Therap.*, 1855, VI, 599.

BANTI, voy. *Brigidi.*

BARRAUD, Cancer primit. d. foie. *Gaz. hebd. des sc. méd. de Bordeaux*, 11 mars 1882.

BARTHOLOW, Malignant disease of the liver. *Coll. and Clin. Rec.* Philadelph., 1884, V. 103.

BATES, A case of scirrhus of the liver. *Tr. Maine M. Ass.*, 1873, IV, 88.

BAUDRIMONT, voy. *Serres.*

BAUER, Primäres Lebercarcinom. *Ann. d. städt. allg. Krankenh. zu München*, 1878, I, 253.

BAYLE ET CAYOL, *Dict. des sc. médic. p. une soc. de méd. et de chirurg.*, Paris, III, 1812. *Art. cancer*, 633.

BAZY, Foie où s'étaient développés côte à côte la cirrhose et le cancer. *Bull. Soc. anat.*, 1879, 613.

BEALE, Cancer diffused through the entire liver. *Arch. med.*, Lond., 1857, I, 129.

BECKER, Ueber das Lebercarcinom. Würzbourg, 1862.

BEGBIE, Cancer of. the Liver. *Reynolds syst. of med.* Lond. 1871, III, 372.

BELL, Cancer of the liver. *Canada m. a. surg. Journ.* Montreal, 1877, V, 433.

BENDER, De carcinomate hepatis. Berolini, 1862.

BENNET, Cancer of liver, etc. *Lancet*, Lond., 1859, I, 459.

BENSON, Primary cancer of the liver. *Dublin q. j. m. sc.*, 1870, 493.

BENJAMIN, Un cas de cancer du foie chez le cheval. *Recueil de méd. vétérinaire*, 1879, 6° s., VI, 67.

BERGER, Cancer des vésicules séminales et de la prostate. Métastase. *Bull. Soc. anat.*, 1871, 222.

BERINGER, voy. *Vaughan.*

BERND, De carcinomate hepatis, Lipsiæ, 1851.

BERNEAUDEAU, Tumeur du foie (carcinome encéphaloïde). *Journ. de méd. de l'ouest.* Nantes 1883, XVII, 164.

BERNUTZ, Cancer encéphaloïde du foie et de l'estomac. *Bull. Soc. anat.*, 1865, 61.

BEURNIER, Cancer encéphaloïde du rein. *Bull. Soc. anat.*, 1885, 519.

BIDE, Cancer du pylore. Généralisat. dans le foie. Ictère. Cachexie rapide. Mort. *Bull. Soc. anat.*, 1875, 428.

BIGGER, Cancer gelatinous of the abdominal viscera; dropsy. *Dublin q. j. m. sc.*, 1844, XXV, 495.

BLACHEZ, Cancer du foie en voie de transformation graisseuse. *Bull. Soc. anat.*, 1857, 362.

BLEU, Cancer des poumons et du foie. *Bull. Soc. anat.*, 1846, 290.

BLOCQ, Cirrhose, adénome et cancer primitif du foie. *Bull. Soc. anat.*, 1885, 412. — Du même : Cancer primitif de la vésicule biliaire. Propagat. au foie, etc., *ibid.*, 1886, 260.

BOCHDALEK, Einiges über die Heilungsprocesse des Krebses in der Leber, etc. *Prag. Vierteljahr. prakt. Heilk.*, 1845, II, 65. — Du même : Zur Frage über die Heilung des Leberkrebses. *Ibid.*, 1847, III, 143.

BOETTCHER, Beitrag z. Frage über den Gallertkrebs in d. Leber. *Arch. f. path. anat.*, Berlin, 1858, XV, 352.

BOLLINGER, Ueber carcinoma hepatis. *Würzbourg*, 1880.

BORRICHIUS, Anatome puelli septennis scirrho hepatis extincti. *Acta med. et phil. Hafn.*, 1873, I, 184.

BOURNEVILLE et DURAND, Cancer de la dure-mère. Perforation du crâne. Cancer du foie. *Bull. Soc. anat.*, 1874, 304. — BOURNEVILLE ET HARANGER, Cancer latent de l'estomac, de la vés. biliaire et du foie. *Ibid.*, 1879, 132.

BOUVERET, Note sur le développement du cancer primit. du foie. *Rev. mens. de méd.*, 1884, 525.

BOWLES, Case of cancer of liver with anomalous symptoms; death; autopsy. *Virginia M. Month.* Richmond, 1880-81, VII, 249.

BOZA, Un caso de cáncer hepático. *Rev. med. d. Chile*, Sant. d. Chile, 1873, II, 220.

BRIGHT, Observat. on abdomin. tumors and intumescence. *Guy's Hosp. Rep.* Lond. 1840, V, 298.

BRIGIDI ET BANTI, Adenoma tubulato del fegato. *Sperimentale Firenze*, 1881, 337.

BRINTON, Cancer of the liver and mesentery. *Tr. path. soc.*, Lond., 1856, VIII, 244.

BRISSAUD, Adénome et cancer hépatique. *Archiv. gén. de méd.*, 1885, 2° v., 129.

BROCA, Foie cancéreux. *Bull. Soc. anat.*, 1853, 16.

BROUSSAIS, *Cours de patholog. et d. thérapeut. gén.* Édit. Mlle Delaunay, II, 195.

BRUEN, Primary carcinoma of pancreas and liver. *Boston med. and. surg. Journal*, 1882, 49.

BRÜHL, Fungus medullar. hepatis. *Wochenschrif. f. d. ges. Heilk.*, Berlin, 1843, 801.

BRUNTON, Cancer du foie ou du pancréas, etc. *St-Bartholom. Hosp. Rep.* 1876, 247.

Budd, Cancer of the Liver. *Medic. Times and Gaz.*, 1857, XV, 60.

Budin, Fracture ancienne de la voûte du crâne, etc. Cancer encéphaloïde primitif du foie à marche excessivement rapide. *Bull. Soc. anat.*, 1874, 22.

Buhl, Alveolarcolloid in d. Leber. *Illust. med. Ztg.*, München, 1852, I, 102.

Burck, Relation au sujet d'un cas intéressant de carcinome encéphaloïde du foie et de l'intestin, observé sur une jument réformée au 35° régiment d'artillerie. *Presse vétér.* Paris, 1885, V, 591.

Burgos, Cáncer difuso del hígado. *Rev. med.* Rio d. Jan., 1877, XIV, 402.

Calmettes, Endocardite, etc. Cancer du foie et de l'utérus. *Bull. Soc. anat.*, 1874, 320.

Calvitto, Cancro e cirrosi del fegato in un cane. *Gazz. med. vet.*, Napoli, 1876, VI, 283.

Cantani, Carcinoma midollare del fegato in un adulto. *Morgagni*, Napoli, 1878, XX, 65. — Du même : Carcinoma epatico. *Boll. d. clin.*, Napoli, 1886, III, 129.

Cargill, Malignant disease of the liver, etc. *Lond. m. gaz.*, 1851, XIII, 592.

Carpentier, Cancer du foie et des ganglions mésentériques, etc. *Presse méd. belge*, Bruxelles, 1875, XXVIII, 17. — Du même : Cancer du foie et de la vésicule biliaire, etc., *ibid.*, 89.

Carson, Cancer of the liver. *St-Louis Cour. of med.*, 1879, II, 178.

Casali, Esame chimico di un liquido tratto dalla cistifellea di un fegato carcinomatoso. *Riv. clin. d. Bologna*, 1869, VIII, 109.

Carswel, Article carcinoma. *Patholog. Anatomy*, 1838.

Cayla, Cancer primit. du foie. *Gaz. hebd. des sc. méd. d. Bordeaux*, 1883, III, 231.

Cayol, voy. *Bayle.*

Cazalas, Observation sur un cas de cancer du foie et de l'estomac. *Exp. d. trav. de la Soc. méd. de la Moselle*, 1853, 119.

Cerutti, Fall v. infiltrirtem Leberkrebs. *Deutsche Klinik.*, Berlin, 1850, II, 23.

Chalubinski, Atrofia i rak watroby (atrophie et cancer du foie). *Pam. Towarz. Lek.* Warszaw, 1852, XXVIII, 15.

Champetier de Ribes, Cancer du rein et de la caps. surrénale du côté droit. Cancer infiltré du foie. Absence complète d'hématurie. *Bull. Soc. anat.*, 1877, 135.

Chauvel, Contribut. à l'étude du cancer primitif du foie. *Th. Doct.*, Bordeaux, 1883.

Chomel, Cancer du foie, etc. *Gaz. des hôp.*, Paris, 1835, IX, 157. — Du même : Dégénérescence squirrheuse du foie, etc., *ibid.*, 1843, 2° s. V, 113.

Chuquet, Cancer du foie ayant présenté les signes phys. d'un kyste hydatiq. *Bull. Soc. anat.*, 1879, 658.

Cless, Tödtlich gewordener Fall. v. scirrhöser Leberverhärtung. *Mitth. d. würtemb. aertzl. Ver.*, Stuttg., 1883, 1, 392.

Cocchi, Scirro del fegato. *Consulti med.*, Milano, 1824, 182.

Cohn, *Gunsburg's Zeitschrift f. klin. Medizin*, 1854, 477.

Colliny, Quelques observat. d. cancer du foie. *Archiv. gén. de méd.*, 1836, X, 195.

Corazza, Cancro e cirrosi del fegato in particolare distribuzione. *Bull. de sc. med. de Bologna*, 1871, 5° s. XI, 342.

Cornil et Ranvier. *Manuel d'histol. path.*, 2° édit.. 1884, II, 459.

Cossy, Cancer encéphaloïde primit. d. l. vés. biliaire. Propagat. au foie. Absence d'ictère. *Bull. Soc. anat.*, 1878, 462.

Cotting, Malignant disease of the liver ; weight 16 pounds. *Boston medic. and surgical Journal*, 1862, 19.

Craig, A post mortem examination of a case diagnosed « cancer of the liver ». *Quart. tr. Lancaster city a. Co. M. Soc.*, 1880, I, 141.

Crivelli, Cancer primitif du foie. *Bull. Soc. anat.*, 1881, 276.

Crouse, Encephaloid disease of the liver, *Philadelph. med. and surg. report*, 1874, XXX, 272.

Cruveilhier, *Traité d'anat. path. gén.*, 1864, V, 158.

Cryan, Encephaloïd cancer of the liver. *Th. medic. Press. and circul. Gaz.*, 1869, 271.

Curtis, Cancer of the stomach and liver. *Tr. m. soc. County Albany*, 1883, III, 134.

Cutler, Cancerous liver and spleen. *Med. Rec.*, N.-Y., 1867, II, 256.

Dahl, Medullarkrebs der Leber und des Magens, etc. *Beitr. z. Heilk.* Riga, 1857, IV, 80.

Dalton, Infiltrating growth in liver and suprarenal capsule. *Tr. path. soc.*, Lond., 1884, XXXVI, 247.

Dave, Cancer généralisé. *Bull. Soc. anat.*, 1876, 474.

De Christen, De hepatis carcinomate. Berolini, 1862.

Déjerine, Étranglement. int. par un épith. cylind. du gros intestin. Noyaux second. dans le foie. *Bull. Soc. anat.*, 1878, 288. — Du même : carcinome du cerveau, etc. *Bull. Soc. anat.*, 1880, 357. — Du même : voy. *Hugonneau.*

De Jong, Carcinoma hepatis. *Duæ historiæ morborum,* etc. Goudæ, 1846, 9.

Delaunay, Tumeur du foie. Épithéliome adénoïde enkysté. *Bull. Soc. anat.*, 1876, 241.

Depage, Cancer encéphaloïde du foie, etc. *Presse méd. belge.* Brux., 1886, XXXVIII, 89.

De Renzi, Sul carcinoma del fegato. *Bol. d. clin.* Napoli, 1884, I, 153.

De Reutt, De carcinomate hepatis. *Regimonti. Pr.*, 1865.

Derignac, Épithélioma du foie (adénome). *Prog. méd.*, 1884, 307. — Derignac et Gilbert, Cancer adénoïde du foie. *Gaz. médic.* Paris, 1884, 28.

Derville, Cancer du foie et de l'estomac, etc. *Bull. Soc. anat.*, 1884, 270.

Deschamps, Cancer de l'orbite. Opérat. et récidiv. successives. Généralisat. au poumon, au foie et au péritoine. *Bull. Soc. anat.*, 1876, 764.

Deschamps, Cancer primit. du foie chez un enfant de onze ans; mort; autopsie. *France médic.*, 1885, 809.

Desnos, Épithélioma du larynx. Généralisat. au foie. *Bull. Soc. anat.*, 1878, 398.

Desrosiers, Note sur un cas de cancer du foie et du pancréas. *Union méd. d. Canada*, 1881, 202.

De Vincentiis, Di un cancro midollare primario del fegato con trombose della vena porta e della sopra-epatica. *Movimento Napoli*, 1878, X, 433.

Dieulafoy, Marche et pronostic du cancer du foie. *Journ. d. méd. et de chirurg. pratiq.*, 1885, 249.

Dittrich, Beobachtung ueber Krebsablagerungen. *Vierteljahrsch. f. d. prakt. Heilkunde.* Prag., 1848, fascic. 3, 97.

Drecq, Essai sur le cancer du foie et les signes qui peuvent le faire reconnaître. Paris, 1817.

Dreschfeld, On a peculiar form. of liver tumour. *Journ. of. Anat. and Physiol.* Lond., 1879-80, 329.

Drury, Carcinoma of the liver. *N.-York méd. Journ.*, 1884, XXXIX, 613.

Dubar, Cirrhose et cancer disséminé du foie. *Bull. Soc. anat.*, 1879, 405.

Dubrac, Des tumeurs adénoïdes du foie. *Th. Doct.* Paris, 1872.

Du Castel, Tumeur du cœur avec cancers du foie et de l'estomac. *Bull. Soc. anat.*, 1870, 47.

Duckworth, Carcinoma of the liver and rectum; autopsy. *Med. Press. a. circ.* London, 1880, XXX, 453.

Dufour, Cancer du foie et de l'estomac. *Bull. Soc. anat.*, 1852, 305.

Dujardin-Beaumetz, Cirrhose et cancer primit. disséminé du foie. *Prog. méd.*, 1880, 52.

Durand, voy. Bourneville.

Durgin, Scirrhus in the liver and about the choledoch duct. *Nashville J. m. a. surg.*, 1855, IX, 195.

Dussaussay, Cancer primitif du foie. *Bull. Soc. anat.*, 1876, 345.

Eberth, Das Adenom der Leber. *Virch. Archiv*, 1868, XLIII, 1.

Eichhorn, Histologische Studien über Lebercarcinom und alveoläres Lebersarcom. Würzbourg, 1880.

Eitner, Scirrhi hepatis. *Med. Ztg.* Berlin, 1840, IX, 197.

Ernous, Étude sur le cancer primitif du foie. *Th. Doct.* Paris, 1879.

E. S. Une énorme tumeur du foie (adénome). *Correspondenz Blatt, f. Schweitzer Ærtze*, 1880, 504.

Evans, Cancer of the liver and stomach, etc. *Med. Times Lond.*, 1847, XVI, 493.

Ewart, Primary cancer of the liver. *Brit. med. Journ.*, 1880, II, 503.

Fagge, Three cases of primary contracting scirrhus of the liver, simulating cirrhosis. *Tr. path. soc.*, Lond., 1876, XXVIII, 137.

Farraut, Cases of diseases of the liver. *Brit. med. journ.*, 1857, n° 16.

Farre, The morbid. anatomy of the liver. Lond., 1812.

Féré, Cancer second. du foie. Oblitérat. du canal cystique. Obstruction cicatricielle du vagin. *Bull. Soc. anat.*, 1881, 22.

Feroci, Storia di un cancro epatico narrata. *Raccoglitore med. de Forli*, 1873, XXIII, 5.

Fetzer, Beiträge zur Histogenese des Leberkrebses *Inaug. Abhandl*, Tübingen, 1868.

Finnel, Cystic tumor connected with stomach; cancer of pylorus and liver. *N.-Y. Med. J.*, 1874, XX, 640.

Fitzpatrick, Cancer of liver diagnosed by means of aspirator. *Indian M. gaz.*, Calcutta, 1874, IX, 326.

Foerster, *Lehrb. d. sp. path. Anat.* Leberdegenerationen Zw. Auflag, 269.

Font-Réaulx, Cancer du foie, de la clavicule et du rectum. *Bull. Soc. anat.*, 1865, 649.

Foot, On hepatic carcinoma. *Dublin, J. m. sc.*, 1874, LVII, 382.

Forin, Medullary carcinoma of the liver, etc. *Canada Lancet*, Toronto, 1885-86, XVIII, 357.

Fourestiè, Carcinome primit. du foie formant une masse unique, recouverte uniformément par le parenchyme hépatique. *Bull. Soc. anat.*, 1874, 38.

Fowler, Primary scirrhous cancer of the liver. *Transact. path. soc.* Lond. 1882, XXXIII, 192.

Frerichs, *Traité pratiq. des maladies du foie*, édit. franç. Traduct. Duménil et Pellagot, 3° édit., 1877, 565 et 633.

Fuzellier, Sur le cancer et les tubercules du foie. Paris, 1818.

Gallico, Enorme carcinoma epatico latente, riconosciuto con puntura esploratoria, etc. *Gaz. méd. ital. prov. venete*. Padova, 1881, XXIV, 437.

Garnier, Cancer de la tête du pancréas généralisé au foie. *Bull. Soc. anat.*, 1886, 472.

Gem, Carcinoma of the liver, etc. *Lancet* London, 1885, I, 747.

Genouville, Cancer du foie. *Bull. Soc. anat.*, 1854, 161.

Gibb, Cancerous tubercle of the liver and stomach, etc. *Tr. path. soc.*, Lond., 1858, X, 179.

Giesbers, Bijdrage tot de kennis van primair levercarcinoom. Utrecht, 1879.

Gilbert, Contribut. à l'étude du canc. primit. d. foie. Du cancer massif. du foie. *Th. doct.* Paris, 1886. — Du même : voy. *Dérignac.* — Du même : voy. *Hayem.*

Gille Brèchemin, Cancer primit. du pancréas. Envahissement des gros conduits biliaires. Cancer secondaire du foie. Érosions hémorrhagiques de l'estomac. *Bull. Soc. anat.*, 1879, 417.

Gilles de la Tourette, Cancer primitif du foie. *Bull. Soc. anat.*, 1881, 254.

Gordon, Case of cancer of the liver, etc. *Dublin Quarterly Journ.*, 1867, XLIV, 425.

Greenfield, Primary columnar epithelioma of the liver. *Transact. Path. Society*, Lond., 1874, XXV, 166.

Greenish, Ueber das Adenom der Leber. *Med. Jahr.* Wien, 1882, 411.

Greenwood, Cancer of the liver. *Canada Lancet*, Toronto, 1879, XI. 233.

Grégoire, Dégénérescence cancéreuse du foie; développement énorme. *Ann. Soc. de méd. d'Anvers*, 1862, XXIII, 637.

GRIESINGER, Das Adenoïd. d. Leber. *Archiv. d. Heilkunde*, 1864, V, 385.

GRIMES, Scirrhous tumor of liver and omentum. *Med. and surg. rep*. Philad., 1878, XXXVIII, 338.

GROSS, Carcinoma of the liver. *Philadelph. med. Times*, 1880, X, 533.

GÜNSBURG, Kolloidkrebs der Leber eines Ochsen. *Zeitsch. f. klin. Med.*, Breslau, 1854, V, 307.

GUYON, Note sur l'anat. path. du foie farci de product. épith. *Soc. de biolog.*, 3e s., I, 1859-60, 22.

HABRAN, Cancer du foie et kyste hydatique. *Bull. Soc. anat.*, 1868, 437.

HAILES, Cancer of the liver. *Med. ann., Albany*, 1880, III, 132.

HALLA, Ueber Krebsablagerung in innern Org. *Prager Vierteljahr.*, 44, 28.

HALLOWELL, Case of cancer of the stomach and liver. *Med. exam.*, Philad., 1840, III, 597.

HANOT, Épithéliome cylindrique du foie. Sarcome utérin. *Bull. Soc. anat.*, 1881, 72.

HANTZ, Contribut. à l'étude du cancer du foie. *Th. Doct.* Paris, 1876.

HARANGER, voy. *Bourneville*.

HARDY, Épithéliome du foie (polyadénome). *Semaine médic.* Paris, 1884, 17.

HARE, Farre's cancerous tubercle of the liver. *Lancet*, Lond., 1859, I, 458.

HARLEY, A treatise of diseases of the liver. London, 1882.

HARRIS, Ueber die Entwickelung des primären Leberkrebses. *Virchows Archiv*, C, 1885, 139.

HARTMANN, Pyélite calculeuse, etc. *Bull. Soc. anat.*, 1886, 576.

HASKELL, Carcinomatous tumors of the stomach and liver. *Boston m. a. surg. J.*, 1844, XXX, 200.

HAYEM ET GILBERT, Cancer primitif enkysté du foie. *Rev. mens. de méd.*, 1883, XLIII, 952.

HEATH, Cancer of the liver and cardiac extremity of the stomach, with perforation. *Tr. path. soc.*, Lond., 1857, IX, 212.

HENDRICHS, Krebsgeschwulst in der Caps. Glissonii und in der Leber. *Med. Cor.-Bl. rhein. u. westfäl. Aerzte*, Bonn, 1843, II, 105.

HERBST, A case of carcinoma of the liver, etc. *Med. and. surg. report.* Philad., 1880, 174.

HESS, Zur Path. d. Lebercarcin. *Diss. inaug.* Zürich, 1872.

HEUSINGER, Carcinoma medullare acutum hepatis, etc. *Deutsche med. Wochensch.* Berlin, 1884, X, 547.

HEWSON, Cancer of the liver. *Proc. path. soc.*, Philadelph., 1860, I, 156.

HEYFELDER, Mémoire sur plusieurs altérations du foie. *Archiv. gén. d. méd.*, 1839, 2e vol., 442.

HICKSON, A case of primary cancer of the liver, with remarks. *The Dublin Journ. of. med. sc.*, 1880, LXIX, 177.

HOFFMANN, Grosses Adenom der Leber. *Arch. f. path. Anat.*, v. Virchow, 1867, XXIX, 193.

HOHNBAUM, Einiges zur Diagnose des Medullarcarcinoms der Leber, *Hannov. Ann. f. d. ges. Heilk.*, 1842, II, 57.

HUGER, Hepatic cancer, etc., Charleston. *M. J. and rev.*, 1874, II, 1.

HUGHES, Cancer of the liver. *Dublin. Q. j. m. sc.*, 1856, XXI, 220.

HUGONNEAU ET DÉJERINE, Cancer de la onzième côte. Cancer second. du foie. *Bull. Soc. anat.*, 1875, 782.

HUNT, Carcinoma hepatis. *Tr. m. soc. N. Jersey*, Newark, 1880, 220.

HUTCHINSON, Cancer of the liver and of the stomach. *Phila. m. Times*, 1871, II, 273.

HUTYRA, Elsödleges kocsomjàs rák a májban (cancer colloïde du foie). *Orvosi hetil.* Budapest, 1886, XXX, 169.

HYBORD, Cancer du foie. Mort subite. *Bull. Soc. anat.*, 1867, 711.

ILLINSKI, Metastatic cancroid of liver, etc. *Med. Vestnik*, Saint-Petersb., 1866, VI, 508.

ISAMBERT, Cancer énorme du foie. *Bull. Soc. anat.*, 1854, 102.

JACCOUD, Cancer encéphaloïde du rein gauche, du foie et des poumons. *Bull. Soc. anat.*, 1858, 197.

JACOBI, Congenital carcinoma of kidney and liver. *American Journ. of obstetrics*, N.-York, 1880, 119.

JANSEN, Cancer du foie et du péritoine. *Arch. méd. belges*, Bruxelles, 1863, XXXI, 446.

JEANTON, Cancer primitif du rein gauche. Cancer secondaire du foie. *Bull. Soc. anat.*, 1886, 199.

JENNINGS, Cancer of the liver. *Dublin. Q. m. j. sc.*, 1864, XXXVIII, 434.

JOFFROY, Abaissement de la température dans un cas de cancer du foie. *Bull. Soc. biolog.*, 1869, 225.

JUNGMANN, Ein Fall von cirrhotischer Leber und Adenombildung und Uebergang derselben in Carcinom. *Inaug. dissert.* Berlin, 1882.

KAUFMANN, Ueber Multiplicität des primären Carcinoms. *Arch. f. path. Anat., v. Virchow*, 1879, LXXV, 317. — *Analyse in rev. d. Hayem*, 1881, XVIII, 437.

KEATING, Cancer of the liver and other abdominal viscera. *Proc. path. soc.*, Philad., 1860, I, 11.

KELSCH ET KIENER, Contribut. à l'hist. de l'adénome du foie. *Archiv. de physiol.*, 1876, 622.

KIENER, voy. *Kelsch.*

KINDT, Beitrag zur Histogenese primärer Lebercarcinome. Kiel, 1882.

KING, Cancer of the liver and spleen. *Nashville, J. m. a. surg.*, 1876, XVII, 259.

KLEBS, Carcinom der Leber und Gallenwegen. *Path. anat.*, I, 491.

KLINGER, Bericht ueber einige Leberkrankheiten. *Virchows Archiv*, 1858, XII, Heft 6, 538.

KOCH, Medullarkrebs der Leber; Wassersucht. Section. *Med. Zeit. Russlands*, Saint-Pet., 1850, VII, 37.

KOEHLER, Die Krebs und Scheinkrebs Krankheiten. Stuttgard, 1853.

KOTTMANN, Fall von primärem Carcinoma bei einem neunjährigen Mädchen. *Corresp. Blatt. Schweiz. Ærtze*, 1872, 469.

KRAUS, Diffuse Verkalkung in cicatrisirenden Leberkrebsen. *Prag. med. Wochensch.*, 1885, X, 321.

KUFFERATH, Un cancer du foie consécutif à un cancer de l'œsophage. *Ann. Soc. d'anat. path. de Bruxelles*, 1877, XXVI, 108.

KUNZE, *Lehrbuch der pract. Medicin.* Leipzig, 1873, I, 438.

LABERGE, Observation sur un cancer du foie et sur une tumeur cancéreuse située dans le médiastin antérieur ayant causé une perforation du sternum. *J. univers. et hebdom. de méd. et de chirurg. pratiq.*, Paris, 1831, III, 488.

LABORDE, Cancer du foie ayant envahi tout l'organe, etc., tumeur cancéreuse concomitante de la tête du pancréas et du pylore. *Compt. rend. Soc. biolog.*, 1860, 3° s. I, 283.

LAGRANGE, Cancer de l'estomac. Généralisation. Cancer second. dans le foie, les poumons, le cerveau. Perforat. du crâne. *Bull. Soc. anat.*, 1872, 206.

LAILLER, Tumeur encéphaloïde de la cuisse; extirpation; mort un mois après; masses cancéreuses trouvées dans le foie, les poumons, etc. *Bull. Soc. anat.*, 1846, 385.

LANCEREAUX, *Atlas d'anat. path.*, 1871, texte 72. — Du même : *Traité d'an. path.* 1875, I, 410 et 455. — Du même : Contribution à l'étude de l'hépato-adénome. *Gaz. méd. de Paris*, 1868, 640, 706, 736. — Du même : Les cirrhoses secondaires. *Union médicale.* 1886, 2° vol., 817.

LANDRIEUX, Carcinome du foie, du rein gauche et des capsules surrénales, etc. *Bull. Soc. anat.*, 1869, 183.

LAVERAN, Observat. d'épith. à cellules cylind. primit. du foie. *Archiv. d. phys.*, 1880, 661.

LAW, Cancer of the liver. *Dublin Quaterly Journ.*, 1867, 1er vol. 421.

LEBERT. *An. path. gén.* Paris, 1857, 321. — Du même : Maladies cancéreuses, 1851, 573.

Lecorché et Talamon, *Études médic.*, 1881, 354.

Lee, Medullary cancer of the liver. *Proc. path. soc.*, Phila., 1867, II, 73.

Leichtenstern, Voy. *Schüppel.*

Leopold, Ueber Gefässgeräusche bei Unterleibsgeschwülsten, speciell bei einem Leberkrebs. *Arch. d. Heilk.*, Leipz., 1876, XVII, 394.

Lepidi-Chioti, Carcinoma epatico. *Ann. clin. d. osp. incur.* Napoli, 1881, VI, 187.

Lépine, Cancer primitif du foie. *Bull. Soc. anat.*, 1873, 524.

Lermoyez, Épithélioma cylind. d. l. vésicule biliaire. *Bull. Soc. anat.*, 1884, 250.

Leroux, Cancer primitif de la vésicule biliaire. Propagat. au foie, etc. *Bull. Soc. anat.*, 1879, 580.

Letulle, Cancer de l'œsophage, etc. *Bull. Soc. anat.*, 1877, 490. — Du même : Cancer primit. du foie. *Ibid.*, 1878, 303. — Du même : Alcoolisme chronique. Cancer primit. d. foie. *Gaz. méd. de Paris*, 1878, 493.

Leuf, Carcinoma hepatis. *Proc. m. soc. County kings.* Brooklyn, 1882-83, VII, 131.

Levick, Cancer and abscess of liver. *Tr. coll. phys.*, Philad., 1850, III, 239.

Lewis, Cancer encéphaloïde du foie chez un enfant de treize ans. *Chicago med. Journ.*, avril 1877.

Liebl, Carcinoma medullare hepatis. *Wien. med. Presse*, 1878, XIX, 1098.

Littell, Scirrhus of the liver and pylorus, etc. *Am. j. m. sc.*, Philad., 1837, XXI, 256.

Litten, Ueber einen Fall von infiltrirtem Leberkrebs, etc. *Archiv. f. path. Anat. u. Phys.*, 1880, 269. — *Analyse in rev. d'Hayem*, 1881, XVII, 509.

Little, Case of cancer of the liver, etc. *Med. Press. a. circ.* Lond., 1886, XLI, 360.

Lius, Di un adenoma del fegato. *Gazz. de clin.* Torino, 1886, XXIII, 225.

Longuet, *Gaz. hebd.*, 1874, 774.

Loomis, Cancer of the liver. *Am. m. Times*, N.-Y., 1862, V, 217.

Lopez Garcia, Caso clinico notable de carcinoma medular difuso del higado con cirrosis carcinomatosa. *Rev. méd. de Sevilla*, 1883, III, 163.

Lormand, Cancer primit. du foie. *Prog. méd.*, 1882, 387.

Losada, Tumores adenoides del higado. *Rev. d. sanid mil. esp.*, Madrid, 1864, I, 494.

Lothrop, Cancer du foie et du pancréas. *Buffalo med. a. surg. Journ.*, 1880-81, 303.

Luneau, Cancer paraissant avoir débuté par le foie, et s'être étendu à l'estomac, au duodénum, au pancréas, à la caps. surrén. et à la paroi abd. ant. *Bull. Soc. anat.*, 1870, 356.

Luschka, Gallertkrebs der Leber. *Arch. f. path., Anat., v. Virchow*, 1852, IV, 400.

Lutz, Cancer of the stomach and liver. *Proc. Saint-Louis, M. soc. Missouri*, 1878, I, 245.

Maffucci, Nota preventiva sul cancro primario del fegato; Studii anatomici e sperimentale. *Movimento.* Napoli, 1881, 2ᵉ s., III, 359.

Magnus, Ein Fall von Krebs der Leber und des Netzes beobachet im Jacobs-Hospitale zu Leipzig, Würzbourg, 1860.

Mahomed, On two cases of adenoma hepatis. *Tr. soc. path.*, Lond., 1876, XXVIII, 144.

Malherbe, Cancer primitif du foie, etc. *Études clin.*, Nantes, 1875, fasc. 1, 71.

M'Ghie, Case of tuberiform cancer of liver, combined with a large aneurism of abdominal aorta; autopsy. *Glasgow m. J.*, 1859, 60, 2ᵉ s. VII, 344.

Malthe, Carcinom i kirrotisk Lever. *Jahresb. d. gesammt. Medic.*, 1879.

Marion, Cancer of the liver. *Boston med. and. surg. Journ.*, 1881, CV, 615.

Marix, Cancer primitif du foie. *Bull. méd. du Nord*, 1878, 2ᵉ s., XVIII, 116.

Martens, Ueber einen Fall von Carcinom der Leber und carcinomatöser Thrombose der aufsteigenden Hohlader, Kiel, 1869.

Martin, Carcinom und Adenom des Leber beim Pferde. *Jahresb. d. Thierarzneischule.* München, 1882-83.

MASON, Medullary tumor of the liver and stomach, with disease of the left lung. *Penins. J. m. ann. Arbor*, Michig., 1856-57, IV, 116.

MATHIEU, Cancer latent du pylore et du foie. *Bull. Soc. anat.*, 1881, 57.

MELLERSH, Carcinome encéphaloïde du foie. *Philad. med. and surg. Report*, 1878, XXXVIII, 25.

MÉNÉTRIER, Cancer primit. du poumon, etc. *Bull. Soc. anat.*, 1886, 140. — Du même : Cancer primit. d. foie, etc. *Bull. Soc. anat.*, 1886, 415.

MERCIER et STANSKI, Cancer du sein chez un homme; ablation; récidive; mort; dégénérescence et ramollissement des os; squirrhe du foie. *Bull. Soc. anat.*, 1837, XII, 181.

MERKLEN, Épithélioma du rectum. Productions second. dans le foie et l'épicrâne, etc. *Bull. Soc. anat.*, 1878, 11. — Du même : Cancer de l'estomac généralisé, etc. *Ibid.*, 1876, 457. — Du même : Note sur un cas de cirrhose atrophique avec adénome généralisé du foie. *Rev. mens. d. méd.*, 1883, 305.

METCALFE, Cancer of liver and uterus, with multilocular cysts. of ovary. *N.-Y., Journ. med.* 1849, II, 328.

METTENHEIMER, Carcinom der Glisson'schen Kapsel. *Deutsch. Arch. f. klin. Med.*, Leipzig, 1869, V, 439.

MEUNIER, Observat. de cancer du foie et du poumon. *Bull. Soc. anat.*, 1862, 78.

MEYER, Untersuchungen über die Carcinome der Leber und einige andere pathologisch-anatomische Abnormitäten desselben Organes, Basel, 1843.

MEYER, Ein Fall von Carcinoma hepatis idiopathicum, Berlin, 1882.

MEZZINI, Infiltrazione carcinomatosa del fegato; morte improvvisa per emorragia della vena diafragmatica inferiore, *Ebd. clin. d. Bologna*, 1863, 257.

Mo, Carcinoma del fegato con nodi secondarii. *Osservatore*, Torino, 1876, XII, 82. — Du même : Cancro del fegato, etc., *ibid.*, 1878, XIV, 217.

MONAHAN, A doubtful case of carcinoma of the liver. *Med. Counsellor*, Columbus, 1856, II, 169.

MONNERET, Du cancer du foie. *Arch. gén. d. méd.*, 1855, 1 vol., 513 et 658.

MONNOT, Cancer encéphaloïde du foie. *Bull. Soc. anat.*, 1845, 32.

MOORE, Carcinoma of liver, *The Dublin Journ. of med. sc.*, 1878, LXXIX, 66.

MORGAGNI, De sedibus et causis morborum, 9° édit., 1821, IV, 109, 589, etc.

MORSE, A case of cancer of the liver; points in diagnosis. *Michigan med. News*, 1880, III, 264.

MOSSÈ, Péricardite purulente. Carcinome de l'estomac, du foie et du pancréas. Hypertrophie du cœur. *Bull. Soc. anat.*, 1876, 543. — Du même : Ictère chroniq. Cancer du foie et de l'épiploon. *Ibid.*, 1878, 111. — Du même : Carcinome primit. du foie. Thrombose par végétat. canc. d. l. v. porte. *Ibid.*, 1878, 328.

MOUTARD-MARTIN, Suites de l'ablation d'un testicule cancéreux, etc. *Bull. Soc. an.*, 1876, 96.

MOXON, Acute cancer of the liver. *M. Times and gaz.*, Lond., 1873, I, 621.

MÜHLIG, Observations de cancer de l'estomac et du foie. *Gaz. méd. d'Orient*, Constantinople, 1861, IV, 164.

MUNNICH, Geval van leverfungus, waargenomen in het hospitaal te Samarang. *Nat. en geneesk. Arch. v. Neerl. Indië*, Batav., 1844, I, 470.

MUNTENDAM, Carcinoma hepatis acutum. *Nederl. Weekbl. v. Geercesk.*, Amsterd., 1851, I, 252.

MURCHISON, Leç. clin. s. les malad. du foie. Édit. franç. Trad. Cyr, 1878, 214. — Du même : Acute cancer of the liver, etc. *Brit. med. Journ.*, 1875, 719.

MUSSER, Carcimona of the liver. *Tr. path. soc.*, Philad., 1884, XI, 10.

NAGLE, Scirrhus cancer of the liver. *Physic. a. surg. ann. arbor. Mich*, 1881, III, 83.

NAMIAS, Produzioni encefaloidi nel fegato, nel polmone sinistro, nel reni succenturiati e nel peritoneo della stessa persona. *Gior. veneto di sc. med.*, Venezia, 1857, 2° s. X, 209.

Nasse, Bemerkung. über Path. und Diag. des Leberkrebses. *Deutsch. Klin.*, Berlin, 1852, IV, 392.

Naunyn, Ueber die Entwickelung der Leberkrebse. *Reichert und Dubois-Reymond Archiv*, 1866, 717.

Nebykow, Primäres cylind. epithel. cancroïd. d. Leber. *Petersbürg Medizin, Wochensch.*, 1877, 28.

Newmann, Case of malignant disease of the liver. *Assoc. med. Journ.*, Lond., 1857, 967.

Nicereau, Cancer du foie et du cœur. *Bull. Soc. anat.*, 1868, 297.

Niemeyer, Traité de path. int. *Traduct. franç.*, 1872, I, 774.

Oettinger, Cancer primitif de la vésicule biliaire, etc. *Bull. Soc. anat.*, 1884, 551.

Ollive, Carcinome du foie ; thrombus de la v. porte. *Gaz. méd. de Nantes*, 1885-86, IV, 46.

Oppolzer, Beobacht. üb. das Medullarsarkom d. Leber. *Prag. Vierteljahr*, 1845, II, 59.

Oré, Hypert. et cancer du foie ; ascite. *J. d. méd. de Bordeaux*, 1850, I, 16. — Du même : Ictère ; cancer du foie et du pancréas, *ibid.*, 22.

Orsi, Carcinosi epatica acuta e gigantesca. *Gazz. med. ital. Lomb.* Milano, 1882, IV, 463.

Osler, Primary cancer of liver. *Montreal hosp. gén. Rep.*, 1880, I, 316.

Packard, Cancer of the liver and peritoneum. *Philad. m. Times*, 1871-72, II, 271.

Patissier, Observation sur une hypertrophie du foie avec développement de tubercules carcinomateux. *J. gén. d. méd. chir. et pharm.*, Paris, 1823, LXXXV, 317.

Paul, Primary carcinoma of liver *Brit. M. J.* London, 1885, I, 943. — Du même : Cases of adenoma and primary carcinoma of the liver. *Path. soc.* London, 1884-85, XXXVI, 238.

Pawlowski, Zur Lehre von den Adenomen der Leber, etc. *St-Petersb. medic. Wochensch*, 1884, 73.

Peabody, Primary cancer of the liver. *Med. Rec. N. York*, 1887, 2ᵉ vol., XX, 362.

Peck, Colloïd cancer of liver. *The transact.* Youngstown, 1879, I, 10.

Pegot, Cancer du foie avec communication dans le duodénum. *Bull. Soc. anat.*, 1834, 43.

Pereira da Rocha, Cancer de l'estomac et du foie ; perforation de l'estomac ; autopsie. *Presse méd. belge*, Bruxelles, 1881, XXXIII, 185.

Perls, Zur Histologie des Lebercarcinoms. *Arch. f. path. Anat.*, Berlin 1872, LVI, 448. — Du même : *Jahrb. d. allgemein. path. Anat. u. Pathogenesis*, 1877.

Perry, Case of medullary cancer of the liver, simulating hydrothorax. *Glasgow m. J.*, 1877, 4ᵉ s. IX, 47.

Persoons, Cancer du foie. *Presse méd. belge*, Bruxelles, 1879, XXXI, 33.

Phelps, Cancer of liver with much enlarged glands. *Canada med. Rec.* Montréal, 1883-84, XII, 51.

Picot, Cancer primit. du foie. *Gaz. hebd. des sc. méd. de Bordeaux*, 1882, III, 110. — Du même : Un cas de cancer secondaire du foie. *Ibid.*, 1884, IV, 598. — Du même : *Leç. de cliniq. méd.*, 1884, 57.

Pierre, Cancer du foie. *Lyon médic.*, 1870, IV, 107.

Ponchon, Cancer du foie. *Ann. soc. d'anat. path.*, Bruxelles, 1876, XXV, 26.

Popham, Medullary carcinoma of the liver, etc. *Dublin, Q. J. m. sc.*, 1864, XXXVIII, 467.

Porak, Cancer primit. du testicule. Tum. canc. second. du duodénum, du foie, etc. *Bull. Soc. anat.*, 1876, 178.

Portal, Observat. sur la nature et le traitement des maladies du foie. Paris, 1813, 267, etc.

Porter, Primary cancer of the liver ; secundary deposit in the intestines and pleuræ. *Indian m. gaz.*, Calcutta, 1869, IV, 190.

Potain, Cancer du foie et de la rate. *Bull. Soc. anat.*, 1864, 256. — Du même : Cancer du foie. *Gaz. des hôp.*, 1881, 786.

PREVOST, Cancer du foie. Accès épileptiformes. *Bull. Soc. anat.*, 1865, 88.

PYE-SMITH, Specimens of primary cancer of the liver. *Lancet*, Lond., 1880, I, 405.

QUÉRÉ, Quelques considérations sur le cancer primitif du foie. *Th. doct.*, Paris, 1872.

QUINLAN, Carcinoma of the liver. *Pathol. soc. of Dublin. Brit. med. Journ.*, 1874, 277.

QUINQUAUD, Les affections du foie. *Ext. d. l. Trib. médic.*, 1879, 1er fasc., 33.

RALFE, A case of primary cancer of the liver. *The Lancet*, 1871, 1er vol., 268.

RALPH, Soft cancer of the liver coexistent with hydatid, with observat. as to the possible relation between the two diseases. *Austral M. J.* Melbourne, 1878, XXIII, 323.

RAMOS, Cáncer del higado y del exófago, etc. *Gac. cient. de Venezuela*, Carácas, 1878, II, 267.

RANVIER, voy. *Cornil*.

RAPP, Fall von Medullarkrebs der Leber. *Med. Cor. Bl. d. Würtemb. ärztl Ver.*, Stuttgard, 1857, XXXII, 300.

RAUD, Étude critiq. sur le cancer primit. du foie. *Th. Doct.* Paris, 1875.

RAYMOND, Tumeur squirrheuse du pylore et cancer du foie. *Gaz. des hôp.*, 1880, LIII, 1042.

RAYNA BRUZELIUS, voy. *Axel Key*.

REA, Cancer of the liver, etc. *Cincin. m. news*, 1882, XI, 13.

RENDU, Cancer de l'estomac propagé au foie, etc. *Bull. Soc. anat.*, 1873, 176. — Du même : Cancer du foie, *Dict. de Dechambre*, 4 s., 1879, III, 182. — Du même : Tum. adenoïd d. foie, *ibid*, 199.

RIA, Carcinoma primario del fegato. *Alcune lez. di clin. med.*, Napoli, 1884, 367.

RICHER, Diabète. Tubercules pulm. Abcès des reins. Cancer de l'estomac et du foie, *Bull. soc. anat.*, 1877, 488.

RIESENFELD, Ueber 69 Fälle von Krebs der Leber. *Inaug. Dissert.* Berlin, 1868.

RINDFLEISCH, *Traité d'histologie pathologique.* Édit. franç. Traduct. Gross, 1873, 487. — Du même : Mikroskopische Studien über das Leberadenoïd. *Archiv. d. Heilk.*, 1864, 395.

ROBERTS, A case of fungus haematodes of the liver. *The Lancet*, 1867, I, 77.

ROKITANSKY, Tumoren bestehend aus Lebertextur neuer Bildung. *Wien Allgem. Med. Zeit.*, 1859, 98.

ROLLETT, Ueber Blutungen der Leber in Folge von Leberkrebs. *Wien. med. Wochenschrift*, 1865, XV. 225.

ROSENBLATT, Ueber einen Fall von abnormem Verlauf der Lebervenen in Verbindung mit Cirrhose und Carcinom der Leber und consecutiver carcinomatöser Infiltration des Peritoneum, Würzbourg, 1867.

ROSSOLIMO, Hepatoadenome. *Ejened klin. gaz.* St-Pétersb., 1883, 1.

ROUTIER, Cancer primit. d. foie. *Bull. Soc. anat.*, 1878, 168.

ROVIGHI, Sull' adenoma del fegato. *Archiv. per l. scienz. med.* Torino, 1883-84, 87.

RUSSELL, Case of primary disseminated cancer of the liver. *Med. T. and gaz.*, Lond., 1870, II, 63.

RUYSCH, *Observ. anat. chirurg.*, 1689, 60, 111, 112, etc.

SABOURIN, Contribut. à l'étude des lésions du parenchyme hépatiq. dans la cirrhose. Essai sur l'adénome du foie. *Th. Doct.* Paris, 1881.

SALTER, Case of diseased liver. *Transact. path. Soc. London*, 1869, XX, 205.

SATTERTHWAITE, Carcinoma of the stomach, liver, etc. *The medic. Record.* New-York, 1880, 103.

SAVARD, Cancer primit. du foie. *Bull. Soc. anat.*, 1879, 151.

SCHNEIDER, Ueber carcinoma hepatis. Würzbourg, 1881.

SCHRŒDER VON DER KOLK, *Observat. Anat. path.*, 1826, fasc. 1, 36 et 37.

SCHRÖTTER, Carcinoma hepatis bei einer 26 jähr. Kranken. Tod. *Pest. med. chirurg. Presse.* Budapest, 1878, XIV, 787.

Schubert, De hepatis carcinomate, cum pulmonum tuberculosi progrediente conjuncto. Lipsiæ, 1856.

Schüppel, Zur Lehre von der Histogenese des Leberkrebses. *Arch. der Heilk.*, IX, 1868, 387. — Schüppel u. Leichtenstern, Leberkrebs. Handb. v. Ziemssen, VIII, E. Hälfte, 1880, 281.

Schweninger, Carcinoma hepatis, *Ann. d. städt allg. Krankenh. z.*, München, 1881, 402.

Schwieger, Ueber Leberkrebs. *Dissert. inaug.* Berlin, 1874.

Schwing, Ein Fall von Schwangerschaft und Geburt, complicirt mit einem enorm. grossen primären Lebercarcinom *Centralb. f. Gynæk*, 1881, 308. *Analyse rev. Hayem*, 1882, XX, 213.

Searles, Report of a post mortem; was it cancer of the liver? etc. *Peoria m. month.*, 1881-82, II, 234.

Serres et Baudrimont, Observation et nécropsie d'une femme chez laquelle on a trouvé une tumeur encéphaloïde très volumineuse développée dans le foie. *J. hebd. de méd.*, Paris, 1830, VI, 80.

Serrières, Tumeur volumineuse dans l'abdomen; mort presque subite; tubercules encéphaloïdes à différents degrés développés dans le foie; séparation de l'un d'eux; hémorrhagie dans la cavité du péritoine. *Arch. gén. de méd.*, 1836, 2ᵉ s. X, 212.

Sestié, Foie monstrueux. *Bull. Soc. anat.*, 1833, 77.

Sevestre, Cancer du rein avec cancer du foie. Corps fibreux de l'utérus. *Bull. Soc. anat.*, 1876, 340. — Du même : Cirrhose avec adénome hépatique, etc. *Un. médic.*, 1882, 1049.

Simmonds, Die knotige Hyperplasie und das Adenom d. Leber. *Deutsches Archiv. f. klin. Med. Leipzig*, 1883-84, XXXIV, 88.

Simon, Art. Cancer du foie et Tumeurs adénoïd. du foie. *Dict. Jaccoud*, XV, 193 et 194.

Skoda, Carcinoma hepatis. *Allg. Wien. med. Zeitung*, 1857, II, 169. — Du même : Leberkrebs, *ibid.*, 1858, III, 153.

Smith, The patholog. of hepatic tumours. *Lancet*, 1882, I, 906.

Smoler, Carcinoma hepatis, etc. *Allg. Wien. Ztg.*, 1860, V, 292. — Du même : Carcinoma hepatis, *ibid.*, 1862, VII, 154. — Du même : Ein Fall v. Carcinom der Leber und des Pankreas. *Wien. med.-Halle*, 1863, IV, 96.

Snow, Primary deposit in the liver of a carcinomatous nature, etc. *Med. ann.*, Albany, 1880-81, I, 41.

Spaeth, Carcinom im Innern der Venen des Pfortadergebietes. *Archiv f. path. Anat.*, XXXV, 1866, 42.

Stacquez, Du cancer du foie et de la rate. *Ann. soc. de méd. de Gand*, 1841, IX, 265.

Standthartner, Carcin. hepatis (13 cases). *Æztl. Ber. d. k. k. allg. Krankenh. z. Wien*, 1879, 33.

Stanski, voy. *Mercier*.

Starr, Case of carcinoma of the liver, with remarks, etc., *Med. rec. N.-Y.*, 1879, 8.

Statts, Ein Fall von Adenoma hepatis. Lippstadt, 1886.

Stokes, Cancer of the liver. *Dublin Quarterly Journ.*, 1867, XLIV, 428.

Stoll, Ration. medendi, 1777, p. 157, 158, 161, 164, etc.

Storer, Carcinoma of liver. *Ann. J. m. sc.*, Philad., 1854, n. s. XXVIII, 390.

Talamon, voy. *Lécorché*.

Testi, Cancro primitivo in fegato cirrotico *Giorn. internaz. d. sc. med.* Napoli, 1880, II, 1050.

Thomas, Large cancerous ulcer in the duodenum and liver. *Med. Times*, Lond., 1848, XVIII, 86.

Thompson, Primary encephaloid disease of the liver. *Tr. path. soc.*, Lond., 1858-89, X, 173. — Du même : Case of carcinoma of the liver and left supra-renal capsule, with ascites. *Med. Times and gaz.*, Lond., 1874, I, 31. — Du même : Case of cirrhosis and carcinoma of the liver, with heart disease and ascites, *ibid.*, 556.

Thomson, Cancer of the liver and its diagnosis. *Med. and surg. Rep.*, Philad., 1878, XXXVIII, 392.

Tivy, Primary cancer of the liver. *Brit. med. Journ.* Lond., 1884, I, 764.

Tonis, Cancer encéphaloïde del higado. *Gaz. méd.*, Lima, 1876, II, 114.

Topinard, Altérat. d. l. totalité du foie. *Bull. Soc. anat..* 1856, 259.

Turnbull, Cases of soft cancer of the liver. *Edimb.*, M. a. surg. J., 1847, LXVIII, 127.

Turner, Large scirrhous tumor, connected with the liver by a pedicle. *M. Gaz.*, Lond. 1838, XXII, 188.

Upshur, Carcinoma of the liver and pancreas. *Virginia. M. a. S. J.*, Richmond, 1855, IV, 277.

Van der Byl, Specimen of cancer of the liver. *Transact. of the Path. soc.* London, 1857-58, IX, 234.

Van der Keer, Observation sur un cancer du foie et de l'estomac. *J. univ. d. sc. méd.*, Paris, 1825, XXXIX, 206.

Van der Veer, Cancer of ther liver and other organs. *Philad. M. Times*, 1873-74, IV, 668.

Van Swieten, Comment. in Hermani, Boerhavii aphorismos, 1753, III, 117.

Vaughan and Beringer, The composit. of the urine in a case of cancer of the liver. *Physic. a. surg. Ann. Arbor*, Mich., 1882, IV, 337.

Vianna, Cancro do flgado, etc., *J. soc. d. sc. Med. d. Lisbonne*, 1852, 2ᵉ s. X, 113.

Vidal, Cancer colloïde du foie et du péritoine. *Bull. soc. méd. des hôpit.* Paris, 1875, 2ᵉ s. XI, 90.

Vocke, Beitrag z. Symptomat. und Diagnost., der Carcinoma hepatis. Erlangen, 1862.

Vogel, Lebercarcinome. *Zeitsch. für rat. Med.* IV, 1854, 391.

Vulpian, *Cliniq. médicale de l'hôpit. de l. Charité*, 1877, 192.

Wagner, Structur des Leberkrebs. *Arch. d. Heilk.* 1861, II, 209.

Waldeyer, Die Entwicklung der Carcinome. *Virch. Archiv*, 1867, XLI, 470 ; 1872, LV, 67.

Waidele, Ein exquisiter Fall v. Leberkrebs *Memorabilien*, Heilb., 1858, III, 100.

Wardell, On carcinoma of the liver. *Brit. med. Journ.*, Lond., 1869, I, 464.

Wardroper, Fungus hæmatodes attached to the whole posterior surface of the liver *Cincinn. Lancet and clin.*, 1883, n. s. X, 103.

Weber, Zur Lehre v. d. Heilung des Feberkrebses *Alleg. med. Centr. Ztg.*, Berlin, 1847, XVI, 33.

Weber, Cancer du pylore survenu sous l'influence du traumatisme. Généralisat. rapide au foie. *Bull. Soc. anat.*, 1884, 153.

Weigert, Ueber primäres Lebercarcinom. *Archiv f. path. Anat. und Phys.*, 1876, LXVII, 500.

Wells, Carcinoma of pancreas, liver, péritoneum, and retroperitoneal glands with peritonitis. *Med. Rec.*, N.-Y., 1881, XIX, 383.

White, Primary encephaloïd disease of the liver. *Tr. Path. soc.* London, 1884-85, XXXVI, 251.

Whipham, Columnar epithelioma of the liver. *Tr. path. soc.*, Lond., 1870-71, XXII, 164.

Wilks, Colloïd disease of the liver. *Transact. of the path. Society.* Lond., X, 178.

Williams, Cirrhosis and carcinoma of the liver with plugging of the portal and hepatic veins. *Austral. M. J.* Melbourne, 1883, n. s. V, 484.

Willigk, Pathog. z. Pathogen. des Leberkrebses. *Arch. f. path. Anat. v. Virchow*, Berlin 1869, XLVIII, 524. — Du même : Beitrag. zur Histogenese des Leberadenoms, 1870 LI, 208.

Willing, De carcinomate hepatis, Berolini, 1855.

Wood, Cancer of the liver with metastasis to the brain and other organs; destruction of the occipito-temporal circonvolution, etc. *Philad. med. Times*, 1880-81, 274. — Du même : Diagnosis of hepatic cancer from cirrhosis and abscess of the liver. *Med. Rec.*, N.-Y., 1880, XVIII, 661.

Woodman, Large abdominal tumor; death; enormous growth of cancer from liver. *Med. Tim. a. Gaz.*, Lond., 1861, II, 31.

Wulff, Der primäre Leberkrebs. *Inaug. Abhandl.* Tübingen, 1876.

Zaslasvki, Ke voprosu o razvitii raka ve pecheni ve patologo-gistologichesk, otnoshenii (sur le développement du cancer du foie). Saint-Pétersbourg, 1868.

Zeller, Alveolarcolloid d. Leber. Tübingen, 1884.

Ziegler, *Lehrbuch. d. speciell. path. Anat.*, 1886, 296.

DU SARCOME HÉPATIQUE

Si le tissu conjonctif du foie prolifère aisément sous des influences variées pour donner naissance aux lésions de la cirrhose, ce n'est qu'exceptionnellement, par contre, qu'il devient le point de départ de néoplasies sarcomateuses. La plupart des faits qui ont été publiés sous la désignation de *sarcomes hépatiques primitifs* sont des exemples de syphilis héréditaire, de productions épithéliales primitives, de néoplasmes secondaires ou même de tumeurs situées dans d'autres organes abdominaux que le foie. Tels sont les cas de Parker (1), de Naunyn (2) et de Coupland (3), de Pintray (4) de Pellacani (5) et de M. Millard (6).

Parmi les rares auteurs qui ont eu la bonne fortune de recueillir des observations de sarcomes initialement développés dans le foie, se rangent Hörup (7), M. Lancereaux (8) et Windrath (9).

Hörup, à l'autopsie d'une femme de vingt-six ans, morte de pleuro-pneumonie, découvre dans le lobe droit du foie, notablement hyper-

(1) PARKER, Diffuse sarcoma of the liver in an infant. *Brit. med. Journ.*, 1880, p. 738.

(2) NAUNYN, Ueber eine eigenthümliche Geschwulstform der Leber (Cystosarcoma hepatis). *Archiv f. Anat. u. Phys.*, v., *Reichert u. Dubois-Reymond*, 1866, S. 710.

(3) COUPLAND, Primary diffuse malignant growth in the liver, in which characters of sarcoma and carcinoma wereapparentl y combined, etc. *Trans. path. soc.* Lond., 1879-80, t. XXXI, p. 130.

(4) PINTRAY, Sarcome du foie. *Bull. Soc. anat.*, 1868, p. 131.

(5) PELLACANI, Sarcoma fascicolato del fegato; penetrazione del tumore nella cava ascendente e nell' orechietta destra del cuore. *Riv. clin. di Bologna*, 1880, 2° s. X, 236.

(6) MILLARD, Diathèse sarcomateuse : vaste sarcome du foie datant de trois ans, avec tumeurs sarcomateuses multiples du tissu cellulaire sous-cutané, etc. *Bullet. de la Soc. médic. des hôp.*, Paris, 1880, p. 168.

(7) HÖRUP (aus Kopenhagen) *Hospitalstidende* 10 Jahrg, n° 1, *Bericht im Jahresbericht*, v. *Virchow u. Hirsch*, 1867, Bd I, S. 284.

(8) LANCEREAUX, *Traité d'anat. patholog.* T. I, 1875, p. 365.

(9) WINDRATH, Ueber Sarcombildungen der Leber mil Beschreibung eines Falles von primären Spindelzellensarkom der Leber. *Inaug. Dissert.* Freiburg i. B., 1885.

trophié, une masse néoplasique circonscrite, de consistance semi-
molle et parsemée de foyers ramollis. Les ganglions lymphatiques
sont inaltérés et les divers organes ne renferment aucune production
néoplasique. L'examen histologique établit que la plus grande partie
de la tumeur hépatique est composée de cellules rondes contenues
dans une substance intercellulaire peu abondante, finement granuleuse. Par places, existent des traînées de cellules fusiformes ; un
grand nombre de ces cellules sont volumineuses, multinucléées et
séparées par une substance intercellulaire fort peu abondante. La
néoplasie semble s'être développée aux dépens de la tunique adventice des artères.

M. Lancereaux relate deux observations : la première a trait à un
homme de vingt-huit ans qui, après avoir éprouvé des souffrances
assez vives dans la région hépatique tuméfiée et bilobée, s'amaigrit
et meurt. A l'autopsie le foie est le siège de productions néoplasiques
disséminées sous forme de nodosités ; derrière l'estomac se montre
un ganglion lymphatique volumineux. Les autres organes sont inaltérés. Au microscope, le néoplasme du foie apparaît formé de cellules
rondes et fusiformes.

La seconde observation de M. Lancereaux se rapporte à une femme
dont l'abdomen est rempli par une tumeur volumineuse pouvant
être prise pour un kyste de l'ovaire. A l'autopsie, l'on constate que
cette tumeur atteint le volume d'une grosse tête d'adulte ; elle appartient au foie et s'est développée au niveau de son bord antérieur. Histologiquement elle revêt les caractères des sarcomes globo-cellulaires.

Windrath ne donne aucun renseignement sur les désordres en-
gendrés par le néoplasme qu'il a étudié; il nous apprend simplement qu'il s'est développé chez un jeune garçon. En tout cas, ici encore,
le foie seul est en cause ; tous les autres organes sont indemnes de
production sarcomateuse. La néoplasie se présente sous la forme de
nodosités qui amènent une hypertrophie notable du foie. Ces nodosités se montrent au microscope constituées par des cellules fusiformes groupées en faisceaux, sans l'interposition d'une substance
intercellulaire. Le néoplasme paraît avoir eu pour point de départ la
tunique adventice des ramifications de la veine porte.

Si ces faits, trop peu nombreux et fort incomplets, ne permettent pas de tenter la description de la sarcomatose hépatique primitive, ils montrent toutefois que cette néoplasie se développe dans un âge peu avancé, qu'elle peut entraîner des désordres comparables à ceux du carcinome, qu'anatomiquement elle revêt tantôt la forme massive et tantôt la forme nodulaire, qu'histologiquement elle est constituée par des cellules rondes ou par des cellules fusiformes, enfin qu'elle est susceptible de prendre naissance dans la tunique externe des ramifications de l'artère hépatique ou de la veine porte.

MM. Cornil et Cazalis (1) ont donné l'étiquette de *myxome* et M. Lancereaux (2) a donné celle de *fibrome*, à des néoplasmes primitifs du foie qui doivent être rapprochés des néoplasies sarcomateuses.

C'est à l'autopsie d'un enfant de neuf mois que MM. Cornil et Cazalis ont pu constater l'existence d'une tumeur primitive du foie dont l'examen histologique a montré la nature myxomateuse. Cette tumeur, coiffée par le foie, remplissait tout l'abdomen. Unie à l'organe qui lui avait donné naissance, elle pesait $2^{kil},250$ grammes. Elle avait une coloration jaunâtre, la consistance d'une gelée solide et apparaissait criblée de cavités arrondies pleines de sérosité. Elle avait engendré des troubles de la santé à partir de l'âge de cinq mois : la diarrhée s'était alors manifestée en même temps que l'amaigrissement et l'hecticité ; le ventre était devenu volumineux et les veines sous-cutanées abdominales s'étaient développées ; par la ponction, on avait retiré de la tumeur qui remplissait l'abdomen un liquide qui s'était converti en gelée spontanément. Après une amélioration passagère avaient reparu des accidents graves, puis la mort.

Luschka, au dire de M. Lancereaux, aurait observé un exemple de fibrome hépatique chez un enfant de quatre semaines. M. Lancereaux se demande s'il ne s'agirait point d'une production syphiliti-

<hr>

(1) Cornil et Cazalis, Myxome du foie. *Gaz. méd. de Paris*, 1872, p. 539.
(2) Lancereaux, *Atlas d'anat. patholog.*, texte, 1871, p. 75.

que. Le cas qui lui est personnel a été recueilli à la nécropsie d'une femme de vingt-huit ans ayant succombé après avoir offert des signes de cachexie comparables à ceux du carcinome hépatique. La partie moyenne du foie était occupée par du tissu fibreux incrusté de sels calcaires ; au niveau du bord antérieur du foie existaient d'autres tumeurs fibreuses. L'examen histologique imposa le diagnostic de fibromes hépatiques.

De même que le sarcome primitif du foie est beaucoup plus rare que le cancer hépatique primitif, de même le *sarcome secondaire* est notablement moins commun que le carcinome secondaire. Si le cancer hépatique secondaire tient le premier rang parmi les cancers secondaires, le sarcome hépatique secondaire par contre est bien dépassé en fréquence par le sarcome secondaire des poumons. La raison de ces faits gît dans la rareté de la sarcomatose des organes dont le réseau veineux est tributaire de la veine porte par rapport à la carcinose des mêmes organes et par rapport à la sarcomatose des tissus dont les veines se déversent dans la circulation générale.

Les considérations que nous avons émises relativement au transport et à la greffe des éléments cancéreux dans le foie sont vraisemblablement applicables au transport et à la greffe des éléments sarcomateux. Il est rationnel d'admettre que dans l'immense majorité des cas c'est par l'intermédiaire du système à sang rouge que la glande hépatique est infectée. L'intégrité habituelle des lymphatiques et l'envahissement fréquent des veines dans les néoplasies sarcomateuses viennent à l'appui de cette manière de voir que nous ne pouvons d'ailleurs corroborer par aucun fait directement observé. Toutefois, si l'on en croit les recherches de Schüppel (1), ce serait par la voie des lymphatiques que le sarcome colloïde du péritoine se propagerait au foie. « On voit d'abord, dit cet auteur, sous l'enveloppe péritonéale du foie et de la vésicule biliaire, un certain nombre de petits troncules lymphatiques remplis de gélatine cancéreuse grise, réfringente, transparente. A ces troncules se

<hr>

(1) Schüppel, Gallertkrebs. *Hanbd. d. spcciell. Path. u. Therap. v. Ziemssen*, Bd VIII, Erste Hälft., zw. Auflag., 1880, S. 299.

rattachent des réseaux étendus au loin, à mailles étroites, formés de lymphatiques semblablement altérés et fortement dilatés. Ces réseaux deviennent sans cesse plus épais et plus serrés ; leurs travées deviennent plus larges ; le tissu interposé disparaît peu à peu et ainsi prennent naissance des infiltrations en plaques de cancer colloïde situées sous la séreuse et dans son épaisseur, infiltrations qui s'étendent en largeur et en profondeur, en se substituant à la substance hépatique. Simultanément le cancer colloïde apparaît au centre du foie. Sur une coupe, on aperçoit, dans la gaine conjonctive des vaisseaux sanguins d'un certain calibre, de nombreux canaux fins et des réseaux canaliculés remplis de gélatine cancéreuse, canaux et réseaux qui sont évidemment des lymphatiques s'étendant en faisceaux dans le parenchyme hépatique. A un stade plus avancé, les vaisseaux sanguins sont engainés par une zone de cancer colloïde qui atteint presque en épaisseur le diamètre de ces vaisseaux. C'est, en rayonnant de ces points, que le cancer, comme à la surface, s'accroît aux dépens du tissu du foie. Finalement, sans que le foie subisse aucune modification appréciable dans sa forme et sans qu'il s'hypertrophie, des segments étendus, voire des lobes entiers de l'organe, sont transformés en cancer colloïde. »

Quel que soit le siège initial de leur développement, les néoplasies sarcomateuses peuvent être suivies de formations secondaires dans le foie. Lorsqu'elles occupent les ganglions mésentériques ou les parois stomacales, par exemple, le transport au foie des germes néoplasiques s'explique aisément par la disposition anatomique de la veine porte. Lorsqu'elles occupent les os, la peau, le sein ou l'œil, ce qui est le cas habituel, le chemin suivi par la semence sarcomateuse est long et détourné. Elle parvient d'abord au poumon où elle se fixe et donne naissance à des nodosités néoplasiques. De celles-ci se détache une semence nouvelle qui gagne le foie directement par l'artère hépatique ou indirectement par la veine porte après une dernière étape dans les organes abdominaux.

Si l'on excepte l'âge souvent peu avancé des malades chez lesquels s'observe la sarcomatose hépatique secondaire, les particularités inhérentes au siège de la néoplasie primitive, le long intervalle qui assez fréquemment sépare l'apparition de la métastase hépatique du développement du néoplasme primitif, l'on peut dire que la symptomatologie du sarcome hépatique secondaire ne diffère par aucun trait essentiel de celle du carcinome secondaire.

Comme le cancer secondaire du foie, le sarcome secondaire peut demeurer latent, de même que par contre il peut devenir cliniquement appréciable ou même dominer la scène morbide.

Il peut se traduire dans ce cas comme le cancer secondaire, par l'hypertrophie noueuse du foie accompagnée ou non d'ascite, par des phénomènes douloureux, de l'ictère, des troubles digestifs et des modifications profondes de la santé générale. Son évolution est quelquefois, en raison de certaines conditions de structure, un peu moins rapide que celle du cancer, mais il conduit aussi inexorablement à la mort.

D'après ses caractères anatomo-macroscopiques, le sarcome secondaire du foie ne peut être différencié du cancer secondaire ni du cancer primitif nodulaire. Il se présente sous la forme de nodosités néoplasiques distinctes, arrondies, d'un volume plus ou moins considérable, d'une couleur et d'une consistance variables avec leur structure histologique. Les nodosités superficielles offrent assez souvent la dépression cupuliforme que certains auteurs ont considérée comme caractéristique du carcinome.

En fait, la distinction du cancer à forme nodulaire et du sarcome secondaire ne peut être fondée d'une façon certaine que sur la connaissance exacte du siège de la néoplasie primitive, ou mieux encore sur l'examen microscopique.

Les formes histologiques du sarcome secondaire sont d'ailleurs aussi nombreuses que celles de l'épithéliome secondaire : le *fuso-sarcome*, le *globo-sarcome*, le *lympho-sarcome*, le *glio-sarcome*, le *myxo-sarcome*, le *chondro-sarcome*, l'*ostéo-sarcome*, et le *leio-myo-sarcome* ont été vus et étudiés dans le foie.

Le *fuso-sarcome* (1) a une coloration blanche et une consistance

____

(1) Nous n'avons observé qu'un seul exemple de sarcome furo-cellulaire du foie. Il avait succédé à un néoplasme de même structure, développé dans l'atmosphère cellulo-adipeuse du rein gauche. M. Hartmann se propose de rapporter un jour les détails de ce fait qui lui appartient.

ferme ; il ne fournit par le raclage qu'une faible quantité de suc transparent. Il est constitué par des faisceaux de cellules fusiformes pourvues de noyaux ovalaires.

Le *globo-sarcome* est blanchâtre, mou, riche en suc et formé de petites cellules rondes contenant des noyaux arrondis.

Le *lympho-sarcome* par ses caractères macroscopiques peut se rapprocher de l'une ou de l'autre des variétés précédentes. Dans la majorité des cas, il se présente sous la forme de petits nodules blanchâtres, d'une consistance molle et fournit par le raclage un suc abondant, épais et crémeux. Il possède les caractères histologiques du tissu lymphoïde.

Le *glio-sarcome* n'a été observé dans le foie que dans un seul cas, par Bizzozero (1).

Le *myxo-sarcome* est moins rare ; il a pu succéder à des néoplasies myxo-sarcomateuses péritonéales ou mammaires (2).

Le *chondro-sarcome*, ainsi que le démontre une observation de Michaloff (3), peut repulluler dans le foie en conservant la structure cartilagineuse du néoplasme primitif.

Il n'en est pas de même de l'*ostéo-sarcome*, qui dans aucun cas ne se développe dans le foie avec la consistance osseuse de la tumeur initiale, mais apparaît sous la forme de nodosités blanches et mollasses.

Le *leio-myo-sarcome* du foie a été décrit pour la première fois par Brodowski (4), secondairement à un néoplasme stomacal de même nature. A côté du fait de Brodowski se place une observation que nous relatons plus loin, où l'on voit un leio-myo-sarcome développé au niveau du coude droit se généraliser aux différents organes et en particulier au foie.

(1) Bizzozero, Ueber Entwickelung des secundären Glioms der Leber. *Moleschott Untersuchungen*, 1876, Bd II, S. 50.

(2) Nunn, Tumour of the liver and of the lung from a patient who had myxoma of the breast. *Transact. of the Path. Soc.*, London, 1873, t. XXIV, p. 120.

(3) Michaloff, Contribut. à l'étude de l'enchondrome avec métastases. *Th. doct.*, Genève, 1882.

(4) Brodowski, Ein ungeheures Myosarcom des Magens nebst secundären Myosarcomen der Leber. *Archiv f. path. Anat. u. Phys. v. Virchow*, 1876, Bd LXVII, S. 227.

Les nodosités leio-myo-sarcomateuses intra-hépatiques siégeaient particulièrement dans le lobe gauche ; elles étaient nombreuses et d'une coloration blanc grisâtre ; leur volume oscillait entre celui d'une tête d'épingle et celui du poing ; les plus volumineuses étaient friables et molles ; quelques-unes étaient ombiliquées.

Sur des coupes histologiques, les nodosités néoplasiques affectaient une disposition assez régulièrement arrondie. Sous l'influence du

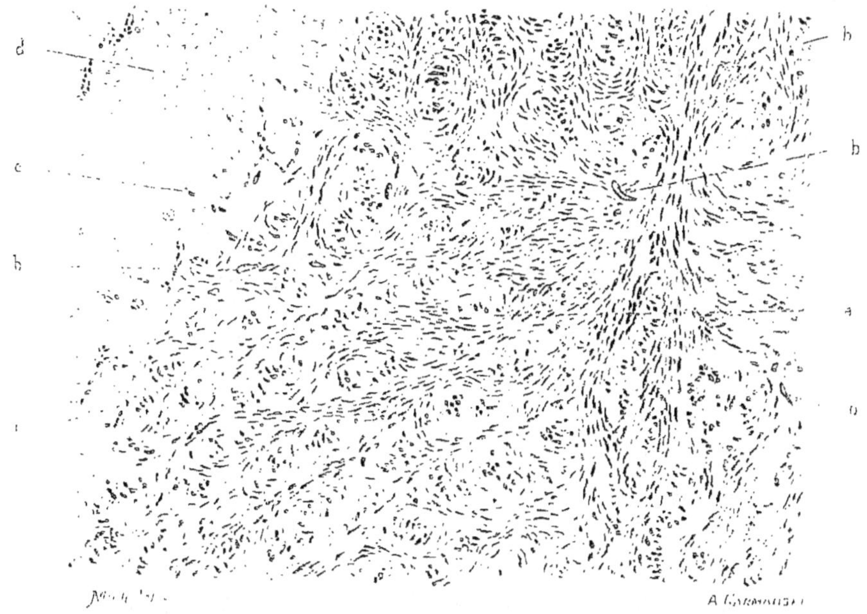

Fig. 28. — Leio-myo-sarcome. (80 grossissements.)

a. — Faisceaux de fibres musculaires lisses.
b, b, b, b. — Fibres musculaires lisses pourvues de noyaux gigantesques.

c, c. — Bordure du néoplasme.
d. — Tissu hépatique avoisinant.

picro-carmin, elles prenaient une teinte rosée tranchant à l'œil nu sur la coloration jaune brunâtre du parenchyme hépatique avoisinant.

Elles étaient constituées par des faisceaux de fibres musculaires lisses, entre-croisées en tous sens et placées au contact les unes des autres sans l'interposition de cloisons conjonctives (fig. 28, a).

Les fibres lisses présentaient, pour la plupart, tous les attributs histologiques des fibres lisses normales : elles étaient fusiformes ; leur protoplasma était coloré en jaune clair par le picro-carmin ;

leurs noyaux, teintés en rose par le picro-carmin, paraissaient arrondis dans les faisceaux transversalement sectionnés par le rasoir et allongés en bâtonnet dans les faisceaux sectionnés longitudinalement. La forme en bâtonnet des noyaux était particulièrement évidente sur les coupes qui avaient été traitées par l'acide acétique (fig. 29, *a*).

A côté des éléments que nous venons de décrire, se montraient quelques fibres lisses pourvues de noyaux irréguliers, de noyaux étranglés en leur milieu et de noyaux subdivisés en deux ou plusieurs noyaux filles. L'on pouvait voir également, de distance en

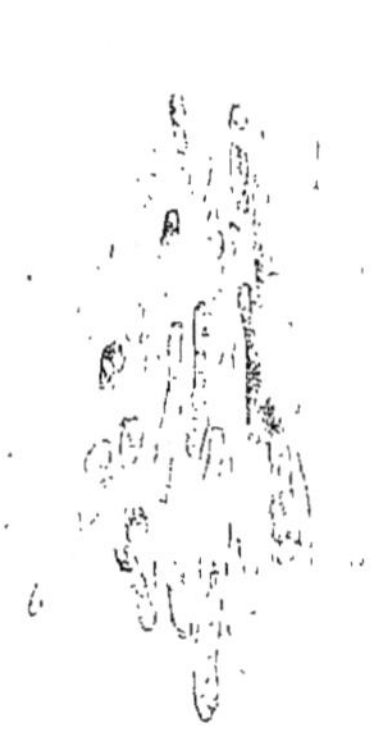

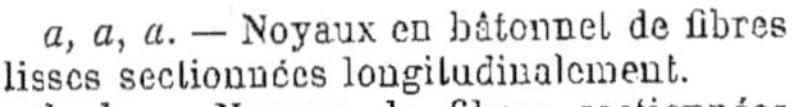

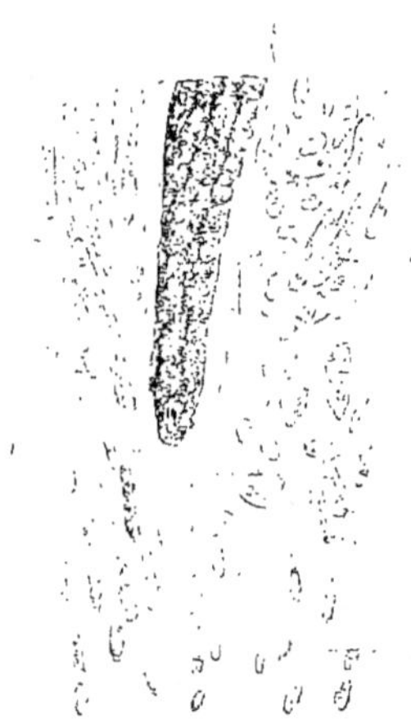

<table>
<tr><td>

Fig. 29. — Leio-myo-sarcome. — Coupe traitée par l'acide acétique. (450 grossissements.)

a, a, a. — Noyaux en bâtonnet de fibres lisses sectionnées longitudinalement.
b, b. — Noyaux de fibres sectionnées obliquement.
c, c. — Noyaux de fibres sectionnées transversalement.

</td><td>

Fig. 30. — Leio-myo-sarcome. (450 grossissements.)

a. — Fibre musculaire lisse énorme pourvue d'un noyau gigantesque.
b, b. — Fibres coupées en long et pourvues de noyaux en bâtonnet.
c, c. — Fibres sectionnées obliquement.
d. — Fibre coupée en travers.

</td></tr>
</table>

distance, d'énormes fibres musculaires lisses, à double ou triple prolongement, dont les contours étaient nettement dessinés et dont les noyaux gigantesques pouvaient atteindre 50, 60 et même près de 100 µ de longueur. Ces noyaux, dont la forme en bâtonnet était conservée, se coloraient d'une façon intense par le carmin (fig. 28, *b* et fig. 30, *a*).

Quelques nodosités néoplasiques renfermaient de petits foyers de nécrobiose. Les fibres lisses comprises dans ces foyers étaient privées de noyaux et colorées en jaune sale par le picro-carmin.

Les limites des nodosités leio-myo-sarcomateuses étaient d'une façon générale brusquement arrêtées. Cependant, en quelques points, l'on pouvait voir le tissu morbide céder insensiblement la place au parenchyme du foie (fig. 28, c). Dans ces points existait une zone de transition où alternaient les travées hépatiques et les éléments musculaires lisses. Ces derniers occupaient la cavité des capillaires lobulaires et tantôt y restaient confinés, tantôt sectionnaient de leurs prolongements effilés une ou plusieurs trabécules du foie.

Au centre des nodosités néoplasiques et dans la plus grande partie de leur étendue, il était impossible de trouver la moindre cellule hépatique et le moindre canalicule biliaire. C'est à peine si l'on y découvrait quelques vestiges des vaisseaux du foie, sous la forme de cavités arrondies nettement limitées et remplies d'éléments musculaires.

Sur la bordure des nodosités néoplasiques par contre et entourés par des fibres musculaires, existaient des travées hépatiques morcelées, ainsi que des canaux biliaires et des vaisseaux plus ou moins altérés.

Les lobules hépatiques compris entre les nodosités néoplasiques étaient loin d'être normaux. Ceux qui confinaient aux nodosités volumineuses présentaient, à un degré variable et généralement peu marqué, des lésions de compression.

De distance en distance, les lobules du foie montraient entre les nodosités néoplasiques visibles à l'œil nu des nodosités microscopiques constituées par un petit nombre de fibres musculaires seulement. L'on pouvait même, sur des coupes traitées par l'acide acétique, distinguer dans les capillaires lobulaires un certain nombre de fibres musculaires absolument isolées.

OBSERVATION XXXVIII. — (*Les détails cliniques et anatomo-macroscopiques de cette observation ont été communiqués à la Société anatomique, dans la séance du 5 novembre 1836, par M. Reboul. — La partie histologique est inédite.*)

Sarcome primitif de la région du coude droit. — Sarcome secondaire du cœur, du péricarde, des plèvres et des poumons, de l'œsophage, de l'estomac, de l'intestin, du foie, du

*pancréas, de la rate, du péritoine, du tissu cellulaire sous-péritonéal, des reins, de la vessie,
du testicule droit, des côtes, du tissu cellulaire sous-cutané, de la peau, des ganglions lymphatiques.*

Histologiquement: leio-myo-sarcome (1).

Drazat, Sylvain, âgé de soixante-seize ans, entre le 3 *octobre* 1885, salle Broca, n° 7,
service de M. Monod, à l'hospice d'Ivry.

Antécédents : en 1877, apparition d'une tumeur au niveau du coude droit, dure, in-
dolente, mobile (sans cause apparente).

En 1885, entrée dans le service. La tumeur du coude droit a beaucoup augmenté de
volume ; elle est surtout volumineuse sur les faces postérieure et externe de l'extrémité inférieure du bras. Peau saine. Engourdissement dans le membre. Pas d'adéno-
pathie axillaire. La flexion et l'extension complètes sont impossibles. Mouvements de
pronation et de supination conservés.

Amputation du bras (tiers moyen), le 7 *octobre*. Guérison le 29. Dans la région sternale
gauche, existe une petite tumeur sous-cutanée mobile, sans altération de la peau,
tumeur semblable sur la partie inféro-interne de l'avant-bras gauche.

L'examen de la tumeur du coude droit, fait par M. Artaud, chef de laboratoire au
Muséum, indique qu'il s'agit d'un « sarcome fasculé ou fibrome fuso-cellulaire » développé aux dépens du périoste de l'extrémité inférieure de l'humérus.

En 1886. — 13 *octobre*, le malade entre à l'infirmerie de médecine, salle Bernard, n° 17,
service de M. Roques.

Faciès cachectique, amaigrissement, dyspnée, inappétence absolue. Sur la peau, on
trouve disséminées de nombreuses tumeurs variant du volume d'un pois à celui du
poing. Tumeurs indolentes, assez mobiles, sans altération de la peau, paraissant
sous-cutanées. La plus volumineuse de ces tumeurs siège à la région lombaire gauche ;
une ponction exploratrice de cette tumeur donne une sérosité sanguinolente. Au cœur,
quelques irrégularités. Légère congestion pulmonaire aux deux bases. Langue saburrale,
inappétence, pas de sensibilité épigastrique, ni nausées ni vomissements. Pas de
diarrhée. Foie augmenté de volume, dépasse d'un à deux travers de doigt le rebord
costal. Pas de douleurs lombaires. Pas de troubles de la miction, sauf un peu de lenteur (hypertrophie de la prostate). Pas d'albuminurie.

A partir du 25 *octobre*, faiblesse et amaigrissement augmentent. La langue se sèche ;
de la diarrhée survient. La cachexie augmente peu à peu et le malade succombe sans
qu'aucun signe ait pu faire prévoir la mort, le 29 *octobre*.

Autopsie (30 *octobre*). — *Peau et tissu cellulaire sous-cutané.* — Nombreuses tumeurs,
non adhérentes à la peau, siégeant surtout sur le tronc et en particulier les régions
latérales. Tumeur volumineuse à la région lombaire : à la coupe, tissu mou, grisâtre,
infiltration sanguine, le tout entouré d'une coque fibreuse peu épaisse.

Ganglions lymphatiques de l'aine et des régions axillaires. — Plusieurs sont durs, tuméfiés, blanc grisâtre à la coupe, tissu friable.

Deuxième côte gauche et neuvième côte droite. — Tumeurs du volume d'un œuf de
pigeon adhérentes au périoste.

Péricarde. — Petites tumeurs blanchâtres, dures, disséminées sur les deux feuillets.

Cœur. — Gros, petites tumeurs entre les faisceaux musculaires.

Plèvres. — Nombreuses petites tumeurs blanc grisâtres, dures, adhérentes à la séreuse.
Pas d'épanchement.

Poumons. — A la surface et à la coupe, nombreuses tumeurs d'un blanc crayeux, du
volume d'un pois à celui d'une grosse noix ; congestion des deux bases.

_____

(1) Nous avons modifié le titre donné par M. Reboul à son observation en nous fondant
sur l'examen histologique que nous avons pu pratiquer, grâce à l'obligeance de M. Toupet.

Péritoine. — Grand épiploon et mésentère renferment de nombreuses tumeurs blanchâtres ou blanc rosé. Pas d'épanchement.

Œsophage. — Petites tumeurs siégeant surtout à sa partie inférieure, faisant saillie à la surface de la muqueuse et lui adhérant.

Estomac. — Tumeurs petites, disséminées dans l'épaisseur des parois, quelques-unes faisant fortement saillie à la surface interne sont ombiliquées.

Intestin. — Tumeurs disséminées dans toute son étendue, faisant saillie sur les deux surfaces.

Foie. — Tumeurs nombreuses et de volume variable entre celui d'une tête d'épingle à celui du poing ; siégeant surtout sur le lobe gauche, les tumeurs sont blanc grisâtre, formées de tissu friable rappelant le carcinome encéphaloïde pour les plus volumineuses. Plusieurs de ces tumeurs sont ombiliquées, particulièrement celles de la face inférieure. Pas de périhépatite.

Pancréas. — Tumeurs nombreuses, disséminées dans toute son étendue.

Rate. — Trois à quatre tumeurs blanchâtres, dans son épaisseur et à sa surface.

Reins. — Quelques tumeurs isolées, siégeant dans la couche corticale.

Vessie. — Trois tumeurs, faisant fortement saillie à la surface interne, rosées.

Testicules. — Petites tumeurs occupant la tête de l'épididyme droit.

Tissu cellulaire sous-péritonéal. — Deux tumeurs, l'une au devant du carré des lombes gauche, l'autre dans la fosse iliaque du même côté, du volume d'un œuf de poule, molasses ; à la coupe tissu grisâtre, friable, avec infiltration sanguine très marquée.

Examen histologique. — Il a porté sur le foie, les poumons, le cœur et l'intestin.

1° *Coupes du foie.* — Les nodosités néoplasiques contenues dans le foie affectent sur des coupes une disposition assez régulièrement arrondie. Sous l'influence du picro-carmin, elles prennent une teinte rosée qui tranche à l'œil nu sur la coloration jaune brunâtre du parenchyme hépatique avoisinant.

Elles sont constituées par des faisceaux de fibres musculaires lisses entre-croisés en tous sens et placés au contact les uns des autres sans l'interposition de cloisons conjonctives (fig. 28).

Les fibres lisses présentent pour la plupart tous les attributs histologiques des fibres lisses normales. Elles sont fusiformes ; leur protoplasma est coloré en jaune clair par le picro-carmin ; leurs noyaux teintés de rose par le picro-carmin paraissent arrondis dans les faisceaux transversalement sectionnés par le rasoir et allongés en bâtonnet dans les faisceaux sectionnés longitudinalement. La forme en bâtonnet des noyaux, est particulièrement évidente, sur les coupes qui ont été traitées par l'acide acétique (fig. 29).

A côté des éléments que nous venons de décrire se montrent quelques fibres lisses pourvues de noyaux irréguliers, de noyaux étranglés en leur milieu et de noyaux subdivisés en deux ou plusieurs noyaux filles. L'on peut voir également de distance en distance d'énormes fibres musculaires lisses à double ou triple prolongement, dont les contours sont nettement dessinés et dont les noyaux gigantesques peuvent atteindre 50, 60 et même près de 100 μ de longueur. Ces noyaux dont la forme en bâtonnet est conservée se colorent d'une façon intense par le carmin (fig. 30).

Quelques nodosités néoplasiques renferment de petits foyers de nécrobiose. Les fibres lisses comprises dans ces foyers sont privées de noyaux et colorées en jaune sale par le picro-carmin.

Les limites des nodosités sont d'une façon générale brusquement arrêtées. Cependant, en quelques points, l'on peut voir le tissu morbide céder insensiblement la place au parenchyme du foie. Dans ces points existe une zone de transition où alternent les travées hépatiques et les éléments musculaires lisses. Ces derniers occupent la cavité des capillaires lobulaires, et tantôt y restent confinés, tantôt sectionnent de leurs prolongements effilés une ou plusieurs trabécules du foie.

Au centre des nodosités néoplasiques et dans la plus grande partie de leur étendue, il est impossible de trouver la moindre cellule hépatique et le moindre canalicule biliaire. C'est à peine si l'on y découvre quelques vestiges des vaisseaux du foie, sous la forme de cavités arrondies, nettement limitées et remplies d'éléments musculaires. Sur la bordure des nodosités néoplasiques, par contre et au milieu des fibres musculaires existent des cellules hépatiques morcelées ainsi que des canaux biliaires et des vaisseaux plus ou moins altérés.

Les lobules hépatiques compris entre les nodosités néoplasiques sont loin d'être normaux. Ceux qui confinent aux nodosités volumineuses présentent, à un degré variable et généralement peu marqué, des lésions de compression. Fréquemment quelques-unes des cellules hépatiques qui sont placées au voisinage immédiat des espaces portes sont en dégénérescence graisseuse. De distance en distance les lobules hépatiques montrent, entre les nodosités néoplasiques visibles à l'œil nu, des nodosités microscopiques constituées par un petit nombre de fibres musculaires seulement. L'on peut même, sur des coupes traitées par l'acide acétique, distinguer dans les capillaires lobulaires un certain nombre de fibres musculaires absolument isolées.

2° *Coupes des poumons, du cœur, de l'intestin.* — Les nodosités néoplasiques développées dans les poumons, le cœur et l'intestin sont, comme les nodosités hépatiques, formées de fibres musculaires lisses.

BIBLIOGRAPHIE. — Bizzozero, Ueber Entwickelung des secundären Glioms der Leber. *Moleschott Untersuchungen*, 1876, II, 50.

Brodowski, Ein ungeheures Myosarcom des Magens nebst secundären Myosarcomen der Leber. *Archiv f. path. Anat. u. Phys. v. Virchow*, 1876, LXVII, 227.

Castiaux, Hypertrophie généralisée des ganglions lymphatiques. Ligature de la veine jugulaire interne. Mort. Product. lymphoïdes dans la plèvre, le foie, la rate et le corps des vertèbres. *Bull. Soc. anat.*, 1872, 614.

Cazalis, Voy. *Cornil.*

Chiari, Demonstration eines Falles v. Fibrom d. Leber, *Allg. Wien. med. Ztg.*, 1877, XXII, 171.

Cornil et Cazalis, Myxome du foie. *Gaz. méd. de Paris*, 1872, 539.

Coupland, Primary diffuse malignant growth in the liver, in which the characters of sarcoma and carcinoma were apparently combined; etc. *Trans. Path. soc. Lond.*, 1879-80, XXXI, 130.

Demange, Étude sur la lymphadénie. *Th.* Paris, 1874.

Heath, Malignant limphoma of the liver. *Brit. med. journ.* Lond. 1878, 959.

Hürup (aus Kopenhagen), *Hospitalstidende*, 10. Jahrg., n° 1. *Bericht im Jahresbericht v. Virchow u. Hirsch*, 1867, I, 284.

Hutyra, Adatok a májdaganatok tanához (Sarcome du foie). *Orvosi hetil.* Budapest, 1886, XXX, 409.

Ingalls, Sarcoma of the pancreas, liver and gall-bladder. *Boston med. and surg. Journ.*, 1878, 601.

Körte, Eine Beobachtung von weit verbreit. Sarcombildung, etc. *Deutsch. Klinik*, 1863, n° 2.

Lancereaux, *Atlas d'anat. pathologique*, 1871, 75. — Du même, *Traité d'anat. patholog.*, 1875, I, 365.

Ludlow, Sarcoma of skin, secundary sarcoma of liver, etc. *Boston med. and surg. Journ.*, 1885, 133.

Mazade, Tumeur leucémique du foie. *Lyon médic.*, 1869, II, 107.

Meisenbach, Myxosarcoma of the liver in an infant of four months. *Weekly m. Rev. Saint-Louis*, 1884, IX, 433.

Michalloff, Contribution à l'étude de l'enchondrome avec métastases. *Th. Doct.*, Genève, 1882.

Millard, Diathèse sarcomateuse; vaste sarcome du foie datant de trois ans, avec tumeurs sarcomateuses multiples du tissu cellulaire sous-cutané, etc. *Bull. de la Soc. méd. des hôpitaux.* Paris, 1880, 168.

Murchison, Spindle-cell sarcoma of liver. *Tr. Path. soc.*, Lond., 1872-1873, XXIV, 123.

— Du même : *Leçons cliniques sur les maladies du foie.* Édit. franç. Traduct. Cyr, 1878, 242.

Naunyn, Ueber eine eigenthümliche Geschwulstform der Leber (Cystosarcoma hepatis). *Arch. f. Anat. u. Phys. v. Reichert u. Dubois-Reymond*, 1866, 710.

Nunn, Tumour of the liver and of the lung from a patient who had myxoma of the breast. *Transact. of the Path. Soc.* Loud. 1873, XXIV, 120.

Ollivier et Ranvier, Nouvelles observat. pour servir à l'hist. de la leucocythémie. *Arch. d. physiolog.*, 1869, 407.

Parker, Diffuse sarcoma of the liver in an infant. *Brit. med. journ.*, 1880, 738.

Pellacani, Sarcoma fascicolato del fegato; penetrazione del tumore nella cava ascendente e nell' orechietta destra del cuore. *Riv. clin. di Bologna*, 1880, 2e s. X, 236.

Perrin, De la sarcomatose cutanée. *Th. Doct.* Paris, 1886. Observat. XVIII, 209.

Pieniazech, Einige Fälle von Sarcome und dessen Metastasen. *Centralbl. f. Chirurg.*, 1875, S. 301.

Pintray, Sarcome du foie. *Bull. Soc. anat.*, 1868, 131.

Pitres, Sarcome fasciculé rétro-péritonéal, pris pendant la vie pour un myome de l'utérus. Autopsie. Tumeurs secondaires dans le foie et les poumons. *Bull. Soc. anat.*, 1874, 25.

Ranvier, voy. *Ollivier.*

Rendu, Article Tumeurs div. d. foie. *Dict. encycl. des sc. médic.*, 1879, 4e s., III, 208.

Schüppel, Sarkome und verwandte Tumoren aus der Gruppe der Bindesubstanzreihe. *Handb. d. sp. Path. und Therap. v. Ziemssen*, VIII, Erst. Hälft. zweit. Auflag., 1880, 314.

Schwartz, Des ostéo-sarcomes des membres. *Th. agr.* Paris, 1880, 235, 260.

Tooth, Notes of a case of diffused lympho-sarcoma of the liver. *The Lancet.* Lond., 1884, 2e vol., 827.

Varshavski, Sarcoma pecheni (Sarcome du foie). *Ejened. klin. guz.*, St-Pétersb., 1881, I, 497.

Virchow. *Pathol. des tumeurs.* Edit. franç. Trad. Aronssohn, III, 1871, 16, 183.

Wagner, Die heterologe geschwulstförmige Neubildung von adenoider oder cystogener Substanz, etc. *Archiv. d. Heilk*, 1865, 45.

Webber, Malignant sarcoma of the cutis, vertebral column, rib, lungs, liver, pancreas, kidneys, heart and dura mater. *Bost. med. and surg. journ.*, 1873, 66.

Windrath, Ueber Sarcombildungen der Leber mit Beschreibung eines Falles von primärem Spindelzellensarkom der Leber. *Inaug. Dissert.* Freiburg i. B., 1885.

DES MÉLANOMES DU FOIE

La pigmentation du foie par des granulations biliaires jaunes et vertes ou par des granulations hématiques rouges et brunes est journellement observée dans un grand nombre d'états morbides et en particulier dans ceux qui apportent manifestement un obstacle au cours de la bile ou à l'efférence du sang que contiennent les veines sus-hépatiques.

Moins commune est la coloration du foie par des granulations de pigment noir. MM. Cornil et Ranvier (1) ont bien montré qu'elle pouvait être parfois l'effet de la décomposition cadavérique : sous son influence prend naissance de l'acide sulfhydrique qui s'unit au fer provenant de la destruction des hématies ; il en résulte un pointillé noirâtre de sulfure de fer, qui communique à différentes parties du foie et notamment à sa surface une teinte ardoisée ou grisâtre. Il faut bien se garder de confondre ce noircissement ou cette *mélanose de putréfaction* avec la *mélanose pathologique*.

Celle-ci a été elle-même distinguée en *fausse mélanose* ou *mélanose hématique* et en *mélanose vraie* ou *mélanose mélaninique*.

La mélanose hématique est le résultat de la destruction d'un certain nombre de globules rouges et de l'altération de leur matière colorante, l'hématine ; à cette mélanose se rattachent le foie pigmenté paludéen et vraisemblablement le foie pigmenté diabétique (2). Dans la mélanose vraie, les grains de pigment sont formés de mélanine, c'est-à-dire qu'ils sont analogues aux grains du pigment normal ; ils résistent à l'action de l'acide sulfurique, contrairement aux gra-

---

(1) Cornil et Ranvier, *Manuel d'histolog. patholog.*, 2ᵉ édit., 1884, t. II, p. 374.

(2) Hanot et Chauffard, Cirrhose hypertrophique pigmentaire dans le diabète sucré. *Rev. mens. de méd.*, 1882, p. 385.

nulations pigmentaires de la mélanose hématique, qui se laissent
dissoudre ; ils sont, d'après Robin (1), le produit d'une élaboration
particulière des éléments anatomiques et, d'après la plupart des
auteurs, le produit d'une transformation de l'hématine, de telle sorte
que si cette dernière opinion était exacte, la mélanose mélaninique
elle-même ne serait qu'une variété de mélanose hématique.

Quoi qu'il en soit, les néoplasies mélaniques seules sont susceptibles
d'amener le dépôt dans le foie de granulations pigmentaires extrêmement résistantes, analogues aux grains du pigment normal, de
granulations de mélanine en un mot.

L'on sait que les *néoplasies mélaniques* ou *mélanomes* sont de trois
espèces, les *mélanomes simples*, les *mélano-sarcomes* et les *mélano-
épithéliomes;* l'on sait également que ces trois espèces néoplasiques
peuvent se développer dans le foie. Dans l'avenir il y aura lieu peut-
être de les étudier séparément à l'état primitif et à l'état secondaire :
actuellement l'on doit se borner à en ébaucher une description d'ensemble.

(1) Robin, Mélanose. *Dict. encycl. des sc. médic.*, de Dechambre, 2ᵉ s., t. VI, 1873,
p. 372.

ÉTIOLOGIE ET PATHOGÉNIE.

Les mélanomes apparaissent presque toujours primitivement dans l'œil ou dans la peau et l'on peut supposer *a priori* qu'ils naissent des cellules de la choroïde, de la rétine (1) et de l'iris, ou des cellules du corps muqueux de Malpighi qui, à l'état normal, sont douées du pouvoir d'élaborer de la mélanine. Dans cette hypothèse les mélanomes oculaires seraient tantôt des sarcomes, tantôt des épithéliomes et les mélanomes cutanés appartiendraient toujours à la classe des épithéliomes. Mais si d'une part, pour ce qui est des mélanomes cutanés par exemple, certains faits, tels que leur développement à un âge avancé et leur propagation rapide au système lymphatique, plaident en faveur de leur nature épithéliomateuse, il faut reconnaître que l'étude de leur histogénie et de leur structure histologique dresse de sérieux arguments contre cette manière de voir. C'est ainsi que, d'après la plupart des observateurs, les mélanomes cutanés ne prendraient point naissance dans l'épiderme, mais dans le derme ou dans l'hypoderme ; qu'ils n'auraient point la structure des néoplasies épithéliales, mais la structure des néoplasmes d'origine conjonctive, c'est-à-dire des sarcomes à cellules rondes ou fusiformes. De plus, l'on fait remarquer que si les mélanomes germent communément dans l'œil et dans la peau, ils sont par exception capables de se développer initialement dans la cornée, la conjonctive et le tissu graisseux de l'orbite, dans le périoste et le tissu osseux, dans les ganglions lymphatiques, le rectum, les poumons et le foie, c'est-à-dire dans des organes et des tissus qui, à l'état normal, ne fabriquent point de pigment mélanique.

---

(1) La rétine est formée de dix couches. La couche périphérique ou couche pigmentaire est habituellement décrite comme une dépendance de la choroïde. L'étude du développement montre qu'elle doit être rattachée à la rétine. — Picqué, Anomalies de développement et maladies congénitales du globe de l'œil. *Th. agrégat.* Paris, 1886.

En ce qui concerne le foie, nous ne pouvons accepter sans réserve la réalité du développement primitif de mélanomes dans son sein.

Les observations intitulées « cancer mélanique du foie », telles que celles de Payne (1), de Lyman (2), de MM. Lancereaux et Dubrueil (3), de Latil (4), Gœtz (5) et Leroux (6), sont manifestement des exemples de mélanomes du foie consécutifs à des mélanomes oculaires ou cutanés et le plus grand nombre des observations intitulées « cancer mélanique primitif du foie » ne sont point faites pour entraîner la conviction. Ainsi, entre autres, les faits de Block (7), de Burnet (8) et de Frerichs (9) manquent d'un examen particulier des orbites et celui de Wickham Legg (10) pèche par la base, puisqu'il a trait à une néoplasie colorée non par du pigment noir, mais par du pigment vert.

En réalité, l'observation de M. Belin (11) est la seule qui puisse être invoquée en faveur de l'existence possible des mélanomes primitifs du foie. Après l'avoir résumée brièvement, nous dirons quelques mots d'un fait qui nous a été obligeamment communiqué par M. Achard.

Le malade de M. Belin est un homme de quarante-huit ans, qui commence à souffrir de troubles digestifs à la fin du mois de juillet 1886. Les ganglions axillaires du côté droit s'engorgent, le foie s'hypertrophie; à la face et au creux épigastrique se montre une

(1) Payne, Melanotic sarcoma. *Brit. med. journ.*, 1873, 8 mars.

(2) Lyman, Melanotic liver. *The Boston med. journ.*, mars 1873.

(3) Lancereaux et Dubrueil, Tumeurs mélaniq. multiples; mélanose ayant envahi la plupart des organes *Bull. Soc. de biologie*, 1860, 3ᵉ s., II, p. 111.

(4) Latil, Cancer mélaniq. d. foie. *Bull. Soc. anat.*, 1878, p. 550.

(5) Gœtz, Cancer mélanique du foie et mélanose généralisée. *Bull. Soc. anat.*, 1875, p. 490.

(6) Leroux, Cancer mélaniq. du foie. Généralisat. des tum. mélaniques. *Bull. Soc. anat.*, 1880, p. 456.

(7) Block, Ueber ein primäres melanotisches Endotheliom der Leber. *Archiv d. Heilkund.*, 1875, XVI, S. 412.

(8) Burnet, Primary melanotic sarcoma of liver. *Transact. path. soc. Lond.*, 1885, XXXVI, p. 252.

(9) Frerichs, *Traité pratiq. des maladies du foie*. Édit. franç. Traduct. Duménil et Pellagot, 1877, p. 675.

(10) W. Legg, Primary? melanotic cancer of the liver. *St-Barthol. Hosp. Rep.*, Lond., 1877, XIII, p. 160.

(11) Belin, Observat. de mélanose dans un cas de carcinome mélanique du foie. *France médic.*, 1887, p. 98.

teinte mélanodermique ; les urines prennent une coloration noire ; les membres inférieurs s'œdématient et la mort survient dans la cachexie le 15 octobre 1886. A l'autopsie l'on découvre dans le foie et dans les ganglions axillaires droits des nodosités mélaniques ; tous les autres organes, examinés avec un soin irréprochable, paraissent indemnes. L'examen histologique permet de ranger la néoplasie mélanique dans la classe des épithéliomes alvéolaires à cellules polymorphes.

L'observation de M. Achard diffère de la précédente sur un grand nombre de points : une femme âgée de trente ans, après avoir éprouvé différents malaises, remarque au mois d'avril de l'année 1886 que son ventre grossit et que de petites tumeurs apparaissent en différents points de son corps. Le foie s'hypertrophie, les tumeurs cutanées se multiplient, les membres inférieurs s'infiltrent, l'état général s'altère progressivement et la mort a lieu le 25 août 1886. L'autopsie révèle l'existence de productions mélaniques dans le foie, la rate, le pancréas, les ovaires, le tissu cellulaire péri-rénal et le péritoine, dans les plèvres, les poumons, les ganglions trachéobronchiques, le péricarde, le myocarde et l'endocarde, dans la mamelle, l'hypoderme, les ganglions axillaires, les os et le tissu graisseux de l'orbite. Histologiquement les nodosités du foie présentent la structure du sarcome mélanique globo et fuso-cellulaire.

Si dans le cas de M. Belin le développement primitif du néoplasme dans le foie peut être accepté, il n'en est pas de même dans celui de M. Achard. Bien que les désordres abdominaux et hépatiques aient apparu d'une façon précoce, bien qu'à l'autopsie le foie se soit montré farci de nombreuses et volumineuses nodosités mélaniques, il ne nous paraît pas douteux que le foie ait été secondairement atteint. Du moins la dissémination des nodosités néoplasiques ne nous donne-t-elle en aucune façon l'idée d'un néoplasme hépatique primitif et l'existence de mélanomes cutanés précocement développés nous impose-t-elle l'idée que là gît le point de départ des accidents.

Initialement développés dans l'orbite ou dans la peau, les mélanomes ont une extrême tendance à la généralisation. De tous les organes celui qu'ils infectent le plus souvent est le foie ; les os et les poumons, les ganglions lymphatiques, le péritoine et les plèvres sont envahis avec une fréquence un peu moindre.

Pour expliquer la genèse des mélanomes intra-hépatiques secondaires, Schüppel (1) suppose que des mélanomes primitifs se séparent des cellules qui, selon toute vraisemblance, sont transportées au foie par l'artère hépatique.

Ces cellules parvenues dans les capillaires radiés se multiplient et refoulent le parenchyme hépatique qui, contrairement à l'opinion de MM. Cornil et Ranvier (2), ne prendrait aucune part au développement du néoplasme. M. Lancereaux (3) admet en outre que quelquefois les mélanomes secondaires du foie sont uniquement composés de granulations pigmentaires déposées dans les éléments cellulaires de l'organe. Notre observation corrobore pleinement cette manière de voir. Les néoplasies mélaniques primitives infectent le foie de trois façons différentes : par leurs éléments épithéliomateux ou sarcomateux, par leur pigment ou à la fois par leur pigment et par leurs éléments cellulaires. Les mélano-épithéliomes et les mélano-sarcomes sont donc doublement infectieux : infectieux par leurs cellules sarcomateuses ou épithéliomateuses et infectieux par leur pigment mélanique.

Les cellules sarcomateuses et épithéliomateuses parviennent au foie douées des mêmes propriétés que les cellules de la néoplasie mère, et en particulier de la propriété de fabriquer du pigment mélanique. Ce fait a été constaté directement par Harris (4), qui dans un cas a observé la succession de ces trois stades : non pigmentation des cellules néoplasiques, pigmentation de ces cellules, séparation des parties pigmentées et des parties non pigmentées. Le pigment mélanique qui se détache des mélanomes primitifs possède réellement

---

(1) Schüppel, Pigmentkrebs (Carcinoma melanodes) Melanosarcoma. *Handb. d. Speciell. Pathol. und Therap. v. Ziemssen*, Bd VIII. Erste Hälft. Zw. Auflage, 1880, S. 308.

(2) Cornil et Ranvier, *l. c.*, p. 463.

(3) Lancereaux, *Atlas d'anat. patholog.*, 1871, texte, p. 74, et *Traité d'anat. path.*, t. I, 1875-77, p. 437.

(4) Harris, Ueber die Entwickelung des primären Leberkrebses. *Archiv v. Virchow.* Bd C, 1885, S. 139.

une infectiosité propre, qui seule est capable d'expliquer le développement secondaire de mélanomes simples du foie au cours de mélano-épithéliomes ou de mélano-sarcomes primitifs.

La voie que suivent les éléments néoplasiques et le pigment mélanique pour parvenir au foie n'est point toujours aisée à déterminer. S'il existe dans les poumons ou dans les organes abdominaux des productions mélaniques secondaires, on peut les considérer comme les agents véritables de l'infection du foie et regarder dans la première alternative l'artère hépatique et dans la seconde la veine porte comme les voies d'apport au foie de la semence mélanique. Mais si le foie seul est secondairement infecté au cours d'un mélanome primitif de l'œil, par exemple, il devient nécessaire de supposer que les cellules et le pigment néoplasiques ont pu traverser les capillaires sans y être arrêtés, avant d'arriver au foie, où ils ont exclusivement trouvé un terrain favorable à leur fixation et à leur pullulation.

ANATOMIE PATHOLOGIQUE

ÉTUDE MACROSCOPIQUE.

A l'exemple de quelques auteurs (1), nous décrirons aux néoplasies mélaniques du foie deux formes : la forme *infiltrée* et la forme *nodulaire*, tout en faisant remarquer que ces deux formes se montrent fréquemment combinées.

L'infiltration du foie par du pigment mélanique est *partielle* ou *totale*. Partielle, elle se traduit par le développement de taches gri-

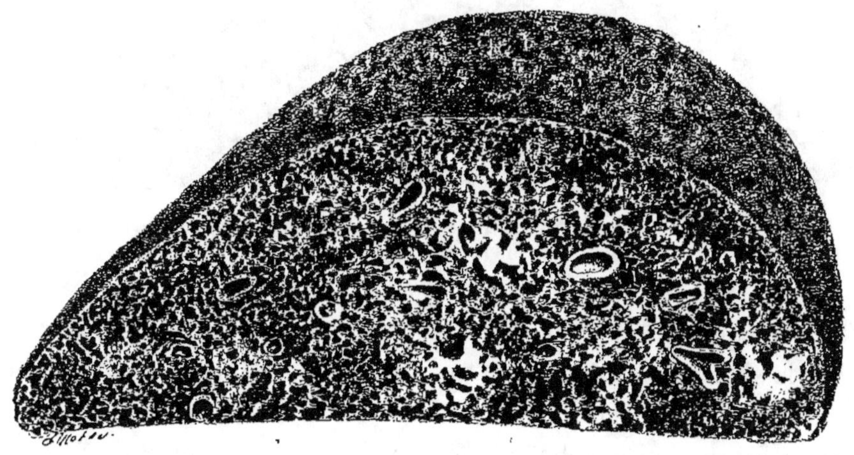

Fig. 31. — Mélanome infiltré (granitique). — Surface de section antéro-postérieure du lobe droit du foie (Demi-grandeur naturelle).

sâtres ou noirâtres disséminées à la surface et dans la profondeur du parenchyme hépatique (2). Totale, elle est uniforme ou inégale. Lorsqu'elle est uniforme (3), elle substitue à la coloration normale du foie

(1) Schüppel, *l. c.*, S. 305.
(2) Lancereaux et Dubrueil, *l. c.*
(3) Panné, Tumeurs mélaniq. de la peau. Tumeurs et infiltrations mélaniq. des divers

une teinte sombre qui rappelle celle que l'on observe dans certains cas d'infection paludéenne. Lorsqu'elle est inégale, elle donne au foie une apparence *granitique* due à l'alternance d'amas pigmentaires, d'îlots néoplasiques et de débris parenchymateux. Cette apparence granitique était particulièrement marquée dans un fait qui nous a été communiqué par M. Lion.

L'on conçoit aisément que si les *mélanomes infiltrés* amènent l'hypertrophie du foie, l'augmentation de son poids (1), l'accroissement de sa consistance, ils ne modifient en rien sa forme générale et l'état lisse de sa surface.

Il en est autrement, dans la règle, des *mélanomes nodulaires*. Les nodosités qui les caractérisent, distribuées dans les diverses parties du

Fig. 32. — Mélanome nodulaire. — Surface de section antéro-postérieure du lobe gauche du foie (Grandeur naturelle).

foie, en soulèvent par places la capsule fibreuse. Elles transforment ainsi la surface lisse du foie en une surface mamelonnée à la façon des nodosités du cancer nodulaire, dont elles ne possèdent d'ailleurs habituellement ni le relief ni les dépressions cupuliformes (2).

Quel que soit leur siège, les nodosités mélaniques ont une coloration foncée qui va du gris au noir d'ébène, si bien que sur des coupes

.organes profonds, y compris les capsules surrénales. Mélanodermie. Mort et autopsie. *Prog. médic.*, 1887, p. 527.

(1) Il peut être porté au delà de 9 kilogr. comme dans le cas de Latil. — LATIL, *l. c.*

(2) Voyez cependant les cas de Virchow et de Peulevé. — VIRCHOW, *Patholog. des tumeurs*, édit. franç., traduct. Aronsshon, 1869, t. II, p. 281. — PEULEVÉ, Contribut. à l'étude de la mélanose généralisée. *Th. Doct.* Paris, 1866, p. 27. — Voyez également plus loin le cas qui nous a été communiqué par M. Achard.

le foie prend un aspect *truffé* tout spécial. Tantôt la teinte grise ou noire des nodosités est uniforme, tantôt elle est inégale et mélangée de blanc ; tantôt enfin elle est disposée sous la forme de rayons partant d'un centre commun. Rindfleisch (1) a donné à cette dernière variété la désignation de *cancer radié pigmenté*.

Habituellement arrondies, les nodosités néoplasiques sont nettement arrêtées dans leurs contours et assez souvent délimitées par des capsules fibreuses. Rares ou innombrables, des dimensions d'un pois à celles du poing, elles augmentent le volume du foie et peuvent doubler, tripler ou quadrupler son poids (2). Leur consistance est assez ferme lorsqu'elles sont de formation récente ; lorsqu'elles sont anciennes, elles se ramollissent, se transforment en une véritable bouillie et parfois s'infiltrent de sang. Par le raclage, elles fournissent une sérosité chargée de débris pigmentaires qui lui donnent une coloration noire ou brune. Le parenchyme hépatique interposé aux nodosités est normal ou coloré en vert, en jaune, en gris ou en brun.

Dans les mélanomes infiltrés comme dans les mélanomes nodulaires, la péri-hépatite et l'ascite sont rares. Les voies biliaires, habituellement saines, sont quelquefois vides et rétractées. Les gros vaisseaux sanguins qui abordent le foie ou qui en partent, ordinairement perméables, peuvent être, par exception, le siège d'une thrombose néoplasique ou d'une stase sanguine qui correspond à l'injection de la muqueuse gastro-intestinale. La rate est de dimensions variables. Les divers ganglions auxquels aboutissent les lymphatiques du foie et en particulier ceux du hile sont, dans la règle, infiltrés de pigment mélanique.

Les mélanomes du foie, avons-nous dit, succèdent presque toujours à des mélanomes oculaires ou cutanés. Dans un nombre de cas très respectable, ils constituent l'unique manifestation secondaire de l'infection mélanique. Le plus souvent toutefois leur déve-

---

(1) RINDFLEISCH, *Traité d'histolog. patholog.* Édit. franc., Traduct. Gross, 1873, p. 8.
(2) Trasbot a vu chez le cheval le foie farci de nodosités mélaniques peser 22 kil. — CORNIL ET TRASBOT, De la mélanose. *Mém. de l'Académie de médecine*, 1867-68, p. 319.

loppement marche de pair avec le développement de néoplasies semblables dans plusieurs organes et particulièrement dans les ganglions lymphatiques, dans les os, les poumons et les plèvres, dans le péritoine et le pancréas, dans le péricarde et le cœur, dans les reins, la rate et les intestins. Ajoutons enfin qu'il existe des faits dans lesquels tous les organes et tous les tissus du corps, pour ainsi dire, sont infectés.

ÉTUDE MICROSCOPIQUE

Au point de vue histologique, les néoplasies mélaniques du foie se distinguent en trois catégories : les *mélano-épithéliomes*, les *mélano-sarcomes* et les *mélanomes simples*.

Si le raisonnement conduit à supposer que les mélanomes cutanés, ainsi que leurs métastases hépatiques, sont de nature épithéliale et que les mélanomes oculaires sont tantôt de nature épithéliale, tantôt de nature sarcomateuse, l'observation conduit par contre à cette conclusion que les uns et les autres rentrent dans la classe des sarcomes. C'est là du moins l'opinion de la presque unanimité des observateurs. M. Lancereaux (1) est un des rares anatomo-pathologistes qui décrivent les mélanomes cutanés comme des mélano-épithéliomes et les mélanomes oculaires comme des néoplasies tantôt épithéliales et tantôt sarcomateuses.

Dans la plupart des cas que nous avons étudiés, les nodosités mélaniques du foie présentaient nettement la structure que l'on a l'habitude d'assigner aux sarcomes à cellules rondes ou fusiformes. Deux fois seulement les mélanomes hépatiques — qui dans ces cas étaient consécutifs à des mélanomes cutanés — n'offraient point exactement l'apparence habituelle des sarcomes. Ils étaient formés de grosses cellules polyédriques, remplies de grains pigmentaires, juxtaposées en mosaïque et réunies les unes aux autres par une minime quantité de ciment connectif.

____

(1) Lancereaux, *Traité d'anat. pathologiq.*, t. I, 1875-77, p. 369 et 434.

Ne s'agissait-il point là de *mélano-épithéliomes* ? Nous serions tout disposés à le penser malgré les dissemblances histologiques qui séparent ces faits des épithéliomes cutanés vulgaires ; mais nous ne saurions l'affirmer, en l'absence d'un examen histologique approfondi des néoplasies cutanées génératrices.

Les *mélano-sarcomes* hépatiques se distinguent en deux variétés : les *mélano-sarcomes globo-cellulaires* et les *mélano-sarcomes fuso-cellulaires*. Les premiers sont formés de pigment noir et de petites cellules arrondies contenant des noyaux souvent nucléolés ; les seconds sont constitués par du pigment noir et des cellules fusiformes entre-croisées ou fasciculées, pourvues de noyaux ovalaires. Le mode de distribution du pigment dans les mélano-sarcomes est sujet à varier. Habituellement il se montre à la fois dans les interstices des éléments sarcomateux et dans les éléments sarcomateux eux-mêmes qu'il infiltre, qu'il gonfle et dont il fait disparaître les noyaux. Il est presque toujours possible, toutefois, de découvrir au milieu des cellules pigmentées un certain nombre d'éléments non pigmentés dont les caractères peuvent être parfaitement étudiés ; parfois même l'espace occupé par les cellules non pigmentées est considérable.

Les éléments spécifiques des mélano-épithéliomes et des mélano-sarcomes peuvent se répandre par la voie vasculaire dans toute l'étendue du foie, se multiplier dans les capillaires radiés en étouffant les trabécules hépatiques et donner ainsi naissance aux mélanomes infiltrés ; ils peuvent — et c'est la règle — ne se distribuer que dans certains départements vasculaires qui deviendront le siège de nodosités mélaniques. Celles-ci en se développant refoulent le parenchyme hépatique contigu et, dans un assez grand nombre de cas, s'entourent de capsules fibreuses.

Parmi les altérations que peuvent présenter les lobules du foie intermédiaires aux nodosités néoplasiques, il faut signaler l'infiltration mélanique des cellules hépatiques et des cellules vasculaires endothéliales, la présence de granulations pigmentaires dans les lacunes lymphatiques des espaces portes, l'existence de bouchons néoplasiques dans les ramifications de la veine porte et enfin la dégénéres-

cence graisseuse des cellules hépatiques, la multiplication et la desquamation de l'épithélium des conduits biliaires.

Les *mélanomes simples* résultent de l'arrêt dans les éléments du
foie de granulations pigmentaires élaborées par des néoplasies mélaniques primitives épithéliales ou sarcomateuses. Leur réalité a été
parfaitement établie par les observations de M. Lancereaux (1) et de M. Damas-
chino (2). Ces auteurs ont exclusivement signalé d'ailleurs
la fixation des granulations
mélaniques dans les cellules
hépatiques. Dans un fait que
nous avons pu étudier, grâce
à l'obligeance de M. Panné et
de M. Marfan, non seulement
les cellules hépatiques, mais
encore les espaces portes et
l'endothélium vasculaire contenaient du pigment noir. Les
cellules endothéliales des ca-

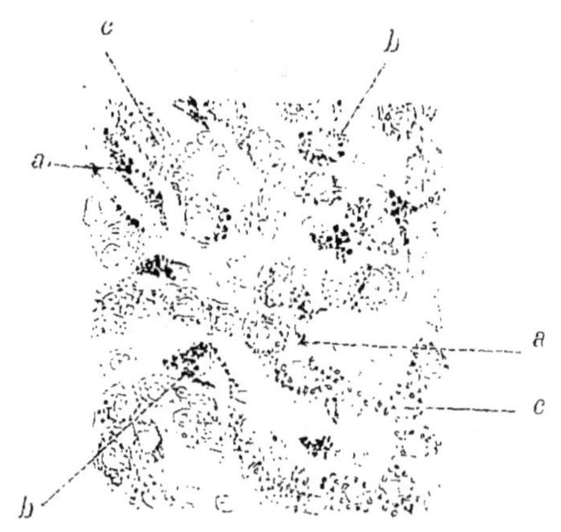

Fig. 33. — Mélanose simple du foie (350 grossissements).

a, a. b, b. — Cellules endothéliales vasculaires,
vues les unes de profil, les autres de face, remplies de grains mélaniques.
c, c. — Travées hépatiques.

pillaires radiés, principalement infiltrées (fig. 33, *a*, *b*), apparaissaient sous la forme de fuseaux plus ou moins allongés au milieu
desquels il était souvent possible de distinguer des noyaux ovalaires
colorés en rose par le picro-carmin. Nous retrouvons donc dans les
mélanomes simples du foie une altération des cellules vasculaires endothéliales que nous avons déjà rencontrée dans les mélano-sarcomes
et les mélano-épithéliomes. Cette altération s'explique fort bien par
les relations de contact qu'affecte l'endothélium vasculaire avec le
liquide sanguin chargé de grains mélaniques. Elle ne signifie point
que l'endothélium vasculaire soit le siège initial des lésions, contraire-

(1) Lancereaux et Dubrueil, *l. c.* — Lancereaux, *l. c.*
(2) Damaschino, *Th. Peulevé, l. c*, p. 51.

ment à l'opinion émise par Rindfleisch (1) à propos d'un cas de mélanome hépatique dont le développement primitif ou secondaire n'est
pas spécifié et ne justifie point la désignation d' « endothéliome mé-
lanotique primitif du foie », donnée par Block (2) à son observation.

(1) Rindfleisch, *l. c.*, p. 490.
(2) Block, *l. c.*

SYMPTOMES ET DIAGNOSTIC.

Les mélanomes du foie sont un peu plus communs chez l'homme que chez la femme. Ils atteignent leur maximum de fréquence de quarante à soixante ans (1). Dans la grande majorité des cas — ainsi que nous l'avons indiqué — ils succèdent à des mélanomes de l'œil ou de la peau.

Développés au niveau de nævi pigmentaires ou en des points du tégument externe antérieurement sains, les mélanomes cutanés se présentent constamment, au début, sous la forme de néoplasmes uniques. Au bout de quelques mois, d'un an ou de deux ans et souvent immédiatement après une intervention chirurgicale, ils se généralisent isolément, successivement ou simultanément, aux ganglions lymphatiques, à la peau distante ou avoisinante et aux différents organes. De tous les viscères, le foie, nous le savons, est le plus fréquemment envahi. Les désordres qui résultent de son atteinte offrent des degrés variables. Tantôt ils demeurent pour ainsi dire *latents*, éclipsés dans leur expression par des troubles plus sérieux résultant d'autres métastases néoplasiques ; tantôt au contraire ils priment ceux-ci par leur importance ou même s'épanouissent isolément : les fonctions digestives s'altèrent, l'hypochondre droit devient douloureux, le foie augmente de volume et le diagnostic de mélanome hépatique secondaire s'impose au clinicien.

Les mélanomes oculaires se propagent volontiers à la base du crâne, aux méninges, au cerveau, envahissent souvent le système lymphatique et par la voie vasculaire infectent les viscères éloignés. Contrairement aux mélanomes cutanés qui, dans un grand nombre

---

(1) Parmi les exemples de néoplasies mélaniques du foie développées avant quarante ans, l'on peut citer ceux de MM. Damaschino (*l. c.*), Achard (rapporté plus loin), Latil (*l. c.*), et Peulevé (*l. c.*), qui ont trait à des sujets âgés de vingt-quatre, trente, trente-deux, et trente-six ans.

de cas, se généralisent au sens propre du mot, les mélanomes oculaires limitent leurs lésions métastatiques à quelques organes ou même à un seul organe, au foie. C'est en général deux ou trois ans et quelquefois quatre, cinq ou six (1) ans après l'énucléation d'un globe oculaire atteint de mélanome, qu'apparaissent les signes de l'infection du foie : le ventre devient douloureux, l'appétit se perd, des vomissements se montrent, le foie s'hypertrophie, les forces déclinent ; bref après une phase plus ou moins longue d'apparente santé, le néoplasme reparaît à distance, inexorable et à brève échéance mortel.

Quel qu'ait été leur point de départ, les mélanomes hépatiques parvenus à la phase d'état se traduisent par des symptômes identiques.

Le foie hypertrophié sort de ses limites normales pour envahir les flancs, la région ombilicale et parfois l'hypogastre, mesurant 18, 20, 30 et jusqu'à 35 centimètres sur la ligne mammaire droite, 10, 20 et jusque 30 centimètres sur la ligne xiphoïdienne, 8, 15 et jusque 25 centimètres sur la ligne mammaire gauche. Son bord antérieur, obliquement dirigé, distant d'un ou plusieurs travers de doigt du rebord costal, quelquefois nettement échancré à l'union des lobes gauche et droit, demeure habituellement tranchant. Sa face supérieure, contiguë à la paroi du ventre dans une étendue variable, apparaît rarement mamelonnée ou bosselée, mais habituellement lisse et d'une dureté ligneuse.

Lorsque l'hypertrophie de la glande hépatique est notable, elle a pour conséquence la voussure de l'hypochondre droit, de l'épigastre et même de l'abdomen tout entier. Le développement de l'abdomen est assez souvent exagéré et modifié par du météorisme ou par de l'ascite, la rate conservant d'ailleurs ses proportions habituelles et les veines abdominales sous-cutanées ne se montrant que par exception (2) anormalement développées.

Dans un grand nombre de cas, les mélanomes hépatiques parcou-

---

(1) Gauderon, Cancer mélaniq. du foie et des poumons consécutif à un cancer mélaniq. de l'œil droit (*Bull. Soc. anat.*, 1873, p. 198).

(2) Latil, *l. c.*

rent leur évolution tout entière sans éveiller la moindre souffrance (1). Dans la règle, toutefois, ils engendrent soit à leur début (2), soit le plus souvent pendant toute leur durée, des douleurs sourdes ou violentes, continues ou paroxystiques, irradiées de l'hypochondre droit vers l'épaule correspondante (3), capables de gêner la respiration et de troubler le sommeil.

Les désordres digestifs sont d'une précocité et d'une intensité remarquables : l'appétit se perd complètement et comme dans le carcinome hépatique vulgaire, la viande inspire une véritable aversion ; la langue est blanche, étalée et conserve l'empreinte des dents; la bouche est amère, l'haleine fétide, la soif vive, les digestions sont laborieuses, il y a quelquefois des nausées et des vomissements alimentaires ou bilieux; les selles, tantôt rares, tantôt abondantes, liquides et diarrhéiques, sont colorées ou décolorées.

La face s'altère rapidement, le corps et les membres s'émacient, les forces déclinent. La peau prend une teinte pâle, terreuse ou jaune paille; l'ictère hémaphéique et l'ictère biliphéique sont exceptionnels.

La respiration s'accélère parfois et l'on a pu constater à la base du poumon droit des signes de congestion (4).

La température demeure normale ou s'élève et oscille entre 38 et 39 degrés. Le pouls reste régulier. Au cœur parfois se montre un souffle léger qui occupe le premier temps et la pointe. Les épistaxis sont assez communes; les hémoptysies et les métrorrhagies rares.

Les urines, diminuées de quantité, ne sont pas albumineuses. Si l'on en croit les rares analyses qui en ont été faites, l'urée qu'elles renferment se maintiendrait au taux normal. D'une coloration normale au moment de leur émission, elles prennent bientôt, sous l'influence de l'air, une coloration brune ou noire analogue à celle des urines phéniquées, à celle du café ou de l'encre de Chine. Traitées par l'acide nitrique ou par l'acide chromique, elles prennent égale-

<hr>

(1) Gœtz, *l. c.*
(2) Chomel, *Nouveau Journal de mé lecine*, t. III, p. 41.
(3) Gauderon, *l. c.*
(4) Goetz, *l. c.*

ment une coloration noire. Cette mélanurie signalée par Eiselt (1) n'est point due à la présence de granulations pigmentaires dans l'urine, car l'examen microscopique prouve qu'elle n'en contient point, mais à la dissolution d'une substance particulière que les agents oxydants ou même le seul oxygène de l'air suffisent à rendre apparente. Elle est bien distincte de la mélanurie qu'engendrent les néoplasmes mélaniques des reins et de la vessie : celle-ci est his-tologiquement appréciable et elle est due à la mise en liberté et au transport par l'urine de granulations mélaniques. C'est à tort que Virchow (2) refuse à la mélanurie d'Eiselt toute connexion avec les néoplasies mélaniques et lui assigne comme cause nécessaire une altération du foie, car, d'une part, aucune altération du foie n'est susceptible de la déterminer, à l'exception des néoplasies mélani-ques, et d'autre part, si elle a surtout été observée dans des cas où le foie était atteint, on l'a également signalée dans des cas où il l'était à un faible degré et où même il était absolument indemne. C'est à tort également que Bolze (3) a affirmé que la mélanurie est en re-lation avec la fièvre, car Stiller (4) a relaté un cas de mélanurie inter-mittente dans lequel la coloration noire des urines ne coïncidait aucunement avec l'apparition des accès fébriles.

Il est certain que la mélanurie a une haute valeur au point de vue du diagnostic; mais nous ne saurions dire quel est le degré de fré-quence de ce symptôme. Quelques observateurs le signalent expressé-ment; d'autres restent dans le vague, indiquant simplement l'exis-tence d'urines brunes ou d'urines foncées ; d'autres enfin ne font point mention de l'état des urines ; en tout cas, aucun observateur n'a constaté l'absence de ce phénomène (5).

Le diagnostic des mélanomes hépatiques qui, parvenus à la phase

---

(1) Eiselt, Ueber Pigmentkrebs (*Vierteljahrschr. f. d. prakt. Heilkunde.* 1862, Bd LXXVI, S. 46).

(2) Virchow, Pathologie des tumeurs. Édit. franç., traduct. Aronssohn. T. II, 1869, p. 270.

(3) Bolze, cité p. Eiselt, *l. c.* S. 47.

(4) Stiller, Ueber Melanurie als Krebssymptom (*Deutsch. Archiv f. klin. Med.*, 1875, Bd XVI, S. 413).

(5) Quant à la mélanémie, elle n'est mentionnée dans aucune observation.

d'état, engendrent les divers symptômes que nous venons d'énumérer, ne souffre pas la moindre difficulté. Les signes physiques et les désordres fonctionnels d'une part ne sauraient laisser de doute sur l'existence d'une affection hépatique; d'autre part les modifications de la santé générale et la précipitation des accidents, la connaissance d'une opération antérieurement pratiquée sur l'œil ou sur la peau, la présence de la mélanurie et parfois la constatation de nodosités mélaniques cutanées ou ganglionnaires, permettent d'affirmer la nature réelle de cette affection.

La durée totale des néoplasies mélaniques du foie est comprise entre un et six mois; elle est habituellement de deux ou trois mois.

Les malades arrivent rapidement à la cachexie; leurs membres inférieurs s'œdématient; parfois des eschares se montrent au sacrum. La mort est rarement subite et inattendue; elle est presque toujours annoncée par une extinction graduelle des forces et elle survient dans un accès de dyspnée (1), dans le délire ou le plus souvent dans le coma.

(1) Leduc, Sarcome mélanique du foie, *Bull. Soc. anat.*, 1879, p. 777.

OBSERVATIONS.

OBSERVATION XXXIX.

(Inédite. — Nous devons à l'obligeance de M. Achard les détails cliniques et anatomo-macroscopiques de cette observation, ainsi que les pièces d'après lesquelles nous avons rédigé l'examen histologique.)

Mélanomes du foie, de la rate, du péritoine, du pancréas, des ovaires, du tissu cellulaire, du péricarde, des plèvres, des poumons, des ganglions trachéo-bronchiques, du péricarde, du cœur, de la mamelle, du tissu cellulaire sous-cutané, des ganglions axillaires, des os et du tissu graisseux de l'orbite.

Histologiquement : mélano-sarcome globo et fuso-cellulaire.

L., Marguerite, âgée de trente ans, entrée le 19 juillet 1886, salle des femmes, n° 21, à l'hôpital Andral, dans le service de M. Debove.

Histoire clinique. — Rien de particulier dans les antécédents : père bien portant, âgé de soixante ans ; mère morte subitement d'une attaque apoplectique; trois frères et une sœur en bonne santé.

Cette femme n'a jamais fait de maladie. Elle vivait autrefois à la campagne dans le Loiret; elle est à Paris depuis douze ans et elle y exerce la profession de marchande dans les rues. Elle est bien constituée et a toujours été d'une santé robuste. Elle a eu deux enfants : l'un est mort de diarrhée cholériforme, l'autre est âgé de huit mois et se porte bien.

C'est à six mois, en janvier 1886, qu'elle fait remonter le début de sa maladie. A cette époque, elle eut une angine qu'elle attribua à un refroidissement et qui disparut rapidement; à la suite elle éprouva quelques douleurs dans les épaules et les bras. Puis elle remarqua que ses jambes devenaient faibles et à partir de ce moment elle vit ses forces diminuer d'une façon graduelle et progressive. En avril 1886, les règles se supprimèrent et ne revinrent plus. C'est alors que la malade observa que son ventre grossissait. Depuis lors il augmenta de volume sans qu'elle y ait jamais ressenti de douleur. A la même époque également elle vit apparaître sur la peau de petites élevures bleuâtres, des boutons, comme elle les appelle, qui se développèrent d'une façon insensible, sans douleur aucune et sans être précédés de rougeur ni d'éruption d'aucune sorte. Depuis que la malade a constaté la présence de ces petites tumeurs cutanées, elle n'a pas remarqué que leur volume ait augmenté ou qu'il s'en soit formé de nouvelles. Mais ces tumeurs ne semblent pas avoir attiré d'une manière spéciale l'attention de la malade, qui ne peut donner à cet égard de renseignements très affirmatifs.

Actuellement (20 *juillet*) la malade est dans un état cachectique assez prononcé. L'anémie est très marquée ; le teint est pâle, mat, un peu bouffi ; les muqueuses sont décolorées ainsi que les ongles.

La malade accuse un sentiment perpétuel de grande fatigue ; elle se plaint de perdre ses forces de jour en jour ; elle ne peut marcher longtemps, ni monter les escaliers, ni rien porter de lourd.

La vue est bonne et n'a pas faibli. Il n'y a pas de maux de tête, ni de vertiges, ni d'étourdissements.

Pas d'épistaxis. Il y a une huitaine de jours la malade a craché quelques filets de sang ; mais elle ne tousse pas, ne souffre pas de la poitrine et l'exploration du thorax ne fournit que des résultats négatifs.

Souffle doux au premier temps à la pointe.

Aucun trouble des fonctions digestives. Pas de vomissements, pas de maux d'estomac. L'appétit est assez bien conservé.

L'abdomen est proéminent, il n'y a pas trace d'ascite et l'augmentation de volume du ventre est due à la présence d'une tumeur dans l'hypochondre droit. On constate en effet une augmentation considérable de la matité hépatique qui s'étend inférieurement jusqu'à sept travers de doigt au-dessous des fausses côtes, occupant ainsi l'hypochondre droit, une partie notable du flanc correspondant, l'épigastre jusqu'à 3 centimètres au-dessus de l'ombilic et se prolongeant encore dans l'hypochondre gauche. On ne peut dire de la sorte si la rate est augmentée de volume, puisque sa matité se confondrait avec celle du foie ; cependant la chose n'est pas probable, car la matité ne s'étend pas supérieurement.

Au palper on trouve, dans la zone de matité, un plan résistant, uniformément dur, sans bosselures manifestes ; le bord inférieur de la tumeur se laisse très bien reconnaître par la main qui déprime l'abdomen. Cette masse n'a qu'une obscure mobilité pendant les mouvements respiratoires.

L'exploration de l'abdomen ne provoque aucune douleur ni aucune sensibilité. Il n'y a jamais eu d'ailleurs de douleur spontanée ni dans l'abdomen ni dans les régions dorsale ou lombaire.

Il n'y a jamais eu d'ictère.

L'urine ne renferme ni albumine, ni sucre, ni pigment biliaire. Aucun trouble de la miction.

Les membres inférieurs sont le siège d'un œdème assez prononcé, des deux côtés également, s'étendant jusqu'à la racine des membres. Cet œdème, d'après le dire de la malade, s'est montré seulement quelques jours avant son entrée à l'hôpital.

Les petites tumeurs cutanées, mentionnées plus haut et qui sont répandues en divers points du tronc, présentent les caractères suivants. Leur volume est variable, mais toujours peu considérable : les plus petites ont seulement les dimensions d'une tête d'épingle ; les plus volumineuses ne dépassent pas celles d'un haricot. Tantôt elles sont arrondies régulièrement, pisiformes ; tantôt allongées et ovalaires. Leur coloration est bleue, semblable à celle des tatouages ; parfois elle est plus foncée et présente la teinte veineuse. Au premier abord on pourrait les prendre pour des tumeurs vasculaires, d'autant plus que certaines d'entre elles paraissent situées sur le trajet des veines. Mais il est facile de reconnaître qu'elles sont complètement irréductibles et tout à fait indépendantes des vaisseaux ; d'ailleurs les traînées bleuâtres qui sillonnent la peau au voisinage de ces tumeurs ne présentent pas les caractères d'un réseau veineux et paraissent plutôt correspondre à des trajets lymphatiques. Elles rappellent, à la couleur près, la disposition des lymphangites réticulaires et forment en certains endroits de véritables plaques bleuâtres.

Certaines tumeurs, les plus petites en général, sont à peine bleuâtres à leur surface et se traduisent seulement sur la peau par une petite tache foncée ; elles sont aplaties et comme étalées ; elles se laissent difficilement reconnaître même au palper et il faut appuyer le doigt bien perpendiculairement sur elles pour apprécier leur consistance.

D'autres, également sous-cutanées, mais plus volumineuses, laissent voir d'une façon très nette leur couleur bleue, plus ou moins foncée, par transparence à travers la peau. Le tégument qui les recouvre est normal et parfaitement mobile sur la tumeur, comme celle-ci d'ailleurs l'est également sur les parties profondes.

Enfin, d'autres tumeurs sont non plus sous-cutanées, mais situées dans l'épaisseur même du derme ; elles forment à la surface de la peau une saillie arrondie, comme un bouton véritable ; elles sont plus colorées que les autres tumeurs et ont une teinte violacée ; l'épiderme les recouvre et aucune d'elles ne présente d'ulcération.

Toutes ces tumeurs sont d'une indolence absolue.

Leur consistance est ferme, uniforme et comparable à celle d'un fibrome.

Ces tumeurs sont disséminées, sans groupement régulier, sur les parties antérieure et supérieure de la poitrine, principalement du côté droit, sur les seins et sans doute aussi dans l'épaisseur de la glande mammaire, car, en explorant à plat les mamelles, on constate la présence de quelques noyaux d'induration du volume d'un noyau de cerise. D'ailleurs ces glandes sont d'une manière générale plus fermes que d'ordinaire et de consistance granuleuse.

On observe aussi de ces tumeurs sur les parois abdominales et à la région lombaire ; quelques-unes siègent sur les parties latérales du cou. On n'en trouve point sur les membres ni à la face.

Sous les aisselles les tumeurs présentent des caractères particuliers. A droite, on trouve dans le creux axillaire deux masses ayant le volume et la forme d'une amande et dont la consistance est moins dure et moins égale que celle des tumeurs cutanées siégeant dans les autres régions. Ces petites masses sont superficielles et adhérentes à la peau ; elles sont manifestement indépendantes des ganglions axillaires. Sur ces masses reposent quelques petits nodules violacés, offrant la forme, l'aspect et la consistance des tumeurs cutanées proprement dites. Sous l'aisselle gauche il existe une masse tout à fait semblable. Ces tuméfactions axillaires sont granuleuses au toucher et donnent l'idée d'une agglomération de petites tumeurs en partie sous-cutanées, en partie cutanées.

Ajoutons qu'il n'existe aucune tuméfaction ganglionnaire dans l'aine ni au cou.

L'examen du sang montre que les globules blancs ne sont pas en proportion anormale.

1er août. — L'œdème a diminué à la jambe gauche ; il est au contraire plus prononcé à la jambe droite.

La température oscille entre 38° et 39° (voy. tracé ci-joint).

6 août. — Épistaxis.

10 août. — Il s'est produit dans l'abdomen des modifications assez notables.

La zone de matité a toujours la même étendue ; mais en déprimant la paroi abdominale, au-dessous de cette zone on arrive sur un plan résistant qui prolonge inférieurement de quelques centimètres la masse que l'on sentait au palper.

En outre cette masse n'est plus uniforme ; sa consistance n'a point varié, mais sa surface s'est partagée en plusieurs lobes arrondis, séparés par des dépressions très nettement reconnaissables. La pression au-dessous de l'hypochondre droit est un peu douloureuse.

Les petites tumeurs cutanées sont maintenant beaucoup plus apparentes ; elles sont plus saillantes et en même temps plus foncées. Quelques-unes sont entourées d'une petite ecchymose. Leur nombre a augmenté ; on en voit maintenant jusqu'au niveau des aines. La paroi postérieure du tronc n'en présente toujours qu'un petit nombre. Il n'y en a pas sur les membres ni à la face. On sent au palper quelques petits ganglions axillaires contre la paroi thoracique.

L'œdème de la jambe droite a beaucoup diminué.

La température s'est un peu abaissée et n'atteint pas 39° le soir.

La cachexie se prononce davantage ; l'anémie est très grande ; la malade se lève à peine.

20 août. — L'abdomen est plus proéminent. On y sent de plus en plus nettement la présence de masses lobulées volumineuses ; l'une d'elles notamment, la plus saillante, se dessine à la partie inférieure de l'épigastre. On provoque de la douleur par la pression de l'abdomen, surtout à l'hypochondre droit. Il n'y a pas d'ascite. La respiration est gênée. L'œdème des jambes ne se prononce pas davantage.

Il y a toujours un souffle cardiaque bien marqué, à timbre doux, au premier temps, à maximum à la pointe. Le pouls est fréquent et donne au doigt une sensation de frémissement. La température remonte un peu et dépasse quelquefois 39° le soir.

L'urine ne renferme toujours ni albumine ni sucre. Mais l'acide nitrique y fait apparaître une teinte brun foncé.

L'état général s'altère progressivement ; la figure s'amaigrit, les yeux s'excavent ; le teint est jaune pâle, mais non ictérique.

Les petites tumeurs cutanées sont beaucoup plus apparentes et quelques-unes font une saillie très accusée. Aucune n'est ulcérée. En certains points les tumeurs forment des plaques peu saillantes, étalées, sous-cutanées, du volume d'un haricot.

L'œil droit présente dans son angle externe une infiltration ecchymotique sous-conjonctivale.

23 août. — La dyspnée augmente et s'exagère sous forme d'accès.

Il y a un peu de diarrhée.

Mort le 25 *août* à 4 heures du soir.

Autopsie. — Vingt-quatre heures après la mort.

A l'ouverture de l'abdomen on constate qu'il n'y a pas d'ascite et il ne s'écoule qu'une quantité insignifiante de sérosité. On est aussitôt frappé par la présence d'une énorme tumeur qui occupe le tiers supérieur de l'abdomen jusqu'à 3 centimètres environ de l'ombilic et qui descend dans le flanc droit. Au-dessous d'elle se voient l'épiploon et le paquet intestinal. En soulevant l'épiploon, on voit que la tumeur descend un peu plus bas encore et repousse l'estomac, qui se trouve occuper la région ombilicale.

La tumeur est uniquement constituée par le foie. Elle refoule en haut le diaphragme et les organes thoraciques de manière à remonter jusqu'au niveau du troisième espace intercostal sur la ligne mamelonnaire du côté droit et jusqu'au niveau de la cinquième côte du côté gauche. Cette masse énorme pèse 6 kilogrammes 300 grammes.

Extérieurement le foie offre une couleur rouge brun sur laquelle tranchent nettement une grande quantité de tumeurs mélaniques. La surface de l'organe n'est pas unie : elle présente au contraire une série de bosselures arrondies, de volume variable ; les plus grosses ont les dimensions d'une pomme, mais on en voit de beaucoup moins considérables et il en est qui ne représentent guère que le volume de petites lentilles. Les unes soulèvent à peine la surface du foie, principalement les plus petites ; d'autres se détachent davantage de l'organe et forment de véritables lobules, d'aspect marronné ; certaines sont séparées les unes des autres par de profondes incisures : c'est ce qu'on observe notamment sur le bord et sur la face inférieure du foie. Les bosselures ne sont pas toujours constituées par une tumeur mélanique. Il en est qui offrent l'aspect du parenchyme sain et qui sont dues à des noyaux profonds, séparés de la surface par du tissu hépatique. A leur surface extérieure ces bosselures offrent parfois elles-mêmes de petits nodules mélaniques. Enfin en quelques points se voient des taches ecchymotiques. Les tumeurs couvrent toute la surface du foie ; elles sont très abondantes à la face inférieure. Leur couleur est noire passant quelquefois au brun très foncé (teinte sépia). Mais à leur périphérie se voient des traînées laiteuses offrant la disposition radiée et formant autour de la tumeur comme une couronne blanchâtre ; elles dépendent de la capsule de Glisson.

Les coupes montrent le parenchyme farci de masses mélaniques de dimensions très variées. Elles font généralement saillie à la surface de la section ; les plus petites apparaissent comme des têtes de clous ; les plus volumineuses, arrondies ou ovoïdes, ressemblent assez exactement à des truffes. Elles sont séparées par une limite nette du reste du parenchyme. Leur couleur est noire, mais non toujours uniforme; les plus

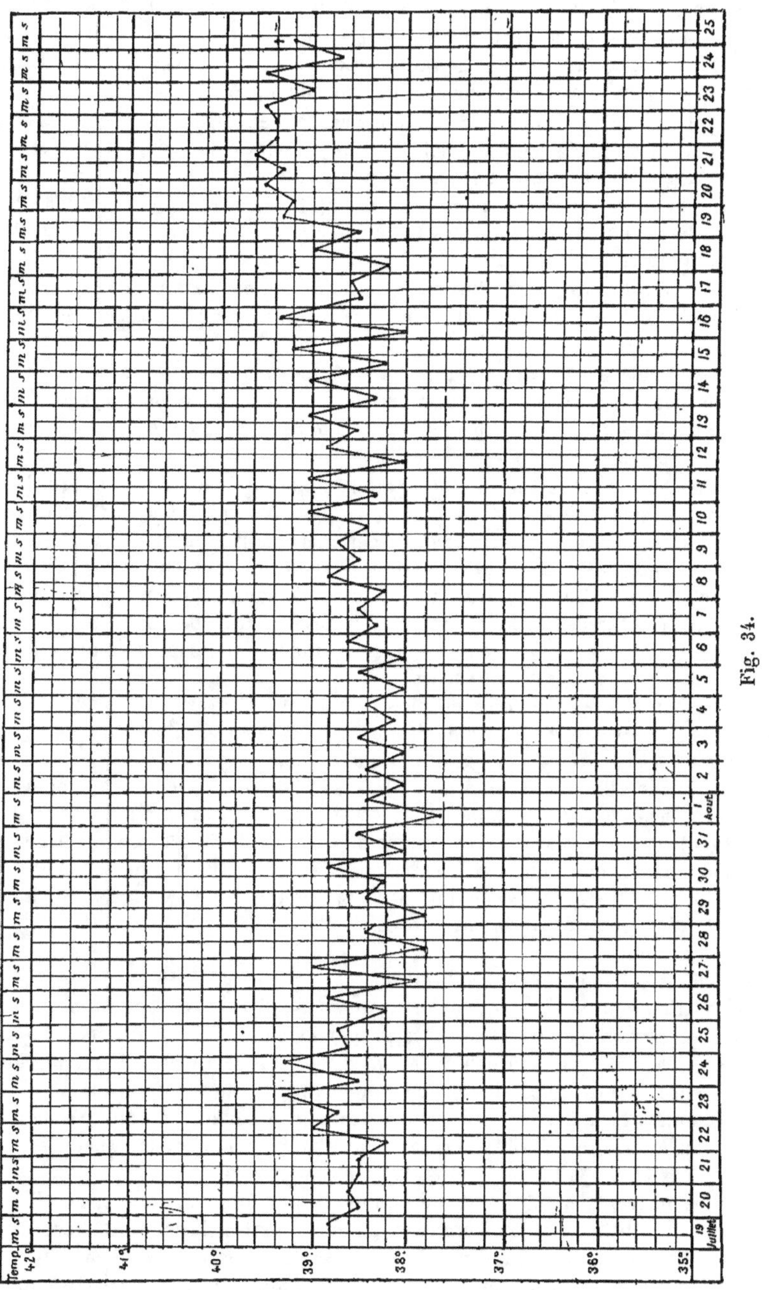

Fig. 34.

grosses sont marbrées et montrent les nuances intermédiaires au noir et au gris; leur coupe est parsemée de points brunâtres. Une masse volumineuse, grosse comme une pomme et située au milieu du lobe droit en plein parenchyme, renferme une zone caséeuse centrale, blanc jaunâtre, large comme une pièce de 50 centimes ; dans cette masse se voient en outre en différents points des infiltrations hémorrhagiques. Les noyaux mélaniques sont généralement plus mous à la partie centrale ; leur consistance est même souvent différente et la matière pulpeuse qu'ils renferment rappelle exactement par sa couleur et sa consistance la boue splénique.

Dans le lobe gauche se trouvent des masses volumineuses, d'un ton rouge brun plutôt que noir, marbrées de gris jaunâtre ; elles ont au maximum les dimensions d'une poire : elles sont tassées les unes contre les autres et se touchent par leurs bords, ne laissant entre elles que de minces espaces de tissu hépatique. Elles renferment parfois de petites cavités, grosses comme des noisettes, d'où s'échappe au moment de la section un liquide sanguinolent.

Le parenchyme hépatique est d'un brun verdâtre ; en certains points, principalement à la surface de l'organe, il a l'aspect graisseux. On y trouve aussi quelques infiltrations sanguines.

La rate est farcie de noyaux mélaniques de dimensions variables, mais en général assez volumineux ; ils forment des bosselures à sa surface et font hernie sur la coupe de l'organe. En un point, la rate présente un peu de péri-splénite avec adhérence au diaphragme. Son poids est de 450 grammes.

Dans le mésentère se voient en assez grand nombre de petites taches brunâtres, les unes formant seulement de petits points, comme des mouchetures ; d'autres plus volumineuses (grains de mil), arrondies, légèrement saillantes et donnant au doigt la sensation d'un grain. En un point le mésentère renferme, en contact avec l'iléon, mais indépendant de l'intestin, un noyau mélanique gros comme une noisette.

Sous la tunique séreuse de l'intestin on aperçoit par transparence de petits nodules noirâtres que l'on reconnaît bien à leur consistance. Ils forment comme de petites lentilles et font saillie sous la muqueuse.

Un nodule semblable, mais un peu plus volumineux et gros comme un pois chiche, fait saillie sous l'enveloppe séreuse de l'estomac près de sa grande courbure.

Le pancréas est infiltré de fines granulations noires.

L'ovaire gauche est d'un volume normal. A sa surface se trouvent quelques petites taches noires légèrement saillantes. A la coupe, l'organe apparaît converti dans sa presque totalité en une masse noire uniforme. L'ovaire droit est augmenté de volume et atteint les dimensions d'une petite mandarine ; il est fluctuant et presque entièrement transformé en un kyste d'où s'échappe par l'incision un liquide roussâtre. Le parenchyme restant est infiltré par la mélanose.

L'utérus est sain.

Les ganglions pelviens et prévertébraux ne sont point tuméfiés.

Les reins, d'un volume normal, sont extrêmement pâles et offrent un aspect cireux. Ils ne présentent rien d'anormal dans les proportions des deux substances. Ils ne contiennent pas trace de granulations mélaniques, ni dans leur parenchyme ni sous leur capsule fibreuse. Les capsules surrénales également sont tout à fait indemnes. Mais il existe en abondance, dans le tissu cellulo-adipeux ambiant, comme d'ailleurs dans tout le tissu cellulaire des cavités viscérales, des granulations mélaniques disséminées, qui ressemblent tout à fait à des grains de poudre.

Les plèvres ne renferment point de liquide et sont libres d'adhérences. Elles sont parsemées de petits noyaux mélaniques, généralement aplatis et lenticulaires. Les poumons en présentent un grand nombre à la surface ; ils soulèvent la plèvre et ont des dimensions variées. La coupe du parenchyme pulmonaire en offre d'analogues en assez grande abondance, disséminés un peu partout, sans siège déterminé. Ils ont en général les dimensions d'un gros grain de chènevis ; les nodules sous-pleuraux sont un peu plus grands et surtout nombreux vers les bases. Quelques-uns, plus volumineux, font saillie sur la coupe à la manière d'un champignon ; un noyau assez gros occupe un ganglion situé dans l'angle des premières divisions de la bronche gauche. Dans la bifurcation de la bronche droite se trouve un ganglion calcifié gros comme une amande ; le noyau calcifié est entouré d'une couche de tissu mou, noirâtre. Il n'y a pas de tubercules et pas d'autre altération du tissu pulmonaire qu'un peu de congestion ; partout le parenchyme crépite bien.

Plusieurs ganglions trachéo-bronchiques sont envahis par la mélanose et de nombreux grains noirs pointillent le tissu cellulaire du médiastin et celui qui enveloppe le péricarde.

La cavité péricardique ne contient pas de liquide et n'offre pas d'adhérences. Le feuillet pariétal de la séreuse est soulevé par deux noyaux noirs du volume d'une lentille, siégeant l'un du côté antérieur, l'autre du côté postérieur.

La face externe du cœur montre une certaine surcharge adipeuse de l'organe. Au milieu de cette graisse sont disséminés une dizaine de noyaux mélaniques dont les dimensions varient de celles d'un grain de chènevis à celles d'une noisette. Quelques-uns sont pédiculés ; ou voit notamment deux de ces végétations pédiculées sur les auricules : l'une grosse comme une petite noisette sur l'auricule gauche ; l'autre grosse comme un petit pois sur l'auricule droite.

L'ouverture des cavités cardiaques montre, à un centimètre au-dessous des valvules sigmoïdes de l'aorte, sur la cloison interventriculaire, une petite végétation mélanique du volume d'un haricot, qui fait saillie dans la cavité du ventricule gauche. Dans le cœur droit on en trouve un certain nombre de semblables qui font saillie sur les trabécules de la partie inférieure du ventricule ; un petit noyau occupe la pointe de ce ventricule. On en trouve aussi sur les colonnes charnues de l'oreillette droite ; l'oreillette gauche n'en présente pas. Deux noyaux, du volume d'une noisette, occupent la cloison interauriculaire et proéminent dans l'oreillette droite. Quelques nodules mélaniques se voient sur la coupe du myocarde ventriculaire, en plein muscle. Le tissu du cœur est un peu pâle, mais n'offre pas d'ailleurs d'autre altération. Les cavités cardiaques renfermaient un sang noir non coagulé.

La mamelle est farcie de nodules mélaniques, confluents, agglomérés comme les grains d'une grappe ; ils se trouvent dans toute l'épaisseur de la glande ; quelques-uns ont le volume d'une noisette ; mais ils sont généralement plus petits et gros seulement comme des grains de plomb. Ils abondent aussi dans le tissu cellulo-adipeux qui entoure la glande, comme dans le tissu cellulaire des parois thoraciques et abdominales, qui est littéralement piqueté de petits grains noirs.

Dans l'aisselle, les noyaux mélaniques occupent le derme et le tissu sous-cutané. On trouve, appliqués à la paroi thoracique, quelques ganglions tuméfiés et infiltrés.

La mélanose a envahi les os. La cassure des côtes est absolument noire au lieu de présenter l'aspect rouge habituel. On n'y voit pas de noyaux, mais il y a une infiltration diffuse de toute la moelle. Il en est de même du sternum. Les cartilages costaux sont indemnes ; en quelques points, à la jonction de l'os et du cartilage, on voit au centre du tissu cartilagineux un petit nodule osseux présentant la couleur mélanique ; cependant parfois, à ce niveau, le tissu osseux offre l'aspect rouge normal.

La moelle de la clavicule est également noirâtre.

Une section de la colonne vertébrale faite à la scie montre que les corps vertébraux sont absolument noirs et ressemblent à des morceaux de charbon de bois.

Les os du crâne sont aussi infiltrés en partie de mélanose.

L'encéphale est pâle et anémié, mais il n'offre pas d'altération.

Dans l'orbite droit on trouve entre l'œil et le plancher orbitaire, en pleine graisse, une masse mélanique du volume d'une amande, complètement indépendante du globe oculaire.

EXAMEN HISTOLOGIQUE. — Il a uniquement porté sur quelques nodosités mélaniques intra-hépatiques.

Ces nodosités sont essentiellement composées de cellules fusiformes pourvues de noyaux ovalaires, fasciculées. Par intervalles, les cellules fusiformes cèdent la place à de petites cellules rondes. Le pigment mélanique se présente sous la forme de granulations brunes plus ou moins volumineuses, tantôt incluses dans le protoplasma des cellules sarcomateuses, tantôt et le plus souvent disséminées dans leurs interstices.

A leur partie centrale, les nodosités volumineuses sont formées d'éléments nécrobiosés. A leur partie périphérique, elles refoulent le parenchyme contigu et s'entourent de capsules fibreuses.

Le tissu hépatique intermédiaire aux nodosités néoplasiques offre quelques altérations : les cellules endothéliales vasculaires et spécialement celles des capillaires radiés, sont remplies de grains pigmentaires. La lumière des capillaires radiés est elle-même obstruée en quelques points par des grains pigmentaires libres.

OBSERVATION XL.

(Inédite. — Due pour la partie clinique et nécropsique à M. Lion.)

Mélanome primitif de l'œil droit. — Mélanome infiltré secondaire du foie.
Histologiquement : Mélano-sarcome fuso-cellulaire.

F., Augustine, quarante-six ans, lingère, entre le 24 octobre 1885 à l'hôpital Beaujon, salle Sainte-Marthe, n° 7, service de M. Millard.

Histoire clinique. — *Antécédents.* — Constitution robuste. A eu cinq enfants, tous nés dans de bonnes conditions. Santé toujours excellente.

Il y a deux ans environ se développa dans la cavité orbitaire droite une tumeur à accroissement rapide dont M. de Wecker conseilla et pratiqua l'extirpation en même temps que l'énucléation de l'œil. La malade est incapable de nous donner aucun renseignement sur la nature ni sur l'aspect de cette tumeur.

Son état général semble n'avoir été aucunement altéré lors de l'apparition et du développement du néoplasme.

Début. — C'est seulement au commencement du mois d'octobre, il y a une vingtaine de jours, que se déclarèrent quelques douleurs dans la région hépatique, douleurs qui allèrent en augmentant et s'accompagnèrent bientôt de coliques et de vomissements. En même temps l'appétit se perdait, la malade éprouvait du dégoût pour certains aliments, surtout pour la viande. La peau prenait une teinte ictérique, les urines se fonçaient et les selles se décoloraient. L'insuffisance de l'alimentation, la privation de sommeil occasionnée par les crises douloureuses entraînèrent rapidement l'amaigrissement.

Etat actuel. — Les téguments présentent une coloration jaune terreuse qui n'est pas celle de l'ictère vrai ; la conjonctive oculaire gauche est à peine teintée.

Le corps est légèrement amaigri. La malade se plaint de lassitude, de fatigue. Elle ressent vers l'hypochondre droit de vives douleurs qui éclatent par accès, gênent sensiblement la respiration et troublent le sommeil.

La langue est limoneuse, la bouche amère, l'appétit est nul. Il n'y a pas de vomissement, pas de diarrhée, pas de constipation. Les matières fécales sont décolorées. Les urines ne contiennent pas trace de pigment biliaire.

La peau est fraîche; il n'y a pas de fièvre. Température 37°6 le soir ; 36° le matin.

Le cœur et les poumons sont sains.

Le foie est très hypertrophié : au niveau de la ligne mamelonnaire sa limite supérieure répond au bord supérieur de la cinquième côte et sa limite inférieure à une ligne passant par l'ombilic. Vers la gauche, il s'étend dans toute la région épigastrique, se retrouve sous les fausses côtes gauches jusqu'à la rate et déborde même en bas la cage thoracique. L'hypertrophie porte donc sur les deux lobes.

Large vésicatoire au niveau du foie. Injection de morphine.

28 *octobre.* — Les règles ont apparu depuis trois jours. Il n'y a pas de changement dans l'état de la malade.

Nouveau vésicatoire. Inj. morphine. Pil. extr. thébaïque, 0,025.

31 *octobre.* — Depuis avant-hier, la malade se plaint d'une douleur à la base de la poitrine, en arrière et à droite. Aucun signe de pleurésie.

Pointes de feu *loco dolenti.* Limonade purgative. Julep. Extrait thébaïque, 0,05. Eau de Vichy.

5 *novembre.* — OEdème des membres inférieurs et de la paroi abdominale. Pas d'albumine dans les urines.

8 *novembre* — Légère ascite. Le foie semble faire une saillie encore plus prononcée qu'au début de la maladie. Vomissements plus fréquents.

12 *novembre.* — L'amaigrissement fait des progrès rapides. Aspect cachectique. Peau ridée, sans élasticité. Langue sèche, rugueuse, couverte d'un enduit brunâtre. Température 38° le soir. Pouls 100. L'œdème et l'ascite persistent. Les urines sont chargées d'urates, mais ne contiennent ni bile ni albumine.

16 *novembre.* — La fièvre augmente : 39° le soir; 38°,8 le matin. Soif vive, nausées fréquentes. Épistaxis à 4 heures du matin.

Eschare au niveau du sacrum. Sulfate de quinine, 0,30 centig.

18 *novembre.* — Nouvelle épistaxis. Poussée d'ictère. Pour la première fois, on trouve de la bile dans les urines.

19 *novembre.* — Épistaxis. Toujours de la fièvre ; 38°,4 le soir, 38° le matin. Affaissement très marqué.

L'urine présente une coloration brune; elle est acide. Sa densité est de 1020. Elle ne contient ni albumine ni sucre. Elle contient une petite quantité de bile et donne une couche verte quand on la verse sur de l'acide nitrique nitreux. L'acide nitrique lui donne une couleur acajou ; elle présente toutes les réactions de l'urine hémaphéique.

Elle renferme 19^g,20 d'urée par litre.

20 *novembre.* — Coma.

21 *novembre.* — Morte à 2 heures du matin.

Autopsie. — Le péritoine contient une quantité assez considérable d'un liquide rougeâtre.

Le foie pèse 4^k,600. Les deux lobes sont hypertrophiés; ils ont conservé leur forme.

La surface de l'organe est lisse. On ne trouve qu'une légère saillie à la partie médiane de la face convexe. Aspect granitique : alternance d'ilots noirs et blancs de diamètres différents; quelques-uns de ces points ont 2 centimètres d'étendue. Consistance se rapprochant sensiblement de la normale. Vésicule biliaire à moitié remplie d'une bile visqueuse et jaunâtre. Sur des coupes, le tissu du foie présente le même aspect qu'à la surface (fig. 31).

Les veines du foie sont ouvertes sur une assez grande étendue; elles sont toutes absolument lisses. Aucun ganglion au niveau du hile du foie. Aucune trace de cancer dans les autres organes abdominaux ou thoraciques.

Le rein droit est normal. Le rein gauche est petit, se décortique mal et a une teinte graisseuse.

Examen histologique. — Le parenchyme hépatique a presque partout complètement disparu. L'on n'en découvre plus que quelques rares ilots au milieu des nombreuses préparations que nous avons faites. Au tissu du foie s'est substitué un tissu néoplasique dont l'aspect varie selon les points examinés.

Dans la plus grande partie de son étendue, ce tissu est formé de cellules fusiformes groupées en faisceaux séparés par du tissu conjonctif. Les faisceaux coupés en travers,

séparés les uns des autres par un stroma conjonctif, donnent l'idée d'un carcinome
alvéolaire à petites cellules. Les faisceaux sectionnés longitudinalement permettent de
reconnaître les caractères des éléments constituants. Ceux-ci, avons-nous dit, sont
fusiformes ; ils sont en général de petite taille, pourvus d'un protoplasma très clair à
peine teinté par l'acide picrique et d'un noyau ovalaire franchement coloré par le carmin
ou l'hématoxyline.

Par places, la disposition des éléments cellulaires se modifie complètement. Le groupement en faisceaux disparaît et l'on voit les cellules fusiformes s'entre-croiser en tous
sens.

Le pigment mélanique offre une distribution fort inégale, bien qu'en réalité on ne
puisse saisir une zone un peu étendue des préparations où il fasse complètement défaut.
Ici, il est situé dans quelques rares éléments cellulaires, là il en pénètre un grand
nombre, là enfin il infiltre tous les éléments néoplasiques. Il en résulte cet aspect marbré
que nous avons signalé en décrivant l'état macroscopique du foie. D'une façon générale les cellules fasciculées contiennent une quantité de pigment inférieure à celle que
renferment les éléments irrégulièrement disposés. Les cellules infiltrées de pigment
noir sont beaucoup plus volumineuses que celles qui en sont privées. Elles apparaissent
énormes, dodues et longues, pourvues de deux et quelquefois de trois prolongements.
Leur protoplasma prend une couleur qui va du brun au noir le plus foncé ; leur noyau
cesse d'être visible quand elles sont entièrement infiltrées, sinon il se montre volumineux et indemne de toute pigmentation.

De petits îlots scléreux, vestiges des espaces portes, subsistent au milieu du tissu néoplasique ; ils contiennent des artères, des veines et quelques rares canaux biliaires
pourvus d'un épithélium normal ou d'un épithélium multiplié et desquamé.

Des orifices veineux se montrent également par intervalles et paraissent marquer la
place des veines sus-hépatiques.

OBSERVATION XLI.

*(Inédite. — M. Thibault nous a communiqué les quelques détails cliniques de cette obser-
vation et les pièces d'après lesquelles nous avons rédigé l'examen histologique.)*

*Mélanome primitif de la peau. — Mélanome nodulaire secondaire du foie.
Histologiquement : mélano-épithéliome?*

D., Jean, 68 ans, entre le 24 mars 1886, salle 2ᵉ hommes, nᵒ 1, à la maison Dubois,
service de M. Horteloup.

Bien portant jusqu'à l'âge de soixante ans. A ce moment, sa santé commence à
décliner. A soixante-six ans, en 1884, une tumeur de la peau apparaît au creux épigastrique; dix-huit mois après elle avait acquis un volume notable. Un chirurgien de
Charleroi en fait alors l'ablation et reconnaît un cancer mélanique de la paroi abdominale. Actuellement on peut voir les traces de cette opération sous forme d'une cicatrice
de 18 centimètres de long transversalement étendue dans la région sus-ombilicale.

Le malade est arrivé à la maison pour des troubles de la miction.

L'urine laisse déposer une certaine quantité de muco-pus. A peine quelques douleurs
vagues dans la région lombaire.

A l'examen de la vessie, on trouve un calcul volumineux.

Opération de la taille hypogastrique le 3 août. Opération difficile, car le calcul est
enchatonné.

La muqueuse vésicale est assez gravement lésée pendant l'extraction de la pierre.

Le soir, douleur dans le bas-ventre. Temp. 38°,5. Pouls vif.

4 août. — Mauvaise nuit.

Ce matin, langue sale, un peu pâteuse, fièvre. Continuation des douleurs abdominales.

5 août. — Ballonnement du ventre. Augmentation des douleurs, quelques vomissements bilieux. État général très mauvais. La plaie est un peu pâle ; l'urine s'écoule assez bien de la vessie au moyen du tube siphon.

Le malade meurt dans la nuit.

L'autopsie n'a pu être faite que d'une façon très sommaire à cause de l'opposition de la famille.

La main plongée dans l'abdomen par la plaie de la taille hypogastrique peut ramener quelques débris du bord antéro-inférieur du foie.

Le foie n'adhérait nullement à la paroi abdominale au niveau de la cicatrice du cancer mélanique cutané, l'organe était plutôt petit et ne débordait pas les fausses côtes.

Son bord inférieur était très inégal, creusé de sillons et bosselé. Ce bord était assez ferme à la palpation, mais se laissait déchirer avec la plus grande facilité.

Les débris de l'organe ainsi arrachés étaient d'une teinte très foncée.

Examen histologique. — Les nodosités mélaniques de grande dimension offrent une teinte noire opaque qui ne permet point d'en pénétrer la structure. Elles sont bordées par d'épaisses bandes fibreuses de la face interne desquelles émanent quelques cloisons conjonctives.

Les petites nodosités sont en général nettement délimitées. Elles sont formées d'éléments cellulaires polyédriques ou irréguliers, de 18 µ. et au delà de diamètre, remplis de granulations noires qui en cachent les noyaux. Ces éléments sont réunis les uns aux autres par une minime quantité de tissu connectif. A leur périphérie, les petites nodosités cèdent brusquement la place au parenchyme hépatique sans l'interposition d'une capsule fibreuse.

Au voisinage des nodosités de grande dimension, les cellules du foie sont serrées et aplaties ; au voisinage des petites nodosités elles ne sont ni refoulées ni comprimées.

Les lobules hépatiques intermédiaires aux nodosités mélaniques montrent quelques altérations : les cellules constituantes ont une disposition trabéculaire peu marquée, leurs noyaux sont peu visibles, et par places elles présentent un certain degré de pigmentation mélanique.

Le tissu conjonctif des espaces portes est dans presque toute l'étendue du foie infiltré par du pigment noir. Les ramifications veineuses qu'il contient apparaissent par intervalles remplies de bouchons néoplasiques constitués par des éléments ovalaires ou allongés, chargés de pigment noir. Les subdivisions de l'artère hépatique sont indemnes. L'épithélium des voies biliaires, multiplié, desquamé, en obstrue presque partout la lumière.

OBSERVATION XLII.

(Inédite. — Due, pour la partie clinique, à l'obligeance de M. Girode.)

Mélanome cutané primitif. — Mélanome nodulaire secondaire du foie, des poumons, du cerveau et du mésentère.

Histologiquement : mélano-épithéliome ?

Il s'agit d'un malade qui avait présenté un cancer mélanique primitif de la peau de la cuisse. Les ganglions de l'aine avaient été pris de bonne heure. Il s'était fait à la fin une généralisation dans les poumons, le cerveau, le foie et le mésentère. Le foie à l'autopsie était décoloré, d'une teinte jaune sale, d'un volume normal. On trouvait deux noyaux cancéreux mélaniques dans le lobe droit assez près de la convexité, mais sans rapport avec la capsule. L'un des noyaux était très petit, lenticulaire. Le deuxième était du volume d'une petite noix. Consistance assez ferme, teinte noire non uniforme, mais sillonné de stries fibroïdes; périphérie du noyau bien limitée.

Examen histologique. — Les nodosités mélaniques sont constituées par des blocs et des amas de pigment noir vraisemblablement inclus dans des éléments néoplasiques. En aucun point le pigment mélanique ne fait défaut, si bien qu'il est impossible d'étudier les caractères des cellules du néoplasme. Le mode de groupement des grains et des blocs de pigment permet seul d'affirmer que celui-ci est inclus dans des éléments cellulaires et qu'il n'est point librement distribué. A la périphérie des nodosités mélaniques existent des capsules plus ou moins épaisses. Au delà de celles-ci, le parenchyme hépatique a subi par places la dégénérescence graisseuse : c'est d'ailleurs la seule altération qu'il présente.

OBSERVATION XLIII.

(Inédite. — Les détails cliniques de cette observation et les pièces anatomiques nous ont été communiqués par M. Girode.)

Mélanome cutané primitif. — Mélanome nodulaire secondaire du foie.
Histologiquement : mélano-sarcome globo-cellulaire.

Homme de quarante ans, déménageur, très alcoolique, sans antécédent morbide particulier. En 1884, opéré par Gillette à Tenon pour un sarcome probablement mélanique de la peau du sacrum. En même temps que cette tumeur, s'étaient développées des adénites inguinales peu volumineuses et non enlevées lors de l'opération.

Depuis récidive locale (tumeur du volume d'une noix), adénopathie inguino-iliaque extrêmement volumineuse, atteignant presque le volume d'une tête de fœtus pour chaque côté; développement de petits noyaux sous-cutanés.

Pendant son séjour dans mon service à Saint-Louis, aucun symptôme du côté du foie autre qu'une douleur sourde ressentie pour la première fois dix jours avant la mort et ayant persisté d'une manière continue jusqu'à la fin. La mort est survenue au milieu d'un état dyscrasique et asphyxique lentement développé (dyspnée, cyanose, asthénie, albuminurie, hématurie, purpura).

A l'autopsie, l'état du foie était le suivant : volume notablement augmenté; poids, 3,120 grammes; consistance assez ferme; teinte rouge sale à l'extérieur, plus pâle pour le lobe gauche.

En un point de la convexité du lobe droit, il existe une petite tache à peine saillante, arrondie, jaune pâle, avec un pointillé rouge et noir; cette tache correspond sur la coupe à un noyau de cancer mélanique du volume d'une petite noix, d'aspect marbré, strié, à contour net, à substance assez ferme. Le raclage de la coupe donne un peu de suc noirâtre.

La coupe du reste du foie est ferme, d'une teinte brun tirant sur le lilas; elle montre quelques noyaux mélaniques et non mélaniques. La vésicule est vide.

Examen histologique. — Il a porté sur diverses nodosités mélaniques et non mélaniques.

Les nodosités non mélaniques sont constituées à peu près exclusivement par de petits éléments arrondis de 10 µ environ de diamètre pressés les uns contre les autres. Ceux-ci ont un noyau relativement volumineux, arrondi ou ovalaire, pourvu d'un nucléole assez apparent. Leur protoplasma peu abondant, faiblement granuleux, est à peine teinté par l'acide picrique. La néoplasie est sillonnée par quelques rares bandes fibreuses contenant des vaisseaux et des granulations de pigment vert.

Hanot et Gilbert. — *Foie.*

19

Les nodosités mélaniques varient d'aspect selon les points que l'on considère. Par places, elles offrent la même apparence que les nodosités non mélaniques, avec cette seule différence que dans le protoplasma des éléments constituants et dans leurs interstices se montrent quelques granulations mélaniques. Ailleurs, la néoplasie est uniquement constituée par des blocs pigmentaires énormes, irréguliers ou fusiformes, vraisemblablement inclus dans des éléments cellulaires. Les bandes fibreuses qui traversent les nodosités mélaniques sont rares, mais denses et épaisses.

A leur périphérie, les nodosités mélaniques et non mélaniques refoulent légèrement le parenchyme hépatique, sans l'interposition de capsules fibreuses.

Si l'on excepte une légère infiltration de quelques espaces portes, le parenchyme hépatique intermédiaire aux nodosités néoplasiques est entièrement sain.

OBSERVATION XLIV.

(Inédite.)

Mélanome cutané primitif. — Mélanome nodulaire secondaire du foie et de divers organes. Histologiquement : mélano-sarcome.

Les détails cliniques font à peu près défaut. Nous savons seulement par M. Isch-Wall, à qui nous devons les pièces qui nous ont servi à rédiger l'examen histologique ci-après, que le sujet de cette observation succomba à la généralisation d'une néoplasie mélanique développée dans la peau de la mamelle et opérée.

Examen histologique. — Les nodosités mélaniques sont nettement limitées par des capsules fibreuses qui contiennent dans les interstices des faisceaux constituants un certain nombre de grains pigmentaires bruns ou noirâtres. Elles sont formées d'éléments qui renferment dans leur protoplasma et dans les intervalles qui les séparent du pigment mélanique. Ces éléments sont de petite taille, arrondis, polyédriques, ovalaires ou fusiformes, agglomérés irrégulièrement et privés de stroma conjonctif. Ils sont pourvus d'un noyau arrondi ou ovalaire relativement volumineux. habituellement pourvu d'un nucléole très apparent. Leur protoplasma très faiblement granuleux est à peine teinté en rose par le picro-carmin ; leur noyau est plus fortement coloré en rose. Le pigment mélanique est disposé sous la forme de grains et de blocs bruns ou noirs dans les espaces libres que laissent entre eux les éléments néoplasiques et dans leur propre substance. Il en résulte qu'un petit nombre de cellules néoplasiques montrent tous les détails de leur structure ; la plupart d'entre elles sont transformées en amas granuleux ou en blocs informes de pigment noir.

Le tissu hépatique interposé aux diverses nodosités mélaniques semble absolument sain.

OBSERVATION XLV.

Les détails cliniques et nécroscopiques de cette observation ont été communiqués à la Société anatomique par M. Panné sous ce titre : Tumeurs mélaniques de la peau. Tumeurs et infiltrations mélaniques des divers organes profonds, y compris les capsules surrénales. Mélanodermie. Mort et autopsie.

L'examen histologique des divers organes sera prochainement publié par M. Marfan. Nous voulons simplement rapporter ici l'examen histologique du foie. Rappelons préalablement qu'à l'autopsie le foie était dans l'état suivant, selon la relation de M. Panné : « La conformation extérieure ne présente aucune particularité notable. La coloration seule est plus foncée qu'à l'état normal; elle est uniforme. Sur des coupes multipliées, il est impossible de distinguer le moindre amas mélanique. Sa teinte et son apparence générales sont celles du foie muscade. »

A l'examen histologique du foie, nous avons trouvé les lésions qui caractérisent la mélanose simple.

EXAMEN HISTOLOGIQUE. — Dans toute l'étendue du foie les cellules endothéliales des vaisseaux, particulièrement celles des capillaires radiés, infiltrées de pigment mélanique, apparaissent sous la forme d'un fuseau plus ou moins allongé au milieu duquel il est souvent possible de distinguer un noyau ovalaire coloré en rose par le picro-carmin (fig. 33). Sur un grand nombre de points le protoplasma des cellules hépatiques est également infiltré de grains mélaniques. Enfin, par places, les espaces portes eux-mêmes renferment de petits amas de pigment. Les voies biliaires ont une apparence normale. Le tissu conjonctif de quelques espaces renferme un excès de cellules rondes. La cavité de certains vaisseaux contient du pigment. En aucun point l'on ne découvre la présence d'éléments néoplasiques épithéliomateux ou sarcomateux.

BIBLIOGRAPHIE.

Anger et Worthington, Des mélanomes. Paris, 1866.

Badgley, Case of scirrhous and melanotic deposits in the liver. *Brit Am. med. and Phys. J.* Montréal, 1850-51, VI, 99.

Belin, Observat. de mélanose dans un cas de carcinome mélanique du foie. *France médicale*, 1887, 98.

Block, Ueber ein primäres melanotisches Endotheliom der Leber. *Archiv d. Heilkunde*, 1875, XVI, 412.

Bulkley, Cas de mélano-sarcome multiple de la peau. *Boston med. and surg. Journ.*, 1880.

Burnet, Primary melanotic sarcoma of liver. *Tr. path. Soc.* Lond., 1885, XXXVI, 252.

Cabot, Melanotic liver. *Boston med. and S. J.*, 1873, LXXXVIII, 448.

Chiari, Fall von umfänglichen, metastatischen, hochgradig melanotischen Spindelzellengeschwülsten in der Leber einer 70 jährigen Frau. *An. d. k. k. Gesellsch. d. Ærzt.* in Wien, 1880-81, 84.

Chomel, *Nouveau Journal de médecine*, III, 41.

Cornil et Ranvier, *Manuel d'histolog. pathologique*, II, 2ᵉ édit., 1884, 463.

Cornil et Trasbot, De la mélanose *Mém. de l'Académ. de médecine*, 1867-68, 319.

De Amicis, Mélano-sarcome multiple, idiopathique de la peau. Observat. VIII. *Il. Morgagni.* Napoli, 1882.

Dresler, Untersuchung des Farbstoffes eines melanotischen Leberkrebses. *Vierteljahr. f. d. prakt. Heilk.* Prag. 1865, LXXXVIII, 9.

Dubrueil. Voy. Lancereaux.

Escolar, Sifilis; gastro-epatitis crónica; cáncer melánico de estos órganos, etc. *Siglo med.*, Madrid, 1866, XIII, 469.

Frerichs, *Traité pratiq. des maladies du foie.* Édit. franç. trad. Duménil et Pellagot, 1877, 675.

Gauderon, Cancer mélaniq. du foie et des poumons consécutif à un cancer mélanique de l'œil droit. *Bull. Soc. anat.*, 1875, 198.

Gœtz, Cancer mélanique du foie et mélanose généralisée. *Bull. Soc. anat.*, 1875, 490.

Guyot, Cancer mélanique du foie et mélanose généralisée. *Union méd*, 1876, I, 690.

Hallé, Sarcome mélanique de la peau, etc. *Bull. Soc. anat.*, 1884, 511.

Harris, Ueber die Entwickelung des primären Leberkrebses. *Virchows Archiv*, 1885, C, 139.

Hartmann, Tumeur mélanique développée sur un moignon d'énucléation de l'œil. Généralisation. *Bull. Soc. anat.*, 1884, 274.

Jarry, Sarcome mélaniq. généralisé. *Bull. Soc. anat.*, 1881, 141.

Kobner, Sarcome fuso-cellulaire pigmenté de l'index gauche. Sarcomes probables du foie. *Arch. f. dermat. u. syphilig.*, 1869.

Lancereaux, *Atlas d'anat. path.* Texte, 1871, 74. Du même : *Traité d'anat. pathol.*, I, 1875, 437.

Lancereaux et Dubrueil, Tumeurs mélaniques multiples. Mélanose ayant envahi la plupart des organes. *Bull. Soc. biolog.*, 1860, 3ᵉ s., II, 111.

Landrieux, Mélanose généralisée. *Bull. Soc. anat.*, 1867, 497.

LATIL, Cancer mélaniq. du foie. *Bull. Soc. anat.*, 1878, 550.

LEDUC, Sarcome mélanique du foie. *Bull. Soc. anat.*, 1879, 777.

LEROUX, Cancer mélanique du foie. Généralisat. des tumeurs mélaniques. *Bull. Soc. anat.*, 1880, 456.

LYMAN, Melanotic liver. *The Boston med. journ.*, mars 1873.

MURCHISON, *Leç. cliniq. sur les maladies du foie.* Édit. franc. Traduct. Cyr, 1878, 239.

C.-G. NATORP, Dissert. sistens historiam morbi de melanosi cordis, hepatis, totiusque telæ cellulosæ. Berol., 1836.

PANNÉ, Tumeurs mélaniques de la peau. Tumeurs et infiltrations mélaniques des divers organes profonds, y compris les capsules surrénales. Mélanodermie. Mort et autopsie. *Prog. médic.*, 1887, 527.

PAYNE, Melanotic sarcoma. *Pathol. Society, Brit. med Journ.*, 8 mars 1873.

PEPPER, Melanotic cancer of liver. *Proc. Path. soc. Phila.*, 1871, III, 77.

PEULEVÉ, Contribut. à l'étude de la mélanose généralisée. *Th. doct.* Paris, 1866.

RANVIER, Compt. rend. de la Soc. de micrographie. *Journ. de l'anat. et de la physiolog.*, 1868, 326. — Du même : Voy. CORNIL.

REY, Sarcomes mélaniques de la jambe droite. Cautérisation, généralisation, mort. *Bull. Soc. anat.*, 1872, 454.

RINDFLEISCH, *Traité d'histolog. patholog.*, édit. franç. Trad. Gros, 1873, 489.

ROTHACKER ET THOMSON, Cas de mélano-sarcome. *Medical News*, 5 sept. 1885.

ROYER, D'une énorme tumeur mélanique du foie qui fut prise pour une grossesse. *Revue méd. franç. et étrangère*, Paris, 1883, IV, 189.

SAYRE, Melanotic sarcoma of the liver, secundary to melanotic disease of the eye. *Tr. N. Y. Path. Soc.*, 1879, III, 42.

SCHÜPPEL, Archiv d. Heilkund., 1868, IX, 389. — Du même : Pigmentkrebs (carcinoma melanodes). Melanosarcoma. *Handb. d. Speciell. Path. und Therap. v. Ziemssen*, VIII, Erst. Hälft. Zw. Auflage, 1880, 304.

THOMSON. Voy. ROTHACKER.

THUAN, Étude sur la mélanose généralisée. *Th. Doct.* Paris, 1876.

TRASBOT. Voy. CORNIL.

VAN HASSELL, Cancer mélanique du foie. *Revue méd. belge*, Brux., 1877, XXIX, 186.

VIRCHOW, *Patholog. des tumeurs.* Édit. franç. Trad. Aronssohn, 1869, II, 280.

WARREN, Melanotic sarcoma of the liver. *Boston m. and s. J.*, 1871, LXXXIV, 81.

WICKHAM LEGG, Sarcome mélanique (fuso-cellulaire) de l'œil. Opération. Deux ans après généralisation cutanée et viscérale. *Transact. of the path. Soc. of Lond.*, XXX, 1884. — Du même : Primary? melanotic cancer of the liver. *Saint-Barthol. hosp. Report*, XIII, 160.

WINDRATH, Ueber Sarcombildungen der Leber mit Beschreibung eines Falles von primärem Spindelzellensarcom der Leber. *Inaug. Dissert.* Freiburg i. B., 1885.

WORTHINGTON. Voy. ANGER.

DES KYSTES DU FOIE

NON PARASITAIRES

La désignation de kyste hépatique est indistinctement appliquée à des formations congénitales ou acquises de nature variée qu'une apparence grossière réunit artificiellement.

Les *kystes du foie congénitaux* sont d'une excessive rareté. A l'autopsie d'un enfant à terme, Witzel (1) en a observé un curieux exemple. Le foie était en inversion et creusé d'une double poche : l'une située dans le lobe gauche communiquait par une ouverture de deux doigts de largeur avec une cavité semblable incluse dans le lobe droit; celle-ci s'abouchait avec le canal cholédoque élargi, lequel se terminait en cul-de-sac vers le duodénum. Le lobe de Spigel et le lobe carré étaient normaux. La vésicule biliaire était vide et le canal cystique se montrait sous la forme d'un cordon plein. Les reins étaient kystiques comme le foie et à ces malformations s'ajoutait toute une série de monstruosités. L'examen microscopique n'a malheureusement pas été pratiqué.

Il faut incontestablement attribuer une origine congénitale à certains kystes hépatiques découverts non pas chez des nouveau-nés, mais à l'autopsie d'individus plus ou moins avancés en âge.

Le doute n'est pas permis en ce qui concerne les *kystes dermoïdes* représentés à notre connaissance par l'unique fait de F. Sammlung,

(1) Witzel, Hemicephalus mit grossen Lebercysten, Cystennieren und einer Reihe anderer Missbildungen (*Centralbl f. Gynäk.*, 1880, S. 561).

qui. d'après Meckel (1), à l'autopsie d'un homme hydropique, découvrit dans le foie une poche remplie de cartilage, de poils et d'une matière pultacée semblable à de la graisse.

Convient-il également d'attribuer une origine congénitale à certains kystes hépatiques pourvus d'un épithélium lamellaire, cubique ou cylindrique? En d'autres termes, doit-on décrire dans le foie des

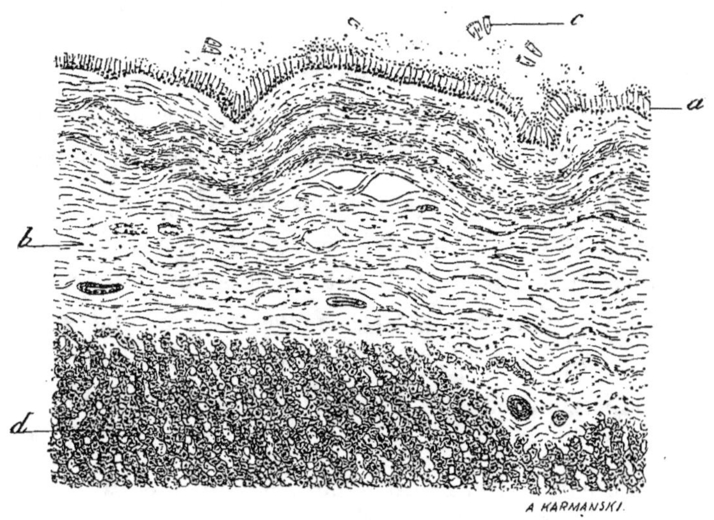

Fig. 35. — Kyste hépatique à épithélium cilié. — (45 grossissements.)

a. — Couche épithéliale.
b. — Couche conjonctive.

c. — Cellules épithéliales ciliées détachées de la paroi.
d. — Parenchyme hépatique.

kystes congénitaux séreux et *mucoïdes?* C'est là une question dont la solution échappe actuellement. Toutefois, en raison de la constatation que l'on a faite d'un épithélium à cils vibratils dans les voies biliaires de la plupart des animaux à l'état embryonnaire, il paraît légitime d'attribuer une origine congénitale aux kystes hépatiques tapissés d'un épithélium cilié. Eberth (2) et Friedreich (3) ont relaté des obser-

(1) Meckel, Mémoire sur les poils et les dents qui se développent accidentellement dans le corps (*Journ. complément. du dictionn. des sc. méd.*, t. IV, 1819, p. 127).

(2) Eberth, Cyste mit Flimmerepithel in der Leber (*Archiv. f. path. Anat.*, 1866, Bd. XXXV, S. 478).

(3) Friedreich, Cyste mit Flimmerepithel in der Leber (*Virchows Archiv*, 1856, Bd. XI, S. 466).

vations de cet ordre; à celles-ci nous pouvons joindre un fait nouveau qui nous a été communiqué par M. Girode. Dans ce cas, relevé chez une jeune fille de dix-neuf ans, morte de méningite tuberculeuse, le foie portait au niveau de sa face convexe, au voisinage du bord antérieur, un kyste ovalaire de 3 centimètres de long sur 2 de large, faisant une saillie d'un demi-centimètre environ. Le liquide kystique était lactescent, visqueux, alcalin, albumineux; il maintenait en suppression un grand nombre de globules graisseux, des détritus granuleux, des cristaux aciculaires et en aigrettes, des éléments cellulaires arrondis et enfin des cellules cylindro-coniques ciliées, isolées ou agminées (fig. 35, *c*). La paroi kystique était unie et mesurait un quart de millimètre d'épaisseur environ; elle était formée d'une couche épithéliale et d'une couche conjonctive. La couche épithéliale était stratifiée, les cellules profondes étant petites et arrondies, les cellules superficielles étant cylindriques et recouvertes par une substance granuleuse par laquelle les cils vibratiles étaient presque partout masqués (fig. 35, *a*). La couche conjonctive était dense, serrée, peu vasculaire, pourvue de fibres élastiques et de traînées embryonnaires (fig. 35, *b*). Au voisinage du kyste les éléments du foie étaient légèrement tassés. Dans toute l'étendue de l'organe se montrait une dégénérescence graisseuse assez notable des cellules hépatiques.

Les *kystes du foie acquis* sont *parasitaires* ou *non parasitaires*.

Les premiers sont liés à l'évolution des hydatides.

Les seconds indifféremment dénommés *kystes simples*, *kystes séreux* ou *kystes biliaires*, seront exclusivement étudiés ici.

Très communs, selon Cruveilhier (1), chez certains animaux tels que le bœuf et le mouton, les kystes biliaires sont rares dans l'espèce humaine. Ils se montrent presque toujours après quarante ans et plus souvent chez la femme que chez l'homme. Leurs causes efficientes sont inconnues.

Ils coexistent très fréquemment avec des kystes des reins, ainsi qu'en témoigne le nombre relativement élevé d'observations intitulées

____

(1) CRUVEILHIER, Kystes du foie (*Traité d'anat. path. gén.*, t. III, 1856, p. 386).

« maladie kystique du foie et des reins », ou bien « dégénérescence kystique du foie et des reins ». Aux kystes hépatiques et rénaux peuvent exceptionnellement s'ajouter des kystes développés dans les ovaires (1), l'utérus (2), le corps thyroïde ou les vésicules séminales.

Les kystes biliaires ne comportent en eux-mêmes aucune gravité (3) et ne trahissent que rarement leur existence par l'hypertrophie du foie et l'endolorissement de l'hypochondre droit. Ils sont découverts à l'autopsie d'individus qui ont succombé à une affection intercurrente ou à des accidents urémiques dus à la dégénérescence kystique des reins concomitante.

Ils siègent de préférence à la face supérieure du foie, sous la capsule de Glisson; lorsqu'ils sont peu nombreux, c'est là que d'ordinaire on les rencontre uniquement (4); lorsqu'ils sont innombrables, au contraire, ils occupent les divers lobes du foie, apparaissent aussi bien dans son épaisseur qu'à sa surface (5), et lui donnent « un aspect comparable à celui du gros rein polykystique » (6).

Ils ont une forme sphérique et quand ils sont superficiels, ils soulèvent la capsule de Glisson pour faire un relief plus ou moins marqué. Leurs dimensions oscillent entre celles d'une tête d'épingle et celles d'une grosse orange, si bien qu'ils peuvent laisser au foie ses proportions normales, ou accroître son volume et élever son poids jusqu'à 6 kilogrammes (7). Leur paroi est mince et transparente ou épaisse et nacrée; examinée par sa face interne, elle se montre lisse et polie ou hérissée de cloisons incomplètes. Le liquide qu'ils contiennent, quelquefois verdâtre, brunâtre, rougeâtre, puriforme ou

(1) Sharkey, Simple cyst in connection with the liver (*Trans. of the path. Soc. Lond.*, 1881-82, XXXIII, p. 168).

(2) Caresme, Dégénér. kystiq. des reins, du foie et de l'utérus chez une femme morte de phtisie (*Bull. soc. anat.*, 1865, p. 133).

(3) Murchison a rapporté une observation de kystes simples du foie qui auraient suppuré, se seraient ouverts dans le péritoine et auraient entraîné la mort ; mais cette observation n'est rien moins que probante. — Murchison, Kystes simples du foie (*Leç. clin. sur les maladies du foie*. Édit. franç., traduct. Cyr, 1878, p. 250).

(4) Michalowicz, Dégénér. kystiq. des reins et du foie (*Th. Doct.*, Paris, 1876).

(5) Courbis, Contribut. à l'étude des kystes du foie, des reins et des kystes en général (*Th. Doct.*, Paris, 1877).

(6) Lejars, Du gros rein polykystique de l'adulte (*Th. Doct.*, Paris, 1888, p. 21).

(7) Sabourin, Contribut. à l'étude de la dégénéresc. kystique des reins et du foie *Archiv. de physiolog.*, 1882, 2ᵉ vol. p. 214).

gélatineux, est d'ordinaire transparent et séreux ; généralement riche en matières albuminoïdes, il peut contenir des cellules épithéliales, des hématies, des leucocytes, des cristaux d'hématoïdine (1), des paillettes de cholestérine et des blocs biliaires jaunâtres ou verdâtres.

La structure des kystes biliaires est d'une grande simplicité : leur paroi est constituée par deux couches, une couche externe fibreuse, une couche interne épithéliale. La couche fibreuse est représentée par une série de faisceaux conjonctifs parallèles ; elle renferme quelques vaisseaux sanguins et parfois des canalicules biliaires dilatés ou atrophiés. La couche épithéliale est formée d'éléments cellulaires qui peuvent être lamellaires, polyédriques, cubiques, cylindriques et caliciformes. D'une façon générale les grands kystes sont tapissés d'un épithélium lamellaire et les petits kystes d'un épithélium cubique ou cylindrique avec ou sans cellules polyédriques et caliciformes.

Le tissu hépatique interposé aux kystes présente des altérations qui portent principalement sur les canaux biliaires. Ceux-ci sont pourvus de parois épaissies et d'un épithélium qui, multiplié et desquamé, en obstrue le calibre. A cette angiocholite peut s'ajouter une sclérose plus ou moins marquée, accompagnée du développement de néo-canalicules biliaires (2).

Dans certains cas, parmi les canaux biliaires préexistants, il en est qui apparaissent plus ou moins élargis, si bien que l'on peut concevoir les kystes comme étant l'effet de leur dilatation excessive (3). Dans d'autres cas, au contraire, les kystes semblent dériver des néo-canalicules suivant un mécanisme qui a bien été décrit par M. Sabourin (4) : « La transformation sur place des trabécules sécrétantes de la bile (traînées de cellules hépatiques), dit cet auteur, en un réseau de canalicules à épithélium cubique ou nucléaire (pseudo-canalicules biliaires) est une des lésions vulgaires de la cirrhose et la règle est de voir ces réseaux canaliculaires s'atrophier complètement

(1) Virchow, *Pathologie des tumeurs*, édit., franç. Traduct. Aronsshon, t. I, 1867, p. 255.
(2) Malassez, in *Th.* de Michalowicz, *l. c.*
(3) Juhel-Renoy, Dégénér. kystiq. du foie et des reins (*Rev. mém. de méd.*, 1881, p. 929).
(4) Sabourin, A propos de deux kystes du foie d'origine biliaire (*Prog. méd.*, 1884, p. 392).

au milieu du tissu fibreux. Mais cette évolution est sujette à des accidents :

« 1ᵉʳ *Accident :* Dans certains foyers de transformation pseudo-canaliculaire, les travées à deux rangées de petites cellules parallèles se dilatent, deviennent moniliformes ; le foyer dans son ensemble est bientôt figuré par une masse fibreuse creusée de cavités anguleuses tapissées d'épithélium très bas en protoplasma et rappelle alors la coupe des tumeurs érectiles : d'où le nom d'*angiomes biliaires* que par analogie nous avons donné à ces foyers...

« 2ᵉ *Accident :* Beaucoup d'angiomes biliaires restent à cet état. Mais certains d'entre eux subissent une ectasie progressive de leurs cavités épithéliales ; certaines de ces cavités deviennent énormes par rapport aux autres, compriment celles-ci, qui s'affaissent et dont les cloisons interposées s'accolent pour former des travées fibreuses plus épaisses. A mesure que la dilatation augmente, les cloisons sont de plus en plus minces et plus rares, et finalement l'angiome biliaire forme un kyste soit uniloculaire, soit à peine cloisonné, sur la paroi comme sur les cloisons duquel l'épithélium des anciens pseudo-canalicules est devenu absolument pavimenteux... »

Les kystes simples se développent donc tantôt aux dépens des canaux biliaires préexistants et tantôt aux dépens des néo-canalicules biliaires. M. Sabourin ajoute qu'ils pourraient naître également des *vasa aberrantia* et des glandes annexées aux voies biliaires.

Quoi qu'il en soit, leur origine biliaire est constante. Contrairement à l'opinion de Beale, ils ne procèdent point d'une fonte des cellules hépatiques et dans aucun cas ils ne peuvent être considérés comme des kystes hydatiques déshabités.

La coexistence fréquente des kystes du rein et des kystes du foie a pu faire dire que ceux-ci résultaient d'une métastase de ceux-là, comme si les kystes du rein pouvaient se généraliser à la façon des kystes de l'ovaire. En réalité dans la concomitance des kystes du rein et des kystes du foie, il ne faut pas voir autre chose que l'évolution parallèle et indépendante de deux processus au sein de deux organes qui, dans un grand nombre de circonstances, montrent les mêmes aptitudes morbides.

OBSERVATION XLVI.

(Inédite. — Due à M. Girode.)

Kyste du foie à épithélium cilié.

La malade dont il s'agit, jeune fille de dix-neuf ans, était soignée à l'hôpital Saint-Louis, salle Lugol, lit n° 17, dans le service de M. Lailler, pour des ulcères aux jambes, suites de brûlure.

La semaine qui suit la fermeture des ulcères, développement des signes d'une méningite tuberculeuse à séméiologie complexe, en particulier avec symptômes hystériformes.

Mort le 1er juin 1887, douze jours après le début de la méningite.

AUTOPSIE *(le 3)*. — Outre les lésions en rapport direct avec les symptômes observés pendant la vie, nous trouvions à l'autopsie un petit kyste du foie.

Dès que la convexité du foie est apparente, on y aperçoit une petite saillie blanchâtre, siégeant près du bord antérieur, dont elle est séparée par un intervalle de 3 centimètres et demi. Elle correspond par en bas au lobe carré, mais est très peu distante du niveau du sillon de la vésicule biliaire. La première impression est qu'il s'agit d'une vésicule biliaire un peu enfoncée en pleine substance hépatique et faisant relief à la convexité. Mais il suffit de soulever le bord du foie, pour apercevoir la vésicule à sa place, conformée comme à l'ordinaire et parfaitement indépendante.

La saillie du kyste forme un relief d'environ un demi-centimètre. Forme ovalaire à direction oblique en arrière et à droite. L'étendue de la partie extérieurement visible est de 3 centimètres de long sur 2 de large. Couleur blanche un peu sillonnée de stries vasculaires très fines. Cette couleur tient à la teinte propre de la paroi kystique et au contenu, qui est uniformément lactescent et laisse déposer une substance floconneuse, ou comme poussiéreuse tout en bas.

La substance hépatique, au voisinage, ne paraît présenter aucune modification. La surface interne du kyste est lisse et ne présente ni dépression, ni plis, ni saillies. Cavité ovoïde du volume d'une grosse noix, fermée et indépendante. La portion libre de la paroi kystique se continue avec la capsule du foie presque sans ligne de démarcation ; la portion qui tapisse la substance hépatique présente la même épaisseur et peut être séparée assez aisément du tissu propre du foie. La paroi du kyste mesure un quart de millimètre d'épaisseur ; pas d'apparence stratifiée.

Le contenu du kyste, recueilli dans un verre de montre, a une consistance un peu visqueuse. Réaction alcaline, coagulabilité en masse par la chaleur et l'acide nitrique.

EXAMEN HISTOLOGIQUE. — A l'examen microscopique du liquide kystique qui est pratiqué immédiatement, on constate la présence d'un grand nombre de globules graisseux de calibre très variable ; il existe des éléments cellulaires arrondis rappelant les cellules embryonnaires, des cellules plus larges et plates, enfin des cellules ciliées. Celles-ci sont cylindro-coniques, presque cubiques. Noyau rond assez volumineux, mais fixant mal le carmin et l'hématoxyline. La base ou l'une des faces est tapissée par une rangée parfaitement nette et continue de cils vibratiles parallèles. Ces cellules sont parfois groupées en rangées de cinq à huit, les pinceaux de cils étant alors sur le même plan.

Parfois la cellule est fragmentée et il ne reste que la base ciliée avec un peu de corps cellulaire et le noyau.

Le dépôt du liquide offre les mêmes éléments et de plus quelques petites masses à contour vague, finement granuleuses, détritus cellulaires. Enfin il s'y trouve mêlés des cristaux aciculaires ou en aigrette, mais pas de cholestérine.

Le produit de raclage à frais d'un point de la paroi démontre les mêmes éléments cellulaires et en particulier de belles cellules ciliées de 20 à 25 μ de diamètre.

Des fragments de foie comprenant une portion de paroi kystique sont fixés par l'acide osmique à 1/200 ou l'alcool.

Sur les coupes le revêtement épithélial est un peu confus, recouvert par une substance granuleuse masquant les cellules superficielles ciliées ; on en observe cependant quelques-unes çà et là. La coagulation d'un peu du liquide kystique albumineux est sans doute la cause de cet aspect confus. Ce qu'on voit nettement, c'est que l'épithélium est stratifié, les cellules profondes étant petites, arrondies ou légèrement ovalaires, presque exclusivement constituées par un gros noyau avide de colorant. La paroi propre du kyste se rapproche beaucoup par son aspect microscopique de la capsule du foie. Elle est fibreuse, en couches serrées, assez peu vasculaire ; quelques éléments élastiques très ténus (fig. 35).

Tout près de l'épithélium, entre les faisceaux fibreux, rangées de cellules embryonnaires irrégulièrement disposées. Quelques traînées analogues au contact de la substance hépatique.

Celle-ci, au voisinage du kyste, semble un peu tassée, plus colorée et présente entre les trabécules hépatiques un plus grand nombre de petites cellules rondes, parfois réunies en amas. De petits groupes de ces cellules se voient aussi au voisinage des vaisseaux dans les espaces portes. Les cellules hépatiques sont généralement assez pâles ; un assez grand nombre sont remplies par une grosse goutte graisseuse. Cette dégénérescence graisseuse n'est pas tout à fait uniforme ; on la trouve également distribuée un peu irrégulièrement sur des coupes d'autres portions de foie.

BIBLIOGRAPHIE. — Babinski, Kystes multiples du foie et des reins. Urémie. *Bull. Soc. anat.*, 1882, 34.

Brigidi et Séveri, Contributo alla pathogenesi delle cysti renali. *Lo Sperimentale*, 1880.

Bristowe, Cystic disease of the liver, associated with similar disease of the kidneys. *Transact. of Soc. path.*, London, 1856, VII, 229.

Caresme, Dégénér. kystique du foie, des reins et de l'utérus chez une femme morte de phtisie. *Bull. Soc. anat.*, 1865, 133.

Chantreuil, Dégénér. kystiq. du foie et des reins. *Bull. Soc. anat.*, 1867, 439.

Chotinsky, Ueber Cystenniere. *Inaug. Dissert.*, Berne, 1882.

Cornil et Ranvier, *Manuel d'histolog. patholog.*, 2ᵉ édit., II, 1884, 466.

Courbis, Kystes du foie, des reins, et les kystes en général. *Thèse doct.*, Paris, 1877.

Cruveilhier, Kystes du foie. *Traité d'Anat. path. gén.*, III, 1856, 386.

Eberth, Cyste mit Flimmerepithel in der Leber. *Archiv f. path. Anat.*, 1866, XXXV, 478.

Frerichs, Kystes du foie. *Traité pratique des malad. du foie*, édit. franç. Traduct. Duménil et Pellagot, 1877, 577.

Friedreich, Cyste mit Flimmerepithel in der Leber. *Virchows Archiv*, 1856, XI, 466.

Guayraud, Contribut. à l'étude de la dégénér. kystiq. du foie et des reins. *Gaz. hebd. des sc. m. de Montpellier*, 1879-80, I, 76.

Joffroy, Dégénér. kystiq. du foie et des reins. *Bull. Soc. anat.*, 1868, 231.

Juhel-Renoy, Dégénér. kystiq. du foie et des reins. *Rev. mens. de médecine*, 1881, 929.

Lancereaux, Kystes séreux et biliaires du foie. *Atlas d'anat. path.* Texte 1871, 99.

Lataste, Dégénér. kystiq. des reins et du foie. *Bull. Soc. anat.*, 1879, 614.

Leboucher, Kystes nombreux du foie et des reins. Tumeur de la selle turcique dépendant de la dure-mère. *Bull. Soc. anat.*, 1869, 243.

Lejars, Du gros rein polykystique de l'adulte. *Th. doct.*, Paris, 1888.

Michalowicz, Dégénér. kystique du foie et des reins. *Th. doct.* Paris, 1876.

Murchison, Kystes simples du foie. *Leç. cliniq. sur les maladies du foie*, Édit. franç. Traduct. Cyr, 1878, 249.

Rendu, Dégénérescence kystique du foie. *Dict. encyclop. des sc. médic.*, 4ᵉ S., III, 1879, 180.

Sabourin, Contribut. à l'étude de là dégénér. kystiq. des reins et du foie. *Archiv. de phys.*, 1882, 2ᵉ vol., 63 et 213. — Du même, à propos de deux kystes du foie d'orig. biliaire. *Prog. médic.*, 1884, 391.

Sharkey, Simple cyst in connection with the liver. *Transact path. Soc.* London, 1881-82, 168.

Smith, Cystic disease of the liver and of both kidneys. *Trans. path. Soc.*, London, 1881, 112-119.

Tavignot, *Bullet. Soc. Anat.*, 1840, 78.

Virchow, *Patholog. des tumeurs*, édit. franc., traduct. Aronssohn, I, 1867, 254. — Du même, *Virchows Archiv*, I, 114.

Wagner, Casuistische Beiträge zur Nierenchirurgie. *Deutsche Zeitschrift f. Chirurg.*, 1886, XXIV, 505.

Wilks, Cystic disease of the liver and Kidneys. *Tr. path. soc.*, Lond., 1855-56, VII, 235.

Witzel, Hemicephalus mit grossen Lebercysten, Cystennieren und einer Reihe anderer Missbildungen. *Centralb. f. Gynäkologie,* 1880, 561.

DES ANGIOMES DU FOIE

Les « tumeurs érectiles » du foie avaient été simplement mentionnées par Dupuytren (1) et par quelques observateurs lorsque, en 1828,
Bérard aîné (2) en ébaucha d'après trois cas la description anatomomacroscopique. Les considérations pathogéniques qui terminent son
mémoire sont dignes d'être rapportées à titre de curiosité : « Quelques
personnes, — écrit-il — pour lesquelles les explorations des modifications organiques les plus variées ne sont qu'un jeu, considérant qu'il
existe quelquefois plusieurs rates et que, pendant les premiers
temps de la vie intra-utérine, le foie, très développé et peu consistant, s'avance autant dans l'hypochondre gauche que dans le droit,
ne feraient peut-être aucune difficulté d'admettre qu'il y a eu pénétration d'une de ces petites rates dans le foie, comme on voit un
embryon entrer dans le corps de son frère; et cette opinion serait
rendue probable pour nous par la position constante de ce tissu
érectile vers le bord antérieur du lobe gauche du foie, par la forme
arrondie, la circonscription de ces tumeurs, qu'une membrane
fibreuse sépare du tissu hépatique. D'autres verraient dans l'aberration
d'une artériole *destinée à se terminer par un tissu splénique* la cause
toute naturelle du phénomène. Cette petite variété anatomique est
trop peu importante pour qu'on s'arrête ainsi à en chercher la cause.
Je ferai remarquer, cependant, que si l'on veut regarder cette
production comme accidentelle, l'on sera moins étonné de la rencontrer dans le foie, organe dans lequel il y a prédominance considérable

(1) Dupuytren, *Leçons orales*, 1832, t. II, p. 20.
(2) Bérard aîné, Notes sur quelques faits rares d'anatomie pathologique (*Bull. Soc. anat.*, 1828, p. 9).

du système veineux sur le système artériel, que de l'observer dans d'autres organes. »

Avec Virchow (1) les tumeurs érectiles du foie prirent, de même que celles des autres parties du corps, l'appellation d'*angiomes* et furent rangées dans la classe des angiomes caverneux. Elles furent étudiées avec un grand soin et considérées comme l'effet d'une néoformation vasculaire avec ectasie.

Bien que la théorie pathogénique de Virchow ait été généralement acceptée, nous ne la croyons applicable qu'à un petit nombre de cas. La multiplication vasculaire fait habituellement défaut dans les angiomes du foie et l'ectasie capillaire y constitue le phénomène primordial.

Sans préjuger toutefois du mécanisme qui préside au développement des angiomes du foie, nous décrirons sous cette désignation des tumeurs formées de vaisseaux capillaires dilatés et modifiés à la façon des capillaires qui constituent le tissu érectile ou caverneux.

(1) Virchow, *Patholog. des tumeurs*, édit. franç., traduct. Aronssohn, t. IV, 1876, p. 85.

ANATOMIE PATHOLOGIQUE

ÉTUDE MACROSCOPIQUE.

Il est exceptionnel de voir l'angiome du foie se développer au point d'amener des modifications importantes dans la forme et les dimensions de l'organe qui le contient. Cependant, à l'autopsie d'une fille de huit mois, Steffen (1) a trouvé dans le lobe droit du foie un angiome unique de la grosseur d'une pomme environ, qui avait eu pour effet d'accroître manifestement le volume de la glande hépatique. Schuh (2) et Maier (3) ont signalé deux faits analogues et Chervinsky (4) a rapporté l'observation d'une fille de sept mois, dont le foie, criblé de tumeurs angiomateuses, était notablement hypertrophié et parsemé de saillies hémisphériques, avec ou sans dépression cupuliforme, semblables à celles que l'on rencontre dans le carcinome hépatique nodulaire (5).

Dans l'immense majorité des cas, l'angiome du foie prend des proportions peu considérables. Son diamètre oscille de celui d'une lentille à celui d'une noisette et dépasse rarement celui d'une noix. Tantôt unique, tantôt et plus souvent multiple, il est formé de deux

(1) Steffen, Ueber Angiom der Leber (*Jahrb. f. Kinderheilk*, 348, 1882). — Analyse *in Revue de Hayem*, 1883, t. XXII, p. 469.

(2) Schuh, *Pseudoplasmen*, Wien, 1843, S. 164.

(3) Maier, *Beitrag. z. d. Lehre von d. Blutgeschwülsten*, S. 170.

(4) Chervinsky, Cas d'angiome caverneux multiple chez un enfant de six mois (*Arch. phys.*, 1885, t. II, p. 553).

(5) M. Leflaive a présenté à la Société anatomique sous la désignation d'angiome du foie une production morbide ayant entraîné la mort au milieu des signes de la cachexie cancéreuse, et caractérisée anatomiquement par le développement de bourgeons vasculaires à la *surface intérieure d'une poche kystique*. Nous ne saurions nous prononcer sur la signification de ce fait que nous nous contentons de laisser provisoirement de côté. — Leflaive, Angiome du foie. Autopsie. Examen microscopique (*Bull. Soc. anat.* 1887, p. 379).

à dix tumeurs ou même davantage. Celles-ci siègent de préférence sous la capsule de Glisson, qui s'épaissit parfois à leur niveau. Elles laissent habituellement au foie sa surface lisse, mais peuvent se montrer toutefois légèrement déprimées, ou, au contraire, saillantes et même pédiculées. Quelquefois arrondies ou ovalaires, elles affectent ordinairement la forme cunéenne. Leur base répond alors à la capsule de Glisson, tandis que leur sommet s'enfonce au sein du parenchyme hépatique. Unie à leur coloration foncée, brun rougeâtre, bleuâtre, violacée ou noirâtre et à leur situation superficielle, la forme cunéenne des tumeurs angiomateuses permet aisément de les confondre, à l'autopsie, avec des infarctus, d'autant que, dans un certain nombre de cas, elles coexistent avec des infarctus véritables de la rate, des reins, des poumons ou d'autres viscères.

Sectionnés, les angiomes du foie s'affaissent, en rejetant une certaine quantité du sang, et laissent voir à l'œil nu ou mieux à la loupe un tissu analogue à celui des corps caverneux. Des bandes fibreuses plus ou moins épaisses apparaissent circonscrivant des cavités vasculaires de grandeur variable. Celles-ci affectent avec les divers vaisseaux du foie des connexions qui n'ont pas encore été nettement définies. Rokitansky (1) admet qu'elles communiquent avec les veines seulement. Maier (2) et Virchow (3) affirment qu'elles peuvent aussi bien être injectées par l'artère hépatique que par la veine porte et les veines sus-hépatiques. Frerichs (4) enfin déclare qu'elles ne sont en connexion qu'avec les veines et que, seuls, les *vasa vasorum* situés dans les bandes fibreuses des angiomes peuvent être injectés par l'artère hépatique.

Si dans quelques cas les tumeurs angiomateuses sont limitées par des coques fibreuses qui leur ont valu l'appellation d'*angiomes encapsulés* ou *enkystés*, le plus fréquemment elles confinent immédiatement au parenchyme hépatique que d'ailleurs elles ne refoulent ni ne

---

(1) Rokitansky, *Ueber die Entwickelung der Krebsgerüste*, S. 15.
(2) Maier, *l. c.*, S. 166.
(3) Virchow, *l. c.*, p. 89.
(4) Frerichs, *Traité pathol. des maladies du foie*, édit. franç., trad. Duménil et Pellagot, 1877, p. 562.

compriment. Il semble que ces tumeurs vasculaires se substituent purement et simplement au tissu du foie.

Dans l'un des faits que nous avons observés les lobules hépatiques adjacents aux tumeurs angiomateuses étaient infiltrés de pigment noir, les cloisons conjonctives et les cavités vasculaires de ces tumeurs renfermaient elles-mêmes une certaine quantité de pigment, si bien qu'à l'autopsie on avait eu l'idée de nodosités cancéreuses mélaniques. L'erreur a été relevée par l'examen histologique. Nous donnerions volontiers, à cette variété d'angiomes, la désignation d'*angiome mélanique*, en faisant observer qu'il s'agit là d'une néoplasie qui présente avec les épithéliomes et les sarcomes mélaniques suivis de transformation angiomateuse des points de contact et de profondes dissemblances.

Si nous pensons que l'angiome du foie peut donner naissance à du pigment mélanique, nous nous refusons à admettre, contrairement à certains auteurs, qu'il puisse se transformer en cancer. Il y a dans cette idée de la métamorphose possible d'une production vasculaire en une néoplasie épithéliale quelque chose de contraire au bon sens qui la rend inacceptable. Il est vraisemblable que les faits qui ont suggéré une pareille interprétation appartenaient à des carcinomes hématodes ou angiomateux.

ÉTUDE MICROSCOPIQUE.

L'angiome du foie offre la structure histologique de l'angiome caverneux, c'est-à-dire qu'il est formé de lacunes vasculaires incomplètement séparées les unes des autres par des cloisons conjonctives.

Les lacunes vasculaires sont arrondies, ovalaires ou irrégulières. Leur diamètre, très variable, peut descendre à quelques millièmes de millimètre, ou au contraire atteindre et dépasser un millimètre. Elles sont remplies de globules sanguins d'apparence normale.

Les cloisons conjonctives, tantôt minces et tantôt épaisses, se présentent sous la forme d'anneaux, de jetées et d'îlots. Habituellement constituées par un tissu conjonctif scléreux pauvre en cellules rondes, elles contiennent dans certains cas des fibres élastiques, des fibres musculaires lisses, des débris de cellules hépatiques et de canalicules biliaires (1), ainsi que de fins capillaires, véritables *vasa vasorum* chargés de sang artériel, si l'on en croit les recherches de Frerichs (2). Leurs faces sont tapissées par des cellules endothéliales, que rend apparentes l'action de l'acide acétique.

Le tissu du foie ne subit au voisinage immédiat de l'angiome aucune modification spéciale. Il ne paraît ni refoulé ni comprimé et participe purement et simplement aux altérations dont le foie tout entier peut être le siège. Celles-ci sont de deux ordres : les unes sont liées aux conditions diverses qui ont entraîné la mort et n'offrent avec l'angiome aucune relation ; les autres atteignent le système vasculaire et semblent de nature à éclairer l'histogénie de l'angiome hépatique : nous voulons parler de la dilatation congestive des vaisseaux du foie. Sur les divers faits que nous avons observés, trois fois les vaisseaux hépatiques présentaient une congestion manifeste. Par places, les capillaires dilatés, gorgés de globules sanguins, s'adossaient paroi contre paroi, écrasant les travées hépatiques et donnant l'image d'angiomes en miniature. L'angiome vrai ne dérive-t-il point d'un tel état morbide ? Une de nos préparations nous a semblé démonstrative à cet égard. A côté d'une tumeur angiomateuse des dimensions d'une noisette, elle nous a montré un angiome microscopique nettement délimité, formé de quelques capillaires dilatés, pourvus de parois épaissies. Il y avait là comme un stade intermédiaire entre l'état congestif et la formation caverneuse.

Parvenu à l'état de complet développement, l'angiome hépatique reste habituellement stationnaire.

Parfois il s'entoure d'une capsule conjonctive, se transforme en un noyau scléreux, donne naissance à un kyste séreux ou devient une source de pigment.

L'angiome enkysté est caractérisé par le développement à sa périphérie d'une capsule conjonctive. Sur cette capsule viennent ordinai-

---

(1) Virchow, *l. c.*, p. 10 et 91,
(2) Frerichs, *l. c.*

rement s'insérer des anneaux cirrhotiques qui segmentent le paren-

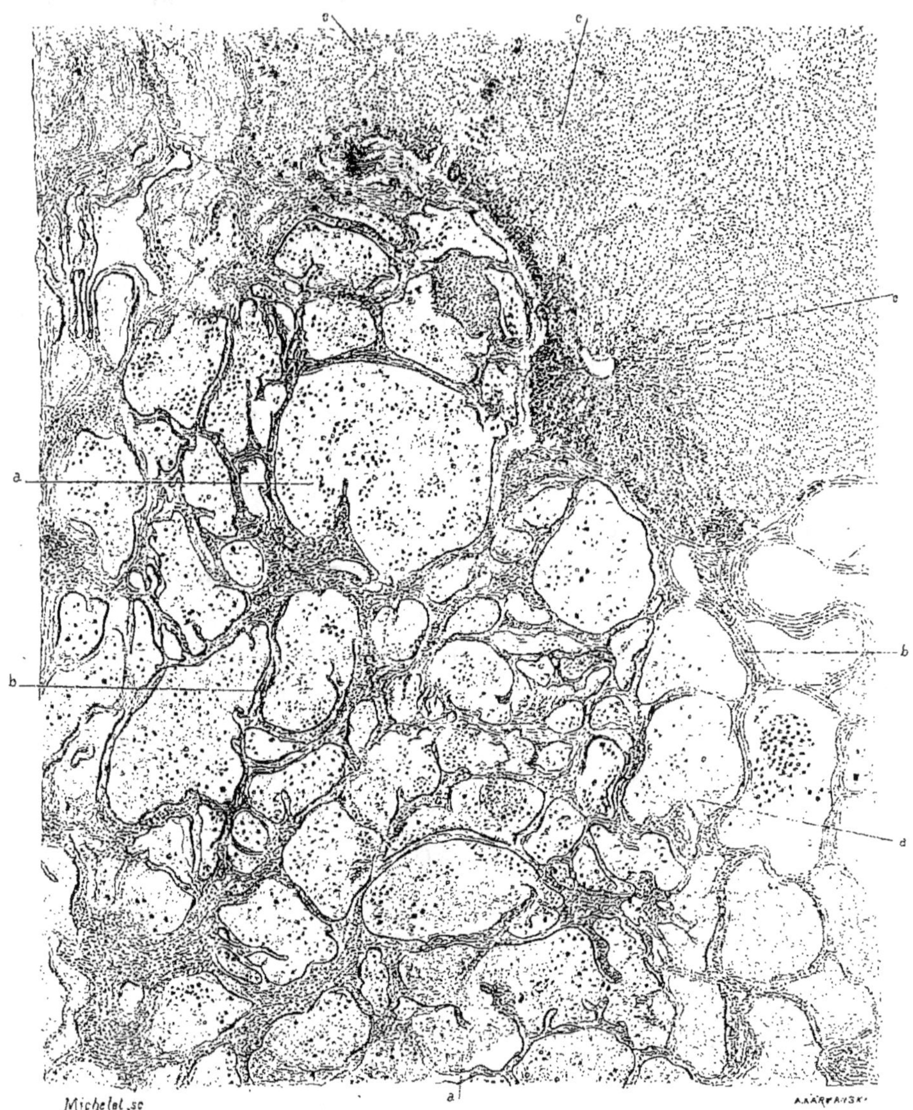

Fig. 36. — Angiome mélanique (25 grossissements).

a. — Lacunes vasculaires contenant des hématies, des leucocytes chargés de granulations mélaniques, et des granulations mélaniques libres.
b. — Cloisons conjonctives contenant des
granulations mélaniques.

c. — Lobules hépatiques contigus à l'angiome :
ils sont infiltrés de pigment mélanique principalement situé dans la cavité et les parois des
capillaires radiés.

chyme hépatique avoisinant et s'éteignent à une courte distance.

L'*angiome fibreux* résulte d'un épaississement progressif des cloisons conjonctives. Cet épaississement pourrait, selon Böttcher (1), aboutir à la guérison complète de la tumeur.

L'*angiome kytsique* a été trois fois observé par M. Lancereaux (2). D'après cet auteur, il faudrait attribuer son développement à l'obstruction des vaisseaux qui aboutissent aux vacuoles de l'angiome et à la distension de ces vacuoles par un liquide qui y serait sécrété.

L'*angiome mélanique* n'a pas été signalé dans le foie jusqu'à ce jour; mais l'on sait que des exemples de mélanoses procédant d'angiomes cutanés ont été rapportés. Dans le fait que nous avons observé, les lacunes des tumeurs angiomateuses contenaient d'innombrables grains mélaniques libres ou inclus dans des leucocytes (fig. 36, *a*), et les cloisons conjonctives étaient elles-mêmes remplies de pigment (fig. 36, *b*); les lobules hépatiques qui confinaient aux tumeurs angiomateuses étaient infiltrés des mêmes particules pigmentaires (fig. 36, *c*); en certains points, la zone d'infiltration était fort étroite; ailleurs elle comprenait une épaisseur de plusieurs lobules; l'infiltration atteignait son maximum au contact immédiat des angiomes, diminuait progressivement au fur et à mesure que l'on s'en éloignait pour disparaître complètement à une distance plus ou moins courte. Suivant les points que l'on considérait, le pigment se montrait principalement situé dans la cavité des capillaires et dans leur paroi endothéliale ou dans le protoplasma des cellules hépatiques. A une distance plus ou moins considérable des angiomes, l'on découvrait par places, dans le tissu conjonctif des espaces portes et dans la paroi des vaisseaux, de petits amas de grains pigmentaires (fig. 36). En dehors de ces lésions le parenchyme hépatique n'offrait aucune altération morbide.

Si l'on voulait expliquer la formation du pigment dans l'angiome mélanique, il serait nécessaire d'avoir recours à une double hypothèse; il faudrait supposer d'abord que les lacunes des angiomes peuvent devenir le siège d'une déglobulisation excessive, ayant pour conséquence la mise en liberté d'une grande quantité de pigment héma-

(1) Böttcher, *Virchows Archiv*, Bd. XXVIII, S. 421.
(2) Lancereaux, *Traité d'anat. path.*, t. I, 1875-77, p. 387.

tique ; il faudrait admettre ensuite la possibilité de la transformation du pigment hématique en pigment mélanique. Ces deux hypothèses étant acceptées, il serait aisé de concevoir que le pigment mélanique né dans les lacunes vasculaires des angiomes, charrié par la circulation à l'état libre ou transporté par les leucocytes, puisse non seulement pénétrer dans les cloisons conjonctives de ces tumeurs, mais encore se répandre dans les capillaires du foie adjacents et s'arrêter dans les cellules endothéliales, dans le protoplasma des cellules hépatiques, ainsi que dans les éléments conjonctifs.

ÉTIOLOGIE, SYMPTOMATOLOGIE ET PATHOGÉNIE.

Les auteurs ne sont nullement d'accord sur le degré de fréquence des angiomes du foie. Broca (1) les dit fort rares à Paris et avoue n'en avoir pas observé un seul exemple. M. Lancereaux (2), par contre, en a recueilli à Paris même 25 cas en dix ans. D'après Magnus Hüss (3), ils sont exceptionnels en Suède, plus communs à Würtzbourg qu'à Berlin selon Virchow (4), et à Breslau qu'à Kiel selon Frerichs (5). Sur 1,446 autopsies Sangalli (6) en a douze fois rencontré; ils sont moins rares que les angiomes des reins, avec lesquels ils coexistent quelquefois (7).

Ils peuvent être distingués en *congénitaux* et *acquis*.

Les *angiomes hépatiques congénitaux* sont d'une excessive rareté. Ils forment des tumeurs considérables, dues sans doute, conformément à la théorie de Virchow, à l'hypergenèse et à l'ectasie des vaisseaux de la glande hépatique.

En raison de leurs dimensions, ces tumeurs se traduisent pendant la vie par des modifications appréciables dans l'état du foie. Chez l'enfant observé par Steffen (8), cet organe s'étendait de la sixième côte à la région ombilicale. La mort survint au huitième mois à la suite d'accidents bronchitiques et intestinaux. Chez la petite malade de Chervinsky (9) le ventre avait commencé à augmenter de volume dès la première semaine. Il s'était accru progressivement jus-

(1) Broca, *Traité des tumeurs*, 1869, t. II, p. 213.
(2) Lancereaux, *l. c.*
(3) Magn. Huss, Cité par Frerichs, *l. c.*, p. 563.
(4) Virchow, Ueber cavernöse (erectile) Geschwülste und Telangiectasien (*Arch. f. path. Anat. und Phys.* 1854), Bd VI, S. 527.
(5) Frerichs, *l. c.*, p. 563.
(6) Sangalli, *Storia anatomica dei tumori*, t. II, p. 255.
(7) Rayer, *Traité des maladies des reins*, 1841, t. III, p. 612. — Virchow, *l. c.*, p, 92.
(8) Steffen, *l. c.*
(9) Chervinsky, *l. c.*

qu'au sixième mois. A cette époque, il se montrait fortement tendu, mesurant 50 centimètres au niveau de l'ombilic. Les veines abdominales sous-cutanées apparaissaient ramifiées. Au palper, l'on découvrait dans la cavité de l'abdomen une énorme tumeur, dure et mamelonnée, occupant les hypochondres, descendant à droite bien au-dessous de la ligne ombilicale et à gauche à un centimètre au-dessous de cette ligne. Dans le courant du septième mois, l'enfant, qui s'affaiblissait et s'émaciait progressivement, succomba.

Les *angiomes hépatiques acquis* sont plus communs chez l'homme que chez la femme. Exceptionnels avant quarante ans, rares de quarante à soixante, ils atteignent leur maximum de fréquence au-delà de cet âge. Ils n'engendrent pas le moindre trouble fonctionnel et demeurent latents pendant toute la durée de l'existence. Quelques auteurs ont avancé sans preuves qu'ils pouvaient s'ouvrir dans le péritoine et occasionner une péritonite. Véritables surprises d'amphithéâtre, ils ne peuvent être diagnostiqués dans aucun cas, contrairement à l'opinion que Monneret et Fleury (1) ont exprimée dans les termes suivants : « Pendant la vie, ces tumeurs ne peuvent être reconnues que lorsque, par leur situation et leur volume, elles sont devenues appréciables à l'extérieur. Dans ce cas, leur mollesse, leur élasticité, les distinguent des masses cancéreuses, tandis que l'obscurité de la fluctuation dont elles sont le siège, l'absence de bruit hydatique, les différencient des abcès, des kystes séreux ou hydatifères. »

L'âge auquel appartiennent les angiomes que nous étudions démontre d'une façon péremptoire que leur développement ne peut être rattaché à une anomalie congénitale, ainsi que Bérard (2) aîné avait tenté de le faire. Ce sont, incontestablement, des tumeurs acquises que Rokitansky (3) et Rindfleisch (4) ont comparées, le premier au cancer et le deuxième au fibrome. D'après Rokitansky, le tissu alvéolaire dont elles sont composées, à la façon des carcinomes, se développe-

---

(1) MONNERET et FLEURY, *Compend. de méd. pratiq.*, t. IV, p. 104.
(2) RINDFLEISCH, *Traité d'hist. path.*, trad. franç., 1873, p. 473.
(3) BÉRARD, *l. c.*
(4) ROKITANSKY, *Lehrbuch der path. Anat.* Wien, 1875, Bd. I, S. 208.

rait d'abord en dehors du système sanguin et ne communiquerait avec
les vaisseaux que dans une phase ultérieure. Selon Rindfleisch, elles
consisteraient tout d'abord en une hyperplasie du tissu conjonctif in-
terlobulaire, laquelle serait suivie de métamorphose caverneuse.

Virchow (1), dont nous avons déjà signalé la conception, les considère comme l'effet d'une formation vasculaire avec ectasie. Pour lui,
les lésions s'annoncent par une hépatite interstitielle. Dans le tissu
conjonctif embryonnaire qu'elle engendre apparaissent de nombreux
vaisseaux qui s'abouchent avec les vaisseaux anciens, se contournent,
se dilatent, s'adossent et se perforent pour donner naissance à des lacunes vasculaires.

L'interprétation de Virchow a été acceptée par le plus grand
nombre des anatomo-pathologistes. Cependant quelques auteurs se
sont élevés contre elle; il faut citer entre autres MM. Journiac (2)
et Chervinsky (3).

M. Journiac déclare n'avoir pu, malgré toute sa bonne volonté,
apercevoir aucune trace de néoformation vasculaire dans les deux
faits qu'il a étudiés. D'après lui, l'angiome hépatique résulterait d'une
prolifération embryonnaire des vaisseaux préexistants, veines et
capillaires, amenant un degré de laxité des parois tel que ces vaisseaux se dilateraient et s'accoleraient; ultérieurement la paroi commune à deux vaisseaux contigus s'userait, permettant ainsi leur
communication.

Chervinsky, d'autre part, exprime ainsi incidemment sa manière de
voir : « Il est très probable que ces angiomes se développent en vertu
du trouble de la circulation du sang dans le foie (la stagnation), à la
suite de quoi les veines et les capillaires se dilatent, le tissu intermédiaire s'atrophie et disparaît, alors remplacé en partie par le tissu
conjonctif qui s'y développe; ce dernier forme des trabécules entre les
espaces sanguins dilatés et joints par endroits. »

Les recherches que nous avons poursuivies nous ont conduit à une

<hr>

(1) VIRCHOW, *l. c.*

(2) JOURNIAC, Contribut. à l'étude des angiomes du foie (*Archiv. de physiologie*, 1879,
p. 58).

(3) CHERVINSKY, *l. c.*

opinion voisine de celle de Chervinsky. Nous sommes disposés à admettre que les angiomes acquis du foie sont, dans la majorité des cas sinon toujours, des accidents de la congestion hépatique. Nous nous imaginons aisément que dans un foie hyperémié quelques départements surchargés de sang puissent laisser leurs vaisseaux se distendre outre mesure et arriver à contact après avoir écrasé les éléments qui les séparaient. Nous nous représentons les lacunes des angiomes caverneux comme le résultat de l'élargissement excessif du calibre de certains capillaires normaux, les cloisons conjonctives comme le produit du tassement des éléments qui séparaient les capillaires distendus, renforcé par un certain degré de néoformation conjonctive, les orifices de communication des lacunes vasculaires comme l'effet d'une usure ou d'une rupture de la paroi des capillaires ou comme la conséquence de la distension des orifices qui normalement font communiquer entre eux les capillaires du foie.

Nous avons été conduits à concevoir de la sorte le mécanisme pathogénique des angiomes caverneux acquis, en nous fondant, d'une part, sur l'absence de l'hépatite interstitielle et de la néoformation vasculaire signalées par Virchow, d'autre part, sur l'étude histologique des angiomes caverneux et sur les ressemblances qu'ils présentent avec les plaques congestives du foie, ressemblances telles, que l'on peut dire que les angiomes sont des zones de congestion excessive et irrémédiable nettement limitées, en nous fondant sur la coïncidence fréquente des angiomes du foie avec la congestion hépatique, avec les infarctus viscéraux, avec les affections cardiaques et l'athérome artériel, en nous fondant enfin sur leur forme cunéenne habituelle. Si ce mécanisme pathogénique était exact, les angiomes caverneux congénitaux mériteraient seuls la désignation que leur a donnée Virchow, les angiomes caverneux acquis mériteraient l'appellation d'*angiectasies caverneuses*.

OBSERVATIONS.

OBSERVATION XLVII.

(*Inédite.* — *Personnelle.*)

Angiome du foie.

J., soixante-neuf ans, mécanicien, entre le 23 juillet 1885 à l'hôpital Tenon, salle Axenfeld, n° 19.

Il succombe le 3 septembre 1885, dans un état typhoïde très prononcé après avoir présenté de l'ictère et le type respiratoire de Cheyne-Stokes.

Le diagnostic, qui était demeuré incertain pendant la vie, demeura de même incertain après la mort, car les seules lésions trouvées à l'autopsie furent les suivantes :

Le cœur pèse 460 grammes; les valvules sont saines ; le myocarde est pâle et dans la paroi du ventricule gauche existent des infarctus récents. L'aorte est dilatée et très athéromateuse. Le foie pèse 1 480 grammes; il est muscade et de distance en distance il montre de petites tumeurs sanguines donnant l'idée d'infarctus.

Tous les autres organes ont été examinés avec un grand soin et trouvés sains.

EXAMEN HISTOLOGIQUE. — Il a porté sur une tumeur sanguine du foie ayant le volume d'une petite noisette.

Cette tumeur est formée de cavités vasculaires séparées les unes des autres par des cloisons conjonctives.

Les cavités vasculaires sont de dimensions fort inégales. Elles atteignent au maximum 300 μ de diamètre. Elles sont complètement remplies de globules sanguins.

Les cloisons conjonctives sont d'une épaisseur variable. Elles se présentent tantôt sous la forme d'anneaux complets et tantôt sous la forme de bandes et d'îlots qui permettent une communication plus ou moins large entre deux ou plusieurs cavités vasculaires contiguës. Ces colonnes, constituées par un tissu conjonctif scléreux, ne montrent aucune fibre musculaire lisse, ne renferment qu'un très petit nombre de cellules rondes et ne semblent pas bordées de cellules endothéliales. Sur les confins de la tumeur on distingue dans le tissu fibreux des cloisons quelques artérioles à parois épaisses et élastiques, quelques veinules et quelques canalicules biliaires non altérés.

Les lobules hépatiques, qui répondent à la périphérie de l'angiome, ne sont ni refoulés ni comprimés. Ils arrivent à son contact immédiat sans en être séparés par une coque de tissu conjonctif.

Le parenchyme hépatique présente d'ailleurs des lésions dégénératives et congestives. D'une part les cellules hépatiques qui répondent au centre des lobules sont uniformément infiltrées de granulations et de gouttelettes graisseuses; d'autre part, au centre d'un certain nombre de lobules se montrent des nappes sanguines qui marquent une congestion extrême des veines lobulaires centrales et de la portion centrale des capillaires lobulaires.

OBSERVATION XLVIII.

(Inédite. — Personnelle.)

Angiome du foie.

P., soixante ans, parqueteur, entre le 3 septembre 1885, à l'hôpital Tenon, salle Axenfeld, n° 12. Il meurt le 6 septembre d'angine diphthéritique.

A l'autopsie l'on trouve, outre les lésions se rattachant à la maladie qui a entraîné la mort, une congestion très vive des poumons et des reins et de nombreux infarctus de la rate; le foie pèse 1 500 grammes; il est criblé de taches noires, uniformes, de volumes divers, qui semblent être des infarctus.

Examen histologique. — Il a montré que les prétendus infarctus du foie sont en réalité des tumeurs angiomateuses.

Celles-ci sont constituées par des lacunes vasculaires séparées les unes des autres par des cloisons conjonctives.

Les lacunes vasculaires arrondies ou irrégulières sont de dimensions fort inégales. Les plus vastes atteignent un diamètre de 1 millimètre. Elles sont uniformément remplies de globules sanguins.

Les cloisons conjonctives sont rarement disposées sous la forme de jetées et d'îlots. Elles revêtent presque partout la disposition annulaire et séparent ainsi complètement les lacunes vasculaires contiguës. Elles sont d'une épaisseur généralement considérable. Sur quelques points elles forment en se confondant de larges blocs fibreux. Elles sont formées d'un tissu scléreux très dense, pauvre en éléments embryonnaires. Elles ne paraissent point renfermer de fibres musculaires lisses.

A leur périphérie les tumeurs angiomateuses ne refoulent point et ne compriment point le parenchyme hépatique. Elles arrivent à son contact immédiat sans en être séparées par une capsule connective.

Les lobules du foie voisins ou distants des angiomes présentent les lésions de l'hépatite parenchymateuse : destruction de l'ordination trabéculaire des cellules hépatiques, tuméfaction trouble du protoplasma cellulaire, etc. De plus, par intervalles, se montrent au sein des lobules de petits nodules embryonnaires semblables à ceux que l'on observe dans le foie des sujets qui ont succombé à la dothiénentérie.

OBSERVATION XLIX.

(Inédite.)

Angiome du foie.

Cet angiome a été recueilli à l'autopsie d'un vieillard mort de pneumonie. Il était unique, de forme irrégulièrement arrondie, des dimensions d'une noisette, siégeant sous la capsule de Glisson et ne faisant à la surface du foie ni relief ni dépression.

Examen histologique. — La tumeur angiomateuse est formée de lacunes vasculaires et de cloisons conjonctives qui offrent les mêmes caractères que dans l'observation précédente. Sa périphérie n'est pas circonscrite par une capsule fibreuse. Elle confine directement au parenchyme du foie qu'elle ne comprime point.

Au voisinage de cette tumeur existe un angiome microscopique dont la structure est semblable à celle des angiomes visibles à l'œil nu. Il est formé de quelques lacunes vasculaires incomplètement séparées les unes des autres par des cloisons conjonctives; la plus large des lacunes vasculaires atteint 150 μ; les cloisons conjonctives atteignent 20 μ environ d'épaisseur. Ses contours sont nettement arrêtés et il cède brusquement la

place au parenchyme du foie qu'il ne refoule point et qui ne présente d'autres altérations que des plaques de congestion capillaire.

OBSERVATION L.

(Inédite.)

Angiome du foie.

M. Luzet nous a remis un angiome hépatique découvert par hasard à l'autopsie d'un
malade qui a succombé à la généralisation d'un sarcome mélanique de la peau. A
l'autopsie, il avait été pris pour une nodosité mélanique, et sa véritable nature n'a été
reconnue qu'à l'examen microscopique. Cet angiome était d'ailleurs d'une structure identique à celle de l'angiome qui fait l'objet de l'observation XLVIII.

OBSERVATION LI.

(Inédite. — Personnelle.)

Angiome encapsulé du foie.

P., quarante-neuf ans, entre le 14 avril 1881 à l'hôpital Lariboisière, salle Saint-
Jérôme, n° 15.

HISTOIRE CLINIQUE. — Syphilis vingt ans auparavant. Alcoolisme avoué.

Début de la maladie actuelle il y a trois mois : palpitations, dyspnée, œdème des
membres inférieurs et ascite.

Actuellement (15 avril) œdème dur, violacé, des membres inférieurs et des organes
génitaux. Ascite avec infiltration œdémateuse de la paroi abdominale, sans réseau
veineux sous-cutané.

Cœur hypertrophié, à battements réguliers, mais peu énergiques. Pas de bruit anormal à la pointe ; léger souffle systolique tricuspidien. Au foyer aortique double souffle
très net, à timbre presque musical. Radiales sinueuses et indurées ; pouls dur et légèrement bondissant.

Râles sous-crépitants aux deux bases pulmonaires.

Urines hémaphéiques, à peine albumineuses.

Du mois de mai au mois de septembre, l'état général se modifie peu ; l'œdème des
membres inférieurs et l'ascite subissent des alternatives d'augmentation et de retrait,
sans jamais disparaître complètement.

Mais à partir du commencement de septembre, le double souffle aortique devient
beaucoup plus doux et plus obscur. Les forces du malade se perdent, l'amaigrissement
de la face et des membres devient extrême, la respiration de plus en plus gênée, et, le
30 septembre, le malade, qui depuis plusieurs jours ne pouvait presque plus rester couché, s'éteint dans le fauteuil qu'il ne quittait plus.

AUTOPSIE. — Cœur très hypertrophié et dilaté dans toutes ses cavités, surchargé de
graisse.

L'aorte est manifestement insuffisante, bien que ses valvules soient parfaitement saines.
Mais la cavité du vaisseau est le siège d'une dilatation cylindrique très prononcée. On
voit, après incision, que les tuniques aortiques étalées sont larges de plus de trois travers de doigt ; elles sont épaisses, rigides et présentent toute la série des lésions athé-
romato-calcaires : plaques crétacées et fendillées, plaques graisseuses, ulcérations
irrégulières et jaunâtres. Ces lésions s'étendent jusqu'à l'extrémité de l'aorte abdominale.

Intégrité de la valvule mitrale; dilatation simple de l'orifice tricuspidien.

Œdème et congestion passive des lobes inférieurs des deux poumons.

Reins turgides, cyaniques, résistants; sous la capsule d'enveloppe, nombreux petits infarctus miliaires, jaunâtres, à base périphérique à sommet central.

Foie de volume à peu près normal; il présente à la coupe l'aspect du foie muscade classique; sa consistance est légèrement augmentée. A la face inférieure du lobe droit, fait saillie une petite masse ovalaire, d'un brun rougeâtre, à limites bien nettes; elle présente 1 centimètre et demi de long et 1 centimètre de large. Elle tranche par sa coloration plus foncée et homogène sur le parenchyme qui l'entoure.

Examen histologique. — Il a porté sur la petite tumeur située à la face inférieure du lobe droit du foie.

Cette petite tumeur est un angiome formé de lacunes vasculaires séparées les unes des autres par des cloisons conjonctives.

Les lacunes vasculaires sont innombrables, arrondies ou irrégulières, de dimensions inégales et généralement peu considérables. Elles sont remplies de globules sanguins.

Les cloisons sont épaisses et occupent un espace supérieur à celui qu'occupent les lacunes vasculaires. Elles sont rarement incomplètes, permettant la communication de deux ou plusieurs lacunes contiguës. Elles sont essentiellement constituées par du tissu conjonctif scléreux et par des fibres élastiques d'une grande ténuité.

Elles sont riches en cellules rondes particulièrement agminées au pourtour de certaines lacunes vasculaires de petites dimensions. Par places elles sont pourvues de fins capillaires, véritables vasa vasorum.

La périphérie de l'angiome est circonscrite par une capsule de tissu conjonctif renfermant un grand nombre de cellules embryonnaires et de petits capillaires. Cette capsule envoie dans le parenchyme du foie quelques anneaux fibreux qui isolent des fragments de lobules hépatiques. De ces anneaux partent des jetées conjonctives qui se perdent à une courte distance. En somme il existe autour de l'angiome un certain degré de cirrhose.

Outre ces lésions l'on observe au sein des lobules contigus à l'angiome ou éloignés de lui quelques traces d'infiltration graisseuse des cellules hépatiques et quelques zones de congestion capillaire.

OBSERVATION LII.

(Inédite. — Due à M. Lion.)

Angiome fibreux du foie.

A l'autopsie d'une femme de soixante-six ans, morte à l'Hôtel-Dieu, dans le service de M. Mesnet, d'une rupture de l'aorte (1), on trouve dans le foie trois tumeurs du volume d'un œuf de pigeon, de coloration noirâtre, présentant sur la surface de section tous les caractères de l'angiome.

Deux de ces tumeurs siègent à la partie antérieure du lobe droit, l'une en avant, l'autre en arrière d'un sillon profond cicatriciel. La tumeur située en arrière du sillon cicatriciel présente à son centre une masse d'un blanc jaunâtre, non vascularisée, et de nature difficile à déterminer à l'œil nu.

Des coupes pratiquées à son niveau et comprenant la masse centrale y décèlent la structure suivante:

Examen histologique. —L'une des extrémités des coupes est occupée par un tissu angiomateux, dont les mailles larges, remplies de sang, sont bordées de travées fibreuses étroites comprenant un très petit nombre de noyaux.

(1) Les détails de cette observation sont rapportés dans les *Bulletins de la Société anatomique*, t. I, 5e série, déc. 1887, p. 869.

En faisant glisser les préparations de cette extrémité vers l'extrémité opposée, on voit les mailles se rétrécir peu à peu, s'entourer de travées fibreuses plus larges, plus riches en cellules ; puis au tissu angiomateux proprement dit succède une véritable lame percée de distance en distance d'espaces lacunaires de formes et de dimensions variables et dont la trame est formée de fibres conjonctives et de cellules rondes, fusiformes ou étoilées. Les cellules irrégulièrement distribuées au milieu des fibres conjonctives se pressent surtout au pourtour des espaces lacunaires.

Bientôt le tissu devient complètement fibreux, ne présente plus de lacunes et ne contient qu'un nombre restreint de cellules fusiformes. Telle est la structure que possède en particulier la bande cicatricielle qui sépare les deux tumeurs situées à la partie antérieure du lobe droit du foie.

A part les espaces lacunaires remplis ou vides de sang, on ne trouve aucun vaisseau dans toutes ces parties. C'est seulement quand on arrive au point où la lame conjonctive entre en contact avec les lobules hépatiques, que l'on rencontre un certain nombre de grosses artères, à lame élastique interne bien marquée, à membrane musculaire épaisse, et dont la tunique externe hypertrophiée se confond avec le tissu fibreux périphérique.

La limite des lobules à ce niveau est extrêmement irrégulière. Par places la substance du foie s'enfonce entre les fibres conjonctives sous forme d'étroits prolongements comprenant une ou deux rangées de cellules ; quelquefois même on trouve des débris de lobules complètement isolés, formant des îlots détachés au milieu de la lame fibreuse.

Les cellules hépatiques des lobules ont conservé leur disposition en travées séparées par des espaces capillaires gorgés de sang. Mais au contact de la lame fibreuse, elles changent de direction, deviennent parallèles à la limite du lobule et forment à ce dernier comme un anneau périphérique constitué par une ou deux rangées de cellules cubiques ou allongées transversalement.

Quelques-unes de ces cellules périphériques sont déjà englobées dans le tissu cellulaire voisin, perdent leur protoplasma différencié et semblent se réduire à leur noyau. La lame fibreuse du reste est remarquable en cet endroit par la quantité de cellules embryonnaires et de cellules fusiformes régulièrement rangées autour des lobules.

OBSERVATION LIII.

(Inédite.)

Angiome mélanique du foie.

A l'autopsie d'une femme âgée de soixante ans environ, morte d'hémorrhagie cérébrale, dans le service de M. Albert Robin, l'on a découvert disséminés dans le foie un certain nombre de taches noires, arrondies ou ovalaires, allant des dimensions d'une lentille à celles d'une petite noisette, que l'on a considérées comme des nodosités de cancer mélanique.

L'examen histologique a montré qu'il s'agissait d'un angiome offrant des caractères particuliers.

EXAMEN HISTOLOGIQUE. — Il a porté sur un certain nombre de tumeurs angiomateuses de différentes dimensions.

Ces tumeurs sont constituées par des cavités vasculaires limitées par des cloisons conjonctives (fig. 36).

Les cavités vasculaires sont de forme variable et de dimensions inégales. Les plus grandes ont un diamètre qui dépasse 700 µ. Elles sont remplies d'hématies, de leucocytes chargés de grains pigmentaires noirs et de particules pigmentaires libres.

Les cloisons conjonctives sont annulaires, insulaires ou péninsulaires ; elles sont formées d'un tissu scléreux très dense, pauvre en cellules rondes, dépourvu de fibres élastiques, de fibres musculaires lisses et de vasa 'vasorum. Elles contiennent des grains pigmentaires noirs qui s'accumulent de préférence sur leurs limites.

Aucune capsule fibreuse n'enveloppe les tumeurs angiomateuses. Elles cèdent brusquement la place au tissu du foie, qui n'est ni comprimé, ni refoulé.

Les lobules qui confinent aux tumeurs angiomateuses sont infiltrés de pigment noir. En certains points la zone d'infiltration pigmentaire est fort étroite; ailleurs elle comprend plusieurs lobules d'épaisseur. Quoi qu'il en soit, l'infiltration pigmentaire atteint son maximum au contact immédiat des angiomes, diminue progressivement au fur et à mesure que l'on s'en éloigne, pour disparaître complètement à une distance plus ou moins courte.

Suivant les points que l'on considère, le pigment se montre principalement situé dans la cavité des capillaires et dans leur paroi endothéliale ou dans le protoplasma des cellules hépatiques. A une distance plus ou moins considérable des angiomes l'on découvre par places dans le tissu conjonctif des espaces portes, dans la paroi des vaisseaux de petits amas de grains pigmentaires.

En dehors de ces lésions le parenchyme hépatique ne présente aucune altération morbide.

BIBLIOGRAPHIE.

P. Bérard, Note sur quelques faits rares d'anatomie pathologique (*Bull. Soc. anat.*, 1828, 9). — Du même, voy. Ferrus.

Buckel, *Nouv. dict. de médec. et de chirurg. prat.*, XIII, 1870, 735.

Bourdillat, Tumeur érectile du foie chez un homme atteint d'un cancer de l'estomac (*Bull. Soc. anat.*, 1868, 132).

Broca, *Traité des tumeurs*, 1869, II, 213.

Chervinsky, Cas d'angiome caverneux multiple chez un enfant de six mois (*Archiv. physiolog.*, 1883, II, 553).

Cornil et Ranvier, *Manuel d'histolog. patholog.*, II, 1884, 451.

Cruveilhier, *Essai sur l'anat. pathologiq. en général*, 1816, II, 133. — Du même, *Traité d'anat. path. gén.*, 1856, III, 89.

Duguet, Tumeur érectile du foie. Atrophie du cœur (*Bull. Soc. Anat.*, 1868, 484.)

Dupuytren, *Leçons orales*, 1832, II, 20.

Fauconneau-Dufresne, *Précis des maladies du foie et du pancréas*. Paris, 1865, 130.

Ferrus et P. Bérard, *Dict. de médec. ou Répertoire gén. des sciences médicales* (*Dict. en 30 vol.*), XIII, 1836, 220.

Fleury. Voy. Monneret.

Fœrster, *Handb. der path. Anat.*, 1863, II, 177.

Frerichs, *Traité pratiq. des malad. du foie*, édit. franç., traduct. Duménil et Pellagot, 1877, 560.

Journiac, Contribut. à l'étude des angiomes du foie (*Archiv. de physiolog.*, 1879, 58).

Lancereaux, *Atlas d'anat. patholog.*, Texte, 1871, 98. — Du même, *Traité d'anat. path.*, 1875, I, 386.

Landouzy, Tumeur érectile du foie (*Bull. Soc. anat.*, 1870, 325).

Leflaive, Angiome du foie. Autopsie. Examen microscopique (*Bullet. Soc. anat.*, 1887, 379).

Maïer, *Beitrag zur der Lehre von den Blutgeschwülsten* (tiré des rapports de la Société des naturalistes de Fribourg en B.).

Meckel, *Handb. der path. Anat.* Leipzig, 1818, II, 244.

Monneret et Fleury, *Compendium de médecine pratique*, IV, 103.

Proust, Tumeurs érectiles du foie (*Bull. Soc. anat.*, 1860, 397).

Rendu, Tumeurs érectiles du foie simulant des infractus, hémorrhagies (*Bull. Soc. anat.*, 1870, 126). — Du même auteur, *Dict. encycl. des sciences médic.*, 4e s., 1879, III, 205.

Rindfleisch, *Traité d'histolog. patholog.*, édit. franç., traduct. Gross, 1873, 478.

Rokitansky, *Lehrb. der path. Anat.* Wien, 1855, I, 206, III, 264. — Du même, *Sitzungsbericht der Wiener Akademie Mathematisch naturwissenschaft Class.*, VIII, 391.

Schuh, *Pseudoplasmen*, Wien, 1843.

Sevestre, Lymphadénomes multiples (ganglions rétro-péritonéaux et mésentériques ganglions du cou et de l'aine). Tumeurs dans la rate, le rein. Tumeur érectile du foie (*Bull. Soc. anat.*, 1872, 529).

Steffen, Ueber Angiom der Leber (*Jahrb f. Kinderheilk*, 1882, 348. *Rev. des sc. médic.*, XXII, 469).

Virchow, Ueber cavernöse (erectile) Geschwülste und Telangiektasien (*Archiv f. path. Anat. und Phys.*, VI, 1854, 525). — Du même, *Patholog. des tumeurs*, édit. franç., trad. Aronsshon, IV, 1876, 8.

Ziegler, *Lehrb. der speciell. path. Anat.*, II, 1886, 298.

TABLE ALPHABÉTIQUE

DES MATIÈRES

A

ABCÈS DU FOIE. — Diagnostic des — avec le cancer nodulaire primitif, 99.

ACHOLIE. — De l'— dans le cancer massif, 75 ; dans le cancer nodulaire primitif, 82 ; dans le cancer secondaire, 188.

ADÉNO-CARCINOME. — De l'— du foie, 13, 41.

ADÉNOME. — De l'— du foie, 13, 41.

AGLOBULIE. — De l'— dans le cancer massif, 74.

ALBUMINURIE. — Absence d'— dans le cancer massif, 76 ; dans le cancer nodulaire primitif, 82. De l'— dans le cancer avec cirrhose, 93 ; dans le cancer secondaire, 188.

ALCALINS. — Influence nocive des — dans le traitement du cancer hépatique primitif, 102.

ALCOOLISME. — Rôle de l'— dans l'étiologie du cancer primitif du foie.

ALVÉOLES. — Des — cancéreux dans l'épithéliome alvéolaire à cellules polymorphes, 19 ; dans l'épithéliome alvéolaire à petites cellules polyédriques, 23 ; dans l'épithéliome alvéolaire à cellules gigantesques, 30 ; dans l'épithéliome secondaire cylindrique et glandulaire, 166.

AMAIGRISSEMENT. — De l'— dans le cancer massif, 73, 74, 78 ; dans le cancer nodulaire primitif, 79, 85 ; dans le cancer avec cirrhose, 92, 93 ; dans le cancer se-

condaire, 188 ; dans les mélanomes secondaires, 275.

ANASARQUE. — De l'— dans le cancer massif, 10.

ANGIECTASIES CAVERNEUSES. — Des — du foie, 317.

ANGIOCHOLITE. — De l'— dans la maladie kystique du foie, 299.

ANGIOMES BILIAIRES. — 300.

ANGIOMES HÉPATIQUES. — 305. Des — encapsulés, 308, 310. Des — mélaniques, 309, 311. Des — kystiques, 312. Des — congénitaux, 314. Des — acquis, 315.

ANOREXIE. — De l'— dans le cancer massif, 73, 74, 76 ; dans le cancer nodulaire primitif, 78, 83 ; dans le cancer avec cirrhose, 92. Traitement de l'— dans le cancer hépatique primitif, 103. De l'— dans le cancer secondaire, 188 ; dans les mélanomes secondaires, 274, 275.

ARSENIC. — De l'— dans le traitement du cancer du foie, 102.

ARTÈRE HÉPATIQUE. — État des ramifications de l'— dans l'épithéliome alvéolaire à cellules polymorphes, 18 ; dans l'épithéliome alvéolaire à petites cellules polyédriques, 26 ; dans l'épithéliome alvéolaire à cellules cylindriques, 36 ; dans l'épithéliome trabéculaire radié, 50, 51, 54. État de l'— dans le cancer hépa-

driques, 36; dans l'épithéliome trabéculaire radié, 50, 51, 53. Diagnostic du cancer des — avec le cancer massif, 96. État des — extra-hépatiques dans le cancer secondaire, 164. Des — intra-hépatiques dans le cancer secondaire, 172. État des — extra-hépatiques dans les mélanomes secondaires, 268. État des —

intra-hépatiques dans les kystes simples, 299.

Vomissements. — Des — dans le cancer massif, 73, 74, 76; dans le cancer nodulaire primitif, 78, 83, 86; dans le cancer avec cirrhose, 92, 94; dans le cancer secondaire, 188; dans les mélanomes secondaires, 274, 275.

FIN DE LA TABLE ALPHABÉTIQUE DES MATIÈRES.

8602-87. — Corbeil. Imprimerie Crété.